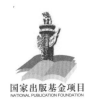

国家出版基金项目
NATIONAL PUBLICATION FOUNDATION

SSMPF

U0202401

个性化药物
新药研发的未来

丁 健 主编

Personalized Medicines
The Future of Drug Discovery

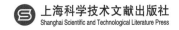

上海科学技术文献出版社
Shanghai Scientific and Technological Literature Press

图书在版编目（CIP）数据

个性化药物：新药研发的未来 / 丁健主编 . —上海：上海
科学技术文献出版社，2020
ISBN 978-7-5439-8079-2

Ⅰ . ① 个… Ⅱ . ① 丁… Ⅲ . ① 新药—研制 Ⅳ . ① R97

中国版本图书馆 CIP 数据核字 (2020) 第 114705 号

责任编辑：徐 静
封面设计：袁 力

个性化药物：新药研发的未来
GEXINGHUA YAOWU: XINYAO YANFA DE WEILAI
丁 健 主编
出版发行：上海科学技术文献出版社
地 址：上海市长乐路 746 号
邮政编码：200040
经 销：全国新华书店
印 刷：上海华教印务有限公司
开 本：787×1092 1/16
印 张：22.25
字 数：432 000
版 次：2020 年 3 月第 1 版 2020 年 3 月第 1 次印刷
书 号：ISBN 978-7-5439-8079-2
定 价：168.00 元
http://www.sstlp.com

国家出版基金项目
NATIONAL PUBLICATION FOUNDATION

本书获国家出版基金资助

出 版 说 明

科学技术是第一生产力。21 世纪，科学技术和生产力必将发生新的革命性突破。

为贯彻落实"科教兴国"和"科教兴市"战略，上海市科学技术委员会和上海市新闻出版局于 2000 年设立"上海科技专著出版资金"，资助优秀科技著作在上海出版。

本书出版受"上海科技专著出版资金"资助。

上海科技专著出版资金管理委员会

推动科技出版事业

提高学术研究水平

为「上海科技专著出版资金」题

徐匡迪

二〇〇〇年十月十一日

编委会名单

主 编：丁 健
副 主 编：耿美玉 蒋华良 李 佳 吴家睿
执行主编：高召兵 毛艳艳
编写人员（以姓氏笔画为序）：

王迎庆 王 震 方 遂 艾 菁 左建平 许海燕 孙丹文 苏明波
李静雅 何世君 沈敬山 张小团 张亦婷 张 弢 陈学勤 陈笑艳
邵颖颖 周 宇 周宇波 郑明月 柳 红 宫丽崑 夏宗俊 高柳滨
黄 敏 黄锐敏 尉骁璐 谢 华 谢作权 蒙凌华 谭敏佳 缪泽鸿

工作人员（以姓氏笔画为序）：

王春丽 刘丽丽 李子艳 杨益平 高月红 黄瑶庆

序

随着当代生命科学和生物技术的蓬勃发展,"个性化医学"的理念和实践探索逐步兴起,快速发展。2015 年初,美国总统奥巴马在向国会发表的国情咨文中正式提出开展"精准医学"研究的倡议,使得"个性化医学"引起国际高度关注,成为各国医学界、科学界研究的热点。这个新的发展趋势,必将深刻改变当代医学发展的面貌,推动医学的重大进步,产生广泛而深远的影响。同时,这也必然带来国际科技和产业发展的激烈竞争。深入了解这方面的发展趋势和动向,把握发展机遇,对于加快我国该领域的发展,具有十分重要的意义。

作为精准医学发展的基石,"个性化药物"探索复杂疾病分子机制、患者差异、药物分层特征与个性化用药模式,进而针对患病人群的个性基因特征,对敏感人群进行精准制导式的个性化治疗,以求提高药物研究和使用的有效性。由于疗效高、安全性好,产业前景巨大,个性化药物研究发展迅速,为复杂疾病的新药研发提供了新的模式和途径,对于提高疾病的防治、诊治效率,掌握未来医药产业发展的主导权至关重要,现已成为药物和生物科学发展的重要前沿方向。本书对个性化药物的最新研究思路、技术体系、分子分型发展历程、研发现状进行一一梳理,重点剖析了近年来个性化药物的研发实践和临床应用,突出了药物的个性化特征、核心技术等关键点,展望个性化医药的未来发展,对把握药物研发的未来方向具有深刻的启示作用。

本书在热切推进"个性化药物"研究的同时,也展示了全面、客观的科学态度,对于寻找未来药物研究方向提供了重要启示。

本书兼具学术价值和实用价值,适合于广大从事医药研究的科研人员、高校师生、医药工作者和科研管理者学习和应用。相信本书的出版必然会对我国个性化药物的研究和新药研发的发展产生积极的推动作用。

陈凯先

2020 年 3 月

目 录

第 1 章

 迈向个体化医学的新潮流

Chapter 1

人类已进入老龄化社会，威胁人类健康的主要疾病已经从传染病转变成肿瘤和糖尿病等慢性非传染性疾病。不同于外来病原体引发的传染病，慢性病都是复杂性疾病，其发生、发展过程涉及多种遗传因素与环境因素之间复杂的相互作用，具有明显的个体差异乃至个体内组织细胞间的异质性。当前，国际医学主流是建立在通过"随机对照试验"获得的临床证据之上的循证医学。这种医学的主要特点是开展基于统计学证据的规范化诊疗，属于典型的非个体化医学。显然，循证医学在面对慢性病的高度异质性方面具有很大的局限性，其诊疗活动不够精确。因此，近些年在国际上出现了一种新型的个体化医学模式——精确医学（precise medicine），即以"个体为中心"，完整地获取个体从基因组、蛋白质组等分子层次到生理病理性状、肠道菌群等表型层次的信息，并将这些生物学信息与个体在行为和环境等宏观层次的信息进行整合，从而构造出个体的疾病知识网络，并在此基础上实现个体的健康维护和精确诊疗。也就是说，面对复杂的慢性病，不能像过去对付传染病那样简单地去"看病"，而是要从机体和疾病的复杂性角度去"看人"。

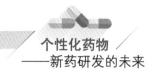
1.1　从分子生物医学到系统生物医学

随着 20 世纪中叶 DNA 双螺旋结构的提出和遗传信息传递的中心法则的建立,诞生了分子生物学,开启了在分子水平上研究生物现象的新时代。生命科学的进步推动了人类对自身健康和疾病的认识,使传统临床医学转变成以分子生物学知识和实验方法为基础的分子生物医学,也使传统药学转变成多学科交叉、高新技术集成的创新药学。这些领域的发展极大地促进了人口健康科技领域的整体性进展。20 世纪人口健康领域最突出的成绩是,通过抗生素、疫苗及创新药物的研发使人类在全球范围内控制了传染病。在这期间,世界人口增长速率明显加快——每年超过 1.8%;1963 年世界人口增长了 2.2%,达到了历史峰值。各发达国家陆续进入了老龄化社会。在改革开放 30 年的时间里,中国在人口健康领域也取得了突出的成就,同样进入了老龄化社会。

随着人均预期寿命的显著增加,对人类健康的主要威胁已经从传染病转变为肿瘤和糖尿病等慢性非传染性疾病(慢性病)。世界卫生组织(WHO)发布的《2014 年非传染性疾病国家概况》显示,全球因慢性病导致死亡的人数占总死亡人数的 63%;我国因慢性病导致的死亡者总数则达到 984.6 万人,占所有死亡人数的 87%。其中心脑血管疾病的死亡率占到 45%、癌症占 23%。这些慢性病耗费了 70% 的医疗费用,预计至 2025 年我国仅用于心血管和糖尿病治疗的相关费用将占 GDP 的 8% 左右。在抗击慢性病的过程中,分子生物医学作为 20 世纪的主要医学研究模式,其关注个别基因或蛋白质的“碎片化”局限性也日渐突显。虽然世界各国,尤其是美国等发达国家在人口健康领域给予了巨大的经费投入,但是在提高人类健康水平和抗击慢性病方面的实际情况并不乐观。

20 世纪 90 年代,随着“人类基因组计划”的实施,生命科学进入了一个“后基因组”时代,并导致了许许多多与各种生物大分子或小分子相关的“组学”的出现,如蛋白质组学(proteomics)、转录组学(transcriptomics)、代谢组学(metabolomics)等。“组学”的核心思想正是整体性研究,即以细胞或者机体内的某一类生物分子如全部基因表达产物或蛋白质为对象进行的完整研究。在这样一个时代,生命科学关注的范围越来越大,涉及的问题越来越复杂,采用的技术越来越定量化。研究者不再满足于研究个别基因或个别蛋白质,而是将视野逐渐扩展到生物体内众多组分之间的相互作用。越来越多的科学家认识到,生命活动并非是过去还原论者想象的那样简单——由个别单分子决定——而是由体内成千上万基因、蛋白质和代谢小分子之间广泛的相互作用构成的复杂网络来实现。所有的生理或病理活动都基于这种复杂分子网络的结构和动力学机制之上。

在2003年宣布人类基因组计划完成之后，研究人员就立刻启动了致力于人群水平的遗传变异研究的"国际人类基因组单体型图计划"，要揭示非洲、亚洲及欧洲人群的基因组变异谱图。人们对基因组测序技术在临床的应用更是寄予厚望。例如在肿瘤研究领域，美国国立卫生研究院(National Institutes of Health, NIH)在2006年启动了一个耗资1亿美元的"癌症基因组图集"(the cancer genome atlas, TCGA)的科研项目，计划绘制出1万个肿瘤基因组变异图谱。2008年，国际癌症基因组合作体(international cancer genome consortium, ICGC)成立，随后有16个国家参加了肿瘤基因组变异图谱的研究计划；当时该组织的目标是，针对50种不同类型的肿瘤，每种肿瘤采集500份样品进行基因组测序研究。TCGA项目在2014年底宣告完成，研究者发现了近1千万种与肿瘤相关的遗传变异。通过对TCGA项目获得的21种癌症突变数据的统计分析，研究者表明，利用基因组测序方法能够找到一些临床上有用的突变位点。

然而，在基因组测序工作迅速推进的同时，基因组知识的局限性也逐渐凸显。美国《科学》杂志在人类基因组计划完成10周年之际，登载了一篇题为"等待革命"的评论文章，其主要观点就是："人类全基因组序列的测定并没有带来基础医疗方面的重大进展，由此促使人们去思考，是什么原因延缓了健康医学领域的基因组革命"。人们认识到，虽然基因组的DNA序列是生物体的遗传基础，但生命活动并不是简单地依靠碱基序列就能够实现的。因此，生命的复杂性远远不是简单地测定基因组核酸序列就能够阐明的，需要了解蛋白质以及代谢物等各种生物分子的信息，并且还需要研究细胞、组织、器官和个体等不同层次的生命活动信息。

众所周知，个体形成肿瘤或者糖尿病等复杂性疾病的过程涉及多种遗传因素和环境因素，以及这些因素之间复杂的相互作用。因此，要认识和抗击复杂性疾病，应该采用系统论观点指导下的系统生物医学策略。系统生物医学的基础是21世纪生命科学领域出现的一门新兴的交叉学科——系统生物学(systems biology)。系统生物学的指导思想是整体论和系统论，认为生物体是高度复杂的巨系统，不能只考虑一个局部或一类分子，需要从多层次和多因素相互作用的全局性角度进行整合研究，才能够完整地揭示生命的复杂生理和病理活动。系统生物学的核心特征是多变量的整合，要研究一个生物系统中基因、mRNA、蛋白质和代谢小分子等所有组成成分的构成以及在特定条件下这些组分间的相互关系。因此，系统生物学的核心就是整合，首先是要把生物系统内不同种类的分子组成成分整合在一起进行研究；其次，对于多细胞生物而言，系统生物学还要实现从基因到细胞、到组织、到个体的各个层次的整合。

美国国立卫生研究院作为目前世界上最大的生物医学研究的资助机构,对于系统生物学在人口健康领域的研究项目给予了高度的重视和支持。在 2003 年发布的《美国国立卫生研究院路线图》(NIH Roadmap)中,采用系统生物学的方法和策略开展复杂生物系统的生理和病理研究被列为这份中长期规划的主要任务。根据这个规划,美国国立卫生研究院启动了一系列相关的系统生物学研究项目,例如"整合癌症生物学项目",旨在通过系统生物学的方法推进对癌症发生和发展机制的了解。研究内容主要基于开发和运用计算模型,模拟与癌症预防、诊断和治疗相关的进程。该项目将临床和基础癌症研究人员,以及数学、物理学、信息技术、成像科学和计算科学等学科的科学家召集起来,共同开展癌症生物学关键问题的研究。此外,NIH 在全美范围内还资助建立了 9 个系统生物学研究中心。这些中心在癌症研究的各个领域采用综合性和多学科的方法,构建和计算数学模型,从而模拟复杂的癌症发展进程,并解释癌症发展过程的所有阶段,从基本的细胞进程到肿瘤生长和转移。希望通过这些系统性的研究来理解复杂疾病发生和发展的本质,为发展新的干预策略和治疗模式提供重要的理论依据。

欧盟委员会(European Commission)为了在医学领域推进系统生物学,专门成立了一个系统生物医学行动协调组织(Coordinating Action Systems Medicine Consortium, CASyM),涉及 9 个欧洲国家的研究组织、基金会和企业。2014 年 6 月,欧盟委员会发布了《CASyM 路线图》,包括了近期和长期开展系统生物医学(systems medicine)的研究规划。该报告指出,"系统生物医学就是将系统生物学的方法策略应用到医学概念、研究和实践之中"。该报告认为,"系统生物医学将在下一个 10 年围绕着以患者为中心这个概念来进行医疗研究和实践,这些活动的开展需要整合不同的学科,包括数学、计算机科学、数据分析、生物学,以及临床医学、伦理和社会实践"。

我国研究者近些年来也开始在人口健康领域关注复杂性疾病的系统生物医学研究。从 2004 年以来,国家科技部支持了多个相关的"973"研究项目,包括"多基因复杂性状疾病的系统生物学研究""基于系统生物医学基础的白血病临床转化研究"和"银屑病的系统生物学研究"项目等。2010 年,国家自然科学基金委员会启动了一个重大研究计划"非可控性炎症恶性转化的调控网络及其分子机制"。此外,上海交通大学、北京大学和中国医学科学研究院也分别成立了系统生物医学研究机构。由此可以看出,系统生物医学已经成为当前国内外人口健康领域的一个新潮流。

参考文献

[1] LEDFORD H. End of cancer-genome project prompts rethink[J]. Nature, 2015, 517
(7533):128 - 129.

[2] LAWRENCE M S, STOJANOV P, MERMEL C H, et al. Discovery and saturation analysis of cancer genes across 21 tumour types[J]. Nature, 2014, 505(7484):495 – 501.

[3] MARSHALL E. Waiting for the revolution[J]. Science, 2011, 331(6017):526-529.

[4] HOOD L. A personal view of molecular technology and how it has changed biology [J]. Journal of proteome research, 2002, 1(2):399 – 410.

[5] National Institutes of Health. The NIH roadmap. http://nihroadmap.nih.gov NIH, 2003.

[6] 吴家睿.建立在系统生物学基础上的精准医学[J].生命科学,2015, 27(5):558 – 563.

[7] The CASyM Consortium. The CASyM roadmap: Implementation of systems medicine across Europe. http://www.casym.eu/publications, 2014.

1.2　从循证医学到精确医学

循证医学(evidence-based medicine)是当前治疗慢性病的主要医学模式,其诊断和治疗疾病的依据是具有科学证据的临床指南。而这种科学证据则主要来自随机对照试验(randomized controlled trial, RCT)。随机对照试验被视为是获得临床研究证据的金标准,它与依靠经验为主的传统医学最主要的区别在于:大样本、多中心的 RCT 取代了以前分散个别的观察性研究和临床经验总结。

随机对照试验的广泛运用,促使临床医学从依靠主观的个人临床实践的经验医学进入了基于客观的临床研究证据的循证医学。当前的临床医生往往是依据临床诊疗指南进行规范化诊疗。据估计,现有的临床指南已有数万种。这些指南的一个共同点是,根据评估过的临床证据提出相应的诊治意见。由于临床证据基本来自随机对照试验的统计性结果,所以临床指南给出的诊治意见实际上也只是统计性的,即为患者确定一个最有可能取得疗效的方案。换句话说,随机对照试验的关键是要排除个体差异。在此基础上,这类研究的最终结果取决于统计分析:如果实验组的结果与对照组的结果之间有统计显著性差异,那么就可以认为实验组的结果是有临床价值的。也就是说,对每个患者而言,基于循证医学的临床指南给出的诊治方案只是一种概率有效性;这种概率可能小,也可能大,但不可能达到 1。

显然,循证医学最主要的优点是,通过随机对照试验排除个体差异,建立起基于统计学的规范性诊疗。而循证医学最大的缺点是,典型的非个体化医学,它关注的是疾病本身而不是患者;通常不是去考虑患者之间有什么样的个体差别,而是按照这个病的临床指南来进行相应的治疗。对于每一个具体的患者而言,只要疗效的概率小于1就不是最理想的,即使有效率高达80%,也意味着有可能遇到20%的无效性。循证医学的统计优点对单一个体来说却成了缺点——不够精确!

虽然循证医学作为现代医学的主流,在当前抗击慢性病中发挥着重要作用,但是,其统计性特征带来的"非精确性"问题在治疗慢性病时往往导致了疗效不尽如人意。据2015年4月发表在英国《自然》杂志的一篇文章指出,排在美国药物销售收入前十名的都是用于治疗慢性病的药物,但它们的有效率并不是很高,只有3种药物的有效率达到了25%,其余7种的有效率则更低。例如,一种常用于治疗高胆固醇血症的他汀类药(rosuvastatin)的有效率只有5%,即服用该药的20个人中仅仅对1个人有效。换句话说,尽管通过随机对照试验能够找到一种药物或者诊治方案对相应病症的最大有效概率,但落实到个体就不一样了,并不能够确保药物用到一个具体患者时能够真正有效。

循证医学为什么在面对慢性病时出现这种非精确性问题?因为慢性病是非常复杂的疾病。首先从病因来看,涉及的通常不只是一种因素,而是众多的内部身体因素和外部环境因素,以及这些内因和外因之间的相互作用。例如,肿瘤的形成源于大量的基因变异。不久前,研究者通过先进的测序技术分析了30种不同类型肿瘤患者的7 000多个样本,发现了总计为近500万个体细胞突变,每种肿瘤平均拥有16万多个序列变异。与此同时,环境也在肿瘤的形成过程中起着重要作用,例如,抽烟能够诱发基因突变,从而显著促进肺癌的发生;而过度晒太阳则常常导致皮肤癌的发生。有文章指出,外部环境因素在许多类型的肿瘤发生中所起到的作用要超过基因变异等内部因素。显然,这种病因的复杂性导致了同样类型的疾病有着不一样的发病机制。

人们已经充分认识到,慢性病患者之间具有明显的个体差异,不同的个体即使得了同样的一种病,个体之间的表现以及对药物的响应往往是不一样的。这一方面可能是源于个体间不同的发病机制,另一方面则可以归结于个体间不同的遗传背景和不同的生活环境。更重要的是,研究者现在发现,肿瘤等疾病不仅有个体间差异(intertumour heterogeneity),还具有明显的个体内差异(intratumour heterogeneity)。例如,通过单细胞测序技术发现,在同一个患者体内的乳腺癌肿瘤上,不同肿瘤细胞的基因变异是不一样的。这样就很麻烦。一种药物只能杀死对其敏感的肿瘤细胞,而不能消灭不敏感的肿瘤细胞。

为了解决循证医学在抗击慢性病时出现的这种非精确性问题,当前国际上出现了一种新型医学模式——精确医学(precise medicine)。2011年,美国科学院发布了一个关于未来的医学应该怎么发展的战略报告《迈向精确医学——构建生物医学研究的知识网络和新的疾病分类法》。"迈向"两个字把现在医学的状态和未来医学的走向很清楚地描述出来:第一,当前医学所处的位置是"不精确";第二,未来的医学要朝着"精确"的方向走。

精确医学的核心是,以个体为中心(individual-centric),完整地获取个体从基因组、蛋白质组等分子层次到生理病理性状、肠道菌群等表型层次的信息,并将这些生物学信息与个体在行为和环境等宏观层次的信息进行整合,从而构造出个体的疾病知识网络,并在此基础上实现个体的健康维护和精确诊疗。尽管精确医学的概念和理论还有待完善,但有一点很清楚:精确医学是典型的个体化医学。面对复杂的慢性病,不能像对付传染病那样简单地去"看病",而是要从机体和疾病的复杂性角度去"看人"。

显然,实现精确医学的关键是拥有一个大型的、多层级的、充分整合的关于人类疾病知识数据库。在这种数据库里,关于人类疾病知识不仅包含了临床诊断和病理分析等表型信息,还具有各种生物分子信息,包括基因组、转录组、蛋白质组、代谢组、脂质组和表观遗传组等。这种用于精确医学的数据库与传统的生物医学数据库有一个明显的区别,传统的生物医学数据库通常是按照其特定的数据类型汇集了来自成千上万个体的同类型数据,而来自同一个人的不同种类数据通常会被分配到相应的数据库中。例如,基因组数据保存在 GenBank,而转录组数据则存储在 GeneOmnibus 数据库。即使是来自同一个人的不同信息也会进入多个数据库中,这些信息在不同数据库间并没有联系。

人们现在意识到,如果在个体健康和疾病调查的一开始,就把其相关的分子组学数据、个体涉及环境和健康史等方面的数据从个体中分离出来,个体不可或缺的信息就会丢失。因此,用于精确医学的数据库的构建是以个体为中心,即将个体从分子到表型的各种生理和病理数据完整地收集到一起,用来构造个体的疾病知识网络。从某种意义上说,传统的生物医学数据库与循证医学一样,也是建立在群体样本和统计学的基础之上,是典型的非个体化研究模式。而精确医学的战略目标是要实现个体化健康维护和个体精确诊疗,显然不能依靠传统的生物医学数据库。因此,发展以"个体为中心"的精确医学数据库就必然成为实现个体化医学的核心任务。

这种以个体为中心的精确医学数据库是由很多变量组成的多层级的结构,每一层包含一个与疾病相关的变量信息。利用生物信息学和计算生物学技术,人们能够发现各种不同类型分子之间的相互关系,并建立起一个个体的各种不同类型生物学数据层之间的内部联结,从而形成一个复杂的生物医学知识网络。理想的情况下,每个信息层都与其他信息层形成紧密的联系。这种不同种类生物分子之间、生物分子与表型/临床症状之间的高度整合将有利于人们发现传统方法不能挖掘到的致病因子或者诊断标记物,有利于人们对特定的个体患者进行准确的个性化诊断和治疗。

参考文献

［1］王吉耀.循证医学与临床实践［M］.北京:科学出版社,2006:3.

［2］SCHORK N J. Personalized medicine: Time for one-person trials［J］. Nature, 2015, 520(7549):609 - 611.

［3］ALEXANDROV L B, NIK-ZAINAL S, WEDGE, D C, et al. Signatures of mutational processes in human cancer［J］. Nature, 2013, 500(7463):415 - 420.

［4］WU S, POWERS S, ZHU W, et al. Substantial contribution of extrinsic risk factors to cancer development［J］. Nature, 2016, 529(7584):43 - 47.

［5］WANG Y, WATERS J, LEUNG M L, et al. Clonal evolution in breast cancer revealed by single nucleus genome sequencing［J］. Nature, 2014, 512(7531):155 - 160.

［6］National Research Council. Toward precision medicine: Building a knowledge network for biomedical research and a new taxonomy of disease. 2011. http://www.nap.edu/catalog/13284/.

［7］吴家睿.精确医学的主要特征［J］. 医学与哲学,2016, 37(8A):1 - 7.

1.3　从随机对照研究到真实世界研究

随机对照试验有两个基本要素,首先是要有大规模的人群样本。一项临床试验通常要招募成百上千个体参加,有的甚至上万。人们认为,样本越大,其研究带来的随机误差越小。另一个要素是,要尽量排除这些患者之间的个体差异,即按照特定的标准选择尽可能均一化(homogeneous)的受试人群,并对受试人群进行试验组和对照组的随机分配。"随机分组的运用控制了混杂因素,减少了偏倚,对于治疗性研究的正确开展有不可估量的作用"。

随机对照试验是目前药物研发的"金标准",这种高度人为可控的研究策略能够获得在特定条件下可靠的药效评价,并为循证医学提供坚实的科学证据。但是,这种试验脱离了真实的临床治疗场景,致使许多药物上市以后在临床实践中并没有预期的那么好。在真实的临床实践场景中,患者群体即使是属于同一个病种,个体与个体之间实际上有着很大的差异,这使得治疗效果往往因人而异。显然,这种患者群体的高度异质性(heterogeneous)造成了目前疾病治疗的模糊性和随机性。

随着当前精确医学的兴起,研究者开始尝试与随机对照试验很不一样的药物研发策略,即依据患者的基因突变等分子层面的精确信息来设计不同的临床研究方案。2014年,美国癌症研究学会提出了两种以患者为中心的新型临床试验,"篮型试验"(basket trial)和"伞型试验"(umbrella trial)。"篮型试验"是根据患者特定的靶标分子或分子标志物来选择受试样本,而不考虑患者的病变组织或解剖形态等临床信息。例如,把带有相同基因突变的不同类型癌症患者放在一起给予同一种药物治疗。"伞型试验"是把单一类型疾病中带有不同分子特征的患者集中起来并用不同的药物进行治疗。例如,把具有不同驱动基因 *KRAS*、*EGFR*、*ALK* 的非小细胞肺癌患者放在一起,然后根据不同的靶基因给予不同的靶向药物。

肿瘤药物的"篮型试验"最近已经有了明显的进展。2017 年 5 月,美国食品与药品管理局(Food and Drug Administration, FDA)首次批准了一个依照特定生物标志物的抗肿瘤药物的适应证。具体来说,美国 FDA 先前批准过默沙东制药公司的一款新药 Keytruda(pembrolizumab),用于治疗转移性黑色素瘤。这次 FDA 批准该药可以用于更多类型的实体瘤,其适应证的依据是两个"生物标志物",高度微卫星不稳定性(microsatellite instability-high, MSI-H)或错配修复缺陷(deficient mismatch repair, dMMR)。也就是说,只要患者的肿瘤上携带这两个生物标志物中的一个,不论罹患的是身体哪个部位的实体瘤,都可以采用该药进行治疗。这个成果正是源于该药物的"篮型试验"。2017 年 6 月,美国临床肿瘤学会在其年会上公布了一项"篮型试验"结果,涉及携带原肌球蛋白受体激酶(tropomyosin receptor kinase, TRK)基因融合突变的小分子抑制剂 Larotrectinib。该药在试验纳入的所有 55 例患者中总体有效率(objective response rate, ORR)达到 78%,完全缓解率(complete response, CR)达到 13%,部分缓解率(partial response, PR)达到 64%;这些受试患者涉及 13 种不同的实体瘤类型,但都有一个共同的靶标分子——*TRK* 基因的融合。人们预计,该药有可能成为第一个通过"篮型试验"获批的靶向药物。

显然,这些新型研究方案都没有设置对照组,更没有考虑排除个体差异。随机对照试验和循证医学的关注点是疾病,一种病一种疗法。而今天人们已经从关注疾病推进到关注个体,"篮型试验"针对不同类型肿瘤的不同患者,只要他们具有某种共同特定的分子特征,就采用同一种治疗方法;反之,"伞型试验"则是针对同一种病的不同个体,根据他们携带的不同分子特征给予不同的疗法。可以说,这两类临床试验的基本思路与中国传统医学所提倡的个体化治疗理念"同病异治,异病同治"高度一致。

在药物研发领域一个更值得关注的新动向是"真实世界证据"(real world evidence, RWE)的提出。美国国会在 2016 年 12 月 7 日通过了引领未来美国医疗健康的《21 世纪治疗法案》(21st Century Cures Act)。该法案的一个主要目标是,加快药品和医疗器械的审批。为了实现"提速"目标，该法案专门制定了第3022条款，即在美国FDA的基本法规《联邦食物、药品和化妆品法案》的第5章中增加一条修正条款："利用真实世界证据"。

在《21世纪治疗法案》中，"真实世界证据"被明确定义为："从随机对照试验以外的其他来源获取的关于用药方式、药物潜在获益或者安全性方面的数据"。美国FDA官员随后在《新英格兰医学杂志》上发表文章，对"真实世界证据"给出了进一步的说明："它是指来自典型临床试验以外的其他类型的医疗保健信息，包括电子健康档案、医疗保险理赔与账单、药品与疾病的登记单以及从个人医疗器械与保健活动中收集来的数据"。

过去，新药的研发和评审主要依靠传统临床试验和相关的试验证据。而在《21世纪治疗法案》中，在药物评审中增加了采纳真实世界证据的相关规定。首先，真实世界证据可以用来支持已获批的药物进行扩大其适应证的批准；其次，这类证据可以用来支持或满足已获批的临床试验的相关需求。这条规定意味着美国FDA首次明确认可真实世界证据在药物评审中的作用。美国FDA在审批医疗器械方面也专门拟定了一个利用真实世界证据的指南，并明确规定："如果从真实世界数据所包含的临床数据中产生的高质量真实世界证据，能够提供或支持对产品全生命周期进行管理所需要的信息分析，美国FDA将考虑采纳真实世界证据来支持医疗器械的审批决策"。需要注意的是，这些规定并没有要把真实世界证据定为评估药物和医疗器械的单一标准的意思，而是视为临床试验证据之外的补充证据。

传统的随机对照试验通常是一种在可控环境下测量药物有效性和安全性的验证性研究，而真实世界研究则是一种在日常的临床实践场景下评价药物效益的实用性研究。前者的主要优点是，整个试验在严格控制的条件下进行，从而显著降低了试验结果的偏倚，其试验结果在其规定范围内较为可信；缺点则是，试验样本量偏小，试验环境通常与日常的临床环境相差较大，且需要花费大量经费专门用于试验。后者的主要优点是，试验样本量大，试验条件和环境源于日常的临床实践，其试验结果适用性较广，专门用于试验的费用不高；缺点则是，试验条件不严格，试验设计比较简单，试验结果容易产生偏倚。可以说，从这两种类型的研究中获得的结果都将在未来的药物研发领域发挥重要的作用。

真实世界证据源于丰富多样的现实临床实践，没有刻意地挑选受试者和进行过多的人为干预。因此，这种类型的数据能够反映具有广泛异质性患者群体的真实治疗情况，有助于发现对药物响应好和安全性高的患者，从而能够用于指导个体化治疗。从这一点就可以明白，为什么要用真实世界证据来评估药物治疗的有效性和安全性，并且现在把这类证据定为评审药物扩大适应证和医疗器械的补充证据。美国FDA官员认为，真实世界证据在一定条件下可以用于推进精确医学的进程，"在这种情况下，真实世界证据将成为加快利用那些用来确认药效和价值的数据的关键因子；因为这类药品要在药效还存在很大不确定性的情况下获得必要的批准"。

从真实世界证据引出了一个个体化医学的重要特征：个体的真实性或者自然状态。也就是说，当我们在考虑单个个体时，不仅要考虑如何完整地收集这一特定个体自身的有关数据，而且要让该个体始终处于非人为干预的真实环境，从而保证收集到的数据能够反映出个体的真实状态。显然，如果我们把真实世界证据的理念与精确医学的实践紧密结合，就能够使个体化医学的理念和实践得到进一步的完善和提升。

参考文献

[1] 王吉耀.循证医学与临床实践.北京:科学出版社,2006.

[2] ANDREW V, PIANTADOSI B S, HOLLINGWORTH S J. Patient-centric trials for therapeutic development in precision oncology[J]. Nature, 2015, 526(7573):361 - 370.

[3] U.S. House Energy and Commerce Committee. Text of house amendment to the senate amendment to H. R. 34, education and research act of 2015. [2016-12-25]. http://www.congress.gov/114/bills/hr34/BILLS-114hr34enr.pdf.

[4] SHERMAN R E, ANDERSON S A, DAL PAN G J, et al. Real-world evidence—What is it and what can it tell us? [J] The New England Journal of Medicine, 2016, 375(23):2293 - 2297.

[5] Food and Drug Administration. Use of real-world evidence to support regulatory decision-making for medical devices: Draft guidance for industry and Food and Drug Administration staff.[2016-7-27]. http://www.fda.gov/downloads/MedicalDevices/DeviceRegulationandGuidance/GuidanceDocuments/UCM513027.pdf.

（吴家睿）

第2章

个性化药物研发新思路

Chapter 2

当今时代制药业发展遇到许多问题，以往几十年来以小分子"重磅炸弹"药物为导向的新药研发模式正陷入困境，制药企业纷纷寻求研发模式的转变以期改善现状。随着对疾病发病机制的理解不断深入，人们越来越意识到针对"不同的人"使用"不同的药"的重要性。近些年来，基因测序、高通量筛选、分子成像等技术以及高性能计算、大数据、生命组学、系统生物学、结构生物学学科得到了长足的发展。新的技术方法融入药物研发使得以遗传信息为主要划分标准的细分人群治疗方案得以实施，疗效更佳、不良反应更低的个性化药物具有明显的优势，成为更优的选择。个性化药物在治疗策略、药物开发范式、临床试验设计等方面有别于传统的药物开发，具有引领作用和划时代的意义。

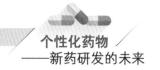
2.1 个性化药物的产生

2.1.1 传统创新药物研发遇到瓶颈

无论是在发达国家还是发展中国家,仿制药都是制药行业的主要在研种类,在药品申请和销售方面,仿制药的产出量也比新药多。各国仿制药在各自医药市场占有比例均在60%以上。即使在药物创新最具活力的美国,仿制药也已经填补了86%的处方药市场。相对于仿制药而言的"创新药物",特别是全新分子结构的药物,尽管只占制药行业的很小一部分,却是医药行业前进的源动力。创新药是仿制药所模仿的对象,肩负着填补未满足的临床需求的重任。

近20年来,创新药物的研发落入一个怪圈:尽管在研药物数量、药物研发的经济成本不断增加,但每年上市的新药数目仍然十分有限。1990年,世界十大制药公司将当年销售额的10%用于研发,到2002年时这一数字增加到了14%,至2015年已高达18%,共计600多亿美元。然而,不断加大的研发投入并未换来预期中大量新药的上市。甚至在研发投入不断提高的同时,新药从临床试验阶段到成功上市的比例不断降低。以几乎占据医药市场"半壁江山"的抗肿瘤药物为例,10年间抗肿瘤药物从临床试验阶段到上市的成功率从10%降低到不足2%。从1993—2013年的20年间,除了1996年以外,美国食品与药品监督管理局(FDA)每年上市的新药数目一直处于17~39个(图2-1)。研发经费不断增加而新药数量却越来越少,过去几十年间靠投入巨资研发大获成功的"重磅炸弹"模式愈加不堪重负,探索新的药物研发模式已迫在眉睫。

2.1.2 创新药物研发的新机遇

尽管制药企业在新药开发及管理模式的转变上做出了许多努力,也获得了一些成效,如优化产品线、开发新的适应证、增加生物药的比重、关注罕见病、老年人用药和儿童用药等;但从根本上来说,有效性与安全性不足才是新药研发在临床试验阶段失败的重要原因,开发更加有效、不良反应更低的药物才是解决这些问题的根本方法。据美国FDA一项2016年的统计,在临床Ⅱ期、Ⅲ期试验阶段失败的创新药物,76%可归咎于有效性和安全性不足。大多FDA批准上市的药物,仅对50%~70%的患者有效,而阿尔兹海默病和

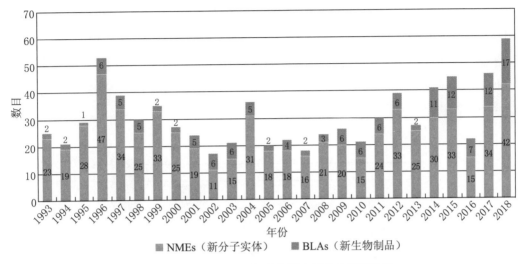

图 2-1 1993—2018 年美国 FDA 批准的新药数目

癌症药物的平均有效性更低,分别为 30% 和 25%。

　　个性化药物通过患者分层,筛选出更为合适的临床试验患者人群,提高了临床试验的有效率和安全性,从而提升了治疗效果及获批的概率。以治疗非小细胞肺癌(NSCLC)的药物为例,20 世纪 70 年代发明的细胞毒性药物紫杉醇平均仅对 21% 的癌症患者有效;而 2003 年在美国获批的二三线分子靶向药物易瑞沙(吉非替尼),通过 EGFR 相关基因突变的人群筛选后,有效率从 20%～30% 提升至 70%～80%,延长生存期从之前的不显著提高至 30 个月,于 2008 年作为个性化药物重新被 FDA 批准。抗艾滋病药物阿巴卡韦(abacavir)在 5% 的患者身上会产生严重甚至致命的超敏反应,通过人类白细胞抗原 B(*HLA-B*)的基因筛查,可显著降低发生超敏反应的风险,提高阿巴卡韦使用的安全性。这一优势在临床试验的设计中也得到了充分体现。通过篮子试验(basket trial),即将带有相同靶基因但不同瘤种患者放进一个"靶标"篮子里使用同一种靶向药物进行治疗,实现肿瘤异病同治。基于篮子试验高达 40% 的有效性结果,2017 年 FDA 批准 PD-1 抗体 Keytruda 用于所有与基因错配修复系统相关的 MSI-H/dMMR 类型实体瘤。

2.1.3　个性化药物发展加快新药上市速度

　　早在 1998 年,美国 FDA 就批准了第一个"伴随诊断"(companion diagnostic, CD)的抗肿瘤个性化药物赫赛汀,随后几年又陆续批准了十来个抗肿瘤药物。2014 年美国 FDA 发布了《伴随诊断指南》,更加明晰了伴随诊断的概念、范围及使用规范等,满足了精准医学及个性化治疗快速发展的需求,帮助个性化药物从传统的肿瘤治疗向其他疾病的治疗和预防领域发展。此后,越来越多的创新药物在审批时被认定为具有基因标签的个性化药物,个性化药物在获批药物中的比例不断提高。据美国个性化医学联盟组织(personalized medicine coalition, PMC)统计,2014 年 22％的创新药物为个性化药物,而到了 2018 年这一数字上升至 42％(图 2-2)。随着个性化药物的大量获批,美国 FDA 批准新药数目也比前些年有所提高,2014—2018 年(除了 2016 年)均超过 40 个,2018 年甚至创纪录地达到 59 个(图 2-1)。

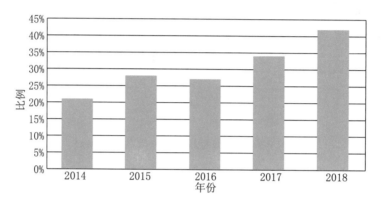

图 2-2　美国 FDA 批准药物中个性化药物所占比例

由于安全性及药效上的优势,个性化药物在研发与审评中通常耗时更短。阿斯利康公司研发的第三代 EGFR 抑制剂 Tagrisso(奥希替尼),由于耐药性机制明确,从正式开始临床试验到上市仅耗时两年半,远低于抗癌药物平均 10 年的研发时间,是迄今为止研发最快的药物之一。尽管存在着其他因素的影响,但不可否认的是,个性化药物比例的增加也大大提高了美国 FDA 的平均审批效率:2000 年美国 FDA 批准一个药平均耗时 21 个月,而到了 2015 年这个数字就降低到了 10 个月。辉瑞公司用于治疗 ER^+/$HER2^-$ 绝经后晚期乳腺癌药物 Palbociclib,从提交上市申请到获批仅用时五个半月。

参考文献

[1] MULLARD A. 2018 FDA drug approvals[J]. Nature review drug discovery. 2019 (2):85-89.

[2] US Food & Drug Administration. From our perspective: The importance of the physical characteristics of generic drugs[EB/OL]. (2015-11-06)[2016-09-29]. http://www.fda.gov/Drugs/NewsEvents/ucm471446.htm.

[3] 赵曦.原研药与仿制药的较量——美国 Hatch-Waxman 法案简介[J].中国发明与专利,2009,10:80-81.

[4] PHARMEXEC. Pharm Exec's Top 50 Companies 2016[EB/OL]. (2016-06-26)

[2016-09-29]. http://www.pharmexec.com/2016-pharm-exec-50.

[5] EVALUATE PHARMA. World Preview 2015, Outlook to 2020[R/OL]. Evaluate, 2015.

[6] 陆怡,江洪波.全球生物医药产业现状与发展趋势[J].科学,2012,64(5):59－62.

[7] GAUTAM A, PAN X. The changing model of big pharma: impact of key trends[J]. Drug discovery today, 2016, 21(3):379－384.

[8] HARRISON R K. Phase II and phase III failures: 2013—2015[J]. Nature reviews drug discovery, 2016, 15(12):817－818.

[9] BITTON R J, FIGG W D, REED E. A preliminary risk-benefit assessment of pacli-taxel[J]. Drug safety, 1995, 12(3):196－208.

2.2 个性化药物发展历程：从遗传药理学到个性化医学

个性化药物相关的最早概念可追溯至 1902 年,英国著名的内科医生和遗传学家 Archi-bald Garrod 提出了"化学个性化"(chemical individuality)。20 世纪 90 年代提出的个性化医学(personalized medicine)以及随后衍生出的个性化药物(personalized medicines)的概念主要是从"遗传药理学"(pharmacogenetics)及"药物基因组学"(pharmacogenomics)等发展而来。由于药物疗效和剂量来自药物研发过程中的统计学数据,常用药物的有效率低下且不良反应严重。1959 年 Vogel 首先提出了"遗传药理学"这一概念,用于研究个体对药物反应差异的遗传学机制。后来的研究不断证明,不同个体对药物反应的差异与遗传机制有关,这为改变药物治疗模式提供了重要的理论依据。20 世纪 70 年代,人们开始发现细胞色素 P450 在人体内代谢药物的作用,并认识到这些酶的基因差异会导致许多药物有效剂量的不同,为个性化用药打下了基础。30 多年前,第一个用于预测药物反应的生物标志物被发现:雌激素受体检测被用于选择接受他莫昔芬治疗乳腺癌的患者。20 世纪90 年代兴起的"药物基因组学",源于全基因组学技术的出现和发展,是在全基因组水平上分析药效和毒性的遗传标记。这两种理论的区别在于,"遗传药理学"主要是从单基因或少量基因的角度研究遗传因素对药物代谢和药物反应的影响,而"药物基因组学"则站在全基因组的高度,既包括了多个基因对药效的综合作用,还评价了基因之间的相互作用如何影响药物作用的发挥。药物基因组学在疾病诊断、分期、分类以及药物代谢、药效发挥等方面给予遗传标记。从学科研究的范围来看,"遗传药理学"可以算是"药物基因组学"的一个分支。尽管"药物基因组学"并非研究疾病及药物治疗的分子机制,但这些诊断及用药思路的转变影响了新药研发的模式并提供了重要的理论依据：将药物研发和基因联系起来，试图从基因的角度开发新的药物、缩短药物研发周期、降低开发成本及风险、提高药物治疗效率，并寻求更加理想的药物治疗效果。

随着生命科学和医学的发展，个性化医学以及个性化药物逐渐进入人们的视线，并得到了空前的关注，被认为将变革现有的药物研发模式乃至整个医疗卫生保健体系。个性化医学的概念最早由《化学化工新闻》(*Chemical & Engineering News，C&EN*)杂志提出，根据不同患者群体独特的临床、遗传、基因组和环境信息，设计有针对性的个体化治疗方案和用药，改变传统的"一刀切"的医疗模式，针对特定群体与个体使用能对其产生最佳疗效的药物和剂量，在提高疗效的同时，最大限度地降低药物的不良反应，对患者实现"量体裁衣式"的治疗手段。

"个性化医学"（或称为个体化医疗）与"精准医学"的政策对个性化药物影响深远。2006年和2008年，美国国会两次提案"基因组学和个性化医学方案"之后，各个国家纷纷效仿，提出"个性化医学"相关计划，成立个性化医学联盟并予以大量资金支持。如2011年英国启动"大规模癌症基因筛选先锋计划——分层医学项目"，欧盟投入500亿欧元建设"泛欧洲生物体样本库与生物分子资源研究基础网"，日本提供200亿日元建立"个性化医学基因库"等。NIH领导人Collins 2010年7月发表在《新英格兰医学杂志》上的《个性化药物治疗之路》一文中，重点强调了个性化治疗路径的核心体系是基于敏感标志物的药物个性化。2011年11月，美国国家研究理事会(NRC)发布了"迈向精准医学：构建生物医学研究知识网络和新的疾病分类体系"的研究计划。2015年，美国总统奥巴马在国情咨文演讲中从国家战略层面提出"精准医学"计划，呼吁美国推动个性化基因研究，通过疾病大数据分析，依据个人基因信息制定癌症等疾病的个性化治疗方案，让患者在恰当的时间使用恰当的药物，并遵循恰当的剂量。"精准医学"概念的提出，得到了全球各个国家的响应，使个性化医疗进一步引发世界关注。

人们对疾病和药物的理解随着科学技术的进步而不断深入。当认识到一些药物只对小部分患者具有治疗作用，而与诊断性产品相搭配才能获得更好的治疗效果后，人们意识到开发个性化治疗方案的必要性。DNA测序、系统生物学、组学、分子成像、计算机辅助的数据挖掘等技术及各项药学相关技术的出现和发展，使得人们对疾病发病过程和药物作用机制有了更加深入的认识，也为个性化药物的开发提供了技术支持。在分子水平上，近年来对个性化药物产生贡献的科学技术包括：DNA测序及相关高通量技术，如高通量深度测序、SNP芯片、ChIP-on-Seq技术等；系统生物学和疾病组学技术，如全基因组关联分析、基于基因组表达联系地图、定量蛋白质组学技术、化合物—蛋白互相作用等的发展和规模化；对疾病过程、分子信号通路及靶标蛋白结构的不断了解，如各类靶标与疾病机制的发现；疾病模型质量的提升,如肿瘤患者来源的移植瘤动物模型、规模化人源肿瘤细胞板块等;数据挖掘等新的算法的产生,为海量组学数据的解读提供了方法;计算机辅助的分子模拟方法的发展,为精准药物设计带来了可能,以及分子成像技术发展,可监测活体状态下细胞和分子水平上的变化。这些科学技术的进步与检测成本的降低,使得研发普惠的个性化药物成为可能,甚至是一种自然的选择。尽管如此,这些新技术并没有彻底解决个性化药物研发的难题,人们对个性化医学的使用还停留在测序的初期阶段,如何利用测序、组学技术等方法诊断疾病及指导临床用药尚待关键性突破。疾病的发生无法仅通过基因组学来解释,对蛋白质组学、转录组学、代谢组学与疾病更为深入的理解才能更有效地推进个性化治疗研究。

参考文献

[1] GARROD A E. The incidence of alkaptonuria: A study in chemical individuality[J]. The Lancet, 1902, 160(4137):1616-1620.

[2] JORDAN V C. Tamoxifen: A most unlikely pioneering medicine[J]. Nature reviews drug discovery, 2003, 2(3):205-213.

[3] U.S. Department of Health and Human Services, U.S. Food and Drug Administration (2013). Paving the way for personalized medicine: FDA's role in a new era of medical product development[R]. https://www.fda.gov/downloads/ScienceResearch/SpecialTopics/PrecisionMedicine/UCM372421.pdf. Accessed 15 Jun. 2018.

[4] GRABOWSKI H, VERNON J, DIMASI J A. Returns on research and development for 1990s new drug introductions[J]. Pharmaco Economics, 2002, 20(Suppl 3):11-29.

[5] MARGARET A H, FRANCIS S C. The path to personalized medicine[J]. The New England Journal of Medicine, 2010, 363(4):301-304.

[6] 杨渊,高柳滨,孙晓,等.个性化医学国际发展态势分析[J].医学信息学杂志,2013, 34 (10):8-14.

[7] 张瑞,魏冬青,魏华春,等.药学基因组学与个性化药物设计研究进展[J].药学进展, 2007, 31(6):241-246.

2.3 个性化药物研发思路和模式

2.3.1 个性化药物的定义及研究内涵

随着基因组学、蛋白质组学和成像技术的发展,疾病与药物反应的关系更多地被揭示出来,生物标志物越来越多地被用于开发诊断。PMC 对个性化药物的定义为:具有特定生物标志物标签的治疗产品,同时伴随特定诊断工具,帮助个体患者在产品使用过程中进行用药决策和(或)使用程序的指导。这与"精准医学"的通俗说法——"在正确的时间将正确的药物用于正确的患者"(the right drug, for the right patient, at the right time)一致,包括药物选择个性化和药物使用个性化两个方面。*Nature Reviews Drug Discovery*(《自然评论药物发现》)上的一篇文章对个性化药物的定义是:根据遗传学、蛋白质组学、分子或成像特征为患者个人或群体量身定制的药物治疗方案。其范围不仅包括了在批准时就有伴随诊断方法的药物,还将批准之后再行开发的补充诊断(supplementary diagnostic)方案的药物也囊括其中。类似的,美国 FDA 总结了其批准的带有基因标签的药物,这些药物都满足个性化药物的条件。需要注意的是,"个性化药物"不能按字面意思理解成为每个人定制不同的药物,而是指根据遗传信息等指标的相似性,将传统疾病分类中的患者重新划分成多个子类,为一类人所开发的药物。

具体来说,个性化药物研发的内容不仅涵盖全新个性化药物的研发,还包括已有药物个性化用药研究,其个性化部分则是指通过分子机制、生物标志物、靶标等方面的研究,分解药物的敏感人群,确定最佳的给药模式,以提高药物的疗效、降低药物毒性。可以总结如下:①研究复杂性疾病分子机制、患者个性化差异与药物敏感机制、药物分层特征与个性化用药模式。②发现并确定药物有效、无效、毒性、耐药的生物标志物,实现药物的个性化分层;生物标记物可以作为参数或指标,用来衡量和评估正常的生物学过程。③针对敏感人群,依据发现的生物标志物与靶标,研发适合规模人群的个性化新药。④已有药物个性化研究:明确现有药物的敏感人群,改变现有药物的给药方式,以提高现有药物疗效、降低毒性。

2.3.2 个性化药物研发的新策略和新思路

使用个性化药物,针对细分人群提供治疗方案也许会为制药行业带来一丝曙光,因为常规的"千人同药"的药物治疗方案显露出越来越多的弊端。有文章指出,在美国最常用的处方药只对不到 60% 的患者有效。无效药物带来的不良反应已经成为人类死亡的重要原因之一。传统临床用药依据循证医学的理论,用哪些药物、如何用药都是根据临床试验结果的统计数据,而往往忽略个体对药物的反应,使得药物带来的不良反应很难预测。针对细分人群提出个性化的用药方案,不仅可以降低用药安全风险,还能显著提高药物的有效性。

1. 从传统疾病分类到分子分型

现代医学认为,很多以前依据组织病理学判断被认为是"一种"的疾病,其实应该是"一类"的疾病更为合理。不同的基因型或亚型的细胞会引起同一种治疗方案对不同个体产生不一样的治疗效果和预后。例如,在乳腺癌中,传统病理学根据组织分型、病理学分型和临床分期特征进行分类。但根据传统病理学分期相同的患者,对临床治疗反应及预后的差别可能很大。目前临床中提倡的分子分型,通过基因信息将乳腺癌划分为四类分子亚型,并据此施行不同的治疗方案,已成为国内外乳腺癌诊治指南与规范。得益于乳腺癌分子分型新药物的研发和相关治疗方案的运用,美国乳腺癌患者的 5 年存活率已从 20 世纪 70 年代的 75% 提高到如今的 90% 以上。

2017 年 5 月,美国 FDA 首次打破了肿瘤组织来源的限制,批准了第一个以分子基因型为特征的抗肿瘤免疫药物 PD-1 抑制剂 Keytruda,用于治疗"MSI-H/dMMR 亚型实体瘤"。毫无疑问,这是个性化治疗迈出的划时代的一步,开辟了分子分型药物的新时代。对更多疾病开展分子分型研究,将会是个性化药物及个性化治疗未来重要的发展方向。

2. 生物标志物与靶标确证研究

1983 年,美国国家研究委员会(NRC)在其出版的红皮书《联邦政府风险评估》中首次提出生物标志物(biomarker)这个概念。生物标志物是指一种生化指标,可以标志系统、器官、组织、细胞及亚细胞结构或功能的改变或可能发生的变化,广泛应用于疾病诊断、疾病分期判断、药物评价等领域。在药物开发的过程中,生物标志物在各个阶段均有涉及,包括病理生理学研究、靶标确认与验证、生物活性、临床概念验证、诊断预后风险评估、患者分层,以及药物的作用机制、安全性、有效性和毒性等研究。随着生物学技术的不断发展,生物标志物的种类越来越多,从传统身体状况、影像资料、特定的分子(血浆、组织、细胞裂解物、尿、血等来源)发展到单核苷酸多态性(SNP)、基因组、转录组和蛋白质组等分子生物学信息。个性化药物获批使用的生物标志物,一般是特定的基因变异(即基因标签)或蛋白质的表达异常。

进入个性化医学时代,以基因标签为代表的生物标志物成为医药领域快速发展的热门研究领域之一。过去十年中,美国 FDA 发布了大量的基因标签及生物标志物相关的指导性文件,如将遗传信息和生物标记物运用到药物开发、利用生物标记物设计临床试验、伴随诊断分类标签指南等,大大促进了药物研发中生物标志物的参与程度。截至 2018 年 8 月,已有 284 个具有基因标签的药物(共计 355 个基因标签)被美国 FDA 批准,而在这之前两年这一数字仅为 165。这些药物基因组学标签可以帮助区分对该药物应答或不应答的人群,避免产生药物的不良反应,并在优化药物剂量方面发挥了重要作用。这些药物标签除了包含基因组生物标志物信息,还描述了:①药物暴露量和临床反应变化;②不良事件的风险;③基因型特异性给药剂量;④药物作用机制;⑤多态药物靶标和相应基因。表中的生物标志物与种系或体细胞基因变异、功能缺陷、表达变化和染色体异常相关,还包括了用于选择患者的蛋白质生物标志物。生物标志物的出现,为新药研发后期临床试验方案的设计提供了新思路。在精准医学时代,临床试验方案设计的趋势是依据生物标志物对受试人群进行分类,从而找到能受益的特定人群。

3. 全新个性化药物的开发

从根本上说,个性化治疗研究的核心是为细分疾病人群开发有效的靶向治疗药物。目前,肿瘤是个性化药物开发的重要战场。由于肿瘤具有异质性,肿瘤在发生、发展过程中会出现大量的基因变异;特别是使用抗肿瘤药物之后,为了逃避药物分子的攻击,肿瘤会主动地产生基因变异,即所谓的"耐药性"。针对这种基因变异开发的个性化药物,成功的案例如阿斯利康研发的药物奥希替尼(Osimertinib),已被批准用于二线治疗携带 *EGFR* (*T790M*)突变的晚期非小细胞肺癌(NSCLC)患者。目前有 30%~40% 的亚洲 NSCLC 患者在确诊时携带 *EGFR* 突变,高达 2/3 的患者在接受现有 EGFR 抑制剂治疗后会发生耐药,后续治疗选择非常有限。*T790M* 突变与 50%~60% 的 EGFR 抑制剂耐药有关,奥希替尼正是首个针对 *EGFR* (*T790M*)突变的抗肺癌药物。

据 2015 年发表在 *Biomarkers in Medicine* (《医学生物标志物》)的一篇综述统计,5年内有望上市的 850 个处于临床后期研发状态的药物中,有 169 个药物已有伴随诊断、明确打算研发或已有与诊断高度相关的预测药效的生物标志物,因而可被认为属于个性化药物。几乎所有销售额超过 10 亿美元的制药企业的产品线上都能找到个性化药物的身影。而在疾病领域方面,肿瘤是当之无愧的领跑者,其个性化药物数目占到总数的 80% 左右,药物类型主要包括受体酪氨酸激酶抑制剂、小分子抑制剂、疫苗、抗体/小分子-抗体偶联药物及单克隆抗体(表 2-1);除此以外,自身免疫性疾病、神经疾病、心血管疾病、代谢类疾病及感染类疾病也是最具代表性的疾病领域。

表 2-1　个性化药物主要靶标和技术类型

疾病领域	药物类型(数目)	靶　标	诊　断　方　法
肿瘤	受体酪氨酸激酶抑制剂	HER1/2/3/4	qPCR 检测 *KRAS* 突变状态;血清蛋白质组学检测
		EGFR	qPCR 检测 *EGFR* 突变状态;血清蛋白质组学检测
		VEGFR2/3	血清蛋白质组学检测
		FGFR	银原位杂交测量 *FGFR1* 扩增;基因测序和分析以鉴定转录组学标记
		FLT3	PCR/毛细管电泳检测 *FLT3* 突变
		PDGFR	基因测序和分析以鉴定转录组学标记
		c-KIT	基因测序和分析以鉴定转录组学标记
		IGF1R	未知
		c-MET	IHC 测量 c-MET 表达

疾病领域	药物类型 (数目)	靶　标	诊　断　方　法
肿瘤	小分子 抑制剂	Aurora kinase	氟脱氧葡萄糖 PET 成像
		αv integrins	MGMT 启动子甲基化状态
		MEK	qPCR 检测 *BRAF V600* 突变状态
		HDAC	体外诊断测量上皮钙黏蛋白水平
		BTK	基于 FISH 的测定法鉴定染色体 17p 缺失(*del17p*)
	疫苗	MAGE-A3	qPCR 检测 *MAGE-A3* 表达
		MUC-1	aNK 检测鉴定 CD16$^+$/CD56$^+$/CD6$^+$/CD45$^+$ 淋巴细胞;MUC1 检测通过 IHC 鉴定 MUC-1$^+$ 肿瘤细胞
		HER2(E75 peptide)	IHC 检测 HER2 癌蛋白状态
		5T4	血清检测测定 5T4 抗体水平、血红蛋白和血细胞比容
		Renal cell carcinoma peptides	未知
	抗体/小分子-抗体偶联药物	CD30	IHC 检测 CD30 表达
		5T4	用于测量 IL-6 水平的诊断测试
		Folate receptor	基于 SPECT 的成像检测叶酸受体表达
		LHRH receptor	IHC 检测 LHRH 受体表达
	单克隆抗体	PSMA	PET 成像检测软组织和骨损伤中的 PSMA
		Folate receptor	IHC 检测叶酸受体表达
		HGF	未知的测试来测量 c-MET 水平
自身免疫性疾病	单克隆抗体	CD4	基于 DNA 的测试
	蛋白酶抑制剂	Trypsin	AAT 缺陷检测
神经疾病	小分子抑制剂	BACE-1	

4. 将传统药物变成个性化药物

为已上市的药物开发新的适应证被称为"老药新用"。类似地,为已经上市的药物开发"补充诊断"的生物标志物并贴上基因标签与研发全新的个性化药物相比,存在诸多优势:大大节约时间和成本、降低安全性方面风险、疗效方面具有一定保证以及审批过程简化等;同时,对疾病分子分型进行细分相当于开发了新的适应证,还可延长该药物专利保护期限,因而对制药公司极具吸引力。纵观目前跨国制药企业的研发管线,这种药物开发模式受到相当程度的推崇。在美国 FDA 公布的带有基因组信息标签的药物中,一些药物批准时即带有基因标签及诊断方法;而另外一些药物,特别是早期批准的药物,通过后续研究之后也可加上基因标签。据统计,在不到两年的时间内,共计有一百多个已获批"老药"被打上基因标签,涉及肿瘤、神经精神疾病、感染、心血管疾病、代谢性疾病等多个领域,远远高于每年个性化新药的获批速度。

有一些药物,由于被证明"不能"用于某些基因型的患者,或是这些患者有更好的替代治疗方案,因而被打上"不能"或是"最好不要"使用于该类人群的基因标签。例如,肺癌药物雷莫芦单抗,美国 FDA 提醒,该药物治疗的患者必须是靶向治疗后疾病进展的 *EGFR* 和 *ALK* 突变患者。这样的基因标签对患者来说非常有用,可以避免无效治疗带来的不良反应问题并尽早调整治疗方案。

5. 个性化用药:精准用药

"精准用药"是从"精准医学"中衍生出的概念,是指为临床用药制定个体化方案。在精准医学发展的大背景下,未来的临床用药通过基因、生活习惯、环境等因素综合判断,为个人提出个性化的治疗方案。以个性化药物为基石,通过大数据分析形成精准用药模型,再根据个人情况获得更为细致的治疗方案,如将多种药物联合使用或是更为精确的给药方式。因此,使用药物特别是个性化药物的数据越多,产生的精准用药的模型越准确。这里的用药包括两个层面,一个是用何种药物,另外一个是如何使用该药物(即时间、剂量等)。在一项针对 *TP53* 缺陷的口腔癌患者的 I 期临床试验中,使用非突变靶标 WEE1 激酶的抑制剂及低剂量顺铂和多西他赛(docetaxe)的联合治疗方案获得了非常积极的效果,这与 siRNA 分析、药物敏感性分析和动物模型结果一致。该研究结果启迪我们,对通过基因分析获得的细分患者人群进行个性化用药时,并非一定要使用靶向患者突变基因的药物,这为精准用药提供了更多的可能性和实用性。

2.3.3 美国已批准的个性化新药

2014 至 2018 年,美国批准的个性化药物主要涉及肿瘤、代谢、精神、神经、心血管、血液、哮喘、遗传学罕见疾病以及疟疾、HIV、丙肝等感染性疾病(表 2 - 2)。其中,大约一半是抗肿瘤药物,主要包括非小细胞肺癌药物(8 个)、乳腺癌药物(5 个)和急性髓性白血病药物(4 个)、黑色素瘤药物(3 个)等共计 32 个。另外 37 个个性化药物则为其他适应证的药物。

与其他个性化药物使用患者基因进行分层不同的是,感染性疾病的个性化治疗一般是针对病毒的基因型选择相应的治疗方案。得益于丙型肝炎直接抗病毒药物(DAAs)研发及患者基因分层的突破性进展,丙肝患者的治愈率从 50% 左右提高至 95% 以上,并大大减低了药物的不良反应,使丙型肝炎已经成为可以"治愈"的疾病。从 2013 年底批准第

表 2 - 2 2014—2018 年美国 FDA 批准的个性化药物

疾病领域	药物名称 商品名	药物名称 通用名	个性化标签	作用机制	批准年份	批准适应证
肿瘤	Lynparza	Olaparib	*BRCA*	PARP 抑制剂	2014	晚期卵巢癌
	Rubraca	Rucaparib	*BRCA1/2*	PARP 抑制剂	2016	晚期卵巢癌
	Zejula	Niraparib	*BRCA* 突变	PARP1/2 抑制剂	2017	卵巢上皮癌,输卵管癌,原发性腹膜癌
	Talzenna	Talazoparib	*BRCA* 突变, *HER2* 阴性	PARP 抑制剂	2018	*HER2* 阴性局部晚期或转移性乳腺癌
	Cyrazma	Ramucirumab	EGFR 或 ALK	VEGFR-2 抑制剂	2014	晚期胃或胃食管连接部腺癌或非小细胞肺癌
	Tagrisso	Osimertinib	EGFR	EGFR 抑制剂	2015	非小细胞肺癌
	Nerlynx	Neratinib maleate	*HER2*[+]	ErbB1/2 抑制剂	2017	乳腺癌
	Vizimpro	Dacomitinib	*EGFR* 基因	EGFR/ErbB4/ ErbB2 抑制剂	2018	转移性非小细胞肺癌
	Zykadia	Ceritinib	ALK[+]	ALK 抑制剂	2014	非小细胞肺癌
	Alecensa	Alectinib	ALK[+]	ALK 抑制剂	2015	非小细胞肺癌
	Alunbrig	Brigatinib	ALK[+]	ALK 抑制剂	2017	非小细胞肺癌
	Lorbrena	Lorlatinib	ALK[+] 阳性	ALK/ROS1 的双靶标抑制剂	2018	*ALK* 阳性转移性非小细胞肺癌
	Blincyto	Blinatumomab	费城染色体	CD19 和 CD3 的双抗体	2014	B 细胞前体急性淋巴细胞白血病
	Lonsurf	Trifluridine/ Tipiracil	VEGF, RAS 或 EGFR	胸苷酸合成酶抑制剂/ 胸苷磷酸化酶抑制剂	2015	结直肠癌
	Cotellic	Cobimetinib	*BRAF*	MEK1/2 抑制剂	2015	黑色素瘤

原研企业: 阿斯利康、克洛维斯、Tesaro、辉瑞、礼来、阿斯利康、彪马生物、辉瑞、诺华、罗氏、阿瑞雅德、辉瑞、安进、大冢、罗氏

续表

疾病领域	药物名称		原研企业	个性化标签	作用机制	批准年份	批准适应证
	商品名	通用名					
肿瘤	Mektovi	Binimetinib	Array BioPharma	*BRAF V600E* 或 *V600K* 突变	MEK1/2 抑制剂	2018	黑色素瘤
	Ibrance	Palbociclib	辉瑞	ER HER2	CDK4/6 抑制剂	2015	乳腺癌
	Kisqali	Ribociclib	诺华	HR＋/HER2－	CDK4/6 抑制剂	2017	乳腺癌
	Verzenio	Abemaciclib	礼来	HR＋/HER2－	CDK4/6 抑制剂	2017	乳腺癌
	Venclexta	Venetoclax	艾伯维 基因泰克	染色体 17p 缺失	Bcl-2 抑制剂	2016	慢性淋巴细胞性白血病
	Tecentriq	Atezolizumab	基因泰克	PD-L1 表达水平	PD-L1 抑制剂	2016	非小细胞肺癌
	Bavencio	Avelumab	默克，辉瑞	PD-L1 表达水平	PD-L1 抑制剂	2017	默克尔细胞癌
	Imfinzi	Durvalumab	阿斯利康	PD-L1 表达水平	PD-L1 抑制剂	2017	尿路上皮癌
	Libtayo	Cemiplimab	赛诺菲 再生元	PD-1	PD-1 抗体	2018	转移性皮肤鳞状细胞癌
	Rydapt	Midostaurin	诺华	*FLT3* 突变	FLT3 等多种激酶	2017	急性髓性白血病
	Xospata	Gilteritinib Fumarate	安斯泰来	*FLT3* 突变阳性	FLT3 抑制剂	2018	急性髓性白血病
	Idhifa	Enasidenib	Celgene, Agios	*IDH2* 突变	IDH2 抑制剂	2017	急性髓性白血病
	Tibsovo	Ivosidenib	Agios	*IDH1* 突变	IDH1 抑制剂	2018	复发性或难治性急性髓系白血病
	Lutathera	Lutetium Lu 177 dotatate	诺华	SR 阳性	SSTR2 拮抗剂(放射治疗药物)	2018	胃肠胰腺神经内分泌肿瘤

续表

疾病领域	药物名称		原研企业	个性化标签	作用机制	批准年份	批准适应证
	商品名	通用名					
肿瘤	Braftovi	Encorafenib	Array BioPharma	*BRAF V600E* 或 *V600K* 突变	BRAF 抑制剂	2018	黑色素瘤
	Vitrakvi	Larotrectinib	LOXO oncology	*NTRK* 基因融合	TRK 受体抑制剂	2018	实体瘤
代谢	Vimizim	Elosulfase alpha	BioMarin	A 型或 B 型	可溶性糖基化二聚体蛋白	2014	黏多糖贮积症
	Mepsevii	Vestronidase Alfa-vjbk	Ultragenyx	黏多糖贮积症Ⅶ型	酶替代疗法	2017	黏多糖贮积症Ⅶ型（Sly 综合征）
	Cerdelga	Eliglustat	健赞	CYP2D6	葡萄糖神经酰胺合成酶抑制剂	2014	戈谢病
	Cholbam	Cholic acid	Asklepion	单酶缺陷	胆酸调节剂	2015	遗传性胆酸代谢缺陷、过氧化物酶体病
	Brineura	Cerliponase alfa	BioMarin	三肽基酶-1	酶替代疗法	2017	CLN2 型巴藤病
	Palynziq	Pegvaliase-pqpz	BioMarin	*PAH* 突变	重组的苯丙氨酸代谢酶	2018	苯丙酮尿症
	Galafold	Migalastat	Amicus	*GLA* 变异	增加 αGLA A 稳定性	2018	法布里病
丙肝	Harvoni	Ledipasvir/ Sofosbuvir	吉利德	基因 1 型	NS5B 聚合酶抑制剂＋NS5A 聚合酶抑制剂	2014	慢性丙型肝炎
	Viekira Pak	Ombitasvir/ Paritaprevir/ Ritonavir/ Dasabuvir	艾伯维	基因 1 型	NS3/4A 蛋白酶抑制剂＋NS5A 和 NS5B 聚合酶抑制剂＋CYP3A 抑制剂	2014	慢性丙型肝炎
	Daklinza	Daclatasvir	百时美施贵宝	基因 3 型 HCV	NS5A 复制复合体抑制剂	2015	基因型 3 慢性丙型肝炎

续表

疾病领域	药物名称		原研企业	个性化标签	作用机制	批准年份	批准适应证
	商品名	通用名					
丙肝	Zepatier	Elbasvir/Grazoprevir	默沙东	HCV 基因 1—4 型	NS3 蛋白酶抑制剂＋NS5A 抑制剂	2016	慢性丙型肝炎感染
	Epclusa	Sofosbuvir/Velpatasvir	吉利德	HCV 基因型	NS5B 聚合酶抑制剂＋NS5A 抑制剂	2016	慢性丙型肝炎感染
	Vosevi	Sofosbuvir/Velpatasvir/Voxilaprevir	Gilead Sciences	HCV 基因 1—6 亚型	NS3 蛋白酶抑制剂＋NS5A 抑制剂	2017	慢性丙型肝炎感染
	Mavyret	Glecaprevir/Pibrentasvir	AbbVie	HCV 基因 1—6 亚型	NS3/4A 蛋白酶抑制剂＋NS5A 抑制剂	2017	慢性丙型肝炎感染
精神	Aristada	Aripiprazole Lauroxil	Alkermes	CYP2D6	5-HT1A, 5-HT2C, 5-HT1, D2/D3 受体激动剂, 5-HT2A 及肾上腺素受体拮抗剂	2015	精神分裂症
	Rexulti	Brexpiprazole	大冢、灵北	CYP2D6	D2 受体部分激动剂, 5-HT1A 受体部分激动剂, 5-HT2A 受体拮抗剂	2015	精神分裂症以及重度抑郁症
神经	Exondys 51	Eteplirsen	Sarepta	DMD 突变	Dystrophin 激动剂	2016	杜氏肌营养不良症
	Austedo	Deutetrabenazine	Teva	CYP2D6	囊泡单胺转运体 2（VMAT2）抑制剂	2017	与亨廷顿舞蹈病相关的迟发性运动障碍
	Ingrezza	Valbenazine	Neurocrine	CYP2D6	VMAT2 抑制剂	2017	迟发性运动障碍
	Onpattro	Patisiran	Alnylam	TTR 基因	靶向 TTR 的 siRNA 药物	2018	遗传性转甲状腺素介导的淀粉样变性
	Tegsedi	Inotersen	Ionis	TTR 基因	靶向 TTR 的反义 RNA 药物	2018	遗传性转甲状腺素介导的淀粉样变性

续表

疾病领域	药物名称		原研企业	个性化标签	作用机制	批准年份	批准适应证
	商品名	通用名					
心血管	Repatha	Evolocumab	安进	PCSK9	PCSK9 抑制剂	2015	高胆固醇血症,脂代谢异常
	Praluent	Alirocumab	赛诺菲再生元	PCSK9	PCSK9 抑制剂	2015	高胆固醇血症,脂代谢异常
	Takhzyro	Lanadelumab-flyo	夏尔	C1 抑制剂	KLKB1 抗体	2018	I / II 型遗传性血管性水肿
血液	Hemlibra	Emicizumab-kxwh	罗氏 JW 制药	凝血因子 VIII 抗体	凝血因子 IX / X 拮抗剂	2017	A 型血友病
	Doptelet	Avatrombopag	AkaRx	凝血因子 V *Leiden* 突变、凝血酶原基因 20210,抗凝血酶、蛋白质 C 或 S 基因	TPO 受体激动剂	2018	慢性肝病患者的血小板减少症
	Mulpleta	Lusutrombopag	Shionogi	凝血因子 V *Leiden* 突变、凝血酶原基因 20210,抗凝血酶、蛋白质 C 或 S 基因	TPO 受体激动剂	2018	慢性肝病患者的血小板减少症
哮喘	Nucala	Mepolizumab	葛兰素史克	嗜酸性粒细胞性哮喘	抗 IL-5	2015	嗜酸性粒细胞严重哮喘
其他遗传学疾病	Orkambi	Lumacaftor/Ivacaftor	Vertex	F508del/CFTR	CFTR 通道活化剂,P-糖蛋白(MDR1、ABCB1)抑制剂,CFTR 通道(DeltaF508-CFTR 突变体)校正剂	2015	囊性纤维化
	Symdeko	Tezacaftor/Ivacaftor	Vertex Pharma	F508 删除突变和 CFTR 突变	CFTR 调节剂	2018	囊性纤维化

续表

疾病领域	药物名称 商品名	药物名称 通用名	原研企业	个性化标签	作用机制	批准年份	批准适应证
其他遗传学疾病	Crysvita	Burosumab-twza	Ultragenyx	PHEX 突变	FGF23 抗体	2018	X 连锁的低磷血症
	Revcovi	Elapegademase-lvlr	Leadiant Biosci	ADA 突变	聚乙二醇化的重组腺苷脱氨酶	2018	腺苷脱氨酶缺陷所致的严重联合免疫缺陷病
	Firdapse	Amifampridine	Catalyst	NAT2	钾离子通道阻断剂	2018	兰伯特-伊顿肌无顿肌无力综合征
疟疾	Krintafel	Tafenoquine	葛兰素史克与"抗疟药品事业会"	G6PD	—	2018	间日疟原虫疟疾
HIV	Biktarvy	Bictegravir/Emtricitabine/Tenofovir Alafenamide	吉利德	HIV-1 表达水平	HIV-1 整合酶抑制剂＋HIV-1核苷类似物逆转录酶抑制剂	2018	HIV-1 感染
	Trogarzo	Ibalizumab-uiyk	中裕新药	HIV-1 表达水平	CD4 抗体	2018	HIV-1 感染
	Pifeltro	Doravirine	默沙东	HIV-1 表达水平	非核苷逆转录酶抑制剂	2018	HIV-1 感染

一个纯口服抗丙肝药物索非布韦至今,美国 FDA 共批准了 8 个丙肝治疗个性化药物,用于不同病毒基因型患者治疗方案的选择。2018 年,美国 FDA 还批准了 3 个 HIV-1 治疗药物及 1 个抗疟疾个性化药物。

个性化药物在遗传性疾病治疗中也取得了很好的成绩。遗传性疾病是由遗传物质发生改变或由致病基因控制的疾病,以前被认为是不治之症。随着对发病过程的理解逐渐加深,遵循"补其所缺、去其所余"的思想,人们不断提出了新的治疗措施,如酶替代疗法、激素疗法、基因疗法等。2018 年,治疗遗传性转甲状腺素蛋白淀粉样变性(hATTR)的首个基于 RNA 干扰(RNAi)机制的新药 Onpattro 在美国获批,为 RNAi 药物研发领域带来里程碑式的意义。

参考文献

[1] US Food & Drug Administration. Table of Pharmacogenomic Biomarkers in Drug Labeling[EB/OL]. (2018-08-03) [2018-09-10]. http://www. fda. gov/Drugs/ScienceResearch/ResearchAreas/Pharmacogenetics/ucm083378.htm.

[2] MILNE C P, GARAFALO S, BRYAN C, et al. Trial watch:Personalized medicines in late-stage development.[J]. Nature reviews drug discovery, 2014, 13(5):324 - 325.

[3] MILNE C P, BRYAN C, GARAFALO S, et al. Complementary versus companion diagnostics:Apples and oranges? [J]. Biomarkers in medicine, 2015, 9(1):25.

[4] SCHILSKY R L. Personalized medicine in oncology:the future is now[J]. Nature reviews drug discovery, 2010, 9(5):363 - 366.

[5] JOHANNESSEN C M, BOEHM J S. Progress towards precision functional genomics [J]. Current opinion in systems biology, 2017, 2:73 - 82.

[6] KLEMENT G L, ARKUN K, VALIK D, et al. Future paradigms for precision oncology[J]. Oncotarget, 2016, 7(29):46813 - 46831.

[7] JOHANNESSEN C M, BOEHM J S. Progress towards precision functional genomics [J]. Current opinion in systems biology, 2017, 2.

[8] 张玉凤,张利华,李亚军,等.精准医学在癫痫中的应用[J].脑与神经疾病杂志,2018 (1):61 - 64.

[9] LIANG Q, SHEN X, SUN G. Precision medicine:Update on diagnosis and therapeutic strategies of hepatocellular carcinoma. [J]. Current medicinal chemistry, 2018, 25(17):1999 - 2008.

［10］ TAVAKOLPOUR S, DARVISHI M, GHASEMIADL M. Pharmacogenetics：A strategy for personalized medicine for autoimmune diseases［J］. Clinical genetics, 2018, 93(3)：481－497.

［11］ KANZ, JAISWAL B S, SESHAGIRI S. Diverse somatic mutation patterns and pathway alterations in human cancers［J］. Genome biology, 2010, 11(1 Supplement)：37.

2.4 　个性化药物发展面临的挑战

个性化药物研发模式给当前医药产业研发模式带来了新的希望,得到政府、制药企业和资本的重视。然而,由于个性化药物自身的特性,除了受到和传统药物研发一样的制约,其研发理念上还存在着一些挑战。目前美国 FDA 批准的携带基因标签的药物不过百余个,与该机构曾经批准过的 1 800 余个药物相比还不到 10％,个性化药物的发展还面临着诸多挑战。

2.4.1 　解读基因信息

在癌细胞基因组中,分散着数以千计的突变基因,而与癌症相关的显著突变基因也有百种之多。癌症致病基因的分散性大大增加了基因信息解读及针对性药物开发的难度。有研究称,在肿瘤疾病中,那些出现概率最多的致病基因突变也仅在不到 5％的患者身上发现,而大部分患者的突变是极具个体差异性的罕见突变,这些罕见的基因突变带来功能上的变化大多还不明朗。从目前肿瘤个性化治疗临床结果来看,仅有 30％～50％的患者能将肿瘤与相关突变联系起来,仅有 3％～13％的患者能够通过个体基因组分析选择个性化治疗方案。

目前,以高通量测序技术为代表的基因组测序技术已成为一种较为常规的手段,单细胞测序与组学工具的发展也日新月异,人们已经有能力在较短时间及付出较小的代价获得整个基因组的数据。然而,对基因组数据的分析与解读还缺乏有效的方法,阻碍了实验室知识向临床应用的转化。因为人们不仅需要解读基因功能,还需要破译基因突变带来的功能性影响。并非所有基因的改变在疾病过程中起到同等重要的作用,目前人们已经掌握的可成药的致病基因靶标数量还十分有限,它们是否是疾病治疗中的最优选择还不可知。区分"驱动突变"(driver mutations)和"伴随突变"(passenger mutations)以选择更为有效的治疗靶标还需要开发新的算法。在肿瘤中被观测到最常见的突变,如 *MYC* 致癌基因的扩增(约在 28％的泛癌症患者中存在)、*RAS* 基因家族突变(约在 16％的癌症患者中存在)或 *TP53* 抑癌基因的突变(约在 50％的癌症患者中存在)等,由于很难开发出直接靶向的药物,目前并无美国 FDA 批准的治疗方案。这可能需要数学、计算机、药学、医学、统计学、生物信息学、人工智能等多学科之间通力协作,以分析基因组或其他组学带来的海量数据,为患者接受个性化治疗时选择何种靶标的药物提供依据,也为将组学数据转换为可开发的靶标提供线索。

2.4.2　针对分子分型动态变化

在疾病发生、发展过程中,患者的致病基因可能会不断进化,通过突变的方法逃离药物对病灶的治疗作用,这被称为继发性耐药(secondary drug resistance)。以肿瘤为例,任何试图杀死对药物敏感的肿瘤细胞达到治疗目的的方法,都可能会加速药物对肿瘤细胞抗性的出现。这使得原先的疾病分子分型发生变化,之前的诊断与治疗方法可能不再适用,而需要针对新的疾病分子分型来开发新的治疗药物。继发性耐药的机制十分复杂,目前已知的可能机制包括靶标自身突变、下游信号分子活化或是旁路信号激活等,临床上还存在患者同时出现多种耐药机制的情况。由于我们对复杂信号转导通路的理解还非常有限,基于基础研究而开发的个性化治疗方案还比较有限。因此,如何能实时、动态地监测患者的疾病分子分型,识别与界定耐药情况的出现,以及针对肿瘤的保护机制给予新的治疗方案均面临着不小的挑战。

2.4.3　用于“无致病基因”的疾病

通过全基因组分析关联(GWAS)等技术手段,分析心血管、自身免疫、神经精神等许多慢性复杂疾病患病人群中基因变异情况,发现了大量易感基因。然而,环境因素与遗传因素的相互作用在这些疾病的发生、发展中起到了至关重要的作用,其具体的基因变化机制还未被人们所理解。人们并不能像对肿瘤、传染性疾病或遗传性疾病那样找到“致病的基因”进行药物治疗及对疾病进行分子分型,这增加了此类疾病个性化药物研发的难度。在这些疾病中,目前的个性化治疗策略大多是通过生物标志物,区分患者在药代动力学和药效学上的遗传多样性,获得不同患者的药物治疗反应变化,如通过检测细胞色素 P450酶遗传多态性判断使用药物的类型和剂量。如果能够发现影响药物疗效和安全性的基因位点,那么就能在用药前进行预测,降低用药风险,提高疗效,避免用药上的盲目性。

2.4.4　联合用药(drug combination)

许多复杂疾病并非是由单一或少量基因所决定的。但矛盾的是,大部分药物研发时都是作为单一组分药物治疗疾病,一般只能针对一个或一类靶标,并且使用单个药物进行治疗可能会产生耐药作用和脱靶现象。在个性化治疗方案设计中,即使发现该药物对多种基因突变的患者都有作用,也很少出现一种药物可以作用于患者疾病所有致病基因突变的情况,因而在治疗多致病基因疾病时使用联合用药方案更为有利。目前,在癌症、感染性疾病、心血管疾病等领域,联合用药均得到了非常广泛的应用。步入精准医学时代,亟须获得针对不同疾病分子分型更加合理的药物组合开发策略及预测方法,以增强药物间的协同作用,减少不良反应的发生。

参考文献

[1] GRANDORI C, KEMP C J. Personalized cancer models for target discovery and precision medicine[J]. Trends cancer, 2018, 4(9):634 – 642.

[2] PRASAD V. Perspective:The precision-oncology illusion[J], Nature, 2016, 537 (7619):S63.

[3] TANNOCK I F, HICKMAN J A. Limits to personalized cancer medicine[J]. The New England journal of medicine, 2016, 375(13):1289 – 1294.

2.5 展望

个性化药物在安全性和有效性上的优势已获得广泛认可。时至今日,药物研发模式已从传统的"疾病表型-药物"发展到"靶标-药物",并逐步走向"疾病分子分型-药物"。2017 年和 2018 年,美国 FDA 先后批准了两个基于生物标志物而非基于肿瘤原发部位的广谱抗癌药物 Keytruda(通用名 Pembrolizumab)和 Vitrakvi(通用名 Larotrectinib),建立了针对疾病分子分型进行药物开发的新范式,诠释了个性化药物研发的策略和思路。未来,精准医学中"异病同治"和"同病异治"的理念将会在越来越多的药物上得到体现。随着各项组学技术的不断成熟,对基因组变异更为全面的理解将更好地帮助个性化治疗方案的确定。同时,大数据、人工智能等计算工具的发展将会对人们理解基因变异及提高预测准确性提供帮助。而快速开发出更多机制明确、可根据生物标志物来选择治疗人群的靶向治疗药物是未来更好地进行个性化治疗的基础。此外,个性化药物的内涵也在不断延伸。除了遗传因素以外,生活方式、环境等非遗传因素也是疾病发生、发展的重要影响因素,这些因素如何在患者分层及治疗方案选择中体现也是未来重要的研究方向。

(毛艳艳　高柳滨　李　佳)

第 3 章

个性化药物研发的技术体系

Chapter 3

　　药物进入体内将与人体发生复杂的相互作用。一方面药物作用于人体的特定靶标发挥药效，另一方面人体也不断地作用于药物，使其在体内转运和发生转化。由于生物体系的复杂性，不同人群的基因、蛋白、代谢酶和转运体等分子特征各不相同，具有相同症状的患者，采用同一剂量治疗时，疗效及安全性等方面会出现明显的个体差异。个性化药物研发的核心目标是通过设计、筛选和优化，实现药物对特定人群、特定疾病类型的精准治疗。近年来，随着生命科学技术的不断创新和发展，人类对一些重大疾病的认识已经不仅仅局限于临床的组织、病理等表型特征，而是深入到了基因、蛋白质等微观分子层面。新药研发模式已经发生了由基于疾病表型、局部信号通路及单一靶标的传统研发模式向基于疾病分子分型、生物体内全局信号网络和全部靶标的新型研发模式的革命性转变。与此同时，包括基因组、转录组、蛋白质组、代谢组等新兴组学技术的飞速发展，多维度、大规模组学数据的快速积累，分子影像学的兴起以及超级计算机的出现和相关分析挖掘算法的不断提升，这些技术为个性化药物的研发提供了强有力的支持，并始终贯穿在从原创新药发现到新药临床评估等一系列环节中。接下来，我们将重点围绕这些个性化药物研发的关键技术进行系统介绍。

3.1　计算机辅助个性化药物设计技术

近年来,随着高通量测序、大规模多层次的组学技术(如基因组学、转录组学、蛋白质组学等)快速发展以及电子病历系统的逐步普及,生物信息学数据得到急剧扩增。超级计算机和相关算法的发展有助于对这些大数据进行整合分析,推动了精准医疗的发展,从而促进针对不同疾病分型的个性化药物研发。与此同时,结构生物学的迅猛发展有助于对药物靶标的深入理解,与之密切相关的计算机辅助药物设计也取得飞速发展,有效加速了创新药物研发的进程。本章将从个性化药物靶标发现,药效标志物发现和药效预测模型,药物先导化合物发现、药物组合和药物重定向,以及药物在体内的吸收、分布、代谢、排泄过程(ADME)和安全性研究五个方面对计算机辅助个性化药物设计技术进行探讨,分析其在个性化药物研发中的重要作用。

3.1.1　个性化药物靶标发现的计算机预测方法

药物靶标通常是与特定疾病相关的信号转导或代谢通路中的关键生物大分子,可以与药物分子作用产生药效功能。确定疾病的靶标分子可以有效提高药物的特异性,降低其不良反应,是现代新药开发的基础。目前已被证实或成功应用于药物开发的可成药物靶标仅占人类基因组中少量部分,还有大量潜在的药物靶标有待挖掘。另外,寻找已知药物的其他非药理作用靶标,对于研究药物的不良反应、药物重定向以及药物-药物组合等都有重要意义。结构生物学、测序技术、组学技术以及化学和生物信息技术的发展使得我们可以在全基因组水平对各类生物大分子进行整合研究,从而推动药物靶标搜寻模式的转变,使基于大数据的无偏药物靶标发现成为可能。

生物信息学和化学信息学可以对多层次数据进行整合,提高了数据分析结果的可靠性,从而有力地推动了利用计算机对化合物潜在靶标进行虚拟预测的研究。比如,化学结构相似性搜索、用机器学习方法进行数据挖掘、反向分子对接和基于算法的生物活性谱分析等。化学结构相似性搜索是利用了结构相似的化合物具有相同靶标这一假设,如Keiser 等发展的相似性系综法(similarity ensemble approach, SEA)方法,通过将药物分子与数千种化合物的分子指纹相似性进行比较,实现对已知药物靶标的大规模搜索。利用机器学习技术对药物及靶标数据进行挖掘也得到了较多的关注,如 Yamanishi 等人通过双向图学习方法构建的药物-靶标二分图网络;Zhao 等人将药理学空间和基因组学空间相关联,构建起可用于识别药物靶标的计算框架。反向分子对接巧妙地利用了计算机辅助药物设计的经典方法,将给定的小分子与若干候选药物靶标进行分子对接,从而根据对接打分找到该小分子的潜在作用靶标。Li 等人基于反向分子对接开发了 TarFisDock 网络平台;Cai 等人基于此工具发现了中草药紫金标中抑制幽门螺杆菌成分的作用靶标——肽脱甲酰基酶,这一预测结果通过进一步的体外实验得到了证实。生物活性谱在基因水平是指小分子化合物对细胞系中各基因的表达水平的影响。研究化学结构与基因表达谱之间的关联在药物研发中的作用日益重要,代表性的研究如 Lamb 等建立的 CMap(connectivity map)。该方法通过对化合物基因表达谱的关联分析,可以快速搜寻到具有相同或类似作用机制的药物或工具化合物,可以预测所关注化合物的作用靶标或个性化的作用特征。此外,分子动力学模拟、结合热力学动力学参数计算等技术可以充分研究蛋白分子的动态结构和行为特征,有助于发现有别于传统靶标的新型个性化药物靶标。比如,基于这些计算技术的变构位点、蛋白质-蛋白质相互作用位点、共价修饰位点发现也成为近年来个性化药物靶标研究的热点领域。

这些技术与体内外实验评价手段互为补充,可以有效提高新型药物靶标的发现效率,有利于更精准地靶向治疗和个性化治疗。然而,采用这些技术也有一定挑战性,比如对计算资源和规模要求高,需要用合适的统计方法对不同来源的数据进行标准化处理和整合,需要开发更高效合理的算法等。随着超级计算机的不断更新换代,以及各种基于众包的算法开发平台的出现和快速发展,这一领域的研究在未来将会日益成熟。

3.1.2　药效标志物发现和药效预测模型

在药物研发过程中,候选药物在临床阶段的失败是新药研发耗资高昂的主要原因。导致失败的因素多种多样:所选定的疾病治疗靶标错误,药物分子与靶标的亲和力不足,选择了错误的受试人群,试验输出指标无法正确反映药物疗效,等等。研究表明,将药效标记物的使用整合入药物研发过程中,会有效提高研发成功率。药效标志物是指可以预测药物在某种生物体中作用效果的分子指标,一方面可以衡量药物对预定靶标和通路的作用水平,另一方面可以促进先导化合物的识别和优化、适用人群的正确判断、药物剂量的制定以及药物重定位等药物研发的各个阶段。在大数据时代,利用计算方法对多种组学数据进行整合分析以及文本挖掘来筛选药效标志物,并进一步通过机器学习建立药效预测模型,有利于推进精准个性化药物的开发。

近年来,大量临床前试验及临床试验提供的基因组学及药物基因组学数据可以作为药效标记物挖掘的数据源。Basu 等人量化测定了 242 种癌细胞系对 354 种小分子的分子水平反应,并依次创建了癌症治疗应答数据库(cancer therapeutics response portal),可以帮助研究人员建立基因水平的特征与药效的关联。基于此数据库,他们发现原癌基因β-连环蛋白的活性突变可以作为预测 BCL-2 家族拮抗剂 navitoclax 敏感性的药效标志物。随着蛋白质组学、代谢组学等多水平高维度的组学数据的出现,基于网络分析进行药效标志物选择的计算方法逐渐受到人们关注,如逐步回归模型、主成分分析法、T 统计检验等。Vorlat 等用逐步多元回归的方法找到脑钠肽和年龄因素是判断心脏移植结果的重要标志物。

选择出药效标志物后,需要通过机器学习训练药效预测模型,从而实现通过分子水平变化预测药效敏感性的目标。可以用来训练模型的公共数据资源有 CCLE(cancer cell line encyclopedia)和 GDSC(genomics of drug sensitivity in cancer project)等,模型训练方法包括岭回归、弹性网络、支持向量机、近邻法及混合模型等。Neto 等开发了 STREAM 算法,将贝叶斯推理模型与岭回归结合起来对 CCLE 和 GDSC 等公共数据进行训练和测试,从而建立起药效预测模型;Park 等人则结合弹性网络与主成分回归法对基因表达数据进行训练。类似更多的算法可以在 DREAM challenges 网站(http://dreamchallenges.org)查到。

用计算方法选择药效标志物和建立药效预测模型,一方面促进了高效低毒的药物设计,为药物研发提供了重大机遇;另一方面也面临着巨大挑战。比如癌症、糖尿病等多因子疾病的复杂性和异质性导致研究异常困难,目前可获得的数据集的容量、噪声等使数据结构复杂,难以对不同来源的数据集进行协调和标准化,缺乏合适的细胞模型对结果进行验证。此外,缺乏组学数据,缺乏将科学文献转化成结构化数据或将知识的标准转化算法等。随着组学研究的不断深入、相关算法的继续发展,这些问题有望在未来得到解决或缓解,从而为开发更合理、更实用的药效预测模型奠定基础。

3.1.3 药物先导化合物的发现方法及应用

从 20 世纪 90 年代开始,结构生物学的快速发展为计算机辅助药物设计(CADD)带来了巨大的机遇和挑战,推动了各种计算方法的发展。CADD 为药物先导化合物的发现和优化提供了有利工具,与高通量筛选(HTS)等技术相比,有助于降低研发成本、缩短研发周期。应用于先导化合物发现的 CADD 方法大致分为两种:基于配体的药物设计和基于受体结构的药物设计。

当缺乏药物靶标结构信息时,需要根据已知的活性分子及非活性分子来进行先导化合物筛选。可用方法有基于分子指纹的相似性搜索,比如 Ijjaali 等利用 ChemAxon's PF 和 CCG's GpiDAPH3 分子指纹对 200 万个化合物进行基于配体的虚拟筛选,找到 16 个

活性较强的人类 $Ca_v3.2$(T 型钙离子通道)阻断剂,可用于治疗癫痫和神经性疼痛;定量构效关系(QSAR)是对化合物的结构特征和靶向疗效之间的关联关系进行定量描述,进而指导先导化合物研发的统计方法,常用多元线性回归、支持向量机和人工神经网络等进行定量。Mueller 等人通过 QSAR 方法找到 mGlu5 受体的 27 种别构调节剂,可用于治疗焦虑症、帕金森病和精神分裂症。药效团模型是指将化合物中与靶标蛋白相互作用的空间和电性特征如氢键供受体、酸碱性基团、电负性等进行抽象和提取,可用于虚拟筛选获得先导化合物,相关计算软件有 Ligandscout 和 The Pocket v.2 等。

基于受体结构的药物设计需要充分了解靶向受体的结构特点,可以通过分子动力学(MD)对蛋白的动态结构进行研究,相关软件有 AMBER, GROMACS 和 NAMD 等。通过 MD 计算蛋白与配体结合的自由能,进而预测二者的结合模式和结合活性来筛选先导化合物。Tounge 等人通过基于 MD 的 LIE(linear interaction energy)方法来研究 β 分泌酶抑制剂的结合模式,相关化合物可用于阿尔兹海默病治疗。当无法获得受体的晶体结构时,可通过同源建模的方式根据对具有晶体结构的同源蛋白的结构预测该受体的三维结构,相关软件有 MODELER 和 SWISS-MODEL 等。分子对接是最常用的基于受体结构的药物设计方法,相关软件有 Gold, Autodock, GLIDE 等。分子对接的打分函数是限制虚拟筛选成功与否的关键,新发展的打分函数有 ID-Score, IPMF 等。基于片段的药物发现(FBDD)可以进行全新的先导化合物设计,通过片段生长或片段连接,可以极大扩展先导化合物搜寻的化学空间,如 Lipinski 虚拟化学空间可以包含 10^{60} 个化合物。

上述这些方法都促使药物设计过程更加理性化,但它们并不是完全独立的,通常是将多种方法综合起来设计和优化先导化合物。当然这些方法也存在局限性,如分子动力学模拟的力场精度不够,可模拟的时间尺度较短;分子对接中受体-配体的诱导契合和受体柔性的考虑尚不完善,药效团模型如何选择合适的训练集等仍是难点。这些瓶颈问题有望随着各种实验学科技术的发展在未来取得突破,如冷冻电镜可以提供更多蛋白质受体的动态结构信息,超级计算机的飞速发展可以促进分子动力学的模拟时间尺度达到毫秒甚至更长等。这些实验学科的技术进步都会促进更精准有效的先导化合物的发现和优化方法。

3.1.4 药物组合和药物重定向的计算方法及应用

药物组合最早是在癌症化疗中被提出并开始应用的,可以有效提高抗癌药物的疗效,减少不良反应和耐药性。近十几年来,随着多病因疾病如糖尿病、肥胖、心血管等疾病的加剧,利用药物组合来靶向多个致病分子或通路成为多种复杂疾病的理想治疗方案。大数据和精准医疗都为药物组合的研究提供了前所未有的机遇。Sun 等研究发现利用基因组学和网络分析可以较好地预测癌症治疗的药物组合。他们将此方法用于研究乳腺癌,结合实验验证和文献搜索,他们发现了在斑马鱼 MCF7 乳腺癌抑制模型中,厄洛替尼和索拉非尼具有较强的协同作用和较低的毒性,可以考虑联合使用。与此类似,很多统计学习方法也被应用于药物组合的研究中,比如 Li 等提出描述药物的 18 个特征,包括 15 个药物基因组学特征、药物化学结构相似性、药物靶标在蛋白-蛋白作用网络中的距离以及药物靶向通路的相似性。他们通过随机森林算法构建计算模型来预测协同作用的药物组合,共找出 28 组药物组合,其中三组在之前的研究中曾被报道是有效的药物组合。此外,Li 等人开发了基于贝叶斯网络的 PEA(probability ensemble approach)方法来预测药物组合的疗效和不良反应。但是由于目前对复杂疾病的病理机制研究有限,而且药物组合可能会带来更为严重的不良反应如直肠出血、视网膜出血等,药物组合的研究还面临着巨大挑战。

药物重定向是指对现有药物寻找新的适应证的过程,可以有效加速药物的研发进程,降低研发成本和失败率。因为上市药物已经通过临床安全性实验,因此有较全面的药物代谢和安全性数据,临床试验出现不良反应而导致研发失败的可能性较小。目前,药物重定向主要应用于罕见病和耐药性疾病的治疗。由于可成药蛋白靶标和现有药物数量巨大,不可能通过实验方法逐一筛查,近年来通过计算方法进行药物重定向的研究得到越来越多的关注。主要的计算方法包括:基于结构的药物重定向,主要是反向分子对接;基于知识的药物重定向,是将现有的疾病机制及药物的脱靶效应等信息综合,挖掘有用的关联信息,如 Blatt 和 Corey 将 HLH(Harriet Lane Handbook)数据库和 PubMed 文献结合起来搜索治疗罕见病的重定向药物候选物;文本挖掘技术是将科学文献中的相关知识通过标准化转化算法转成结构化的数据,如 Linguamatics 采用 I2E 技术搜索文献中的有关信息来建立新的药物和疾病的关系。还有一些方法将疾病相关表达谱特征与药物作用基因表达谱进行对比,如 Dudley 等通过比较 GEO(gene expression omnibus)数据库中的疾病表达谱特征和 CMap 中的药物表达谱特征,找到数种可治疗免疫性肠炎的重定向候选物,比如可治疗癫痫的抗惊厥药托吡酯;基于网络和通路进行药物重定向,但这些方法受到肿瘤异质性、耐药性及筛选过程中出现的假阴性和假阳性结果的限制。

最近有报道一些新的药物组合研究也包括了其中一种或几种药物的重定向,因此,药物组合和药物重定向的研究是相互促进的。虽然上述研究面临着种种挑战,但药物组合和药物重定向必定会被越来越广泛地应用于疾病治疗研究中,推进个性化药物和精准医疗的发展。

3.1.5　ADME 与药物安全性的计算机预测模型

近年来,虽然有大量新的潜在药物靶标和先导化合物被发现并报道,但真正被作为新化学实体批准上市的药物很少,失败的主要原因在于这些化合物在体内的吸收、分布、代谢、排泄等动力学性质和毒性(ADMET)不理想,无法达到预期的疗效和安全性窗口。鉴于实验投入和动物伦理等因素,人们开始关注使用计算机模型在早期进行化合物的ADMET 性质的评价,这有助于有效减低成本,最小化对动物试验的要求,从而有效提高药物研发的成功率。

这方面的研究包括 Bai 等人通过构建分类回归树(CART)模型对药物在人体内的口服吸收特征进行预测,Lombardo 和 Jing 等人通过构建随机森林模型来预测药物在体内的分布等。与此相比,应用更为广泛的是对代谢和药物毒性的分析,因为这两项与药物安全性的联系更为紧密。目前,对代谢的分析主要是预测化合物的代谢位点和代谢物的安全性,比如 Zaretzki 等开发的 XenoSite 可以预测 CYP 酶的代谢位点,DEREK Nexus、Hazard-Expert 等可用来预测代谢物的毒性。hERG 毒性是药物心脏安全性评价的关键指标:Wang 等人通过构建基于 ECFP-8 分子指纹的朴素贝叶斯分类模型对药物 hERG 毒性进行预测,并且列出与 hERG 毒性相关的片段特征,有利于指导先导化合物的设计。其他预测毒性的工具还有基于 QSAR 的专家系统,如 ToxTree 和 Oncologic Cancer Expert System 等。

虽然上述方法可以预测药物的部分 ADMET 性质,但仍存在一些缺陷,比如缺乏足够可用的实验数据、无法区分主要和次要代谢位点、难以对药代动力学特征进行评价等。总体而言,化合物的成药性质涉及复杂的体内过程,需要综合考虑 ADMET 的不同方面性质,如何通过计算模拟减少频繁出现的药代和安全性问题仍然是未来计算机辅助个性化药物设计技术研究的核心内容之一。

3.1.6　结论和展望

近二十年来,随着高通量测序技术、组学技术、生物信息学、组合化学、结构生物学和超级计算机等技术的飞速发展,新药研发正在迈入大数据时代。图 3-1 使用文本矢量化模型展示了本节探讨的主要内容。我们可以发现利用计算机辅助技术对海量数据进行发掘,可以获得大量有用信息,从而可以对复杂的疾病作用进行更精准的研究,促进向精准医疗的转化。对疾病更细致的分型促进了个性化药物的出现,可以显著提高药物治疗的特异性、降低其不良反应。计算机辅助设计技术可以应用于个性化药物研发的不同阶段,包括药物靶标的识别、先导化合物的发现优化、药效标志物的发现和药效预测模型的构建、药物组合和药物重定向的研究、药物的 ADME 及安全性的研究等,从而降低研发成本,缩短研发时间,大大提高成功率。

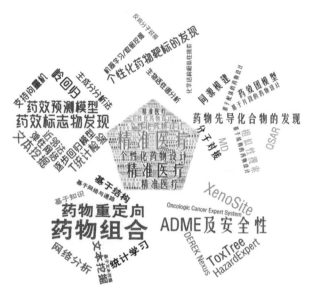

图 3-1　计算机辅助个性化药物设计技术的文本矢量化显示

在结构生物学研究中,冷冻电镜技术的快速发展,以及用计算方法根据电镜的二维图像对蛋白的三维结构进行重建,可以促进对药物靶标的深入理解。变构调控药物的出现可以有效提高个性化药物的特异性,在一定程度上减轻其不良反应,是正构药物的有效补充。比如,可以利用分子动力学模拟和分子对接等计算方法,找到可作用的变构位点,再利用虚拟筛选等手段选择合适的先导化合物进行实验验证和机制研究,相关计算工具有AlloDriver、Allosite 等。这种"结构建模—虚拟筛选—实验验证"的工作流程也已经越来越多地被应用到新作用机制的小分子设计研发过程当中。此外,值得注意的是个性化药物设计是典型的交叉学科。在过去的数十年间,计算机运行速度的提高以及人工智能(artificial intelligence,AI)的快速发展已使众多领域发生了翻天覆地的变化,在生物医药方面人工智能也将很快起到革命性的推动作用。2016 年底,美国高盛集团发布了一份重磅的人工智能报告(AI, Machine Learning and Data Fuel the Future of Productivity),详细阐述了人工智能的生态及未来。报告指出,随着人工智能和机器学习的不断整合,人们将有望在新药研发的过程中也显著地实现"去风险"。在大数据时代,从人工智能和机器学习的角度推进新方法的发展,利用大规模的生物医药数据挖掘药物背后的生物学原理,从而对药物分子复杂体内作用进行更精准的模拟和预测,这将是个性化药物设计技术在未来的重要发展方向。

参考文献

[1] SENFT D, LEISERSON M D M, RUPPIN E, et al. Precision oncology: The road ahead[J]. Trends in molecular medicine, 2017, 23(10):874 - 898.

[2] ZHENG M, ZHAO J, CUI C, et al. Computational chemical biology and drug design: Facilitating protein structure, function, and modulation studies[J]. Medicinal research reviews, 2018, 38(3):914 - 950.

[3] DREWS J, RYSER S. Drug Development: The role of innovation in drug development[J]. Nature biotechnology, 1997, 15(13):1318 - 1319.

[4] KIM R S, GOOSSENS N, HOSHIDA Y. Use of big data in drug development for precision medicine[J]. Expert review of precision medicine and drug development, 2016, 1(3):245 - 253.

[5] KEISER M J, SETOLA V, IRWIN J J, et al. Predicting new molecular targets for known drugs[J]. Nature, 2009, 462(7270):175 - 181.

[6] WASSERMANN A M, LOUNKINE E, DAVIES J W, et al. The opportunities of mining historical and collective data in drug discovery[J]. Drug discovery today, 2015, 20(4):422 - 434.

[7] LEE A, LEE K, KIM D. Using reverse docking for target identification and its applications for drug discovery[J]. Expert opinion on drug discovery, 2016, 11(7):707 - 715.

[8] CHENG T, LI Q, WANG Y, et al. Identifying compound-target associations by combining bioactivity profile similarity search and public databases mining [J]. Journal of chemical information and modeling, 2011, 51(9):2440 - 2448.

[9] KEISER M J, ROTH B L, ARMBRUSTER B N, et al. Relating protein pharmacology by ligand chemistry[J]. Nature biotechnology, 2007, 25(2):197 - 206.

[10] YAMANISHI Y, ARAKI M, GUTTERIDGE A, et al. Prediction of drug-target interaction networks from the integration of chemical and genomic spaces[J]. Bioinformatics, 2008, 24(13):i232 - i240.

[11] ZHAO S, LI S. Network-based relating pharmacological and genomic spaces for drug target identification[J]. Plos One, 2010, 5(7):e11764.

[12] LI H, GAO Z, KANG L, et al. TarFisDock: A web server for identifying drug targets with docking approach[J]. Nucleic acids research, 2006, 34(Web Server issue): W219 - 224.

［13］CAI J, HAN C, HU T, et al. Peptide deformylase is a potential target for anti-Helicobacter pylori drugs: Reverse docking, enzymatic assay, and X-ray crystallography validation[J]. Protein science: A publication of the protein society, 2006, 15(9): 2071 - 2081.

［14］LAMB J, CRAWFORD E D, PECK D, et al. The connectivity map: Using gene-expression signatures to connect small molecules, genes, and disease[J]. Science, 2006, 313(5795):1929 - 1935.

［15］RANARD B L, HA Y P, MEISEL Z F, et al. Crowdsourcing-harnessing the masses to advance health and medicine, a systematic review[J]. Journal of general internal medicine, 2014, 29(1):187 - 203.

［16］PAUL S M, MYTELKA D S, DUNWIDDIE C T, et al. How to improve R&D productivity: The pharmaceutical industry's grand challenge[J]. Nature reviews drug discovery, 2010, 9(3):203 - 214.

［17］TOWNSEND M J, ARRON J R. Reducing the risk of failure: Biomarker-guided trial design[J]. Nature reviews drug discovery, 2016, 15(8):517 - 518.

［18］MIZUARAI S, IRIE H, KOTANI H. Gene expression-based pharmacodynamic biomarkers: The beginning of a new era in biomarker-driven anti-tumor drug development[J]. Current molecular medicine, 2010, 10(6):596 - 607.

［19］CHEN B, BUTTE A J. Leveraging big data to transform target selection and drug discovery[J]. Clinical pharmacology and therapeutics, 2016, 99(3):285 - 297.

［20］BASU A, BODYCOMBE N E, CHEAH J H, et al. An interactive resource to identify cancer genetic and lineage dependencies targeted by small molecules[J]. Cell, 2013, 154(5):1151 - 1161.

［21］WANG A, SARWAL M M. Computational models for transplant biomarker discovery [J]. Frontiers in immunology, 2015, 6:458.

［22］VORLAT A, CONRAADS V M, JORENS P G, et al. Donor B-type natriuretic peptide predicts early cardiac performance after heart transplantation[J]. The Journal of heart and lung transplantation: the official publication of the International Society for Heart Transplantation, 2012, 31(6):579 - 584.

［23］BARRETINA J, CAPONIGRO G, STRANSKY N, et al. The cancer cell line encyclopedia enables predictive modelling of anticancer drug sensitivity[J]. Nature, 2012, 483(7391):603 - 607.

[24] YANG W, SOARES J, GRENINGER P, et al. Genomics of Drug Sensitivity in Cancer(GDSC): A resource for therapeutic biomarker discovery in cancer cells[J]. Nucleic acids research, 2013, 41(Database issue):D955 – 961.

[25] AZUAJE F. Computational models for predicting drug responses in cancer research [J]. Briefings in bioinformatics, 2017, 18(5):820 – 829.

[26] NETO E C, JANG I S, FRIEND S H, et al. The stream algorithm: Computationally efficient ridge-regression via bayesian model averaging, and applications to pharmacogenomic prediction of cancer cell line sensitivity[J]. Pacific symposium on biocomputing pacific symposium on biocomputing, 2014, 19(1):27 – 38.

[27] PARK H, SHIMAMURA T, MIYANO S, et al. Robust prediction of anti-cancer drug sensitivity and sensitivity-specific biomarker[J]. PLoS One, 2014, 9(10):e108990.

[28] COKELAER T, BANSAL M, BARE C, et al. DREAMTools: A Python package for scoring collaborative challenges[J]. F1000Research, 2015, 4:1030.

[29] KATSILA T, SPYROULIAS G A, PATRINOS G P, et al. Computational approaches in target identification and drug discovery[J]. Computational and structural biotechnology journal, 2016, 14:177 – 184.

[30] SLIWOSKI G, KOTHIWALE S, MEILER J, et al. Computational methods in drug discovery[J]. Pharmacological reviews, 2014, 66(1):334 – 395.

[31] IJJAALI I, BARRERE C, NARGEOT J, et al. Ligand-based virtual screening to identify new T-type calcium channel blockers[J]. Channels, 2014, 1(4):300 – 304.

[32] PATEL H M, NOOLVI M N, SHARMA P, et al. Quantitative structure-activity relationship(QSAR) studies as strategic approach in drug discovery[J]. Medicinal chemistry research, 2014, 23(12):4991 – 5007.

[33] MUELLER R, RODRIGUEZ A L, DAWSON E S, et al. Identification of metabotropic glutamate receptor subtype 5 potentiators using virtual high-throughput screening[J]. ACS chemical neuroscience, 2010, 1(4):288 – 305.

[34] Wolber W, LANGER T. LigandScout: 3-D pharmacophores derived from protein-bound ligands and their use as virtual screening filters[J]. Journal of chemical information & modeling, 2005, 45(45):160 – 169.

[35] CHEN J, LAI L. Pocket v.2: Further developments on receptor-based pharmacophore modeling[J]. Journal of chemical information and modeling, 2006, 46(6):2684 – 2691.

[36] PERILLA J R, GOH B C, CASSIDY C K, et al. Molecular dynamics simulations of large macromolecular complexes[J]. Current opinion in structural biology, 2015, 31: 64 - 74.

[37] CASE D A, CHEATHAM T E, DARDEN T O M, et al. The amber biomolecular simulation programs[J]. Journal of computational chemistry, 2005, 26(16):1668 - 1688.

[38] VAN DER SPOEL D, LINDAHL E, HESS B, et al. GROMACS: fast, flexible, and free[J]. Journal of computational chemistry, 2005, 26(16):1701 - 1718.

[39] PHILLIPS J C, BRAUN R, WANG W, et al. Scalable molecular dynamics with NAMD[J]. Journal of computational chemistry, 2005, 26(16):1781 - 1802.

[40] TOUNGE B A, RAJAMANI R, BAXTER E W, et al. Linear interaction energy models for beta-secretase(BACE) inhibitors: Role of van der Waals, electrostatic, and continuum-solvation terms [J]. Journal of molecular graphics & modelling, 2006, 24(6):475 - 484.

[41] ESWAR N, WEBB B, MARTI-RENOM M A, et al. Comparative protein structure modeling using Modeller[J]. Current protocols in bioinformatics, 2006, Chapter 5 (Unit 5, 6).

[42] SCHWEDE T. SWISS-MODEL: An automated protein homology-modeling server [J]. Nucleic acids research, 2003, 31(13):3381 - 3385.

[43] VERDONK M L, COLE J C, HARTSHORN M J, et al. Improved protein-ligand docking using GOLD[J]. Proteins: Structure, Function, and Bioinformatics, 2003, 52(4):609 - 623.

[44] MORRIS G M, HUEY R, LINDSTROM W, et al. AutoDock4 and AutoDock-Tools4: Automated docking with selective receptor flexibility[J]. Journal of computational chemistry, 2009, 30(16):2785 - 2791.

[45] FRIESNER R A, MURPHY R B, REPASKY M P, et al. Extra precision glide: Docking and scoring incorporating a model of hydrophobic enclosure for protein-ligand complexes[J]. Journal of medicinal chemistry, 2006, 49(21):6177 - 6196.

[46] LI G B, YANG L L, WANG W J, et al. ID-Score: A new empirical scoring function based on a comprehensive set of descriptors related to protein-ligand interactions[J]. Journal of chemical information and modeling, 2013, 53(3):592 - 600.

[47] SHEN Q, XIONG B, ZHENG M, et al. Knowledge-based scoring functions in drug

design: 2. can the knowledge base be enriched? [J]. Journal of chemical information & modeling, 2011, 51(2):386 – 397.

[48] KUMAR A, VOET A, ZHANG K Y J. Fragment based drug design: From experimental to computational approaches[J]. Current medicinal chemistry, 2012, 19(30): 5128 – 5147.

[49] REYMOND J L, AWALE M. Exploring chemical space for drug discovery using the chemical universe database[J]. ACS chemical neuroscience, 2012, 3(9):649 – 657.

[50] SUN Y, SHENG Z, MA C, et al. Combining genomic and network characteristics for extended capability in predicting synergistic drugs for cancer[J]. Nature communications, 2015, 6:8481.

[51] LI X, XU Y, CUI H, et al. Prediction of synergistic anti-cancer drug combinations based on drug target network and drug induced gene expression profiles[J]. Artificial Intelligence in Medicine, 2017, 83:35 – 43.

[52] LI P, HUANG C, FU Y, et al. Large-scale exploration and analysis of drug combinations[J]. Bioinformatics, 2015, 31(12):2007 – 2016.

[53] LI Y Y, JONES S J M. Drug repositioning for personalized medicine[J]. Genome medicine, 2012, 4(3).

[54] DELAVAN B, ROBERTS R, HUANG R, et al. Computational drug repositioning for rare diseases in the era of precision medicine[J]. Drug discovery today, 2018, 23(2):382 – 394.

[55] CHEN Y Z, ZHI D G. Ligand-protein inverse docking and its potential use in the computer search of protein targets of a small molecule[J]. Proteins: Structure, Function, and Bioinformatics, 2001, 43(2):217 – 226.

[56] JIN G, WONG S T C. Toward better drug repositioning: prioritizing and integrating existing methods into efficient pipelines[J]. Drug discovery today, 2014, 19(5):637 – 644.

[57] BLATT J, COREY S J. Drug repurposing in pediatrics and pediatric hematology oncology[J]. Drug discovery today, 2013, 18(1):4 – 10.

[58] BANDY J, MILWARD D, MCQUAY S. Mining protein-protein interactions from published literature using linguamatics I2E. Method in mdecular biology, 2009, 563: 3—13. doi: 10.1007/978-1-60761-175-2_1.

[59] DUDLEY J T, SIROTA M, SHENOY M, et al. Computational repositioning of the

anticonvulsant topiramate for inflammatory bowel disease[J]. Science translational medicine, 2011, 3(96):96ra76 - 96ra76.

[60] HAY M, THOMAS D W, CRAIGHEAD J L, et al. Clinical development success rates for investigational drugs[J]. Nature biotechnology, 2014, 32(1):40 - 51.

[61] BAI J P, UTIS A, CRIPPEN G, et al. Use of classification regression tree in predicting oral absorption in humans[J]. Journal of chemical information & computer sciences, 2004, 44(6):2061.

[62] LOMBARDO F, JING Y. In silico prediction of volume of distribution in human. Extensive data set and the exploration of linear and non-linear methods coupled with molecular interaction fields descriptors[J]. Journal of chemical information & modeling, 2016, 56(10):2042 - 2052.

[63] KIRCHMAIR J, WILLIAMSON M J, TYZACK J D, et al. Computational Prediction of Metabolism: Sites, Products, SAR, P450 Enzyme Dynamics, and Mechanisms[J]. Journal of chemical information and modeling, 2012, 52(3):617.

[64] ZARETZKI J, MATLOCK M, SWAMIDASS S J. XenoSite: Accurately predicting CYP-mediated sites of metabolism with neural networks[J]. Journal of chemical information & modeling, 2013, 53(12):3373.

[65] MARCHANT C A, BRIGGS K A, LONG A. In silico tools for sharing data and knowledge on toxicity and metabolism: Derek for windows, meteor, and vitic[J]. Toxicology mechanisms & methods, 2008, 18(3):177 - 187.

[66] DARVAS F. HazardExpert an expert system for predicting chemical toxicity[J]. 1992.

[67] WANG S, LI Y, WANG J, et al. ADMET Evaluation in drug discovery. 12. Development of binary classification models for prediction of hERG potassium channel blockage[J]. Molecular pharmaceutics, 2012, 9(4):996.

[68] PATLEWICZ G, JELIAZKOVA N, SAFFORD R J, et al. An evaluation of the implementation of the Cramer classification scheme in the Toxtree software[J]. SAR and QSAR in environmental research, 2008, 19(5—6):495 - 524.

[69] WOO Y T, LAI D Y. OncoLogic: A mechanism-based expert system for predicting the carcinogenic potential of chemicals[M]. 2005.

[70] GM L, CS C. Trapping moving targets with small molecules[J]. Science(New York, NY), 2009, 324(5924):213.

[71] SHEN Q, CHENG F, SONG H, et al. Proteome-scale investigation of protein allosteric regulation perturbed by somatic mutations in 7,000 cancer genomes[J]. American journal of human genetics, 2017, 100(1):5 - 20.

[72] HUANG W, LU S, HUANG Z, et al. Allosite: A method for predicting allosteric sites[J]. Bioinformatics, 2013, 29(18):2357.

（郑明月）

3.2 基于代谢和转运的个性化药物研究技术

药物代谢酶和转运体是影响药物体内处置过程的重要因素。药物代谢酶影响着药物在体内的清除速率和清除形式;转运体参与了药物的口服吸收、体内分布以及排泄过程。药物代谢酶和转运体活性的改变将影响着药物体内代谢动力学过程,导致具有相同症状的患者,采用同一剂量治疗时,疗效及安全性方面的个体差异。因此,人们希望能通过了解药物代谢酶和转运体在不同人群、不同个体活性的差异,调整药物剂量,实施量体裁衣式的药物治疗,即药物精准治疗。从新药角度,研究药物代谢酶和转运体活性和功能的变化有利于指导个性化新药的设计、筛选和优化。

3.2.1 药物代谢酶和转运体的遗传多态性与个性化用药

药物代谢酶和转运体的活性在不同种族、不同人群中的个体差异受遗传因素、环境因素、疾病状态等的影响。其中遗传因素的影响表现在药物代谢酶和转运体的一个或多个等位基因发生突变,导致其表达的蛋白在结构、功能和活性上发生改变,体现在药物血浆暴露量和清除速率的个体间的显著差异。例如,非甾体抗炎药氯诺昔康在 *CYP2C9 * 3* 突变个体的血浆暴露量为 *CYP2C9 * 1* 野生型个体的 39 倍,血浆消除半衰期也由正常的 4.32 h 延长至 106 h。因此,有必要检测患者体内代谢酶和转运体的基因型,根据检测的基因类型,对药物在体内的代谢、转运、相互作用进行个体化评估,选择适合患者个体的药物、用药剂量和用药途径,从而减少不良反应发生的风险和医疗隐患。

1. CYP 酶遗传多态性与个性化用药

药物代谢酶可分为Ⅰ相药物代谢酶和Ⅱ相药物代谢酶。Ⅰ相药物代谢酶主要负责药物的氧化、还原和水解反应,这类酶包括细胞色素 P450 酶、黄素单氧化酶、单胺氧化酶、醛氧化酶、黄嘌呤氧化酶、乙醇脱氢酶、醛脱氢酶、醛酮还原酶、醌还原酶和各类酯酶。其中,细胞色素 P450 酶是体内最重要的Ⅰ相药物代谢酶,约参与 75% 的药物代谢反应。目前,多种 P450 酶亚型,如 CYP(1A2、2C8、2C9、2C19、2D6、2E1、3A4、3A5)等被报道具有基因多态性,且明显地影响相关药物的代谢动力学性质,最终导致同一剂量下,疗效和安全方面的个体差异。如 CYP2C19 酶的底物抗血小板聚集药物氯吡格雷,其本身并无活性,需在 CYP2C19 酶催化下产生活性代谢产物而发挥疗效(图 3-2)。CYP2C19 酶存在多个突变位点,最常见的突变位点是 *CYP2C19 * 2* 和 *CYP2C19 * 3*,这两种基因突变均会使 CYP2C19 活性降低。Mega 等报道 162 例健康受试者中,携带 *CYP2C19* 突变等位基因者与非携带者相比,活性代谢产物的浓度降低 32.4%,血小板抑制率降低 9%。而另一项临床试验同样发现携带 *CYP2C19* 突变等位基因者与非携带者相比,因心脑血管事件死亡的相对风险增加 53%(12.1% 和 8.0%),支架内血栓形成的风险增加 3 倍。因此,2010 年美国 FDA 在氯吡格雷的药品说明书上增加了一个黑框警告,提醒医护人员对服用氯吡格雷的患者进行 *CYP2C19* 基因型检测。通过检测结果(表 3-1)来评估患者使用氯吡格雷的有效性,有利于患者个体化治疗并降低出血不良反应及心脑血管事件的发生率。

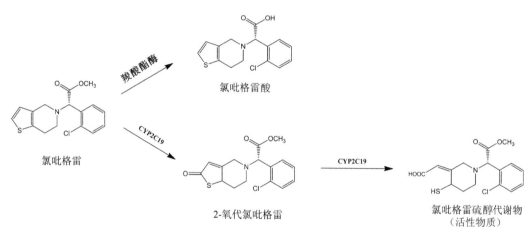

图 3-2 氯吡格雷主要代谢途径

表 3-1 依据 *CYP2C19* 基因型检测指导氯吡格雷用药建议

*CYP2C19 * 1/ * 1*	*CYP2C19 * 1/ * 2*、 * 1/ * 3*	*CYP2C19 * 2/ * 2*、 * 3/ * 3*、 * 2/ * 3*
1. *CYP2C19* 基因对氯吡格雷药效无影响。 2. ACS 及 PCI 术后使用常规氯吡格雷剂量(75 mg/d)。	1. 高血栓风险患者可考虑增加剂量。 2. PCI 术后一定时间内使用双倍氯吡格雷(150 mg/d),之后改为常规氯吡格雷剂量(75 mg/d)。 3. 换用替格瑞洛或普拉格雷。	1. 氯吡格雷无效风险大大增加,易发生心脑血管事件。 2. 优先考虑换用新药替格瑞洛或普拉格雷。 3. PCI 术后联用其他抗血小板药物,如西洛他唑、两联变三联抗血小板。

通过药物代谢酶的基因检测指导个体化用药的另一案例是华法林。临床上华法林虽以外消旋体形式用药,但其抗凝血活性主要来自 S-对映体,人体内主要经 CYP2C9 酶代谢。该酶也存在多个突变位点,最常见的突变位点是 $CYP2C9 * 2$ 和 $CYP2C9 * 3$,这两种基因突变均会使 CYP2C9 活性降低,S-对映体的代谢异常,血药浓度升高,导致患者出血风险增加。华法林的作用靶标 $VKORC1$ 也存在一个多态性位点($-1\,639G{>}A$),构成 AA、AG 和 GG 3 种基因型,导致了华法林凝血敏感性个体间差异。美国 FDA 在 2010 年修改了华法林的药品说明书,建议结合患者 $CYP2C9$ 和 $VKORC1$ 基因型考虑其初始用药剂量,具体如表 3-2 所示。

表 3-2　基于 $CYP2C9$ 和 $VKORC1$ 基因型推荐华法林每日剂量

$VKORC1$ $-1\,639G{>}A$	$CYP2C9$					
	$*1/*1$(mg)	$*1/*2$(mg)	$*1/*3$(mg)	$*2/*2$(mg)	$*2/*3$(mg)	$*3/*3$(mg)
GG	5~7	5~7	3~4	3~4	3~4	0.5~2
AG	5~7	3~4	3~4	3~4	0.5~2	0.5~2
AA	3~4	3~4	0.5~2	0.5~2	0.5~2	0.5~2

2. UGT 酶遗传多态性与个性化用药

Ⅱ相药物代谢酶主要负责药物的结合反应,这类酶包括尿苷二磷酸-葡萄糖醛酸转移酶(UGT)、硫酸转移酶(SULT)、谷胱甘肽 S-转移酶(GST)和 N-乙酰转移酶(NAT)等。其中,UGT 酶是人体内最重要的Ⅱ相药物代谢酶。与 CYP 酶类似,多种 UGT 酶亚型,如 UGT(1A1、1A8、1A9、2B7),被报道具有遗传多态性,导致相关药物不良反应发生的个体间差异。以拓扑异构酶Ⅰ抑制剂伊立替康为例,其在羧酸酯酶催化下产生活性代谢产物 SN-38,后者经 UGT1A1 酶催化形成葡萄糖醛酸结合物 SN-38G 并经肾脏排出(图 3-3)。UGT1A1 最常见的两种等位基因突变为 $UGT1A1 * 28$ 和 $UGT1A1 * 6$,均使 UGT1A1 酶活性降低。Araki 等发现 46 例受试者中,携带 $UGT1A1$ 突变等位基因者与非携带者相比,SN-38 与 SN-38G 的 AUC 的比值增加了 2.7 倍,进而增加了发生腹泻或嗜中性粒细胞减少的风险。因此,临床上建议对服用伊立替康的患者进行 $UGT1A1$ 基

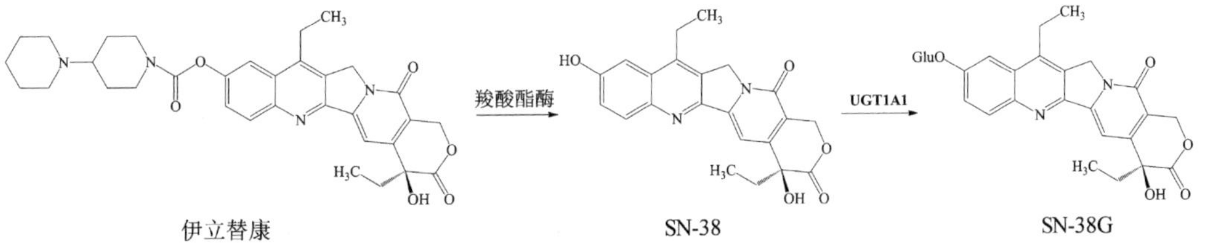

图 3-3　伊立替康主要代谢途径

因型检测,评估不良反应发生的风险。

3. 转运体遗传多态性与个性化用药

转运体在药物的吸收、分布、代谢和排泄过程中起着重要作用。其在小肠、肝脏、肾脏和血脑屏障等组织器官中均有分布。根据功能可将转运体分为将药物摄取进入细胞的摄取转运体和将药物排出细胞的外排转运体。常见的摄取转运体包括有机阴离子转运多肽(OATPs)、有机阳离子转运体(OCT)、有机阴离子转运体(OAT)和 Na^+-牛磺胆酸共转运多肽(NTCP)。常见的外排转运体包括 P-糖蛋白(P-gp)、乳腺癌耐药蛋白(BCRP)、多药耐药相关蛋白(MRPs)和胆盐外排泵(BSEP)。

目前,摄取转运体 OATP1B1,以及外排转运体 P-gp、BCRP 和 MRP2 等被报道具有遗传多态性。其中,对 OATP1B1 遗传多态性的研究最为广泛。OATP1B1 特异性的分布在肝细胞基底膜侧,负责将多种内、外源性物质如胆汁酸、非结合型胆红霉素、他汀类药物和甲氨蝶呤等摄取到肝细胞进行代谢和清除。OATP1B1 由 *SLCO1B1* 基因编码。在已发现的多个 *SLCO1B1* 遗传变异中,*SLCO1B1 * 5(T521C)* 和 *SLCO1B1 * 1b(A388G)* 是亚洲人群中的主要基因突变。其中,*SLCO1B1 * 5* 可导致 OATP1B1 活性降低。Pasanen 等报道 32 例健康受试者中,携带 *SLCO1B1 * 5* 突变基因者与非携带者相比,辛伐他汀的 AUC 增加 1.21 倍。另有研究发现携带 *SLCO1B1* 突变基因者与非携带者相比,服用辛伐他汀时出现肌肉毒性的风险增加了 4.5 倍。因此,对于 *SLCO1B1* 基因突变的患者,应尽量避免服用高剂量的他汀类药物。

3.2.2 基于代谢和转运的药物相互作用和个性化用药

联合使用几种药物治疗疾病,在临床上非常常见。其目的是发挥药物的协同治疗作用以提高疗效;延迟或减少耐药性的发生;降低单味药的用量,以减少或减轻不良反应。药物联合应用不可避免会产生药物间的相互作用。其中多是由于药物在吸收、分布、代谢和排泄方面的相互影响引起药动学相互作用,这已成为影响临床联合用药的一个非常重要的因素。欧洲 EMA 和美国 FDA 近年来规定,在药物研发阶段应研究新药与其他药物基于药动学的相互作用,作为充分评估药物安全性和有效性的一部分。

1. 基于代谢的药物相互作用与个性化用药

基于代谢的药物相互作用是指两种及其以上药物在同时或序贯用药时,一种药物对代谢酶有抑制或诱导作用导致另一种药物体内代谢过程发生改变,结果使疗效增强甚至产生不良反应,或疗效减弱甚至治疗失败。临床上基于代谢的药物相互作用大多都是通过对 CYP 酶的抑制或诱导实现的。如镇静催眠药三唑仑主要由 CYP3A4 代谢。有研究报道,CYP3A4 酶强诱导剂利福平与三唑仑联用可使三唑仑的血浆暴露量降低约 95%,

消除半衰期降低约 54%,最终导致三唑仑的药效消失。因此,在服用三唑仑等经 CYP3A4 代谢的镇静催眠药时,应避免同时服用利福平或其他 CYP3A4 的强诱导剂。辛伐他汀是经典的 CYP3A4 底物,CYP3A4 抑制剂伊曲康唑与辛伐他汀联用可使辛伐他汀的血浆暴露量升高约 10 倍,增加了横纹肌溶解症的风险。因此,辛伐他汀药品说明书上明确指出应避免与在治疗剂量下对 CYP3A4 具有强抑制作用的药物(如伊曲康唑、酮康唑、伏立康唑、红霉素、克拉霉素等)联用。

然而,并非所有代谢酶介导的药物相互作用都是需要避免的。临床上为了增加某一药物的药效,可以与该药物代谢酶的抑制剂联合使用或制成复方药物,以增加前者在体内的血浆暴露量。例如,2014 年美国 FDA 批准商品名为"Viekira Pak"的复方药物,用于治疗基因 I 型慢性丙型肝炎,它由帕利瑞韦、利托那韦、奥毕他韦和达萨布韦组成。其中,利托那韦本身并没有抑制丙型肝炎病毒的作用,但其作为 CYP3A4 酶的抑制剂,可抑制活性成分帕利瑞韦的代谢,使帕利瑞韦的血药浓度增加 30~50 倍,增加疗效的同时并不影响受试者对帕利瑞韦的耐受性。

2. 基于转运体的药物相互作用与个性化用药

药物相互作用不仅仅发生在药物的代谢过程中,也可以发生在吸收、分布和排泄过程中,从而导致药物药动学特征发生变化。近年来,基于转运体的药物相互作用越来越受到关注。例如,摄取转运体 OATPs 抑制剂吉非贝齐与匹伐他汀联用时,可抑制匹伐他汀的肝摄取过程,使得匹伐他汀的血浆暴露量增加 1.02 倍,从而增加了重肌毒性的风险。因此,匹伐他汀在临床使用中应避免与 OATPs 抑制剂如吉非贝齐、环孢菌素等联用。

与代谢酶类似,并非所有转运体介导的药物相互作用都是不利的。如果某一药物能够抑制肠道部位的外排转运体(如 P-gp 和 BCRP),则可以增加同服药物的吸收过程,提高同服药物的生物利用度。例如,患者同时服用 GF120918 和拓扑替康后,后者的血浆暴露量提高约 1.4 倍,口服生物利用度从 40% 提高到 97.1%,且个体差异缩小,出现该结果的原因为 GF120918 抑制了肠道的外排转运体 P-gp 和 BCRP,使得拓扑替康的吸收增加。

了解药物代谢酶和转运体的常见底物、抑制剂和诱导剂对于预测临床上药物相互作用的发生、实现个性化用药具有重要意义。表 3-3 列出了药物代谢相关的 CYP 酶及主要转运体的底物、抑制剂和诱导剂。

表 3-3 常见 CYP 酶及转运体的底物、抑制剂和诱导剂举例·

CYP 酶及转运体	底 物	抑制剂	诱导剂
CYP1A2	阿洛司琼、茶碱	氟伏沙明	吸烟
CYP2A6	未知	未知	未知

续表

CYP 酶及转运体	底　物	抑制剂	诱导剂
CYP2B6	安非他酮、依法韦伦	未知	利福平
CYP2C8	瑞格列奈、罗格列酮	吉非贝齐	利福平
CYP2C9	华法林、甲苯磺丁脲	氟康唑	利福平
CYP2C19	奥美拉唑、S-美芬妥因	氟伏沙明	利福平
CYP2D6	地昔帕明、右美沙芬	奎尼丁	未知
CYP2E1	氯唑沙宗	双硫仑	乙醇
CYP3A4/3A5	咪达唑仑、辛伐他汀	伊曲康唑	利福平
OATP1B1	阿托伐他汀、匹伐他汀	环孢素	未知
OATP1B3	阿托伐他汀、匹伐他汀	环孢素	未知
OCT2	金刚烷胺、西咪替丁	西咪替丁	未知
OAT1	阿德福韦、甲氨蝶呤	丙磺舒	未知
OAT3	阿昔洛韦、环丙沙星	丙磺舒	未知
P-gp	秋水仙碱、地高辛	环孢素	利福平
BCRP	甲氨蝶呤、伊立替康	环孢素	未知

＊ 来源于 FDA 网站。

3.2.3　疾病状态对药物代谢和转运的影响

疾病状态下,由于体内微环境的改变、某些内源性物质的水平变化等可能导致药物的代谢酶、转运体的活性发生变化,从而使得药物在这些患者群的血浆暴露量、清除等药动学特征与健康人不同。疾病的种类及其在患者个体间的不同发展进程,也可能导致同一药物在相同疾病的不同患者间存在未知的差异。因此,对疾病状态下药物代谢酶及转运体水平进行监测,有助于对患者制订合理的个性化用药方案,调整给药剂量,保证药效,降低不良反应或毒性。

1. 肿瘤对药物代谢和转运的影响

已有报道,癌症患者体内的代谢酶谱不同于健康人。例如,CYP1A2、CYP2A6、CYP2B6、CYP2C8、CYP2C9、CYP2D6、CYP2E1、CYP3A4 在肝细胞癌中表达减少;CYP2C 在转移瘤中表达增加;CYP1A、CYP3A 在正常胃组织中无表达,但在 51％和 28％的胃癌组织中被表达;CYP1B1 在多种恶性肿瘤中高表达;CYP3A4/5 在转移性骨肉瘤中具有高表达。由于一些肿瘤内为缺氧环境,CYP450 的功能也会发生改变。例如,在肿瘤中 CYP3A4、CYP1A1、CYP1B1 由氧化酶变成了还原酶,将拓扑异构酶Ⅰ和Ⅱ的抑制剂 AQ4N 还原为具有生物学活性更强的 AQ4(图 3 - 4)。

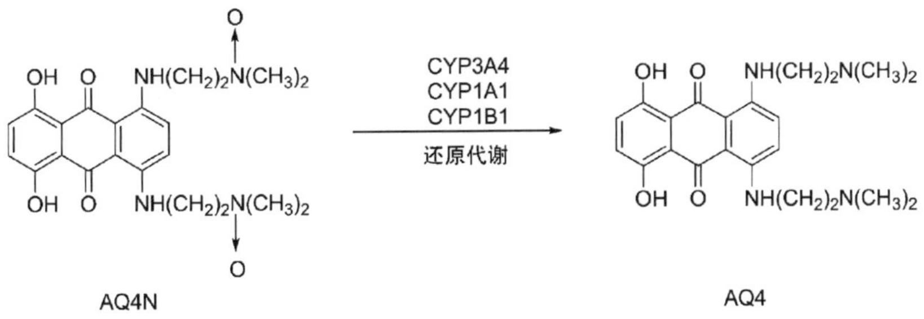

图 3 - 4　AQ4N 经 CYP450 酶的还原代谢

另外,一些不常见的代谢酶会在癌细胞内表达,例如在前列腺癌细胞中表达的 CYP17、在乳腺癌细胞中表达的 CYP19、在肺癌和结肠癌中高表达的 CYP24A、在多种肿瘤中表达的 CYP26A,这些酶通常与激素、维生素等化合物的代谢有关。1, 25-二羟基维生素 D_3(1, 25-$(OH)_2$-D_3)是维生素 D_3 的活性代谢物,具有抑制细胞增殖、诱导细胞分化与凋亡、增强免疫调节等抗肿瘤作用,但高浓度的 1, 25-$(OH)_2$-D_3 可能会导致高钙血症和高钙尿症等不良反应,这限制了 1, 25-$(OH)_2$-D_3 直接给药的抗肿瘤治疗方案。1, 25-$(OH)_2$-D_3 主要由 CYP24A 代谢(图 3 - 5),该酶在肿瘤细胞中具有高表达,因此抑制 CYP24A 的酶活性或下调其表达来延缓 1, 25-$(OH)_2$-D_3 的降解成为抗肿瘤治疗的途径之一。CYP 酶广谱抑制剂酮康唑与维生素 D_3 联合用药,可以使 CYP24A 的活性得到有效抑制,使 1, 25-$(OH)_2$-D_3 的代谢减慢,抗肿瘤活性增强。其他 CYP24A 特异性抑制剂与维生素 D_3 联合给药用于抗肿瘤的治疗方案也在研究中。

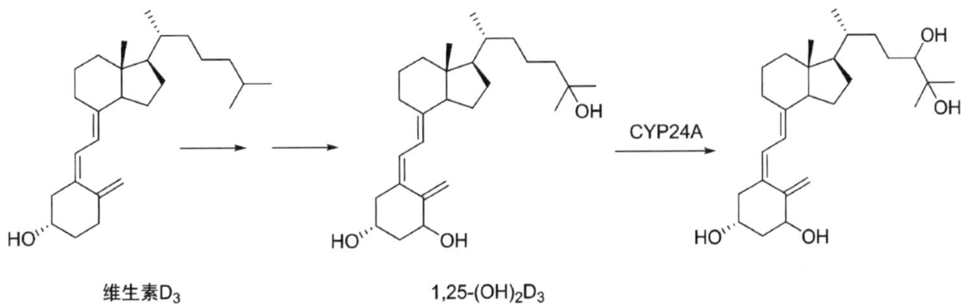

图 3 - 5　CYP24A 介导的维生素 D_3 活性代谢产物 1, 25-$(OH)_2$-D_3 水解失活

Ⅱ相代谢酶 UGT1A1、UGT1A4、UGT1A9、UGT2B7 在肝细胞癌患者的肝脏表达降低,而 UGT1A6 的表达反而增加。UGT1A6 在肿瘤细胞中表达的增加可能导致经其代谢的药物在肿瘤中更快地失活,产生耐药性。研究表明 UGT1A6 在乳腺癌细胞中的高

表达,导致了甲氨蝶呤的耐药性,使甲氨蝶呤的细胞毒作用减弱。

除了代谢酶外,细胞膜表面转运体的表达和分布也直接决定着药物在细胞内的浓度水平以及药物相互作用,因此各种摄取和外排转运体在肿瘤细胞内的生物学功能也是目前的研究热点。有研究表明,正常肝细胞上的主要摄取转运体 OATP1B1、OATP1B3、OATP2B1,在肝癌细胞中表达量低,特别是 OATP1B1 的表达量随着肿瘤进程会进一步降低,相反,它们在胃癌、结直肠癌、乳腺癌等组织内却有高表达,这些摄取转运体的异常表达将直接影响药物在靶标的浓度以及在体循环中的暴露量。肾脏中的摄取转运体在肿瘤组织中的表达也会与正常组织不同。有机阳离子转运体 OCT2 在肾细胞癌患者的肿瘤组织表达缺失,有研究证明这一现象与 *OCT2* 基因(*SLC22A2*)的表观遗传修饰中的DNA 高甲基化和组蛋白乙酰化修饰有关。基于这一机制,使用表观遗传药物——DNA甲基化抑制剂地西他滨可以上调 OCT2 的表达,地西他滨与 OCT2 底物奥沙利铂合用可以增加后者在肾癌的肿瘤细胞中的浓度,并且发挥协同作用杀死肿瘤细胞。

与摄取转运体作用相反,外排转运体是介导药物从细胞内清除的过程。肿瘤细胞高表达 BCRP、P-gp、MRP 等外排转运体,促进药物的外排,降低药物在肿瘤细胞中的蓄积,使细胞对药物的敏感度降低,产生多药耐药现象。肝细胞癌组织中 BCRP 的表达和功能都会上调,这种过表达可能是由化疗本身所引起,会导致肿瘤细胞对阿霉素、米托蒽醌、柔红霉素等产生交叉耐药性。对外排转运体的抑制可以有效提高肿瘤细胞对药物的敏感性,但也有可能使药物在非靶部位蓄积而产生毒性反应,因此高选择性外排转运体抑制剂是抗肿瘤药物研发的方向之一。

2. 肝脏疾病对药物代谢和转运的影响

肝脏是体内清除药物的主要器官,药物经过肝细胞摄取并被细胞中的酶代谢,之后经过胆汁排泄。肝脏疾病状态,尤其是肝硬化,会导致肝脏不同程度的病理生理变化,如肝脏的血流量、细胞质量、代谢酶活性等水平的降低,血浆蛋白减少,以及胆红素浓度的增加(图 3-6)。肝提取率较高($E_H > 0.7$)的药物多为高脂溶性的小分子,容易较大程度进入肝细胞,它们的肝清除变化主要受到肝血流的影响,却对血浆蛋白结合或酶/转运体的活性不敏感。而肝提取率较低的药物则易受到血浆蛋白结合和酶/转运体的活性等多方面因素的影响,这些影响的结果在不同个体的差异较大,难以预测。针对肝提取率低且血浆蛋白结合率高(血浆中药物游离分数 $fu \leq 10\%$)的药物,游离药物的浓度在肝脏疾病状态下可能发生较大变化,如阿芬太尼、利多卡因、甲苯磺丁脲、地西泮、苯妥英、吗啡在肝脏疾病患者中的游离浓度会增加。这些药物的游离浓度与药效及不良反应直接相关,因此在该类患者中需要对其进行适当的剂量调整。

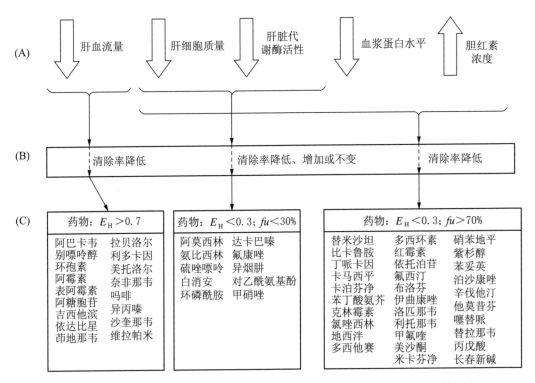

图 3-6　肝硬化患者肝脏变化的各个生理因素(A)对药物(C)体内清除率(B)的影响

E_H=肝提取率(范围为 0~1,其中 0 表示药物不能被肝脏代谢,1 表示药物首过时即能被肝脏全部代谢)。

fu=药物的游离分数。

药物代谢酶在肝脏疾病状态会有不同程度的活性降低,以肝硬化患者为例,Ⅰ相代谢酶 CYP1A2、CYP2A6、CYP2C、CYP2D6、CYP3A4 和Ⅱ相代谢酶硫酸转移酶 SULT 均有不同程度的降低,影响了相应底物在体内的清除,这些患者临床用药应考虑降低用药剂量或延长给药间隔。如非甾体抗炎药双氯芬酸是 CYP2C 的底物,肝代谢几乎介导了其全部清除,因此美国 FDA 推荐其在肝脏疾病患者中降低剂量,防止原形药物的血浆暴露量增加导致肝毒性的发生。埃索美拉唑在肝脏中被大量代谢,主要代谢酶是 CYP2C19 和 CYP3A4,在重度肝功能不全患者中其血浆暴露量显著增加到正常患者的 2~3 倍,美国 FDA 的药品说明书规定这类患者临床使用剂量应该减半且不能超过这一设定。

临床中应用的一些药物如氯吡格雷、环磷酰胺等本身没有活性,需要在肝脏代谢酶的作用下生成活性代谢物来发挥药效。这种类型的药物在肝脏疾病患者中使用时,由于酶活性降低会导致活性代谢产物生成量减少,药效减弱。环磷酰胺进入体内后,70%~80%的剂量经过肝脏的多种 CYP 酶(CYP2B6、CYP3A4、CYP3A5、CYP2C9、CYP2C19)代谢生成 4-羟基环磷酰胺,可通过分子内互变为醛磷酰胺(图 3-7)。后者极不稳定,易通过非酶

催化的 β 消除反应生成磷酰胺氮芥和丙烯醛,其中磷酰胺氮芥发挥抗肿瘤和免疫抑制作用。在重度肝功能不全患者中,由于代谢酶的活性降低,环磷酰胺的总清除率降低了40%,活性代谢产物 4-羟基环磷酰胺生成量明显降低。因此,在美国 FDA 发布的药品说明书中明确指出,环磷酰胺在重度肝功能不全患者体内需要调整用药方案。

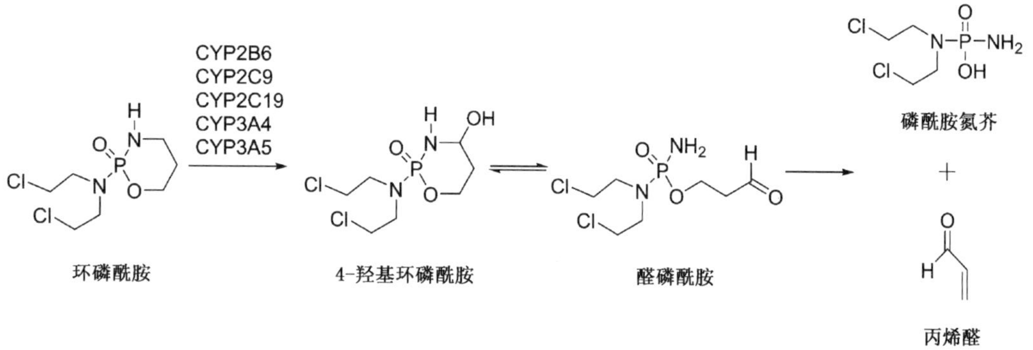

图 3-7　环磷酰胺经 CYP 酶介导的代谢途径

肝脏中的转运体在不同原因导致的肝脏疾病状态下的变化差异较大,可能增加或降低。转运体的变化可能导致相应底物在肝脏疾病的血浆暴露量发生变化,如外排转运体MRP3 在非酒精性脂肪肝患者的肝细胞中表达增加,导致底物吗啡及其葡萄糖醛酸结合物在体内的系统暴露量增加,可能引起昏迷、惊厥等神经急性中毒的不良反应。

3. 肾脏疾病对药物代谢及转运的影响

很多药物的药动学在慢性肾病患者中也发生改变。最常见的变化是药物的排泄减少从而引起血药浓度的增加。过去一般认为主要经肾排泄的药物在肾功能不全患者中需调整给药剂量。但近年来越来越多的研究表明,肾脏疾病不仅可以改变药物的肾脏清除率,同时也会影响药物经非肾脏的处置过程,特别是影响肝脏的代谢,导致药物的肝脏清除率降低。从动物肾脏疾病模型的研究认为,肝脏中 CYP1A、CYP2C、CYP2D、CYP3A 的表达和(或)功能多有降低。但慢性肾脏疾病对人体内 CYP450 酶的影响研究多是从患者体内药动学推测代谢水平的变化,而具体某种代谢酶的表达量和活性变化报道较少。例如从 CYP3A4 底物阿利吉仑、阿夫唑嗪、索利那新、他达那非、泰利霉素在慢性肾病患者中原形药物血浆暴露量增加、非肾清除率降低,推测 CYP3A4 在该类患者中的活性可能下降。这些酶活性的降低可能与肾病状态下体内增加的内源性尿毒素的抑制作用有关。抗抑郁药安非他酮是 CYP2B6 的典型底物,在肾脏疾病患者中清除率降低了 63%,血浆暴露量增加至 2 倍,消除半衰期从 8 h 延长至 19 h,因此在美国 FDA 通过的安非他酮药品说明书中提出在肾功能不全患者中使用时应酌情考虑减少剂量或延长给药间隔。

肾脏疾病改变药物的肾排泄一方面是由于改变了肾小球滤过率(glomerular filtration rate, GFR),另一方面影响了药物肾清除过程中重要转运体的表达。肾小球滤过率是公认的表征肾功能整体水平的评价指标。在肾脏损伤的症状发生时,GFR 会随着疾病进程即损伤程度的增加而降低,可用"内生肌酐清除率"指标反映。因此有些药物在肾功能不全患者中的清除率降低与 GFR 具有相关性。美金刚在肾功能损伤患者中的清除率与内生肌酐清除率具有较好的相关性,因此临床上建议根据这一指标进行剂量调整(表 3-4)。

表 3-4　美金刚在不同程度的肾损伤患者中的血浆清除率及给药剂量调整

分组	肾损伤程度	GFR [ml/(min·1.73 m^2)]	美金刚血浆清除率 (ml/min)	剂量调整
1	正常肾功能	>80	147.8±28.6	常规剂量
2	轻度肾损伤	50～80	146.0±39.7	常规剂量
3	中度肾损伤	30～50	93.9±24.7	降低剂量
4	重度肾损伤	<30	71.7±23.9	不建议使用

但是有些药物的清除率的变化与 GFR 不具有相关性,这是由于除了肾小球滤过,肾近端小管上皮细胞膜上的转运体(OAT1、OAT3、OCT2)可将有机阴/阳离子药物主动摄取进入细胞,再经过管腔膜侧的外排转运体(MRP2、MATE1、MATE2/2K、BCRP、P-gp)将药物排入尿液中。肾脏疾病会导致肾脏中的转运体的表达或功能改变。在肾功能不全的动物模型中,摄取转运体 OAT1、OAT3、OCT2 的表达和活性通常降低,外排转运体 MRP2、P-gp 的表达和活性有所增加,可能导致带电的有机离子化合物在体内蓄积。有研究表明,肾脏疾病患者体内 OAT1 的 mRNA 水平明显降低,OAT3 稍有降低,而 OAT2 和 OAT4 轻微升高但并不显著。头孢唑啉作为 OAT3 的底物,其排泄与 OAT3 的 mRNA 水平有良好的相关性。青霉素类抗菌药多是有机阴离子化合物,以原形经过转运体介导的肾小管分泌作用排出,在肾功能不全患者中的血浆暴露量会显著增加,消除半衰期延长,因此在这类患者中需要延长给药间隔。以阿莫西林为例,FDA 通过的药品说明书指出,对轻、中度肾功能不全患者,不需要调整剂量;但是对于 GFR 小于 30 ml/min 的重度肾功能患者,阿莫西林应按表 3-5 调整剂量。

表 3-5　阿莫西林在肾功能不全患者中的剂量调整

	GFR(ml/min)	给药方案
正常成人	>80	750～1 750 mg/24 h(每 8～12 h 分次给药)
轻、中度肾功能不全	30～80	750～1 750 mg/24 h(每 8～12 h 分次给药)
重度肾功能不全	10～30	500 mg/12 h 或 250 mg/12 h
重度肾功能不全	<10	500 mg/24 h 或 250 mg/24 h

4. 炎症对药物代谢的影响

很多疾病都会诱发机体产生炎症,这是机体对外源物等各种原因导致的损伤的一种保护性反应,包括急性炎症和慢性炎症。急性炎症通常表现为一系列非特异性且可逆的症状,与炎症相关细胞的激活有关。慢性炎症是由于致炎物质持续存在,造成大量炎性细胞及其释放的活性物质在微环境下长期浸润,引起机体内环境失衡,进而导致不可逆的病理变化。

炎症导致的机体内环境的变化,对药物的代谢酶可能产生影响,很多与 CYP450 酶相关的药物代谢动力学发生了明显改变。在多名患有流感的儿童中出现了服用氨茶碱后血药浓度升高,血浆半衰期延长,甚至有患儿出现毒性反应,而在流感康复后氨茶碱的药动学恢复正常;之后的实验证明了这一现象是由流感病毒感染导致氨茶碱的代谢酶 CYP1A2 活性降低所引起的。在 HIV 感染的患者中,CYP2D6 的代谢活性降低了 90%,CYP3A4 的活性降低了 18%,N-乙酰转移酶 2 活性降低了 53%,黄嘌呤氧化酶活性增加了 22%。其中 5 名(29%)患者表现为 CYP2D6 的慢代谢型,但在前期的基因检测中只有其中 1 位患者的基因型为慢代谢者,这说明其余患者是由于 HIV 感染导致 CYP2D6 的代谢表型发生了改变。

对于炎症疾病导致酶变化的机制研究有多种猜测,炎性细胞因子(IL-1β、IL-6、TNF-α、IFN-α/γ 等)对 CYP 酶的作用可能是原因之一。表 3-6 列出了一些炎性细胞因子对 CYP 酶的作用。炎性细胞因子是炎性细胞释放的活性物质,按照功能可分为促炎细胞因子(Th1 型)和抗炎细胞因子(Th2 型)。从表 3-6 中可以看到,Th1 型细胞因子主要表现为对代谢酶活性的下调作用;Th2 类细胞因子的作用相对较弱,且可上调部分代谢酶

表 3-6　炎性细胞因子对 CYP 酶活性的作用

炎症因子	CYP1A2	CYP2B6	CYP2C8	CYP2C9	CYP2C19	CYP2D6	CYP3A4	CYP2E1
Th1 型								
IL-1	↓	↓↔	↓	↔	↔		↓	↓
IL-2	↓	↓		↓	↓		↓	↓
IL-6	↓		↓				↓	↓
TNF-α	↓	↓		↔	↓↔		↓	
IFN-α	↓							
IFN-α-2b	↓				↓	↓		
IFN-γ	↓	↓	↓	↔	↔		↓	
Th2 型								
IL-4	↓	↑					↑↔	↑
IL-10		↔		↓			↑↓	

的活性。目前,临床上已经在研究将特定的炎性细胞因子的水平作为检测指标,用以指导药物治疗方案。

3.2.4 基于代谢和转运的个性化药物设计

基于代谢和转运的药物设计是开发个性化靶向药物的有效手段之一,结合靶标处的生理环境、代谢酶的分布、活性及转运体的表达差异,通过结构修饰成特定的前药从而定向、有效地向靶标递送,以达到提高药效和降低毒性反应的目的。

1. 基于代谢的个性化药物设计

药物代谢酶的表达受到很多因素的影响,年龄、疾病及生活习惯等因素都可以通过改变复杂的调控体系,控制代谢酶的表达,使代谢酶在体内的分布呈现出组织(器官)特异性。这些代谢酶表达的差异可以作为个性化药物设计的工具,用于药物在靶标的活化或者代谢失活。

(1) 器官特异性表达的代谢酶

全身用药的药物在经历吸收、分布、代谢和排泄的处置后,很难到达特定的组织或器官。例如多巴胺碱性较强,在体内 pH 环境下,以质子化形式存在,不能透过血脑屏障进入中枢发挥抗帕金森病的作用。而其前药左旋多巴的碱性明显降低,在体内有部分以分子形式存在,容易透过血脑屏障。在进入中枢后,左旋多巴立即在 L-氨基酸脱羧酶的作用下生成多巴胺(图 3-8),可有效改善帕金森患者的状况。此案例说明针对器官或组织特异性表达的酶设计前药,能提高药物在靶器官或靶组织的分布,从而提高疗效。

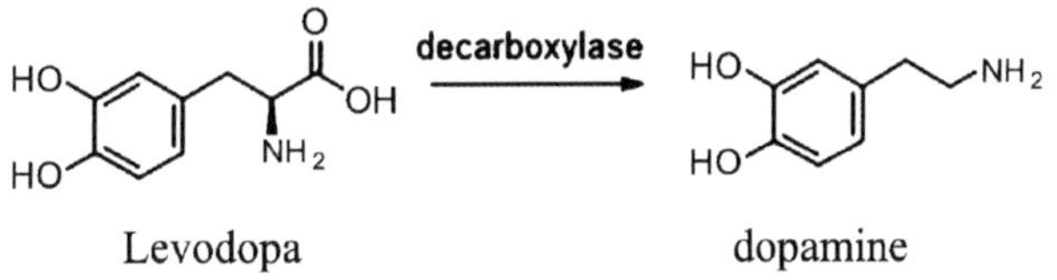

图 3-8 左旋多巴在脑中的代谢途径

(2) 肿瘤细胞中的代谢酶

相比于正常细胞,肿瘤细胞中的细胞调控网络有着诸多的改变,这也导致了肿瘤细胞中代谢酶基因的转录、翻译发生变化,肿瘤细胞代谢水平的变化可作为抗肿瘤个性化药物设计的切入点。

NAD(P)H:醌氧化还原酶[NAD(P)H: quinoneoxidoreductase, NQO1]分布于胞浆中,生理环境下 NQO1 中可以把醌和醌亚胺等外源性毒物代谢解毒,是机体抗氧化防御系统中一员。有研究报道称多种实体瘤肿瘤组织中 NQO1 的表达水平显著增加,利用其这一特性,可以将药物改造成其底物,利用其生物活化的能力将药物代谢成活性代谢物,实现靶向抗肿瘤作用。Apaziquone(EO9)其本身无抗肿瘤活性,但其可被NQO1还原为具有抗肿瘤活性的氢醌(图3-9)。该药在缺氧的环境和NQO1酶高表达肿瘤细胞中有更强的选择性。Apaziquone于2016年2月被送美国FDA申报用于治疗膀胱癌,目前的申报状态是预注册。

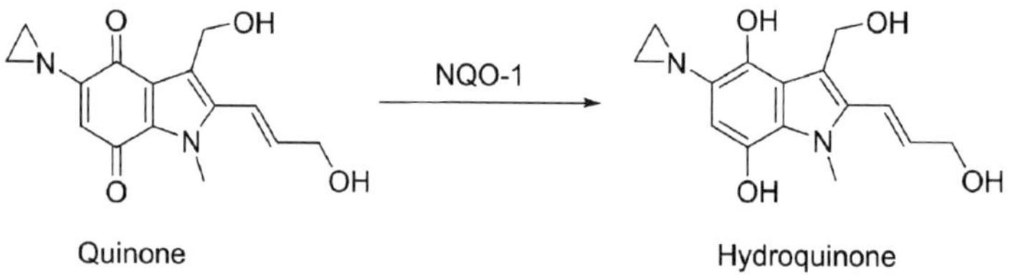

图3-9 Apaziquone(EO9)在高表达NQO-1肿瘤细胞中的生物活化机制

利用肿瘤细胞和正常组织细胞代谢酶表达的差异,可以设计药物达到只在肿瘤细胞中起效而在正常细胞无毒的目标。细胞毒药物氟尿嘧啶的抗肿瘤效果好,但其选择性差,可引起严重的消化道反应和骨髓抑制等不良反应。为了降低毒性,提高疗效,科研人员合成了一系列的氟尿嘧啶衍生物,其中卡培他滨是比较成功的前药。卡培他滨口服后能完整地通过胃肠壁,经肝脏羧酸酯酶代谢为5'-脱氧-5-氟胞苷,再经肝脏和肿瘤细胞中的胞苷脱氨酶转化为5'-脱氧-氟尿嘧啶,最后经胸苷磷酸化酶代谢为氟尿嘧啶(图3-10),该酶在肿瘤组织中含量远高于正常肝细胞中,因而使得卡培他滨对肿瘤细胞有很高的选择性。

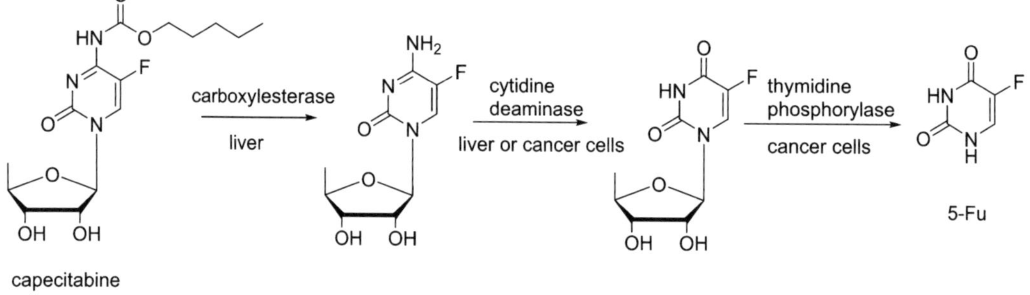

图3-10 卡培他滨在肝脏和肿瘤细胞中的生物活化途径

(3) 抗体导向的酶促前药设计

目前的临床研究结果显示在人肿瘤细胞中过度表达并可用于前药设计的代谢酶是很少的,因此研究人员提出了一个新的设计策略用于解决这个难题即抗体导向的酶促前药治疗(ADEPT)。ADEPT是将单克隆抗体与代谢酶偶联在一起,并保持各自的活性,利用单抗与相应抗原的识别和结合能力,定向地将代谢酶带到有表面抗原的靶位(如肿瘤细胞),然后再给予无毒的前药。前药在体内被分布到肿瘤组织,在靶细胞上的抗体-酶复合物作用下被转化为活性形式,从而发挥抗肿瘤作用(图 3 - 11)。而在正常组织中,由于抗体-酶复合物较少,所以前药不会被活化,降低了全身给药的毒性。

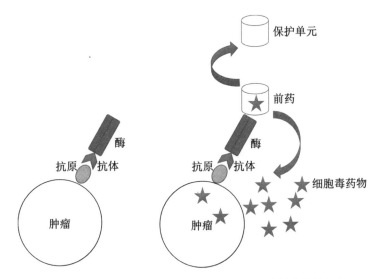

图 3 - 11　抗体导向的酶促前药治疗(ADEPT)的基本作用机制

可用于 ADEPT 的酶系有人体的 β-葡萄糖醛酸酶,非哺乳动物的硝基还原酶、羧肽酶 G2(CPG2)和 β-内酰胺酶等。其中使用 CPG2 的 ADEPT 已经进入临床应用,该酶是从 *Pseudomonas* sp 中分离得到的,在人体中没有同源型酶。临床试验中,预先给予晚期转移性肿瘤患者 A5B7-F(ab) 2-CPG2 抗体-酶复合物和 SB43gal 单抗,再给予 CMDA 前药,结果显示 ADEPT 方法可大大延长晚期转移性肿瘤患者(预计生存期小于 8 周)的生存时间。该方法结合了代谢酶—前药的代谢活化手段和基于抗原—抗体相互作用的定向转运的技术,是非常有前景的药物设计思路。

(4) 病毒特异性表达的代谢酶

单纯疱疹病毒(HSV)感染是世界第四大传染病,病毒在生长过程中会表达胸苷激酶用于自身遗传物质的复制,人体正常细胞不会表达,而感染了 HSV 的细胞中存在胸苷激酶,这也使其成为抗 HSV 药物设计的良好靶标。一个成功的案例就是利用 HSV 胸苷激酶设计的前药阿昔洛韦(图 3 - 12)。该药在病毒和宿主之间有很高的选择性。阿昔洛韦是鸟苷类似物,在感染的细胞中被病毒的胸苷激酶磷酸化成单磷酸,而在未感染的细胞中不会被磷酸化,然后单磷酸阿昔洛韦在细胞酶系中转化为三磷酸形式。三磷酸阿昔洛韦是病毒编码的 DNA 聚合酶的底物,可干扰病毒 DNA 的合成;三磷酸核苷一旦形成,由于高极性很难跨膜转运,导致药物驻留在作用部位;这两个原因导致了病毒感染的细胞中的三磷酸阿昔洛韦浓度是正常细胞的 200～1 000 倍。

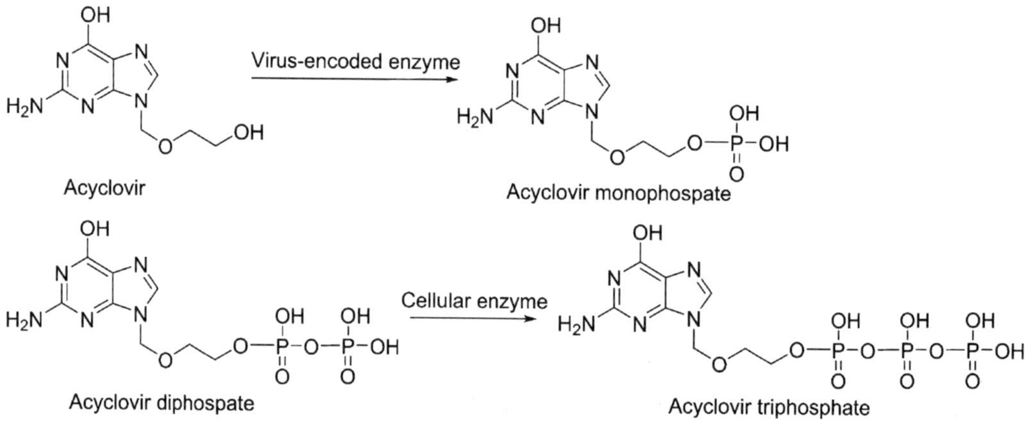

图 3-12　阿昔洛韦在单纯疱疹病毒感染细胞中的代谢过程

(5) 肠道菌群分泌的代谢酶

人体肠道内微生物群基因的多态性为宿主提供了多种人体自身所不具备的酶与生化途径,例如肠道菌群能够分泌多种糖苷酶和还原酶等,也可以作为潜在的药物靶标,为个体化医疗的研究提供新的方向。

肠道菌群分泌的代谢酶可作为结肠特异性前药的靶标,药物在结肠被酶代谢成原药起效。一个经典的例子是临床上广泛用于治疗克罗恩病的药物柳氮磺吡啶。该药结构包括 5-氨基水杨酸和磺胺吡啶,两者以偶氮键相连。口服给药后,柳氮磺吡啶在胃和小肠中很少被吸收,因而进入结肠,结肠处寄居的细菌分泌出偶氮还原酶将偶氮键打开释放出 5-氨基水杨酸,后者与肠壁结缔组织络合后较长时间停留在肠壁组织中,起到抗菌消炎的作用。

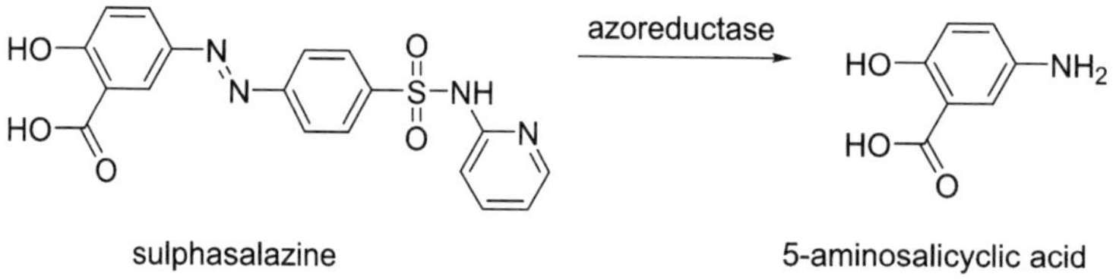

图 3-13　柳氮磺吡啶在肠道中的代谢过程

2. 基于转运的药物设计

和代谢酶一样,转运体在体内的分布和表达也存在组织特异性,例如 OCT1、OATP1B1、OATP1B3 和 OATP2B1 主要表达在肝脏中,而 OAT1、OCT2 和 PEPT2 主要表达在肾脏中。掌握转运体的分布和活性的信息,可以为成功设计靶向药物提供一种可能性。

(1) 胃肠道摄取转运体

胃肠道中营养转运体对于营养素的吸收有重要作用,设计靶向于这些转运体的前药,可以克服药物渗透性差和生物利用度低的缺点。肠道寡肽转运体(Oligopeptide transporter 1, PepT1)是一个有前景的靶标蛋白。该蛋白在胃肠道中高表达,生理作用是将二肽或者三肽转移到细胞内。PepT1 也可以介导转运 β-内酰胺抗生素、肾素-血管紧张素抑制剂和其他肽类药物进入细胞。抗病毒药物阿昔洛韦水溶性差,生物利用度低,将阿昔洛韦的羟基与缬氨酸反应成酯型前药伐昔洛韦,该药可由肠道上的 PepT1 快速摄取吸收,再在酯酶作用下几乎完全转化为原药阿昔洛韦(图 3 - 14),与服用同等剂量阿昔洛韦相比,服用伐昔洛韦的健康受试者血浆阿昔洛韦暴露量提高 3~5 倍;该设计思路也可以应用在阿糖胞苷的前药设计上,阿糖胞苷的临床应用也面临着溶解度差、口服生物利用度低的问题,所以临床上以注射给药为主。为了开发出口服的阿糖胞苷替代品,研究人员合成出阿糖胞苷-5'-缬氨酰酯,该前药也可由 PepT1 介导穿过细胞膜,然后快速并完全转化为阿糖胞苷发挥药效。

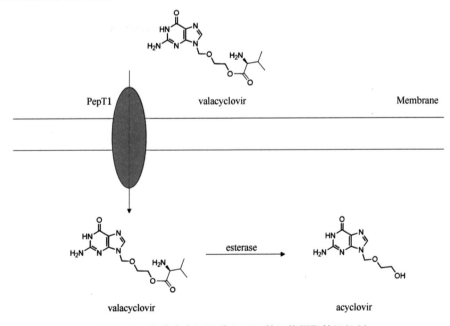

图 3 - 14　伐昔洛韦经肠道 PepT1 转运体摄取转运机制

(2) 其他器官摄取转运体

转运体作为"管家"控制着物质摄取和分泌。掌握了转运体的特异性分布和对药物的转运活性等信息后,可以设计药物使其被定向地转运至靶器官。苯丁酸氮芥是一个烷化剂类抗肿瘤药,本身不能透过血脑屏障。而研究人员在总结能够透过血脑屏障的药物的结构特征时,发现含氮的基团(特别是仲胺和叔胺)以及疏水性的结构是必需的。因此,将苯丁酸氮芥与东莨菪碱通过酯键连接形成前药,在该前药中引入叔胺基团,可被细胞顶膜侧的 SLC 转运体 H^+/OC 识别并摄取进入大脑,然后在大脑中快速水解成活性成分发挥药效(图 3 - 15)。

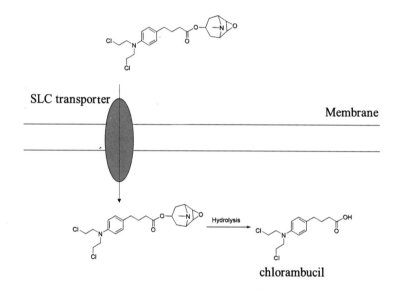

图 3 - 15　Scopine-chlorambucil 经 BBB 的 SLC 转运体摄取转运机制

3.2.5　结语

精准医学开启了个体化治疗新时代。从药物代谢酶、转运体和药物作用靶标等多角度为患者检测与药物治疗相关的基因,根据检测结果选择适合患者个体的药物、用药剂量和用药途径是药物精准治疗的基础。但是由于受生理、病理、环境等因素影响,药物相关基因还不能完全反映患者用药的差异性,这就需要把药物基因组学与蛋白质组学、转录组学、代谢组学等进行整合,这是精准医疗能大规模走向临床的关键,也是药物精准治疗服务的基础。

参考文献

[1] ZHANG Y, ZHONG D, SI D, et al. Lornoxicam pharmacokinetics in relation to cytochrome P450 2C9 genotype[J]. British journal of pharmacology, 2005, 59(11):14 - 17.

[2] MEGA J L, CLOSE S L, WIVIOTT S D, et al. Cytochrome P-450 polymorphisms and response to clopidogrel[J]. The New England journal of medicine, 2009, 360:354 - 362.

[3] SCOTT S A, SANGKUHL K, GARDNER E E, et al. Clinical Pharmacogenetics Implementation Consortium guidelines for cytochrome P450—2C19(CYP2C19) genotype and clopidogrel therapy[J]. Clinical pharmacology and therapeutics, 2011, 90 (2):328 – 332.

[4] BOSCH T M, MEIJERMAN I, BEIJNEN J H, et al. Genetic polymorphisms of drug-metabolising enzymes and drug transporters in the chemotherapeutic treatment of cancer[J].Clinical pharmacokinetics, 2006, 45(3):253 – 285.

[5] ARAKI K, FUJITA K, ANDO Y, et al. Pharmacogenetic impact of polymorphisms in the coding region of the UGT1A1 gene on SN-38 glucuronidation in Japanese patients with cancer[J]. Cancer science, 2006, 97(11):1255 – 1259.

[6] PASANEN M K, NEUVONEN M, NEUVONEN P J, et al. SLCO1B1 polymorphism markedly affects the pharmacokinetics of simvastatin acid[J]. Pharmacogenetics and genomics, 2006, 16(12):873 – 879.

[7] LINK E, PARISH S, ARMITAGE J, et al. SLCO1B1 variants and statin-induced myopathy—a genomewide study[J]. The New England journal of medicine, 2008, 359(8):789 – 799.

[8] VILLIKKA K, KIVISTO K T, BACKMAN J T, et al. Triazolam is ineffective in patients taking rifampin[J]. Clinical pharmacology and therapeutics, 1997, 61(1): 8 – 14.

[9] JACOBSON T A. Comparative pharmacokinetic interaction profiles of pravastatin, simvastatin, and atorvastatin when coadministered with cytochrome P450 inhibitors [J]. American journal of cardiology, 2004, 94(9):1140 – 1146.

[10] KYRKLUND C, BACKMAN J T, NEUVONEN M, et al. Gemfibrozil increases plasma pravastatin concentrations and reduces pravastatin renal clearance[J]. Clinical pharmacology and therapeutics, 2003, 73(6):538 – 544.

[11] KRUIJTZER C M, BEIJNEN J H, ROSING H, et al. Increased oral bioavailability of topotecan in combination with the breast cancer resistance protein and P-glycoprotein inhibitor GF120918[J]. Journal of clinical oncology, 2002, 20(13):2943 – 2950.

[12] YAN T, GAO S, PENG X, et al. Significantly decreased and more variable expression of major CYPs and UGTs in liver microsomes prepared from HBV-positive human hepatocellular carcinoma and matched pericarcinomatous tissues determined using an isotope label-free UPLC-MS/MS method[J]. Pharmaceutical research,

2015, 32(3):1141 - 1157.

[13] GUENGERICH F P, TURVY C G. Comparison of levels of several human microsomal cytochrome P-450 enzymes and epoxide hydrolase in normal and disease states using immunochemical analysis of surgical liver samples[J]. Journal of pharmacology and experimental therapeutics, 1991, 256(3):1189 - 1194.

[14] MURRAY G I, TAYLOR M C, BURKE M D, et al. Enhanced expression of cytochrome P450 in stomach cancer[J]. British journal of cancer, 1998, 77(7):1040 - 1044.

[15] MCFADYEN M C, MELVIN W T, MURRAY G I. Cytochrome P450 enzymes: novel options for cancer therapeutics[J]. Molecular cancer therapeutics, 2004, 3(3): 363 - 371.

[16] BRUNO R D, NJAR V C. Targeting cytochrome P450 enzymes: A new approach in anti-cancer drug development[J]. Bioorganic & medicinal chemistry, 2007, 15(15): 5047 - 5060.

[17] TRUMP D L, MUINDI J, FAKIH M, et al. Vitamin D compounds: Clinical development as cancer therapy and prevention agents[J]. Anticancer research, 2006, 26 (4A):2551 - 2556.

[18] DE ALMAGRO M C, SELGA E, THIBAUT R, et al. UDP-glucuronosyltransferase 1A6 overexpression in breast cancer cells resistant to methotrexate[J]. Biochemical pharmacology, 2011, 81(1):60 - 70.

[19] OBAIDAT A, ROTH M, HAGENBUCH B. The expression and function of organic anion transporting polypeptides in normal tissues and in cancer[J]. Annual review of pharmacology and toxicology, 2012, 52(1):135 - 151.

[20] PRESSLER H, SISSUNG T M, VENZON D, et al. Expression of OATP family members in hormone-related cancers: Potential markers of progression[J]. PLoS One, 2011, 6(5):e20372.

[21] GIACOMINI K M, HUANG S M, TWEEDIE D J, et al. Membrane transporters in drug development[J]. Nature reviews drug discovery, 2010, 9(3):215 - 236.

[22] VAN DE STEEG E, VAN ESCH A, WAGENAAR E, et al. Influence of human OATP1B1, OATP1B3, and OATP1A2 on the pharmacokinetics of methotrexate and paclitaxel in humanized transgenic mice[J]. Clinical cancer research, 2013, 19(4): 821 - 832.

[23] BUXHOFER-AUSCH V, SECKY L, WLCEK K, et al. Tumor-specific expression

of organic anion-transporting polypeptides：Transporters as novel targets for cancer therapy[J]. Journal of drug delivery, 2013, 2013:863539.

[24] LIU Y, ZHENG X, YU Q, et al. Epigenetic activation of the drug transporter OCT2 sensitizes renal cell carcinoma to oxaliplatin[J]. Science translational medicine, 2016, 8(348):348ra397.

[25] SUKOWATI C H, ROSSO N, PASCUT D, et al. Gene and functional up-regulation of the BCRP/ABCG2 transporter in hepatocellular carcinoma[J]. BMC gastroenterology, 2012, 12(1):160.

[26] VANDER BORGHT S, VAN PELT J, VAN MALENSTEIN H, et al. Up-regula-tion of breast cancer resistance protein expression in hepatoblastoma following chem-otherapy：A study in patients and in vitro[J]. Hepatology research 2008, 38(11): 1112 -1121.

[27] SZAKACS G, PATERSON J K, LUDWIG J A, et al. Targeting multidrug resistance in cancer[J]. Nature reviews drug discovery, 2006, 5(3):219 - 234.

[28] PENA M A, HORGA J F, ZAPATER P. Variations of pharmacokinetics of drugs in patients with cirrhosis[J]. Expert review of clinical pharmacology, 2016, 9(3):441 - 458.

[29] GONZALEZ D, J CONRADO D, THEURETZBACHER U, et al. The effect of critical illness on drug distribution[J]. Current pharmaceutical biotechnology, 2011, 12(12):2030 - 2036.

[30] ZGHEIB N K, BRANCH R A. Drug metabolism and liver disease：A drug-gene-en-vironment interaction[J]. Drug metabolism reviews, 2017, 49(1):35 - 55.

[31] ANDERSSON T, HASSAN-ALIN M, HASSELGREN G, et al. Pharmacokinetic studies with esomeprazole, the(S)-Isomer of omeprazole[J]. Clinical pharmacokinetics, 2001, 40(7):411 - 426.

[32] 陈玲燕,王雪丁,黄民.环磷酰胺的药物基因组学研究进展[J].药学学报.2014, 7:971 - 976.

[33] THAKKAR N, SLIZGI J R, BROUWER K. Effect of liver disease on hepatic trans-porter expression and function[J]. Journal of pharmaceutical sciences, 2017, 106 (9):2282 - 2294.

[34] NOLIN T D, NAUD J, LEBLOND F A, et al. Emerging evidence of the impact of kidney disease on drug metabolism and transport[J]. Clinical pharmacology and ther-

apeutics, 2008, 83(6):898 - 903.

[35] PICHETTE V, LEBLOND F A. Drug metabolism in chronic renal failure[J]. Current drug metabolism, 2003, 4(2):91 - 103.

[36] NOLIN T D. Altered nonrenal drug clearance in ESRD[J]. Current opinion nephrology and hypertensions, 2008, 17(6):555 - 559.

[37] YEUNG C K, SHEN D D, THUMMEL K E, et al. Effects of chronic kidney disease and uremia on hepatic drug metabolism and transport[J]. Kidney international, 2014, 85(3):522 - 528.

[38] LADDA M A, GORALSKI K B. The effects of CKD on cytochrome P450-mediated drug metabolism[J]. Advances in chronic kidney disease, 2016, 23(2):67 - 75.

[39] VERBEECK R K, MUSUAMBA F T. Pharmacokinetics and dosage adjustment in patients with renal dysfunction[J]. European journal of clinical pharmacology, 2009, 65(8):757 - 773.

[40] SUN H, FRASSETTO L, BENET L Z. Effects of renal failure on drug transport and metabolism[J]. Pharmacology and therapeutics, 2006, 109(1 - 2):1 - 11.

[41] SAKURAI Y, MOTOHASHI H, UEO H, et al. Expression levels of renal organic anion transporters (OATs) and their correlation with anionic drug excretion in patients with renal diseases[J]. Pharmaceutical research, 2004, 21(1):61 - 67.

[42] 庄笑梅.炎症诱发的药物代谢酶表型变化及其机制研究进展[J].国际药学研究杂志, 2015, 42(5):541 - 550.

[43] CHANG K C, LAUER B A, BELL T D, et al. Altered theophylline pharmacokinetics during acute respiratory viral illness[J]. The Lancet, 1978, 311(8074):1132 - 1133.

[44] KRAEMER M J, FURUKAWA C T, KOUP J R, et al. Altered theophylline clearance during an influenza B Outbreak[J]. Pediatrics, 1982, 69(4):476 - 480.

[45] JONES A E, BROWN K C, WERNER R E, et al. Variability in drug metabolizing enzyme activity in HIV-infected patients[J]. European journal of clinical pharmacology, 2010, 66(5):475 - 485.

[46] NUTT J G, WOODWARD W R. Levodopa Pharmacokinetics and Pharmacodynamics in Fluctuating Parkinsonian-Patients[J]. Neurology, 1986, 36(6):739 - 744.

[47] SIEGER D, ROSS D. Immunodetection of NAD(P)H : quinone oxidoreductase 1(NQO1) in human tissues[J]. Free radical biology and medicine, 2000, 29(3):246 - 253.

[48] BAILEY S M, LEWIS A D, KNOX R J, et al. Reduction of the indoloquinone anticancer

drug EO9 by purified DT-diaphorase: A detailed kinetic study and analysis of metabolites[J]. Biochemical pharmacology, 1998, 56(5):613 – 621.

[49] NAWAZ K, WEBSTER R M. The bladder cancer drug market[J]. Nature reviews drug discovery 2016, 15(9):599 – 600.

[50] SHIMMA N, UMEDA I, ARASAKI M, et al. The design and synthesis of a new tumor-selective fluoropyrimidine carbamate, capecitabine[J]. Bioorganic and medicinal chemistry, 2000, 8(7):1697 – 1706.

[51] SHARMA S K, BAGSHAWE K D. Antibody directed enzyme prodrug therapy (ADEPT): Trials and tribulations[J]. Advanced drug delivery reviews, 2017, 118:2 – 7.

[52] ELION G B. Mechanism of Action and Selectivity of Acyclovir[J]. The American Journal of Medicine, 1982, 73(1A):7 – 13.

[53] SHARMA R, RAWAL R K, GABA T, et al. Design, synthesis and ex vivo evaluation of colon-specific azo based prodrugs of anticancer agents[J]. Bioorganic & medicinal chemistry letters, 2013, 23(19):5332 – 5338.

[54] BEUTNER K R. Valacyclovir: A review of its antiviral activity, pharmacokinetic properties, and clinical efficacy[J]. Antiviral research, 1995, 28(4):281 – 290.

[55] WANG X Y, LI J B, XU C Q, et al. Scopine as a novel brain-targeting moiety enhances the brain uptake of chlorambucil[J]. Bioconjugate chemistry, 2014, 25 (11):2046 – 2054.

（陈笑艳）

3.3 基于组学技术的个性化药物研究技术

个性化用药的本质是通过对特定疾病类型及大量疾病人群的基因、蛋白等分子特征，精准地发现疾病发生、发展及治疗的生物标志物，并针对性地进行靶向药物治疗（targeted therapy），从而提高疾病的精准治疗。因此药物疗效生物标志物的鉴定及靶向性药物的研发是目前个性化用药的核心。近几十年来，随着生命科学技术的不断创新和发展，针对疾病机制靶标的研究和相应药物研发均取得了巨大的进展和成就。人类对重大疾病如肿瘤的认识已经不仅仅局限于临床的组织、病理等表型特征，而是深入到了基因、蛋白质等微观分子层面，以抗肿瘤药物为代表的新药研发模式已经发生了由基于疾病表型、局部信号通路及单一靶标的传统研发模式向基于疾病分子分型、生物体内全局信号网络和全部靶标的新型研发模式的革命性转变,抗肿瘤药物的治疗理念也已经从一药多治向个性化精准靶向治疗转变。另一方面,包括基因组、转录组、蛋白质组、代谢组等新兴组学技术的飞速发展,多维度、大规模组学数据的积累以及生物信息技术的不断提升,为个性化靶向药物的研发提供了强有力的支持,并始终贯穿在从原创新药发现技术体系建设到新药临床评估等一系列环节中。基于组学技术的个性化药物研发,能够全局性研究药物作用的分子调控通路和网络变化,对复杂疾病进行分子分型并实现基于分子亚型的药物筛选和指导设计等,还能将药物—临床—组学等信息进行有效关联,进行高通量、系统性药物靶标筛选等,从而实现个性化药物研发和指导,很大程度上避免传统药物研发技术通量性低、局限性强等劣势,最终提升药物研发的效率和成功率。

本章节将详细介绍基于基因组、蛋白质组、代谢组等多组学研究的药物研发技术和策略,包括个性化药物靶标、个性化药物治疗生物标志物的高通量筛选和鉴定,个性化药物作用机制的系统性解析以及个性化用药策略等。

3.3.1 基于化学蛋白质组学技术的高通量药物靶标研究

靶向给药既要求对目标靶标实现精确定位,又要避免与其他非靶蛋白作用,即脱靶效应(off-target effect)带来的不良反应。因此,系统性地对药物作用靶标的全面解析,以及对药物在组织或者细胞环境下对不同靶标的结合力进行系统的平行比较,是靶向药物研发的关键之一,而化学蛋白质组学(chemical proteomics)是在其中起着至关重要作用的新兴技术手段。化学蛋白质组学在新药研发中的主要作用是利用化合物与靶蛋白质发生特异性相互作用,通过将各种富集方法与高分辨生物质谱检测手段相结合来研究化合物作用靶标和分子调控机制。该方法可以无偏向性、高通量地从复杂生物样本(细胞或者组织)中鉴定小分子化合物的结合靶标,在基于表型和基于靶标的两种药物研发过程中都起着不可替代的作用。在基于表型的药物发现策略中,研究人员只有筛选出苗头化合物的直接作用靶标,才能进一步对药物—靶标相互作用机制进行阐释,从而实现对苗头化合物活性优化的目的。但在传统的药物筛选中很难做到无假设、无偏向性地寻找药物靶标。在基于靶标的药物发现中,活性小分子常常来自对一种或者几种酶的体外高通量筛选,但是这种方法无法对未知的药物—靶标相互作用(比如脱靶效应)进行预测。而利用化学蛋白质组学手段可以进一步解析活性分子在细胞水平的全靶标谱,为药物的活性、毒理以及适应证的早期评价提供重要的信息。另外,由于化学蛋白质组学测定的是小分子与蛋白质的直接相互作用,不依赖于对任何生物应答的测定,因此其原理适用于任何小分子靶标的研究。目前,基于化学蛋白质组学的药物靶标鉴定技术主要包括基于亲和层析的蛋白质组分析(affnity-based protein profiling, AfBPP)、基于活性的蛋白质组分

析(activity-based protein profiling，ABPP)、基于蛋白靶标热稳定性的蛋白质组分析
(thermal proteome profiling，TPP)和基于药物—靶标亲和稳定性(drug affinity respon-
sive target stability，DARTS)的蛋白质组分析(图 3 - 16，表 3 - 7)。

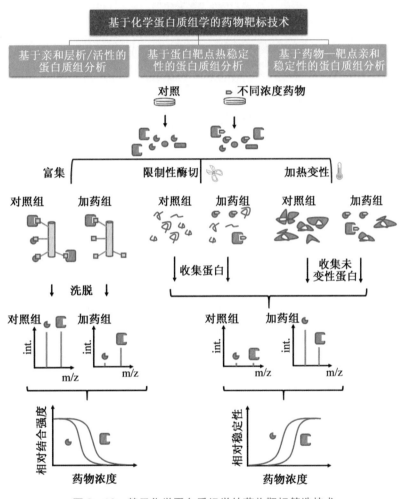

图 3 - 16　基于化学蛋白质组学的药物靶标筛选技术

表 3 - 7　基于化学蛋白质组学的药物靶标筛选技术对比

技　术	原　理	优　点	缺　点
AfBPP	靶标蛋白与固定相上的活性小分子的亲和作用。	1. 无偏向性； 2. 系统对全蛋白研究； 3. 能对靶标进行富集，适于低丰度蛋白质鉴定。	1. 需要对活性分子的构效关系详细了解； 2. 需要对活性分子化学衍生化； 3. 低丰度及低亲和力的靶标容易被洗掉； 4. 探针通常不能进入细胞。

技 术	原 理	优 点	缺 点
ABPP	靶标蛋白与共价小分子形成共价结合。	1. 无偏向性; 2. 系统对全蛋白质研究; 2. 能对靶标进行富集,适于低丰度蛋白质鉴定; 4. 能抓取低亲和力靶标; 5. 探针通常能进入细胞。	1. 需要对活性分子的构效关系详细了解; 2. 需要对活性分子化学衍生化; 3. 容易发生非特异性共价结合。
TPP	靶标蛋白与小分子结合后热稳定性增加,不易沉淀。	1. 无偏向性; 2. 系统对全蛋白质研究; 3. 不需要对活性小分子进行衍生。	1. 对极端情况,如热不敏感或者热不稳定蛋白质效果有限; 2. 需要通过进一步的手段降低样品复杂度,从而实现对低丰度蛋白的鉴定。
DARTS	靶标蛋白与小分子结合后稳定性增加,不易被酶降解。	1. 无偏向性; 2. 系统对全蛋白质研究; 3. 不需要对活性小分子进行衍生。	1. 对酶切不敏感的蛋白质效果有限; 2. 需要通过进一步的手段降低样品复杂度,从而实现对低丰度蛋白质的鉴定。

1. 基于亲和层析的药靶鉴定

基于亲和层析的蛋白质组分析(AfBPP)技术是指利用靶标蛋白与固定相上的活性小分子的亲和力将其从复杂生物样本中分离富集的技术,在鉴定小分子代谢物或者药物靶标方面有着广泛的应用。在该技术中,常常将活性小分子通过化学改造与惰性微珠(如琼脂糖固定相或磁珠)相连,然后与复杂生物样本(如细胞裂解物)孵育,将富集得到的蛋白从微珠上洗脱下来,经过蛋白酶酶解、液质联用(LC-MS/MS)定量分析,可以得到靶标蛋白的信息。该方法的成功实施受一系列因素影响:首先,通常要求活性小分子与靶标蛋白之间的亲和力在纳摩尔(nM)级别,以保证靶标蛋白与微珠的结合;其次,对小分子的化学改造要最大限度地保留小分子与靶标蛋白之间的相互作用。实验设计上,为了降低非特异性结合造成的假阳性结果,常常设置一组竞争实验。在竞争组中,将连有探针的微珠、生物样本与过量药物一起孵育,特异性结合的靶标蛋白被药物占据而无法与微珠结合,因而最终富集到的靶标蛋白的含量明显比实验组少,而非特异性结合蛋白在两组之间没有明显变化。该技术往往与定量蛋白质组学技术(如 SILAC、iTRAQ、TMT 等)联合使用,增加相对定量的准确性,从而使得结果更加准确。

以 AfBPP 为靶标筛选技术的最广泛应用是对激酶抑制剂的研究。在此研究中,几种广谱激酶抑制剂混合物被固定在惰性微珠上作为分子探针(这样的微珠被称为kinobeads),随后将微珠、细胞裂解液混合与不同浓度的激酶抑制剂类药物孵育,随后将富集的样品分别用不同的稳定同位素试剂(如 iTRAQ)标记。通过比较每个浓度样品中靶标蛋白上 iTRAQ 标签的相对丰度,可以计算得到药物的 IC_{50} 值。通过该方法,不仅可以鉴定出药物的已知靶标,还能用于新型未知靶标的鉴定,从而系统性地阐述药物影响的信号通路,并鉴定出特定的跟药物应答相关的生物标志物,为激酶药物的基础研究和临床转化提供重要的信息资源。除蛋白激酶靶标药物研究外,该技术也广泛用于其他药物靶标,比如在对组蛋白去乙酰化酶(HDAC)抑制剂的靶标研究中证明 HDAC 复合物的其他亚基能明显影响其对抑制剂的结合力,这同时也说明了在类细胞环境中系统评估药物对靶标结合活性的重要性。

2. 基于活性的药靶鉴定

基于活性的靶标蛋白质组分析(ABPP)技术利用微球固定相上的分子探针与靶标蛋白形成共价连接从而达到富集靶标蛋白的目的。ABPP 的基本过程与 AfBPP 类似,不同之处在于 ABPP 探针往往在细胞水平加药。通常的做法是,先将连有炔基的共价探针与细胞孵育,裂解后再通过"点击化学"反应与固定相微球连接以将靶标蛋白富集出来。在ABPP 技术中,为了区分特异性与非特异性的共价结合,同样会设置竞争组作为对照试验,并且使用相对定量标签以提高结果的准确性。因为靶标蛋白与分子探针之间的共价结合保证了其不会随着洗涤而损失,所以增加了定量结果的准确性和可重复性。

经典的 ABPP 技术主要以由共价抑制剂改造而来的小分子探针为工具,在寻找共价抑制剂在全细胞水平的靶标和评价脱靶效应方面起到不可替代的作用。共价抑制剂大大增加了与靶标的结合时间,延长了药效,因此其研发也越来越受到重视。然而,共价抑制剂与脱靶(off-target)的不可逆结合也更容易造成毒性,因此评价其全蛋白质组水平的选择性成为该类药物早期研发的重点内容之一。最近,共价型激酶抑制剂阿法替尼(Afatinib)和依鲁替尼(Ibrutinib)分别被批准为非小细胞肺癌和慢性淋巴白血病的治疗药物,而 ABPP 技术在系统地评价这些药物于全细胞水平的选择性中起到了至关重要的作用。该技术揭示了这些药物的许多非激酶的靶标蛋白(off-targets),并测定了激酶抑制剂的安全浓度(当超过该浓度时,抑制剂随即在全蛋白水平表现出广泛的反应活性,从而引发细胞死亡)。该研究是利用 ABPP 技术阐明药物不良反应的分子机制方面的典型案例,向人们展示了激酶共价抑制剂开发的潜力和面临的挑战。定量 ABPP 技术还被用于对全蛋白水平半胱氨酸和赖氨酸的反应活性进行系统的定量评估,该研究证明一些以前被认为不能成药(undruggable)的蛋白质可以成为共价药物开发的潜在靶标,为药物靶标筛选提供了新的思路,并为共价药物的合理设计提供了重要的靶标信息。

除此之外,ABPP 技术还被用于对非共价型激酶抑制剂的靶标筛选。在此应用中,连在微珠上的共价型激酶抑制剂作为分子探针,该探针在活细胞内富集到 133 个激酶。值得注意的是,与之前基于 kinobeads 的 AfBPP 分析结果相比,本方法富集到了 50 个新的激酶,显示出 ABPP 与 AfBPP 在鉴定非共价抑制剂靶标方面的互补性。

在另一类 ABPP 技术中,活性小分子探针通过光反应基团与靶标蛋白发生共价结合。当探针与靶标蛋白结合后,该基团在光催化下产生的自由基可与附近的氨基酸发生随机的光交联反应,从而能够抓住那些不具活性共价结合位点而配体-受体相互作用又弱的靶标蛋白。该技术被用于研究激酶抑制剂的靶标筛选、脂肪分子结合蛋白(lipid-binding protein,LBP)等许多药物潜在靶标的研究,以及基于小分子配体片段和靶标相互作用的药物开发中。基于光交联探针的 ABPP 技术结合了经典 ABPP 和 AfBPP 的优点,在系统靶标筛选方面扮演着重要作用。

3. 基于蛋白靶标热稳定性的药靶鉴定

蛋白质受热变性后会发生变性而形成不溶性沉淀,而与药物或活性小分子的结合能增加靶标蛋白的热稳定性,从而阻止变性产生,目前此技术已广泛用于单个药物和单个蛋白靶标的相互作用确证。据此原理,通过结合基于质谱的蛋白质组学技术,可以将此技术拓展至基于热稳定性的蛋白靶标全谱(TPP)的分析鉴定,从而实现对全细胞蛋白谱进行无偏向性的系统分析。在此方法中,给药组或空白组的细胞被分为若干份,分别被加热至不同的温度,在每个温度下提取可溶性蛋白,然后分别用多通道定量标签标记并通过 LC-MS/MS 分析定量,从而获得可溶性蛋白相对丰度随温度变化的变性曲线。与空白组相比,给药组中靶标蛋白因与药物结合而能耐受更高的温度,所以其变性曲线会发生明显右移,而非靶标蛋白的变性不受药物影响。在细胞裂解过程中加入温和去垢剂 NP40 可以将 TPP 技术应用于对膜蛋白的研究,进一步增加了该技术的应用范围。该技术不仅鉴定了激酶抑制剂星型孢菌素(staurosporine)和 GSK3182571 的靶标谱,还鉴定出激酶抑制剂 vemurafenib 和 alectinib 的脱靶蛋白,由此阐明了其光毒性产生的原因,此外还验证了达沙替尼对靶标下游通路中的效应蛋白热稳定性的影响。TPP 技术作为一种无偏向性的手段对药物的靶标谱进行鉴定,为系统性研究药物产生的效应和毒性提供了重要的靶标信息。虽然该方法在对低丰度和热不敏感蛋白质鉴定方面有一定的局限,但与 AfBPP 和 ABPP 技术相比,其不需要进行大量繁重的分子探针优化工作,因此在全蛋白质层面大规模系统鉴定药物靶标方面仍有重要的应用。

4. 基于药物—靶标亲和稳定性的药靶鉴定

基于药物—靶标亲和稳定性(DARTS)的药物靶标分析的原理是,药物结合能增加靶标蛋白稳定性从而改变其对蛋白酶酶解的敏感性。在本技术中,通常设置加药组和空白组,经过蛋白酶的短暂消化处理后,通过 SDS-PAGE 将蛋白分离和显色。与空白组相比,靶标蛋白在加药组中显示出更强的蛋白条带。将该条带切割、胰蛋白酶消化和 LC-MS/MS 分析后,可以实现对靶标蛋白的鉴定。该方法的优点与 TPP 类似,即不需要对药物进行化学衍生,从而大大减轻了靶标鉴定的工作量。但是,基于该方法的靶标鉴定也受一些因素的限制,比如,靶标蛋白自身对蛋白酶切的敏感性,间接作用蛋白(如靶标蛋白的结合蛋白)的稳定性也容易受到药物的影响,靶标蛋白的自然丰度,等等。除 SDS-PAGE 分离外,靶标蛋白还可以通过其他的组学手段进行鉴定,比如通过透析或者过滤的方法将蛋白与小分子分离,胰酶酶解后通过多维色谱分离,以提高对蛋白质覆盖的深度。目前,该方法被用于对膜海鞘素、雷帕霉素、白藜芦醇、塞利西布等药物和活性小分子的靶标鉴定,并不断地拓展到对其他活性小分子的靶标研究中。

3.3.2 基于大规模组学数据的个性化药物研究

药物的作用机制是极为复杂的过程,然而传统药物研究由于技术限制,仅关注疾病表型、单一靶标或单一信号通路的改变,该技术的片面性和局限性是导致新药研发失败的重要原因之一。基于组学技术的个性化药物研究,由于其能够系统性研究基因层面(包括DNA、RNA 等)、蛋白质层面(包括蛋白质、蛋白质翻译后修饰等)、代谢产物层面等各个分子水平的整体性变化,从而革命性地改变了传统药物研发的技术局限,实现了无偏向性解析药物的全局性作用靶标、作用通路和调控信号网络等;进一步基于大规模组学数据、药理学数据和临床信息等关联整合分析的个性化药物研究技术和策略(图 3-17),能更深层次地实现生物体内同一空间多层维度分子水平间的动态变化关联性,从而全局性地揭示药物的分子作用精细机制,大幅度提升个性化药物的有效性和安全性,增加药物研发成功率。

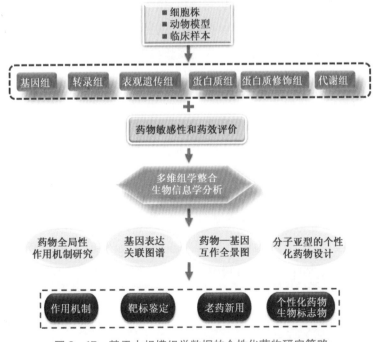

图 3-17 基于大规模组学数据的个性化药物研究策略

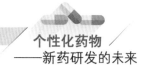

1. 基于组学数据的药物全局性作用机制研究和生物标志物鉴定

从分子水平角度考虑,许多疾病的发生、发展是由于基因水平异常,导致相应蛋白表达和修饰等细胞信号通路的失调,最终造成不同的疾病表型。而基于特定疾病表型的药物,通过相应的药物靶标进行干预,其最终必然会通过全局性改变和影响整个细胞(机体)分子水平的作用网络(如 mRNA、蛋白表达、磷酸化修饰水平等),从而达到药效学治疗的目的。而通过组学技术手段,可以进行全局性、无偏向针对特定的疾病样本,对其进行药物作用分子机制和调控网络的分析研究,从而深度挖掘药物分子在不同生物学样本中的分子效应差异。比如,通过系统比较药物敏感或不敏感细胞株在加药前后的基因表达谱或蛋白表达谱和修饰谱的变化,可以分析研究药物敏感/耐药的分子机制,鉴定药物作用的靶标蛋白,鉴定指证药效的生物标志物,是目前药物个性化生物标志物研究的重要技术手段。例如,利用定量蛋白质组和磷酸化修饰组技术,系统研究了针对 PI3K 通路抑制剂的药物特异性生物标志物,发现蛋白 PRAS40(Thr246)水平与前列腺癌、三阴性乳腺癌等多种肿瘤样本中的 AKT 抑制剂的敏感性,提示其可以作为 AKT 抑制剂疗效敏感性预测的生物标志物。

2. 基于基因表达关联图谱的药物机制预测

药物对疾病的作用机制在分子水平上是一个非常复杂的过程,针对同一疾病或同一靶标的药物由于其结构并不相同,常常存在脱靶效应,从而导致这些药物疗效和毒性并不一定相同。而针对不同疾病的不同类型的药物,由于疾病蛋白质网络的复杂性,可能存在分子水平与靶向相同的蛋白靶标,从而导致类似的药理学效应。因此,通过全面分析不同药物引起的细胞分子水平网络和特征的表达变化(如基因表达谱、蛋白表达谱等),可以系统分析和比较不同药物引起的作用机制,评估药物作用靶标和脱靶效应,并预测药物、基因(蛋白质)和疾病直接的关联性。

通过研究药物作用前后 mRNA 水平的变化,能够预测基因的激活程度,揭示基因激活程度与药物敏感性的相关性。Broad 研究所在多种人类细胞 MCF7、PC3、HL60 和 SKMEL5 中,对 164 种药物建立了第一个基因表达关联图谱(Connectivity Map, CMAP),通过对比不同药物作用下基因表达量的不同,将药物敏感性与基因表达信息关联,能较好地预测去乙酰化酶(HDAC)抑制剂、雌激素类等药物以及精神疾病药物吩噻嗪类的作用机制。此数据库也广泛用于药物作用机制的预测,比如发现了雷公藤红素、醉茄素 A(Withaferin A)在治疗肥胖中的新机制和新靶标,发现已知对乳腺癌基质样细胞有毒性作用的化合物 ML239 的作用机制很可能是与其激活了脂肪酸去饱和酶-2(FADS2)密切相关。

由于蛋白质是药物的直接作用靶标,因此利用高灵敏度生物大分子质谱技术对细胞内蛋白质及其翻译后修饰进行高通量定性和定量检测,进一步结合生物信息学分析,通过对不同药物处理后细胞体内蛋白质及修饰水平变化的结果聚类分析,同时结合对应的基因突变等相关信息,能够从宏观方向全局性解析药物对细胞的影响,系统性解析药物作用的分子机制。例如,通过对比 *ALK* 基因阴性肺腺癌细胞株在 240 种药物加药前后细胞内蛋白质组的变化,再进一步结合基因组数据和细胞抑制率等数据进行综合分析,发现 ALK 抑制剂 ceritinib 对部分 *ALK* 阴性的肺癌细胞具有显著的生长抑制作用。此外,基于该策略,同时发现 ceritinib 和 paclitaxel 联合用药对肺癌中普遍存在的 FAK 自体磷酸化高表达的细胞有很强的协同作用。大部分癌症的发生、发展都与蛋白激酶的活性密切相关,目前共有 37 种针对激酶的靶向性药物已上市、250 种药物作为候选。因此,研究癌细胞内蛋白激酶与激酶抑制剂药物的相互作用,将很大程度上建立药物与靶标之间的关联性,预测药物的作用机制,对癌症治疗方案和老药新用策略提供重要的参考价值。例如,有研究通过对 243 种激酶抑制剂与急性髓细胞性白血病细胞系内的激酶相互作用谱分析,构建了药物与蛋白质的关联网络信息,预测蛋白激酶抑制剂的结合靶标和结合特性。发现 SIK2 抑制剂能调节细胞因子,并发现 cabozantinib 或可用于治疗 *FLT3-ITD* 阳性的急性骨髓性白血病。

3. 基于肿瘤相关药物—基因互作全景图的药物敏感性和生物标志物分析

肿瘤的组学特征对于药物治疗效果有重要的影响,因此通过组学策略全局性关联癌细胞的基因(蛋白质)水平变化以及肿瘤样本对药物的敏感性,直接将患者的基因组信息与肿瘤及其药物治疗进行系统性的关联匹配,对肿瘤的治疗具有巨大的指导意义。比如,将基因组信息(包括基因突变、染色体扩增、基因拷贝数扩增、基因表达等)与多种类型癌症细胞的临床模型系统药物敏感信息结合,可以构成一个空间、多个维度的复杂网络机制图谱。进一步将其映射到不同癌症的分子亚型上,不仅能够系统性解析癌症的发病机制,发现潜在的治疗标志物,并能为癌症治疗的个性化药物的发现提供关键线索,即癌症相关药物—基因互作全景图。目前,国际上已有两个大规模药物—基因互作全景图数据库。Sanger 研究所通过对近 700 种癌细胞内 138 种抗癌药物的药物敏感性进行分析,并结合癌细胞的基因组信息、转录组信息,构建 Genomics of Drug Sensitivity in Cancer(GDSC)数据库。Broad 研究所通过分析 24 种抗癌药物针对 479 种癌细胞的药敏分析数据,并结合 947 种癌细胞的基因表达信息、染色体拷贝信息和重测序信息,构建 Cancer Cell Line Encyclopedia(CCLE)数据库。基于 CCLE 数据库,研究发现血浆细胞谱系的癌细胞对 IGF1 受体抑制剂敏感;在 *NRAS* 突变细胞株中,MEK 抑制剂的效价与 AHR 的表达量密切有关;*SLFN11* 高表达细胞对拓扑酶抑制剂敏感。这些数据库的建立,预测了未知的药物靶标,已广泛应用于抗肿瘤新型药物的研发和生物标志物研究中。

4. 基于组学数据分子亚型的个性化药物探索

癌症的治疗存在诸多问题,其中之一就是癌症种类复杂多样。据统计,人类疾病中存在 200 多种癌症类型,不同类型癌症又具有多种分子亚型。研发癌症治疗的个性化药物策略即是在利用组学数据对癌症进行精准分子分型的基础上,准确找出某一类型的分子特征,进而针对性地研发特异性的靶向药物。随着近年来基因组技术的成熟和成本的不断降低,基于基因突变的癌症分子亚型分类已在新药研发和个性化药物研究中发挥了越来越关键的作用。

目前通过大规模癌症样本的基因组学数据测试和分析,在特定肿瘤中寻找特定的"driver"基因突变,并以此作为药物靶标进行药物研发和个性化生物标志物鉴定,是目前靶向肿瘤药物研发和生物标志物研究的核心内容之一。以非小细胞肺癌的分子亚型用药策略为例,*EGFR* 基因或 *ALK* 基因突变的鉴定可以直接通过美国 FDA 批准的针对这两种基因的靶向性药物进行临床上的应用,包括厄洛替尼(Erlotinib)、吉非替尼(Gefitinib)用于 *EGFR* 基因突变的肺腺癌治疗,克唑替尼(Crizotinib)用于 *ALK* 基因突变的肺腺癌治疗。目前,已有越来越多的基于基因的抗肿瘤药物伴随诊断生物标志物被美国 FDA 批准,如表 3-8 所示。

表 3-8 美国 FDA 批准的抗肿瘤药物伴随诊断生物标志物

药物(品牌名称)	对 象	生物靶标	技术(PMA 首次批准的年份)
克唑替尼(Xalkori)	非小细胞肺癌	*ROS1* 融合	NGS(2017)
达拉非尼(Tafinlar)、曲美替尼(Mekinist)	非小细胞肺癌	*BRAF V600E* 或 *BRAF V600K* 突变	NGS(2017)
吉非替尼(Iressa)	非小细胞肺癌	*EGFR* 外显子 19 缺失或外显子 21(*L858R*)置换突变	RT-PCR(2015)、NGS(2017)
奥希替尼(Tagrisso)	非小细胞肺癌	*EGFR T790M* 突变	RT-PCR(2016)
派姆单抗(Keytruda)	非小细胞肺癌	PDL1 表达	IHC(2016)
克唑替尼(Xalkori)	非小细胞肺癌	*ALK* 过表达或基因融合	FISH(2011)、IHC(2015)
阿法替尼(Gilotrif)	非小细胞肺癌	*EGFR* 外显子 19 缺失或外显子 21(*L858R*)置换突变	RT-PCR(2013)
厄洛替尼(Tarceva)	非小细胞肺癌	*EGFR* 外显子 19 缺失或外显子 21(*L858R*)置换突变	RT-PCR(2013)
曲妥珠单抗(Herceptin)	乳腺癌	HER2 表达和/或 *ERBB2* 扩增	ISH(2011)、CISH(2011)、IHC(2012)

续表

药物(品牌名称)	对　象	生物靶标	技术(PMA 首次批准的年份)
曲妥珠单抗(Herceptin)、帕妥珠单抗(Perjeta)、阿曲曲妥单抗(Kadcyla)	乳腺癌和胃癌	*ERBB2* 扩增	FISH(2005)、ICC(1998)
伊马替尼(Gleevec)	胃肠道间质瘤	KIT 表达	IHC(2005)
西妥昔单抗(Erbitux)、帕尼单抗(Vectibix)	结直肠癌	*KRAS* 突变阴性或 *KRAS* 和 *NRAS** 突变阴性	IHC(2004)、RT-PCR(2012)、NGS*(2017)
奥拉帕尼(Lynparza)	卵巢癌	*BRCA1* 或 *BRCA2* 突变	PCR/Sanger sequencing (2014)
达拉非尼(Tafinlar)、曲美替尼(Mekinist)	黑素瘤	*BRAF V600E* 或 *BRAF V600K* 突变	RT-PCR(2013);NGS(2017)
维罗非尼(Zelboraf)	黑素瘤	*BRAF V600E* 突变	RT-PCR(2011)
瑞卡帕布(Rubraca)	卵巢癌	*BRCA1* 或 *BRCA2* 突变	NGS(2016)
恩西地平(Idhifa)	急性髓细胞性白血病	*IDH2* 突变阳性	PCR(2017)
米哚妥林(Rydapt)	急性髓细胞性白血病	*FLT3* 突变阳性	PCR(2017)
维奈托克(Venclexta)	B 细胞慢性淋巴细胞白血病	*17p*(包含 *TP53*)缺失	FISH(2016)
地拉罗司(Exjade)	非渗透依赖性地中海贫血症	肝脏铁浓度	MRI(2013)

＊ 表示仅限于帕尼单抗。

更进一步地,针对目前基因组层面研究明确的、无靶向性药物治疗的难治性肿瘤突变亚型(如 *RAS* 突变、三阴性乳腺癌等),可进一步地运用蛋白质组学、修饰组学等其他维度的组学技术,从另外的组学维度,对此类肿瘤进行分子分型、分子特征和机制分析。通过考虑药物敏感性和药效学数据,可以鉴定和发现针对此类难治性肿瘤的某一特定亚型的个性化药物。例如,在 *ER/PR*、*HER2* 基因分型的基础上结合蛋白质组学和基因突变信息对三阴性乳腺癌(*ER/PR*⁻、*HER2*⁻)进行进一步分型,得到更精准的 4 个亚型,并揭示了不同亚型的特有分子特征及蛋白质丰度的差异,进一步整合不同细胞株对药物的敏感性信息、已报道的 GDSC 数据库数据集以及蛋白质组学数据,将药物敏感性与蛋白丰度进行关联,并深度揭示了指征此类肿瘤药物敏感性的蛋白标志物,为三阴性乳腺癌的个性化治疗和药物研发提供了新的思路。通过整合单个基因的不同突变情况、蛋白质组学和药物敏感性数据对重要的突变分子亚型分型,在蛋白质组学的分型基础上结合单个基因不同位置的突变信息,构成二维分型图,在此基础上对应药物敏感性数据,寻找个性化药物。如将 68 种 *KRAS* 突变肺腺癌样本进一步分型,分为 KL、KP、KC 三个亚型,并发现 KC 亚型细胞对 HSP90 抑制剂敏感。这种基于分子分型的肿瘤的进一步分子亚型特征分析,可以为难治性的无靶向性药物癌症亚型的个性化用药提供新的策略。

3.3.3　基于多维组学整合的个性化用药展望

多维组学的大规模整合分析,理论上可以真正意义上实现对疾病和特定药物的分子机制的全局性认知,其意味着包括基因组、转录组、蛋白质组、代谢组等不同维度的数据在生物信息学的全面整合分析,从而实现不同层次的分子水平对药物的作用靶标、调控机制和生物学效应的系统解析。由此,一方可以全局性揭示药物的靶向性及脱靶效应等,并根据药物的不同特征,针对性地对不同药物进行联用,以期达到提高药效并降低不良反应的目的,实现对疾病药物治疗的个性化精准指导。另一方面,通过对药物在细胞体内全局性的分子调控机制的精细解析,从而发现药物潜在的全新靶标和全新的调控机制,开发出药物新的临床适应证,并在一定程度上有助于提升老药新用在药物研发中的有效性和成功率。目前,基于多种组学策略的个性化药物治疗理念尚处于萌芽阶段,在其实际的应用中存在诸多局限性,其主要原因是许多的组学技术目前还不够成熟和完善,还在不断发展中。比如,灵敏度低、深度不足、成本高昂、缺乏实时监控动态变化的手段,都是目前蛋白质组和蛋白翻译修饰组研究的瓶颈问题。此外,不同维度的组学数据的背景噪声相差巨大,定量和定性分析的技术手段不同,不同组学数据间的相互关联和匹配性差等技术难题,也使得不同类型大组学数据整合和数据挖掘困难重重、极具挑战性,开发相应的生物信息学手段及分析策略解决还需要相当长的路。

虽然多维组学整合策略尚不成熟,但该策略已初步应用于个性化药物治疗阶段。近年来的研究工作表明,通过整合肺腺癌、癌旁、人源肿瘤异种移植(PDX)模型的基因 SNP 拷贝数信息、基因表达信息和蛋白质表达谱信息,能够从基因、转录和蛋白质这三个维度上对肺癌进行分析,预测到了许多单组学预测不到的在肺癌和其他癌中蛋白质表达的变化,这些变化与肺癌及其他癌症的细胞代谢和患者生存率存在着很强的相关性。例如,研究人员通过对 24 组乳腺癌患者来源的人源肿瘤异种移植(PDX)模型进行转录组学和蛋白质组学的整合分析,发现蛋白质组学相比于基因组学分析更能发现一些蛋白质或者磷酸化的动态变化,包括 AKT 蛋白和 ARAF、BRAF、HSP90AB1 磷酸化的过表达等。毫无疑问,随着各种组学技术平台的日益完善,以及从不同平台中的组学数据产出逐步增加,多组学整合对于临床个性化用药以及包括老药新用在内的个性化药物的研发提供了强有力的技术支撑,将在未来的生物医药研究领域占据越来越重要的位置,更将为人类的精准医疗起到不可估量的作用。

参考文献

[1] KLAEGER S, HEINZLMEIR S, WILHELM M, et al. The target landscape of clinical kinase drugs[J]. Science, 2017, 358(6367):eaan4368.

[2] WANG C, WEERAPA E, BLEWETT M M, et al. A chemoproteomic platform to quantitatively map targets of lipid-derived electrophiles[J]. Nature methods, 2014, 11 (1):79 – 85.

[3] LOMENICK B, HAO R, JONAI N, et al. Target identification using drug affinity responsive target stability(DARTS)[J]. Proceedings of the national academy of sciences of the United States of America, 2009, 106(51):21984 – 21989.

[4] MARTINEZ MOLINA D, JAFARI R, IGNATUSHCHENKO M, et al. Monitoring drug target engagement in cells and tissues using the cellular thermal shift assay[J]. Science, 2013, 341(6141):84 – 87.

[5] MACDONALD M L, LAMERDIN I, OWENS S, et al. Identifying off-target effects and hidden phenotypes of drugs in human cells[J]. Nature chemical biology, 2006, 2(6):329 – 337.

[6] LAMB J, CRAWFORD E D, PECK D, et al. The Connectivity Map：Using gene-expression signatures to connect small molecules, genes, and disease[J]. Science, 2006, 313(5795):1929 – 1935.

[7] REES M G, SEASHORE-LUDLOW B, CHEAH J H, et al. Correlating chemical sensitivity and basal gene expression reveals mechanism of action [J]. Nature chemical biology, 2016, 12(2):109 – 116.

[8] KUENZI B M, REMSING RIX L L, STEWART P A, et al. Polypharmacology-based ceritinib repurposing using integrated functional proteomics [J]. Nature chemical biology, 2017, 13(12):1222 – 1231.

[9] YANG W, SOARES J, GRENINGER P, et al. Genomics of Drug Sensitivity in Cancer(GDSC)：A resource for therapeutic biomarker discovery in cancer cells[J]. Nucleic acids research, 2013, 41(Database issue):D955 – 961.

[10] BARRETINA J, CAPONIGRO G, STRANSKY N, et al. The cancer cell line encyclopedia enables predictive modelling of anticancer drug sensitivity[J]. Nature, 2012, 483(7391):603 – 607.

[11] LAWRENCE R T, PEREZE M, HERNANDEZ D, et al. The proteomic landscape

of triple-negative breast cancer[J]. Cell reports, 2015, 11(4):630 - 644.

[12] SKOULIDIS F, BYERS L A, DIAO L, et al. Co-occurring genomic alterations define major subsets of KRAS-mutant lung adenocarcinoma with distinct biology, immune profiles, and therapeutic vulnerabilities[J]. Cancer discovery, 2015, 5(8):860 - 877.

[13] LI L, WEI Y, TO C, et al. Integrated omic analysis of lung cancer reveals metabolism proteome signatures with prognostic impact[J]. Nature communications, 2014, 5:5469.

[14] HUANG K L, LI S, MERTINS P, et al. Proteogenomic integration reveals therapeutic targets in breast cancer xenografts[J]. Nature communications, 2017, 8: 14864.

（谭敏佳）

3.4　基于分子影像技术的个性化药物研究

近十年来,个性化靶向药物的大量涌现,标志着基于分子分型的个体化治疗时代的到来。然而,靶向药物的整体治疗效果低于人们的预期。临床研究发现,由于遗传和环境等因素导致肿瘤患者个体之间存在高度的异质性,不同患者对同一靶向药物的响应程度存在明显差异,主要表现为对靶向药物的原发性耐药(对初始治疗无响应)和获得性耐药(初始治疗获益后快速复发)。比如靶向 *ALK* 的一代抑制剂 Crizotinib,即使在 *ALK* 基因扩增/高表达的患者中,也有 50% 的患者没有响应,而有响应的患者在用药半年后也会复发。因此,寻找靶向药物的敏感分子标志物(predictive biomarker)和疗效分子标志物(response biomarker),并对其实时、定量、无损地进行动态监控,以前瞻性地富集靶向药物的敏感人群、延缓或规避耐药,是个性化靶向药物研发中的重大科学问题。

分子影像学(molecular imaging)是 20 世纪 90 年代中晚期开始发展的新兴技术,它以分子生物学、化学、物理学、放射医学、计算科学和影像学为基础,用影像技术在活体内进行细胞和分子水平的生物过程的描述和测量。分子影像技术作为一种在体探测方法,其优势在于可以实时、定量、无损、动态地获得生物体的解剖学、生理学和功能学信息,将基因表达、蛋白质与蛋白质相互作用、生物信号传递等复杂的过程变成直观的图像,显示细胞或分子水平的生理和病理过程。分子影像的这些优势为解决上述个性化靶向药物研发问题提供了有效的技术手段。

根据检测光谱及源能量的不同,分子影像技术可大致分为五类:①光学成像:包括荧光成像、生物发光成像和拉曼光谱成像等;②放射性核素成像:包括正电子发射计算机断层显像(positron emission tomography, PET)和单光子发射计算机断层扫描成像(single photon emission computed tomography, SPECT)等;③磁共振成像(magnetic resonance imaging, MRI);④X 射线计算机断层扫描成像(X-ray computed tomography, CT);⑤超声成像(ultrasound imaging, US)。以上分子影像技术已经被广泛地运用于药物研发的各领域(表 3 - 9)。例如,MRI 成像技术提供的生物体解剖学和功能学信息,可以直接评估药物疗效;将候选药物用正电子放射性核素标记,即可用 PET 成像技术监测该药物的体内靶向性和药物代谢等过程;也可对药物制剂进行荧光或拉曼染料标记,即可用荧光成像或拉曼成像技术观察药物在体内的递送过程。以下就分子影像技术在个性化药物研究中的两个方面,即对敏感/疗效分子标志物的监控、对药物代谢和药物靶向性的可视化检测进行阐述。

表 3 - 9　分子影像技术在药物研发领域的主要适用范围

影像技术	分辨率	深度	应用领域
光学成像	2～5 mm	<1 cm	药效、药代、药物靶向性、制剂
PET	1～2 mm	无限制	药效、药代、药物靶向性、制剂
SPECT	0.3～1 mm	无限制	药效、药代、药物靶向性、制剂
MRI	10～100 μm	无限制	药效、制剂
CT	50～100 μm	无限制	药效
US	50～100 μm	cm	药效、药物靶向性

3.4.1　分子影像技术对靶向药物的敏感预测标志物和疗效监控标志物的监控

1. 敏感预测标志物的检测

靶向治疗的患者遴选方式多为检测肿瘤组织中激酶类靶向抑制剂的敏感预测标志物的表达情况,以判断肿瘤患者是否采用相应的治疗策略。目前,临床常用的检测敏感标志物的方法为:检测蛋白表达的免疫组织化学技术,检测基因扩增的原位杂交(fluorescence in situ hybridization, FISH)或检测基因突变的 DNA 测序技术。但是这些技术均可能由于肿瘤组织取材的局限性或病理手段的误差性导致诊断偏差。而使用放射性核素或荧光染料标记的分子影像探针,可高特异性识别靶标分子,同时还具备定量分析及无创检测等优势,成为活体分子水平精准检测激酶类靶向抑制剂敏感预测标志物的重要

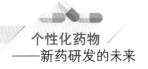

手段。

（1）HER2 抑制剂敏感标志物的影像检测

HER2 是可调控细胞增殖、侵袭转移等多重功能的受体酪氨酸激酶。研究表明，其在多种类型的恶性肿瘤如乳腺癌、胃癌、食管癌等中存在高表达，且表达量与肿瘤的不良预后呈正相关。随着肿瘤靶向治疗的发展，已有多个针对 HER2 的单克隆抗体或小分子抑制剂被开发。其中，HER2 单抗 Heceptin 因其显著的疗效已被美国 FDA 批准用于存在 *HER2* 扩增的乳腺癌患者的分子靶向治疗。

利用单光子放射性核素或正电子放射性核素标记 HER2 的亲和体（Affibody）或抗体，配合 SPECT 或 PET 等检测手段，可特异性对肿瘤样本中 HER2 的表达进行检测，从而遴选 *HER2* 扩增的敏感群体进行靶向治疗。早期用于 HER2 亲和体标记的单光子放射性核素为 ^{111}In，半衰期为 2.81 d。采用 ^{111}In 对亲和体 $Z_{HER2:342}$ 进行标记，探针可在 HER2 高表达的裸鼠移植瘤组织中特异性摄取。2014 年，Sorensen J 等应用 ^{111}In-ABY-025 HER2 亲和体探针首次在临床进行了评价，结果显示该探针能在 *HER2* 阳性的乳腺癌患者肿瘤部位富集，且探针安全性高，具有良好的应用前景。

（2）EGFR 抑制剂敏感标志物的影像检测

EGFR（epidermal growth factor receptor）是一类与肿瘤发生、发展密切相关的受体酪氨酸激酶。现有多个针对 EGFR 的抑制剂经美国 FDA 批准上市，主要用于治疗具有 *EGFR* 扩增或突变的非小细胞肺癌。EGFR 抑制剂的敏感标志物为 *EGFR* 扩增和 *EGFR L858R* 突变。目前，针对 EGFR 敏感标志物检测的分子影像探针已逐步成熟，多是将成像功能元件直接标记在 EGFR 特异性抗体或小分子激酶抑制剂上。

在检测 *EGFR* 扩增方面：第一，超顺磁性氧化铁微粒标记的 EGFR 特异性抗体 Cetuximab，可用 MRI 成像表明该探针可特异性结合于细胞膜上的 EGFR，无损地对 *EGFR* 表达量进行检测。第二，用单光子放射性核素标记的 *EGFR* 探针（如 ^{99m}Tc-7C12 和 ^{111}In-Cetuximab 等），可用 SPECT 成像进行 *EGFR* 表达量的定量测定。第三，用正电子放射性核素标记的 *EGFR* 探针（如 ^{64}Cu-DOTA-Cetuximab），也可无创性检测 *EGFR* 在体内的表达情况。

在检测 *EGFR* 突变方面：EGFR 激酶区 *L858R* 突变是 EGFR 抑制剂重要的获益人群，故针对 *EGFR* 突变的筛查在 EGFR 抑制剂的临床应用中显得尤为重要。Memon A 等人通过 ^{11}C 标记 EGFR 激酶区抑制剂 Erlotinib，在小鼠的异种移植瘤模型中，敏感细胞株 HCC827 对该探针的摄取明显高于不敏感细胞株 A549 和 NCI358。Yeh H 等合成的 [^{18}F]F-PEG(6)-IPQA 小分子探针，可高选择性不可逆地结合 *EGFR L858R* 突变激酶区；体内结果证实，该探针在 *L858R* 单突变细胞株 H3255 移植瘤中的摄取显著高于

EGFR 野生型细胞株 H441 及 *L858R/T790M EGFR* 双突变的耐药细胞株 H1975。

2. 疗效监控标志物的检测

(1) 血管新生的影像检测

活跃的血管新生是肿瘤的十大特征之一,抑制新生血管形成是抗肿瘤治疗的重要手段。目前已有多个抗血管新生抑制剂被美国 FDA 批准用于肿瘤的治疗,如 Sunitinib、Pazopanib 等。血管内皮生长因子 VEGF 及其受体 VEGFR 在肿瘤中处于高度表达状态,其调控的信号通路促进肿瘤组织中的血管新生。因此,以 VEGF/VEGFR 为靶标,设计相应的分子影像探针,能对血管新生抑制剂的疗效进行评价,动态无损地监控药物疗效,提高用药的合理性和针对性。利用放射性核素标记 VEGF 单克隆抗体 Bevacizumab 的探针如^{89}Zr-、^{111}In-Bevacizumab 等。Patel N 等人的研究表明,^{111}In-Bevacizumab 探针能够在高表达 *VEGF* 的肿瘤组织中特异性摄取,且其摄取量的变化可以反映 Rapamycin 作用后 *VEGF* 表达量的变化即抗血管新生作用效果。

整合素 αvβ3 受体在调控血管新生过程中发挥重要的作用,也是肿瘤血管分子成像的重要靶标。用^{18}F、^{99m}Tc、^{64}Cu 等放射性核素标记其亲和性多肽(含 RGD 多肽核心序列),可特异性地对整合素 αvβ3 受体进行成像。例如,在临床Ⅱ期测试的[^{18}F]fluciclatide 探针可在黑素瘤、肾癌等肿瘤患者中特异性地与整合素 αvβ3 受体进行结合。Battle M 等还利用[^{18}F]fluciclatide 评价 Sunitinib 的疗效,发现在神经胶质瘤模型中,Sunitinib 在不改变肿瘤大小的前提下,也有抗血管新生的功效。

(2) 凋亡的影像检测

诱导细胞凋亡是抗肿瘤药物发挥杀伤作用的重要效应。因此,利用分子影像手段考察肿瘤组织中凋亡相关标志物的改变,可反映抗肿瘤药物的实际疗效。细胞产生凋亡时,磷脂酰丝氨酸(phosphatidylserine, PS)会从细胞膜内侧翻转并暴露到细胞膜表面,这一特点使得 PS 成为适合的分子影像靶标。利用人内源蛋白 Annexin V 对 PS 的高亲和力,^{99m}Tc 标记的 Annexin V 成为在临床中检测凋亡的第一个探针。比如,^{99m}Tc Hynic-rh-Annexin V 已成功在头颈癌患者中检测了顺铂化疗诱导凋亡。但是 Annexin V 不但能识别凋亡细胞,还能识别坏死细胞,故特异性较差;而且它在体内从非特异靶向组织内的清除较慢,使该成像的信噪比较低。于是,针对凋亡过程中发生凋亡细胞膜印记(apoptotic membrane imprint)、Caspase 蛋白酶激活、线粒体膜电位坍塌等过程,相应的分子影像探针也被开发,并应用于评估药物诱导的凋亡。

① 磷脂酰乙醇胺(phosphatidylethanolamine, PE)是细胞膜的重要组分。在凋亡发生早期,同 PS 一样也会发生定位改变,可被 Duramycin 多肽特异性识别。Conatumumab 是靶向 TRAIL(Tumor necrosis factor-related apoptosis-inducing ligand)受体 2(TR-2)

的人源单克隆抗体药物,可模拟 TRAIL 配体与 TR-2 结合,并激活下游 Caspase 通路活性,诱导凋亡。Elvas 等人使用[99m]Tc-Duramycin 探针对 Conatumumab 在 COLO205 和 HT29 结肠癌小鼠异种移植瘤模型中的效用进行评价。加药后发现[99m]Tc-Duramycin 被敏感模型 COLO205 高度摄取,并与肿瘤组织凋亡水平相符,而耐药模型 HT29 则几乎不摄取。该探针展现出良好的成像选择性和应用前景。

② 蛋白酶 Caspase-3 会在凋亡过程中被特异性激活。将 Caspase-3 小分子抑制剂进行[18]F 或[11]C 标记,得到的[18]F-ICMT 11,[11]C-WC-98 和[18]F-WC-IV-3 等 PET 探针都在细胞或动物模型中展示了它们检测凋亡的能力。例如,[18]F-ICMT 11 被应用于检测肺癌模型对 Carboplatin 的疗效。结果显示,该探针在敏感模型 PC9 和耐药模型 A549 中的摄取存在显著性差异,探针摄取量与药物导致的细胞凋亡呈正相关。

③ 线粒体膜电化学电位的永久坍塌是凋亡发生的重要事件。用放射性核素标记的电压敏感性探针,比如[18]F-fluorobenzyl triphenylphosphonium cation(^{18}F-FBnTP),可特异性识别冠状动脉阻塞时诱发的细胞凋亡。

(3) 细胞代谢的影像检测

能量代谢紊乱是肿瘤产生最基本的标志性事件之一。在目前的临床实践中,已通过对肿瘤代谢分子(包括葡萄糖、氨基酸、胆碱)的放射性同位素标记,利用高信噪比的肿瘤代谢 PET 成像,对肿瘤患者分期、疗效监测及预后预测等进行全程管理。

以糖酵解代谢示踪剂为例,享有"世纪分子"之称的[18]F-FDG 是葡萄糖的氟代衍生物,是临床上使用最广泛的肿瘤代谢显像剂。由于肿瘤细胞的糖酵解代谢增加,多数肿瘤 FDG 摄取值显著提高,因而 FDG-PET 常规应用于肿瘤的良恶性鉴别、恶性程度分期、寻找转移灶及药物疗效评估。Dejust S 等人利用[18]F-FDG 探针考察其对 ALK 抑制剂 Ceritinib 的疗效监控作用,结果证实,[18]F-FDG 可很好地反映 ALK 抑制剂的疗效,同时具备监控耐药产生的可能。Higuchi M 等人首次在临床中考察了[18]F-FDG 探针与肿瘤免疫治疗药物 PD-1 靶向抗体 Nivolumab 在非小细胞肺癌中的疗效的相关性。Nivolumab 作用后,探针在肿瘤中的摄取减少,同时血清癌胚抗原 CEA 也显著减少,提示 FDG 摄取与药物疗效存在相关性。

3.4.2 分子影像技术对药物靶向性、药物代谢及药物-药物相互作用的监控

1. 基于磁共振成像技术对含氟药物的靶向性和药物代谢监控

在近 50 年新开发的药物中,含氟药物占 5%～15%,尤其是在最近十多年来,这一比例显著性上升。在有机小分子中加入氟原子,可明显改善其稳定性、亲脂性和生物利用

度。第一个广泛应用的含氟药物为 5-氟尿嘧啶(5-fluorouracil),能抑制胸腺嘧啶核苷酸合成酶,阻断脱氧嘧啶核苷酸转换成胸腺嘧啶核苷酸,干扰 DNA 和 RNA 的合成,是最早的抗肿瘤药物之一。同时,全氟化碳(perfluorocarbon compound, PFC)乳液作为气体运载和药物传送载体,可将气体或药物直接传送到肺,从而保护其他非靶器官免受医源性药物影响。

基于 ^{19}F 的 MRI 成像技术于 1977 年创立。由于生物体内基本没有内源的 ^{19}F 原子,故该成像的背景噪声极低;而且 ^{19}F 的磁共振灵敏度高(约为 ^{1}H 的 83%),有相当大的相对化学位移范围(0~300),还可微小调整参数后利用 ^{1}H 磁共振成像仪器工作。以上优点使 ^{19}F MRI 在含氟药物和药剂研发中有了广泛的应用:早在 1996 年, ^{19}F MRI 成像便被用于 5-氟尿嘧啶在生物体内的代谢过程。Brix G 等发现在大鼠肝癌模型中,5-氟尿嘧啶仅可被肝脏而不是肝癌组织代谢为 α-fluoro-β-alanine,获得了其他检测方法都不能取得的药物体内代谢物信息。Cron G 等用 ^{19}F MRI 还研究了另一含氟抗肿瘤药物吉西他滨(Gemcitabine)在荷瘤动物模型中的分布特征。用提高血管灌注能力的药物(BoNT-A)处理后,吉西他滨在肿瘤组织中的分布增加,抑制肿瘤生长效应增强。^{19}F 巨大的化学位移范围和对弛豫改变的高敏感性,使 ^{19}F MRI 成为研究含氟药物与其靶标结合能力的最有用的方法。抗抑郁药物三氟拉嗪(trifluoperazine,TFP)在胃肠道黏膜上与其靶标 H^+/K^+-ATPase 的结合,导致了 ^{19}F 弛豫时间的改变,使得 ^{19}F MRI 可被用来定量检测 K_{off} 和 K_D 等配体与靶标结合和解离的参数。而 Ahrens E 等将 PFC 标记的树突细胞移植入生物体内后,利用 ^{19}F MRI 成像追踪移植的免疫细胞在体内的分布,使 ^{19}F MRI 成像在蓬勃发展的细胞移植治疗中亦可发挥作用。

2. 基于 PET-CT 成像技术对药物的靶向性和药物-药物相互作用监控

在开发靶向 5-羟色胺 1B(5-HT$_{1B}$)受体的抗抑郁候选药物 AZD3783 的过程中,基于[^{11}C]AZ10419369 PET/CT 成像被用于检测 AZD3783 在非人类灵长类和人类体内 5-HT$_{1B}$ 受体中的占位水平。结果表明,AZD3783 可进入脑并以可饱和的方式与 5-HT$_{1B}$ 受体结合,从而发挥抗抑郁的作用。[^{11}C]AZ10419369 探针可被用于定量检测中枢神经系统中 5-HT$_{1B}$ 受体占位情况和评估靶向 5-HT$_{1B}$ 受体的候选药物的靶向性,具有良好的研究和临床转化前景。

依赖于相同转运体的多种药物在同时给药的条件下可能会导致单一药物的血浆或暴露组织的浓度发生显著性变化,而导致严重不良反应或药效丧失,这一效应被命名为转运体介导的药物-药物相互作用(transporter-mediated drug-drug interaction, DDI)。美国 FDA 和欧洲药品管理局已出台了评价新药物与临床相关转运体介导的药物-药物相互作用风险的指导原则。评价 DDI 效应的经典方法为检测受试对象在单一用药和多种药物组合用药条件下,药物在血浆中的代谢动力学。但日益增多的数据表明某些 DDI 只影响部分组织(如肝脏、肾脏和脑)的药物代谢特性,而基本不影响血浆中的药代特性。故可获取全身器官功能性定量信息的 PET-CT 成像技术成为体内评估 DDI 效应的不可或缺的手段。将药物用短半衰期的放射性核素(比如^{11}C 或^{18}F)标记,并最低限度地改变药物的药代特性,即可对吸收药物的器官进行 PET 成像及放射性计数,实现体内无损、定量地检测 DDI 效应。比如,常用的酪氨酸激酶抑制剂(包括 gefitinib、sorafenib、imatinib 和 erlotinib 等)多为 ABC 家族转运体 P-gp 和 BCRP 的底物,基本不能穿过 P-gp 和 BCRP 转运体高表达的血脑屏障。用 P-gp/BCRP 转运体的双效抑制剂 elacridar 预处理后,^{11}C 标记的 gefitinib 在脑组织中的暴露浓度用 PET/CT 成像技术定量后,发现比未处理组提高了约 10 倍,展示了 elacridar 与 gefitinib 之间的相互作用。

3.4.3 展望

现有的靶向治疗新药研发临床试验多用疾病组织穿刺样品或外周血样品中分子标志物水平作为划分试验人群、用药方案设计及疗效评估的重要依据。分子影像技术基于其无损、定量、动态、实时成像的特点,可与以上技术产生互补。因绝大多数影像探针都是针对肿瘤标志物或药物靶标来设计的,能更好地研究标志物和靶标的分布和其他特性,而直接将候选药物作为成像对象,能在活体水平直接反映药物在体内的靶向性及代谢过程,为药物的安全性和药物代谢特征评估提供可视化证据。伴随着基因组、转录组、表观组、蛋白质组、代谢组、微生物组等分子层面的数据的迅速产出,如将放射组学(Radiomics)数据也整合至其中,将能更深度地挖掘和了解疾病产生及药物治疗的分子机制。目前已有的和正在发展的影像技术在个性化药物研发过程各个关键环节中的转化应用和成功实践,将助力新药分子尽快上市,造福患者。

参考文献

[1] CAMIDGE D R, DOEBELE R C. Treating ALK-positive lung cancer: Early successes and coming challenges[J]. Nature reviews clinical oncology, 2012, 9(5): 268 - 277.

[2] JAMES M L, GAMBHIR S S. A molecular imaging primer: Modalities, imaging agents, and applications[J]. Physiological reviews, 2012, 92(2):897 - 965.

[3] MA X, HUI H, SHANG W, et al. Recent advances in optical molecular imaging and its applications in targeted drug delivery[J]. Current drug targets, 2015, 16(6): 542 - 548.

[4] ORLOVA A, TOLMACHEV V, PEHRSON R, et al. Synthetic affibody molecules: A novel class of affinity ligands for molecular imaging of HER2-expressing malignant tumors[J]. Cancer research, 2007, 67(5):2178 – 2186.

[5] SORENSEN J, SANDBERG D, SANDSTROM M, et al. First-in-Human molecular imaging of HER2 expression in breast cancer metastases using the 111In-ABY-025 affibody molecule[J]. Journal of nuclear medicine, 2014, 55(5):730 – 735.

[6] LIU D, CHEN C, HU G, et al. Specific targeting of nasopharyngeal carcinoma cell line CNE1 by C225-conjugated ultrasmall superparamagnetic iron oxide particles with magnetic resonance imaging[J]. Acta biochimica et biophysica sinica, 2011, 43(4): 301 – 306.

[7] GAINKAM L O T, KEYAERTS M, CAVELIERS V, et al. Correlation between epidermal growth factor receptor-specific nanobody uptake and tumor burden: A tool for noninvasive monitoring of tumor response to therapy[J]. Molecular imaging and biology, 2011, 13(5):940 – 948.

[8] HOEBEN B A W, MOLKENBOER-KUENEN J D M, OYEN W J G, et al. Radiolabeled cetuximab: Dose optimization for epidermal growth factor receptor imaging in a head-and-neck squamous cell carcinoma model[J]. International journal of cancer, 2011, 129(4):870 – 878.

[9] NIU G, CAI W, CHEN K, et al. Non-Invasive PET imaging of EGFR degradation induced by a heat shock protein 90 inhibitor[J]. Molecular imaging and biology, 2008, 10(2):99 – 106.

[10] MEMON A A, JAKOBSEN S, DAGNAES-HANSEN F, et al. Positron emission tomography(PET) imaging with[11C]-labeled erlotinib: A micro-PET study on mice with lung tumor xenografts[J]. Cancer research, 2009, 69(3):873 – 878.

[11] YEH H H, OGAWA K, BALATONI J, et al. Molecular imaging of active mutant L858R EGF receptor(EGFR) kinase-expressing nonsmall cell lung carcinomas using PET/CT[J]. Proceedings of the National Academy of Sciences, 2011, 108(4):1603 – 1608.

[12] PATEL N, ABLE S, ALLEN D, et al. Monitoring response to anti-angiogenic mTOR inhibitor therapy in vivo using 111In-bevacizumab[J]. EJNMMI Research, 2017, 7(1):49.

[13] MENA E, OWENIUS R, TURKBEY B, et al.[18F] fluciclatide in the in vivo evalu-

ation of human melanoma and renal tumors expressing αvβ3 and αvβ5 integrins[J]. European journal of nuclear medicine and molecular imaging, 2014, 41(10):1879 - 1888.

[14] BATTLE M R, GOGGI J L, ALLEN L, et al. Monitoring tumor response to antiangiogenic sunitinib therapy with 18F-Fluciclatide, an 18F-Labeled αVbeta3-Integrin and αVbeta5-Integrin imaging agent[J]. Journal of nuclear medicine, 2011, 52(3): 424 - 430.

[15] HOEBERS F J P, KARTACHOVA M, DE BOIS J, et al. 99mTc Hynic-rh-Annexin V scintigraphy for in vivo imaging of apoptosis in patients with head and neck cancer treated with chemoradiotherapy[J]. European journal of nuclear medicine and molecular imaging, 2008, 35(3):509 - 518.

[16] ELVAS F, BODDAERT J, VANGESTEL C, et al. 99mTc-Duramycin SPECT imaging of early tumor response to targeted therapy: A comparison with 18F-FDG PET[J]. Journal of nuclear medicine, 2017, 58(4):665 - 670.

[17] WITNEY T H, FORTT R R, ABOAGYE E O. Preclinical assessment of carboplatin treatment efficacy in lung cancer by 18F-ICMT-11-positron emission tomography[J]. PLoS One, 2014, 9(3):e91694.

[18] SARIKAYA I. Cardiac applications of PET[J]. Nuclear medicine communications, 2015, 36(10):971 - 985.

[19] DEJUST S, MORLAND D, FABRE G, et al. 18F-FDG PET/CT evaluation of ceritinib therapy in metastatic ALK-positive non-small cell lung cancer[J]. Clinical nuclear medicine, 2016, 41(11):879 - 880.

[20] HIGUCHI M, OWADA Y, INOUE T, et al. FDG-PET in the evaluation of response to nivolumab in recurrent non-small-cell lung cancer[J]. World journal of surgical oncology, 2016, 14(1):238.

[21] BARTUSIK D, AEBISHER D. (19) F applications in drug development and imaging—a review[J]. Biomedicine and pharmacotherapy, 2014, 68(6):813 - 817.

[22] BRIX G, BELLEMANN M E, HABERKORN U, et al. Assessment of the biodistribution and metabolism of 5-fluorouracil as monitored by 18F PET and 19F MRI: A comparative animal study[J]. Nuclear medicine & biology, 1996, 23(7):897 - 906.

[23] CRON G O, BEGHEIN N, ANSIAUX R, et al. 19F NMR in vivo spectroscopy reflects the effectiveness of perfusion-enhancing vascular modifiers for improving gemcitabine

chemotherapy[J]. Magnetic resonance in medicine, 2008, 59(1):19 - 27.

[24] BOLAND M P, MIDDLETON D A. Insights into the interactions between a drug and a membrane protein target by fluorine cross-polarization magic angle spinning NMR[J]. Magnetic resonance in chemistry, 2004, 42(2):204 - 211.

[25] AHRENS E T, FLORES R, XU H, et al. In vivo imaging platform for tracking immunotherapeutic cells[J]. Nature biotechnology, 2005, 23(8):983 - 987.

[26] VARNAS K, NYBERG S, KARLSSON P, et al. Dose-dependent binding of AZD3783 to brain 5-HT1B receptors in non-human primates and human subjects: a positron emission tomography study with[11C] AZ10419369[J]. Psychopharmacology, 2011, 213 (2 - 3):533 - 545.

[27] WULKERSDORFER B, WANEK T, BAUER M, et al. Using positron emission tomography to study transporter-mediated drug-drug interactions in tissues[J]. Clinical pharmacology and Therapeutics, 2014, 96(2):206 - 213.

[28] KAWAMURA K, YAMASAKI T, YUI J, et al. In vivo evaluation of P-glycoprotein and breast cancer resistance protein modulation in the brain using[(11)C] gefitinib [J]. Nuclear medicine and biology, 2009, 36(3):239 - 246.

（黄锐敏）

3.5 个性化药物研发中的药物安全性评价关键技术

药物毒理学是研究药物可能对生物体造成损害作用及其机制研究的一门学科,主要是通过体外实验和动物体内实验研究评价药物的安全性。主要目的是描述新药毒性反应的特征,确定不引起毒性反应的剂量水平,确定和评价可能用于检测临床前毒性反应和(或)临床不良反应的毒性生物标志物,评估临床研究可以应用的安全起始剂量。

药物安全性评价贯穿于药物研发的全过程,可以简单地概况为药物发现阶段、临床前阶段、临床试验阶段、上市和上市后阶段。以支持新药临床试验和药物注册申请为目的的法规毒理学研究必须遵循优良实验室管理规范(good laboratory practice, GLP)或称为"药物非临床研究质量管理规范"以保障安全性评价试验数据和结果的真实性、完整性、可靠性和科学性。由国际多个国家(包括中国)和地区的药品管理当局和制药行业共同组成的国际人用药品注册技术协调会(International Council for Harmonization of Technical Requirements for Registration of Pharmaceuticals for Human Use, ICH)通过协调各国药物注册的技术要求,制定出一系列协商一致、标准统一的技术指导原则,主要分为质量控制(quality)、安全性(safety)、有效性(efficacy)和综合学科(multidisciplinary)四大类别,在国际上广为采纳。

在药物发现阶段整合计算毒理学、体内外毒性筛选技术,以及毒理组学和系统生物学将有利于尽早淘汰潜在风险大的化合物,降低研发成本、缩短研发周期、指导先导化合物优化;同时还能够提示可能的毒性作用机制和(或)监测指标等预测信息,为后继毒理学研究实验设计提供参考。早期、快速的毒性评价模型主要包括体外的细胞、亚细胞和组织水平的筛选模型,多采用高通量、高内涵的筛选方式,包括细胞毒性、凋亡、氧化应激、线粒体毒性、肝毒性测试等覆盖几十种毒性终点。该阶段的毒性测试多整合了生命科学研究的较为前沿的关键技术,在个性化药物的发现阶段,这些关键技术的应用对新药的发现具有重要贡献。本节简单介绍药物毒理学领域的关键新技术与发展趋势,并展开叙述器官芯片、现代"组学"技术、基因工程动物模型和疾病动物模型等新兴技术和方法的研究进展及应用情况,以期进一步推动其在个性化药物安全性评价中的应用。

3.5.1　药物安全性评价关键新技术与发展趋势

药物的安全性是评价药物能否进入临床试验以及上市后被广泛应用的基础。而了解生物系统对外源物质的反应是评估药物安全性的基础。传统常规是从临床前动物体内实验中收集病理学、形态学、化学和生物化学信息,以评估药物安全性并确定如何将新药安全地应用于临床。然而,这种传统的药物安全性评价是基于总体人群平均的有效性和安全性。由于个体差异的存在,药物临床试验过程中乃至上市后,药物不良反应的发生情况相差很大,严重不良反应的存在可能导致药物临床试验终止或撤市。

随着生命科学研究理论和技术突飞猛进,人们对于基因和基因组的认识、对生命本质的认识发生了改变。这些学科在与传统的毒理学研究产生交叉融合,为药物毒理学研究提供了新的发展机遇。美国食品药品监督管理局(Food and Drug Administration, FDA)2011 年于 *Science*(《科学》)率先发表新观点,提倡在药物研发过程中的早发现、早淘汰与贯彻转化医学理念;倡导应用新工具包括功能基因组学、蛋白质组学、代谢组学、高通量筛选和系统生物学进行研究;倡导发展和探索新毒性生物标志物,减少新药研发风险;支持和推动 in silicon 和体外结合的动物替代试验研究,以帮助更为准确地预测这些正在研发的新药的安全性与有效性,提高新药研发的成功率。

近年来,相关的新技术新方法研究已经成为药物毒理学研究中最为活跃的研究领域,包括毒理基因组学、毒理蛋白质组学、毒理代谢组学、胚胎干细胞技术、转基因和基因敲除技术、组合化学技术、单克隆抗体技术、体外替代实验技术、高通量离子通道检测技术、正电子成像技术和药物靶器官生物标志物研究等。例如,应用国际上各种公开的生物信息学相关数据库资源构建毒性预测模型;应用基因芯片、蛋白质和组织芯片等生物芯片技术进行毒性作用模式识别研究;应用新兴的胚胎干细胞技术进行早期毒性筛选和各种毒性机制研究;应用转基因、基因敲除及人源化动物模型进行临床前到临床的桥接研究。

3.5.2　器官芯片在药物安全性评价中的应用

器官芯片指在充分理解器官结构及功能的基础上,以微流控芯片为核心,构建的一种组织器官微环境系统。目前已经在微流控芯片上实现了众多人体器官的构建,如芯片肝、芯片肺、芯片肠、芯片肾、芯片血管、芯片心脏以及多器官芯片等,是体外替代技术研究的前沿领域和研究热点。

目前,药物应用于人体的安全性风险评估多基于应用各种体外模型和实验动物模型进行的药物非临床安全性评价。根据 ICH 相关指南,候选药物需要进行持续数周至数月的动物实验,非常耗时且需要牺牲大量实验动物。同时,由于人与实验动物种属差异,以及人类疾病的复杂性,应用传统体外评价模型和实验动物模型并不能准确地反映人体对危害因素的反应。人体器官芯片技术为药物的早期毒性筛选提供了一种近生理的体外模型,可以更好地模拟人体对受试物的真实反应,减少毒性评估的成本和时间。可以预期完善的器官芯片技术结合各种计算机预测模型,建立体外—体内关联,将有助于建立更为准确的人药物不良反应筛选和预测方法,大量减少实验动物的使用。

器官芯片模型在桥接动物试验和人临床研究中具有应用价值。近年来多篇文献报道器官芯片模型应用于多种药物毒性靶器官的预测和评价。K.Bircsak 等开发 iPSC 来源的芯片肝来代替动物及传统体外试验来检测药物的肝毒性。H.Nguyen 等开发神经芯片对硼替佐米、奥沙利铂、紫杉醇及长春新碱 4 种抗癌药物进行神经毒性筛选,结果表明,芯片神经平台收集的电生理记录可以密切跟踪神经功能的微妙病理变化,证明了将该体外神经芯片模型应用于周围神经病变的临床前筛选具有可行性。M.Wilmer 等以芯片肾对 12 种已知具有潜在肾毒性的化合物进行高内涵评估,包括细胞活力、LDH、NAG、miRNA、基因表达谱和药物转运等方面的指标,极大地节省了检测成本及时间。

此外,器官芯片可以反映这种药物在体内的动态变化规律和人体器官对药物刺激的真实响应,能够更加真实地反映药物的吸收、分布、代谢、排泄和毒性过程。Shuler 课题组应用微流控技术建立肝-肿瘤多器官芯片,应用基于生理学的药代动力学模型,预测人体对药物的反应。秦建华等构建了分别代表肝脏(肝细胞)、肿瘤(乳腺癌细胞及肺癌细胞)、正常组织(胃细胞)的多器官芯片,以卡培他滨为模型药物,研究其经肝细胞代谢后的代谢物对不同组织细胞的作用,结果显示卡培他滨的活性代谢产物对癌细胞毒性强,而对胃细胞未见毒性。该体外模型不仅可以同时表征抗癌药物在不同组织中的动态代谢,还可以评估各种靶组织的药物生物活性,表明器官芯片在药效学、药代动力学研究和毒性评价中均具有实用性。

然而,器官芯片这一新兴技术尚处于探索研究阶段,不同器官的复杂细胞体系的模型构建仍在不断完善中,还需要经过严格、系统的模型和方法学验证方能真正应用于创新药物的毒性筛选评价。

3.5.3　组学在个性化药物安全性评价中的应用

近年来,新兴的"组学"技术已经被开发并被纳入临床前研究,以便通过获得相关不良反应的细胞和分子事件的信息来更好地评估药物安全性。这样的个性化医疗理念本质是通过更准确的亚群定位来减小扩大样本后疗效不佳或出现严重药物不良反应的风险。目前,基于基因组、蛋白质组等组学技术和分子前沿技术的发展,在药物研发期间能够对几乎所有基因及蛋白质的反应进行监测,识别受影响的基因或蛋白质,通过综合分析预测药物潜在毒性,发现可能的毒性机制。

1. 基于药物基因组学的个性化用药与毒性预测

药物不良反应个体差异大是目前药物研发及药物使用过程中的重要难题之一。由于药物对某疾病治疗的有效性和安全性多依赖于统计分析结果和生物学意义判断,临床医生多根据临床经验判断个体用药和剂量,即便相同病症患者,相同体质量指数、相同剂量用药条件下,对同一种治疗药物常常表现出不同结果。例如,仅有部分患者显效,部分患者用药后出现药物不良反应,有些患者则对药物耐受性良好等。药物反应的个体差异一直困扰着临床用药。与疾病相关基因表型和药物作用的研究使我们能够基于遗传因素理解个体药物反应。药物基因组学使用基因组和其他"组学"信息来进行个体化药物选择和药物使用,避免药物不良反应并提高药物有效性。自 20 世纪 50 年代有人提出遗传学特征可能影响药物反应表型以来,越来越多的研究表明药物基因组学能够有效预测个体用药不良反应,是实现个性化用药的有效手段。

人基因组中常见的遗传变异包括单核苷酸多态性(single nucleotide polymorphisms, SNPs)、基因组插入和缺失以及遗传拷贝数变异(copy number variations, CNVs)。SNPs 是最常见的遗传序列变异,占人类基因组变异的约 90%,发生频率为每 100~300 个碱基对。平均而言,CNVs 占基因组变异的区域比 SNPs 大;正常个体携带 4Mb CNVs(每 800 bp 中有 1 个)。SNPs 及 CNVs 在药物基因组学中都起着重要作用,不同遗传表型个体对药物的反应具有差异。例如,基于药物代谢酶和转运体的多态性而产生的个体间代谢差异将影响药物不良反应的发生以及严重程度。这些遗传变异的存在可能导致许多药物用于治疗时药效降低或引起不良反应。因此，以基因为导向的个体化用药将为临床更安全、更有效和更经济地合理使用药物提供重要的途径。基于此，针对大样本人群与特定疾病类型的生物标记物逐渐被分析、鉴定出来。美国 FDA 给出了各种药物的生物标志物标签，其中包含了丰富的非临床研究、临床研究以及上市后药物不良反应的信息（www.fda.gov/drugs/scienceresearch/researchareas/pharmacogenetics/ucm083378.htm），为药物警戒及药物基因组学研究提供了重要的参考及提示信息。这些生物标志物标签大致可归为三类：① 参与药物代谢和转运，例如细胞色素氧化酶 P450（cytochrome P450，CYP450）和转运体；② 与不良事件风险增加有关，例如葡萄糖-6-磷酸脱氢酶（glucose-6-phosphate Dehydrogenase，G6PD），硫嘌呤甲基转移酶（thiopurine S-methyltransferase，TPMT）和人体白细胞抗原 B 类（human leukocyte antigen，class B，HLA-B）；③描述药物作用机制，例如 CD30，其可能影响药物对特定患者的作用。

总结上述作用机制、代谢和不良反应标签信息，并建立相关体内外预测模型，在药物开发的早期对可能引起药物不良反应和影响个体间不良反应差异的重要基因或蛋白与药物的作用关系进行研究，将有助于及早发现活性化合物潜在的不良反应以及早淘汰具有严重不良反应的化合物，并提出临床不良反应监测生物标志物和可行的监测方法。

2. 基于功能基因组学技术的毒性预测和评价

随着各高通量组学技术的不断成熟，基因组学及蛋白质组学日渐受到毒理科学家们的重视，并逐渐应用于药物早期开发阶段。目前的药物安全性评价研究多为实验动物给予药物后的急性、亚急性和长期毒性试验研究，以及其他类型的体内动物试验。在这些研究中，通常是基于预设的常规临床观察，（组织）病理学，临床化学和血液学等指标的检查或检测的结果来描述受试物的毒性作用。病理学和组织病理学是构成常规毒性研究的基础，病理检查能够揭示机体及器官重量的改变和一些宏观的异常改变；组织病理学技术能够对组织进行微观检查，在细胞水平上评价毒性作用。临床化学和血液学用于确定与某些类型毒性相关的血液变化。然而，这些参数中的大多数是根据经验来判断的，反映的是细胞的异常结果，即这类研究的检测指标往往体现的是毒性延迟效应的结果，而不是导致毒性的机制，尤其缺乏分子水平的毒性机制。

而功能基因组学技术可以对毒性机制进行详细的全细胞分析，而不需要关于毒性作用方式的经验知识。随着完整的基因组序列的阐明，各功能组学技术逐渐出现并完善。这些学科研究（完整）基因组的功能，包括基因组成（基因组学）、测定基因表达（转录组学）、蛋白质水平（蛋白质组学）或代谢物含量（代谢组学）。上述组学技术在应用于外源物的毒性和毒性作用机制研究时被称为毒理组学。

功能基因组学技术对于毒理学的推动主要涉及以下几个方面：①研究毒性作用机制。通过观察基因和蛋白质表达的变化，识别导致病理观察终点的机制，有助于阐明暴露于有毒物质后发生毒性的关键步骤和事件的顺序。②发现毒性生物标志物。毒性基因组学技术能够测定数以千计的基因、蛋白质或代谢物。因此，可以识别更加敏感和特异性的生物标记物，甚至可以在早期测定或预测暴露于低剂量水平后的病理学异常改变。③鉴定或预测混合毒物的相互作用。传统毒理学方法由于毒性标志物限制，难以区分多个化合物的相互影响。而功能基因组学技术允许监测数以千计的反应，有助于根据观察到的效应辨别各暴露组，并可在分子水平上研究和预测组合效应的机制。同时，转录组学可以通过分析个体基因表达的改变以及通过对变化的多变量统计分析加强对混合物毒性的评估。④减少、改进和更换动物试验。与毒理基因组学方法结合的体外模型可能允许我们减少、改进甚至可能取代体内测试。毒理组学提供了大量的分子水平的变化信息，提示细胞生物学过程的通路和网络受到干扰，这些受扰动信号与药物处理所引起的毒性效应之间的确切关联目前仍处于比较研究中。

综上，毒理组学可以从基因、蛋白质、代谢等多维度测定机体与药物相互作用后的分子网络变化，能够较好地预测与药物靶标相关的毒效应，还可以发现与预期药物作用靶标不相关的毒效应，发现毒性生物标志物，进而开展毒性机制或毒性预测等研究，提出临床研究中的毒性监测和防治策略，为临床个性化用药提供参考信息，在药物研发中具有广阔的应用前景。

3.5.4　基因工程动物模型和疾病动物模型与个性化药物安全性评价

健康动物是当前药物非临床安全性评价常规应用的试验系统，具有相对标准化的实验设计、历史背景数据丰富、实验结果易于分析解读等优点；但在某些情况下，健康动物获得的安全性数据不足以支持病情复杂多变的患者的安全性风险评估，如当疾病本身可能是对毒性或不良反应易感性的一个重要决定因素，又如大分子生物技术药物或细胞治疗产品等生物疗法及其相关免疫反应，特异质型药物肝毒性和全身毒性等，此时应用健康动物评价缺乏临床转化价值。在个性化药物研发中尤其重视"正确"动物模型的选择。适合的动物种属应兼顾个性化药物对目标疾病的药效机制、可能的毒性作用机制和药代动力学方面与人类具有相关性。因此，将基因工程动物模型和疾病动物模型引入个性化药物安全性评价已成为迫切需求。

1. 疾病动物模型及其应用

药物的非临床安全性评价通常选用健康动物模型，而药物在临床则用于患有某种特定疾病的患者；特定患者亚群可能由于基因和病理改变对某些药物的毒性更加敏感或更为耐受。因此,某些特定的情况下,使用健康动物进行毒性研究的价值可能有限,而利用疾病模型动物可以相对解决这一问题。

疾病特异性不良反应在糖尿病模型中就有体现。有研究表明,2 型糖尿病大鼠模型比正常健康的啮齿类动物对肝毒性化合物更敏感。脂多糖诱导的大鼠炎症模型是另一典型例子,在人群中较为常见的潜在炎症发作,可以极大地改变机体对药物的毒性反应,并可能是罕见和不可预测的药物性肝损伤的原因之一。在该种疾病动物模型中,大鼠在接触药物之前要接受低剂量、无毒的脂多糖治疗以模拟人体炎症症状,有趣的是,导致患者肝毒性的几个药物,在该炎症大鼠模型中也导致肝损伤,提示炎症是毒性易感性的决定因素之一。此外,也有毒性耐受性增加的例子:王伽伯等比较了常用中药大黄在正常大鼠和CCl4 肝损伤模型大鼠的毒性表现,发现肝损伤模型大鼠对大黄的耐受性高于正常动物。上述研究表明,在某些情况下疾病模型动物和正常动物对同一药物毒性反应具有明显差异,提示研究者在应用疾病模型进行候选药物的药效学研究过程中应适当考虑评估毒理学相关指标的改变,这将在药物开发的决策中提供具有价值的参考信息。

嵌合抗原受体 T 细胞疗法(chimeric antigen receptor T-cell immunotherapy, CAR-T)被认为是癌症治疗的未来。CAR-T 是通过对人 T 细胞进行编辑,使其能获得特异性识别和攻击杀伤肿瘤细胞的能力。理论上,CAR-T 细胞在体内需要其在特异性识别的肿瘤抗原的刺激下才具有增殖和杀伤活性,健康实验动物在免疫系统和肿瘤抗原表达方面均与人差异巨大,因而常常选择荷瘤免疫缺陷动物模型进行评价,应用此疾病模型来评价 CAR-T细胞治疗产品的非临床药效、药代(包括组织分布)和安全性被监管机构认可。研究者需要考虑所选择疾病动物模型的科学性、合理性和可行性,如所选疾病动物模型的可重复性、背景资料情况、模型是否适用于评价的合适阶段等。由于疾病的进展和药物毒性作用之间的复杂关系,应用疾病模型获得的研究结果的解读具有复杂性,收集同期对照组数据和基线数据将有助于得出更为科学的结论。同样,干细胞治疗产品的非临床阶段也多选用疾病动物模型或免疫缺陷动物模型进行相关评估。

2. 人源化小鼠模型及其应用

人源化动物模型是指带有人类功能性基因、细胞或组织的动物模型。人源化动物的构建主要通过两种方式:①基因人源化。即将人类的抗体、病原受体、药物代谢基因等敲入大鼠或小鼠的基因组中,使动物可分泌人类抗体、感染人传染病病原、与人类有相似的药物代谢行为和毒理表型。②细胞人源化。即在免疫缺陷动物中注射一定数量的人类细胞或干细胞,从而获得人源化动物。人源化动物模型由于部分弥合了人与动物的种属差异,成为药物非临床研究和人体临床试验的重要桥梁。下文重点介绍其在药物非临床药物代谢、安全性评价以及近年肿瘤免疫治疗热点领域的应用。

可以应用基因工程技术将药物代谢酶、转运体、核受体等关键基因在小鼠体内敲除，并转入人相关基因至小鼠体内表达构建人源化小鼠。Herwaarden 等人建立了特异性在肝脏和小肠中表达 *CYP3A4* 的转基因小鼠，并且其不受小鼠自身 *Cyp3a* 背景的影响；发现 *CYP3A4* 在抗癌药多烯紫杉醇的代谢中具有重要作用。由于这类小鼠只能表达一种或者两种酶，通常不能从整体水平反映药物在体内的复杂代谢情况，多适用于研究某（类）蛋白质在药物代谢、药效或毒性作用中是否发挥关键作用。人肝嵌合小鼠肝脏具有人肝脏的特性，目前应用人胎肝细胞可以达到 90% 肝细胞替换率，能够同时表达多种药物代谢酶，模拟药物在人体中的肝脏处置，为预测药物肝脏代谢和在整体动物水平药物对人肝脏的毒性作用提供了帮助。由于人胎肝细胞不易获得，数量有限，我国学者团队利用直接转分化技术获得了人诱导型肝样细胞，应用该细胞构建人肝嵌合小鼠模型，将大幅降低该模型成本，为其后续应用奠定可行性基础。当前由于该模型尚处于研究阶段，未能大规模应用。但其对于药物代谢和毒性的研究仍具有重要作用，能够为药物的开发做出预测和参考。

由于大分子药物的靶标蛋白质或受体多具有种属特异性，因此需选择与其药理学作用相关的动物种属。通过物种间的靶标的序列同源性比较，体外测试药物与靶标是否结合，并证明在所选择的动物种属中具有功能活性。多数情况下非人灵长类动物为评价该类药物的合适动物种属。当药物靶标为人类特有时，构建合适的人源化小鼠模型应用于非临床药理毒理研究是较好的选择，研究者在进行靶标选择时就应考虑模型动物选择的问题。

通过在高度免疫缺陷小鼠体内移植来源于人的骨髓、外周血或胚胎组织的造血干细胞，使小鼠体内表达人类的免疫系统，获得重建人免疫系统的小鼠模型。该小鼠模型和体外人源肿瘤细胞移植结合构建的动物模型可用于大分子生物技术药物的非临床安全性评价，尤其在预测药物对人潜在免疫毒性，如细胞因子释放的评价中提供更多参考和信息。

3.5.5　个性化药物研发中的应用展望

个性化药物研发针对常见疾病如肿瘤、糖尿病、心血管、免疫、神经精神系统疾病等存在的不同作用靶点，其结构多种多样，如小分子化合物，蛋白类、核酸类等生物制品，以及细胞治疗产品等。为适应科学或监管评价需求，除传统的大鼠、小鼠、犬和猴等实验动物外，疾病动物模型和基因工程动物模型（如转基因动物、基因敲除动物和人源化动物模型等）的应用也得到认可。同时，体外替代模型愈加趋向于使用人类来源的细胞或细胞系，及与人类生理条件更为接近的类器官、3D 培养模型乃至器官芯片等，这些模型为临床前动物试验到人临床试验研究提供重要的桥接数据。依照现代"组学"技术，综合分析各种药理和毒性相关通路,分析药物处理所引起的可能的细胞分子生物学和各变化分子之间的上下游关系以及复杂的分子网络相互作用,发现个性化临床可及的监测生物标志物,在精准靶向个性化药物研发领域具有重要应用价值。尤其在早期的药物研发过程中,应用疾病动物模型进行药效学研究和药代动力学研究,同时整合药物毒性评价指标,以及毒理组学综合分析,将及早发现和淘汰具有安全隐患的化合物,提示先导化合物优化策略,节省资源并减少研发风险,从而提高个性化创新药物研发的成功率。

参考文献

[1] HAMBURG M A. Advancing regulatory science[J]. Science, 2011, 331(6020):987.

[2] HAMBURG M A, COLLINS F S. The path to personalized medicine[J]. The New England journal of medicine, 2010, 363(4):301 – 304.

[3] EKINS S. Progress in computational toxicology[J]. Journal of pharmacological and toxicological methods. 2014, 69(2):115 – 140.

[4] YVER A. Osimertinib(AZD9291)—A science-driven, collaborative approach to rapid drug design and development[J]. Annals of oncology, 2016, 27(6):1165 – 1170.

[5] WEINSHILBOUM R M, WANG L. Pharmacogenomics: Precision medicine and drug response[J]. Mayo clinic proceedings, 2017, 92(11):1711 – 1722.

[6] EICHLER E E, NICKERSON D A, ALTSHULER D, et al. Completing the map of human genetic variation[J]. Nature, 2007, 447(7141):161 – 165.

[7] SCHERER S W, LEE C, BIRNEY E, et al. Challenges and standards in integrating surveys of structural variation[J]. Nature genetics, 2007, 39(7 Suppl):S7 – 15.

[8] CREWS K R, HICKS J K, PUI C H, et al. Pharmacogenomics and individualized medicine: Translating science into practice[J]. Clinical pharmacology and therapeutics, 2012, 92(4):467 – 475.

[9] FANG H, HARRIS S C, LIU Z, et al. FDA drug labeling: rich resources to facilitate precision medicine, drug safety, and regulatory science[J]. Drug discovery today, 2016, 21(10):1566 – 1570.

[10] SUTER L, BABISS L E, WHEELDON E B. Toxicogenomics in predictive toxicology in drug development[J]. Chemistry and biology, 2004, 11(2):161 – 171.

[11] GOETZ A K, SINGH B P, BATTALORA M, et al. Current and future use of genomics data in toxicology: Opportunities and challenges for regulatory applications [J]. Regulatory toxicology and pharmacology, 2011, 61(2):141 – 153.

[12] HEIJNE W H, KIENHUIS A S, VAN OMMEN B, et al. Systems toxicology: Applications of toxicogenomics, transcriptomics, proteomics and metabolomics in toxicology[J]. Expert review of proteomics, 2005, 2(5):767 - 780.

[13] AARDEMA M J, MACGREGOR J T. Toxicology and genetic toxicology in the new era of "toxicogenomics": Impact of "-omics" technologies[J]. Mutation research, 2002, 499(1):13 - 25.

[14] WATERS M D, FOSTEL J M. Toxicogenomics and systems toxicology: Aims and prospects[J]. Nature reviews genetics, 2004, 5(12):936 - 948.

[15] MERRICK B A, BRUNO M E. Genomic and proteomic profiling for biomarkers and signature profiles of toxicity[J]. Current opinion in molecular therapeutics, 2004, 6(6):600 - 607.

[16] ROBERTSON J D, ORRENIUS S. Molecular mechanisms of apoptosis induced by cytotoxic chemicals[J]. Critical reviews in toxicology, 2000, 30(5):609 - 627.

[17] CUNNINGHAM M J, LIANG S, FUHRMAN S, et al. Gene expression microarray data analysis for toxicology profiling[J]. Annals of the New York Academy of Sciences, 2000, 919: 52 - 67.

[18] BULERA S J, EDDY S M, FERGUSON E, et al. RNA expression in the early characterization of hepatotoxicants in Wistar rats by high-density DNA microarrays[J]. Hepatology, 2001, 33(5):1239 - 1258.

[19] GERHOLD D, LU M, XU J, et al. Monitoring expression of genes involved in drug metabolism and toxicology using DNA microarrays[J]. Physiological genomics, 2001, 5(4):161 - 170.

[20] HEIJNE W H, LAMERS R J, VAN BLADEREN P J, et al. Profiles of metabolites and gene expression in rats with chemically induced hepatic necrosis[J]. Toxicologic pathology, 2005, 33(4):425 - 433.

[21] KLENO T, KIEHR B, BAUNSGAARD D, et al. Combination of "omics" data to investigate the mechanism(s) of hydrazine-induced hepatotoxicity in rats and to identify potential biomarkers[J]. Biomarkers, 2004, 9(2):116 - 138.

[22] ROCKETT J C, BURCZYNSKI M E, FORNACE A J, et al. Surrogate tissue analysis: Monitoring toxicant exposure and health status of inaccessible tissues through the analysis of accessible tissues and cells[J]. Toxicology and applied pharmacology, 2004, 194(2):189 - 199.

[23] BURCZYNSKI M E, MCMILLIAN M, CIERVO J, et al. Toxicogenomics-based discrimination of toxic mechanism in HepG2 human hepatoma cells[J]. Toxicological sciences, 2000, 58(2):399 - 415.

[24] STIERUM R H, HEIJNE W H, KIENHUIS A S, et al. Toxicogenomics concepts and applications to study hepatic effects of food additives and chemicals[J]. Toxicology and applied pharmacology, 2005, 207(2 Suppl.):179 - 188.

[25] HEINLOTH A N, IRWIN R D, BOORMAN G A, et al. Gene expression profiling of rat livers reveals indicators of potential adverse effects[J]. Toxicological sciences, 2004, 80(1):193 - 202.

[26] BALLS M, GOLDBERG A M, FENTEM J H, et al. The three Rs: The way forward: the report and recommendations of ECVAM Workshop 11[J]. Alternatives to laboratory animals, 1995, 23(6):838 - 866.

[27] 秦建华,张敏,于浩,等.人体器官芯片[J].中国科学院院刊,2017, 32(12):1281 - 1289.

[28] REBELO S A, DEHNE E M, BRITO C, et al. Validation of bioreactor and human-on-a-chip devices for chemical safety assessment[J]. Advances in experimental medicine and biology, 2016, 856:299 - 316.

[29] ALBERTI M, DANCIK Y, SRIRAM G, et al. Multi-chamber microfluidic platform for high-precision skin permeation testing[J]. Lab on a chip, 2017, 17(9):1625 - 1634.

[30] BIRCSAK K, REDDINGER R, DEBIASIO R, et al. Development of a High-Throughput iPSC- Derived Liver-on-a-Chip for Hepatotoxicity Detection [J]. The toxicologist: Supplement to toxicological sciences, 2019, 168(1):64.

[31] NGUYEN H, KRAMER L, POLLARD K, et al. 3D Nerve-on-a-Chip Model Eectively Screens Neurotoxic Compounds[J]. The toxicologist: Supplement to toxicological sciences, 2019, 168 (1):81 - 82.

[32] WILMER M. Challenge Accepted: Update on NC3R NephroTube Challenge[J]. The toxicologist: Supplement to toxicological sciences, 2019, 168(1):154.

[33] SUNG J H, KAM C, SHULER M L. A microfluidic device for a pharmacokinetic-pharmacodynamic(PK-PD) model on a chip[J]. Lab on a chip, 2010, 10(4):446 - 455.

[34] SUNG J H, DHIMAN A, SHULER M L. A Combined pharmacokinetic- pharmaco-dynamic(PK-PD) model for tumor growth in the rat with UFT administration[J].

Journal of pharmaceutical sciences, 2009, 98(5):1885 - 1904.

[35] LI Z Y, GUO Y Q, YU Y, et al. Assessment of metabolism-dependent drug efficacy and toxicity on a multilayer organs-on-a-chip[J]. Integrative biology, 2016, 8(10): 1022 - 1029.

[36] VAN HERWAARDEN AE, WAGENAAR E, VAN DER KRUIJSSEN CM, et al. Knockout of cytochrome P450 3A yields new mouse models for understanding xenobiotic metabolism[J]. The journal of clinical investigation, 2007, 117(11):3583 - 3592.

[37] MULLER P Y. AND BRENNAN F R. Safety assessment and dose selection for first-in-human clinical trials with immunomodulatory monoclonal antibodies[J]. Clinical pharmacology and therapeutics, 2009, 85(3):247 - 258.

[38] WANG J B, ZHAO H P, ZHAO Y L, et al. Hepatotoxicity or hepatoprotection? Pattern recognition for the paradoxical effect of the Chinese herb Rheum palmatum L. in treating rat liver injury[J]. PLoS One, 2011, 6(9):e24498.

[39] NI X, GAO Y, WU Z, et al. Functional human induced hepatocytes (hiHeps) with bile acid synthesis and transport capacities: A novel in vitro cholestatic model[J]. Scientific reports, 2016, 6(1):38694.

（宫丽崑　张亦婷　尉骁璐）

3.6　个性化药物研发中的药物心脏安全性评价技术

药物安全性评价是候选小分子化合物或生物活性物质成为药物的关键环节,是继新药有效性之后药物研发成功与否的决定性因素。随着国际上对新药的心血管安全性评价越来越重视,许多已上市药物因其严重的心血管系统不良反应被各国药监部门禁用退出市场而蒙受巨大损失。1990—2013年美国、欧洲和亚洲撤回的上市药物中有19.8%是因其具有致命性心律失常不良反应。随着膜片钳技术的迅速发展,基于离子通道的药物心脏安全性评价为新药研发提供了有力的技术手段,成为临床前药物心脏安全性评价的"金标准"。目前针对离子通道检测的临床前安全性评价指导原则S7B,将hERG电流作为临床前心脏毒性评价的主要指标;未来随着综合性体外致心律失常风险评估(Comprehensive in vitro Proarrhythmia Assay, CiPA)新策略的推出,hERG之外的钠、钙等更多的离子通道将会纳入心脏毒性评价,hERG等离子通道的基因多态性决定了离子通道的个性化检测需求。因此,基于心脏全面离子通道的药物安全性评价必将为个性化新药研发提供有利的技术支持,推动个性化药物的发展。

3.6.1 hERG 钾通道的心脏安全性评价

1. hERG 概述

人类果蝇相关基因(human-ether-a-go-go related gene, hERG)由 Warmke 等人于 1994 年从人类海马 cDNA 文库中分离鉴定,因与果蝇 *EAG* 基因具有高度同源性而命名。*hERG* 基因位于人 7 号染色体上,含 1 159 个氨基酸残基,可编码分子质量 127 kd 的离子通道蛋白,具有电压门控钾通道特性。晶体结构研究显示,*hERG* 基因编码的电压门控钾离子通道由 4 个相同的 α 亚基组成四聚体,中间形成离子选择性通过的孔区。如图 3 - 18 所示,每个亚基包含 6 个 α 螺旋跨膜片段(S1~S6),穿插在细胞质膜上构成 hERG 钾通道的主体,其中 S1~S4 区为电压感受器,是电压门控钾通道的典型结构;S5、S5-P linker、P-Loop 和 S6 区共同构成通道的螺旋孔道区,可选择性地通过 K^+ 离子,孔道中不规则几何结构的"中央腔"可容纳各种不同结构的化合物。除跨膜主体结构外,hERG 通道细胞质内的 N 端和 C 端分别具有一个 PAS 结构域和 cNBD 结构域,参与通道的转运、失活等过程。hERG 通道在心肌、脑、平滑肌、神经组织、肝脏等中均有表达,其中在心肌组织中表达量最高,参与心脏的兴奋传递、心肌搏动等重要生理功能。

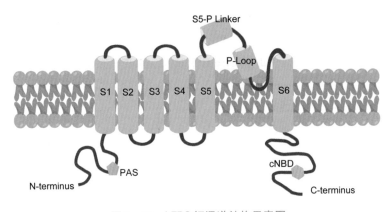

图 3 - 18 hERG 钾通道结构示意图

2. hERG 钾通道在心肌细胞上的电生理学特性

hERG 基因编码心肌快速激活延迟整流钾通道的 α 亚基,与 *MiRP1* 和 *Mink* 基因编码的 β 亚基一起构成具有完整功能的快速激活延迟整流钾电流(I_{kr})。在哺乳动物心肌细胞动作电位中,心肌细胞动作电位包含 0 期除极和 1~4 期复极化过程。如图 3 - 19 所示,当心肌细胞受到刺激时,钠离子通道迅速开放,大量的钠离子内流,导致细胞内电压从

−90 mV 迅速上升至＋20 mV,形成动作电位的极速上升支,称为 0 期除极。除极后细胞内外巨大的电化学梯度(电势差)迫使细胞进行复极化,细胞膜上的钾离子通道和钙离子通道适时开放(复极化不同时期开放),使细胞内钾离子外流和细胞外钙离子内流促使细胞迅速恢复至静息状态。$hERG$ 基因编码的 I_{kr} 钾电流因具有失活比激活快和从失活恢复的过程比激活快的两个动力学特征,使其在心肌动作电位复极化 2 期因通道失活电流较小,而在快速复极化 3 期通道从失活状态恢复产生较大电流,使心肌细胞动作电位从平台期的 0mV 迅速恢复至近静息电位。因此,hERG 钾离子通道能够调节来自心肌窦房结或异源的兴奋性冲动,有效抑制心肌兴奋收缩传播,是心肌细胞快速复极化的主要离子流。

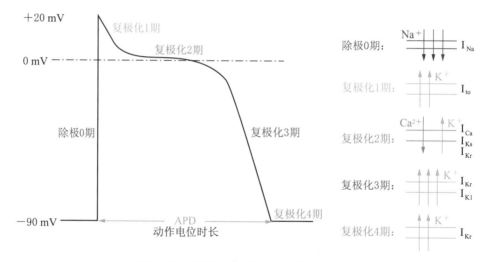

图 3-19　心肌细胞动作电位及其离子动态

3. hERG 钾通道心脏安全性评价的重要性

基于 hERG 钾通道在心肌细胞上的电生理特性,当 hERG 电流受到抑制时,心肌细胞动作电位复极化过程中钾离子外流减少,细胞膜电位不能及时复极,动作电位时程延长,心电图(electrocardiographic, ECG)上表现为 QT 间期延长,进而引发患者尖端扭转性室性心动过速(torsade de pointes, TdP)、心室纤颤甚至发生猝死。药物诱导的 TdP 是导致上市药物撤市的主要原因之一。表 3-10 展示了 1990—2010 年间各国因 QT 间期延长或 TdP 心律失常风险而被退市的药物,虽然这些药物的化学结构和作用部位都各不相同,但几乎都与影响心脏 hERG 钾通道有关。基因组学研究发现,先天性长 QT 综合征与衰弱的 hERG 电流有关,$hERG$ 基因突变可导致遗传性长 QT 综合征。因此,hERG 通道抑制剂导致的 QT 间期延长引起了各国药监管理部门的重视。2005 年国际药品注册协调会(ICH)颁布了《人用药品延迟心室复极化(QT 间期延长)潜在作用的非临床评价指导原则》(简称 S7B 文件)。该指导原则将体外实验的 hERG 检测作为药物是否会引起 QT 间期延长的重要指标,建议所有上市新药应该采用全细胞膜片钳技术进行 hERG 钾离子通道检测以评价药物潜在的心脏毒性。我国食品药品安全监督管理总局(CFDA)于 2014 年 5 月也颁布了《药物 QT 间期延长潜在作用非临床研究技术指导原则》,明确提出要研究药物延迟心室复极化作用,新药申报必须有体外 hERG 钾通道心脏安全性评价相关资料。因此,hERG 钾电流是否被药物阻滞已发展为药物临床前检验的常规项目,成为临床前新药心脏安全性评价的重要指标。

表 3 - 10　1990—2010 年因心律失常撤市的药物

药物名称	临床应用	撤市时间	撤市国家	撤市原因
阿司咪唑(Astemizole)	抗组胺药	1999	美国	QT 延长,TdP 风险
西沙必利(Cisapride)	促胃动力药	2000	美国	QT 延长,TdP 风险
氯丁替诺(Clobutinol)	止咳	2007	德国	QT 延长,心律失常
右芬氟拉明(Dexfenfluramine)	减肥	1997	美国、英国、欧盟	QT 延长,心律失常
恩卡胺(Encainide)	抗心律失常	1991	美国、英国	QT 延长
格雷沙星(Grepafloxacin)	抗菌药	1999	全世界	QT 延长
左美丙嗪(Levomethadylacetate)	阿片类药	2003	美国	QT 延长,TdP 风险
咪拉地尔(Mibefradil)	抗高血压	1998	美国、欧盟	QT 延长,致命心律失常
普洛帕吩(Propoxyphene)	镇痛剂	2010	全世界	QT 延长,心肌梗死和脑卒中风险
罗格列酮(Rosiglitazone)	抗糖尿病药	2010	欧盟	心律紊乱,心肌梗死风险
舍吲哚(Sertindole)	抗精神病药	1998	欧盟	QT 延长,TdP 风险
司帕沙星(Sparfloxacin)	抗菌药	2001	美国	QT 延长,光毒性
西布曲明(Sibutramine)	厌食剂	2010	全世界	QT 延长,心肌梗死和脑卒中风险
特罗地林(Terodiline)	抗痉挛	1991	德国、英国	QT 延长,TdP 风险
特非那定(Terfenadine)	抗组胺药	1997	美国、法国	QT 延长,TdP 风险
硫醚嗪(Thioridazine)	抗精神病药	2005	德国、英国	QT 延长

此外,hERG 通道孔道区不规则几何的"中央腔"结构特性,导致许多临床或者候选新药都表现出对心肌细胞 hERG 钾离子通道产生阻断效应,AVIVA 公司曾随机挑选 1 000 个化合物进行 hERG 检测,发现有近 50% 的化合物对 hERG 电流的半数抑制浓度(half-maximal inhibitory concentration, IC_{50})小于 10 μmol/L,表现出广泛分布的 hERG 抑制效应。现如今新药研发的成本逐渐飙升,在药物研发的早期进行基于 hERG 检测的心脏安全性评估,可快速摒除具有潜在心脏毒性风险的化合物,将研发精力和资源转移至更有

研发价值的候选新药上,大大提高新药研发的效率和成本。因此,基于 hERG 检测的心脏安全性评估在药物研发过程中越来越重要,hERG 钾通道也逐渐成为新药研发过程中心脏安全性评价的重要靶标,在确定先导候选化合物上备受国内外各大研发机构的重视。

4. hERG 的心脏安全性评价检测方法

在细胞上转染 *hERG* 基因表达的离子通道电流与生理状态 I_{kr} 电流电生理特性几乎一致,这为 hERG 的体外检测奠定了物质基础。自 ICH S7B 指导文件颁布后,国内外纷纷开始建立基于 hERG 通道的体外检测方法。根据新药研发不同时期的通量和经费需求,选择的 hERG 检测方法在数据精确度和通量上均有不同,已报道的研究方法大体可分为以下几大类:①基于计算机模拟的方法。根据 hERG 结构建立配体或受体的计算机模型,模拟化合物进入 hERG 通道孔区的亲和力,预测 hERG 通道抑制活性。该方法成本极低且很难预测精准的 hERG 抑制率,可作为药物研发早期的一种辅助手段进行化合物的结构改造。②基于荧光探针的间接检测方法。根据荧光探针的不同类型,包括检测细胞膜电压变化的电压敏感类探针和检测细胞内外重金属离子浓度流动的探针(FluxORTM Thallium Assay、Rubidium Flux Assays)。该类方法成本低且易操作,但有较高假阳性或假阴性结果,适用于高通量的 hERG 毒性初筛检测。③基于放射性标记竞争结合的间接检测方法。此方法通过与放射性标记的 hERG 特异性抑制剂[³H]-dofetilide 或[³⁵S]MK-499 竞争结合来检测对 hERG 的抑制作用,但放射性标记的探针有限,如化合物对 hERG 的抑制并非作用在放射性标记探针位置就会有漏检情况,所以仅适用于早期 hERG 毒性初筛。④基于离子通道电生理特性的直接检测方法,包括自动化膜片钳和手动膜片钳两种方法。自动化膜片钳具有高通量、高效率、高产能的特点,可应用于新药研发早中期的先导化合物复筛。随着全自动膜片钳的迅速发展,现使用较多的全自动膜片钳系统有 Qpatch、Patch Liner、Ionworks、Qube 等。手动膜片钳检测在效率上虽不如自动化膜片钳的,但其高度紧密的细胞封接(高阻抗封接,阻抗大于 1GΩ)特点,使其检测离子通道电流的数据精确度非常高,是 hERG 钾通道药物效应评价的"金标准",也是新药申报中 hERG 体外试验推荐使用最可靠的检测方法。

5. hERG 基因多肽性与个性化检测

hERG 钾通道作为绝大多数能引起心脏 QT 间期延长药物的作用靶标,其基因多态性与 QT 间期异常综合征的相关研究已受到广大研究者关注。一方面,*hERG* 基因多态性与先天性长 QT 综合征有关。*hERG* 基因突变可导致遗传性长 QT 综合征(congenital Long QT Syndrome, cLQTS),目前报道与 LQTS 相关的 *hERG* 基因突变已有 293 个。另一方面,*hERG* 基因多态性与药物诱导型 QT 间期异常相关。研究发现,药物诱导引起的 LQTS 易感性与 *hERG* 基因多态性明显相关,如西沙比利和克拉霉素诱导的 TdP

与 *hERG* 基因的 *P347S* 氨基酸突变有关,普罗布考诱导的周期性晕厥和 LQTS 与 *hERG* 基因的 *M124T* 氨基酸突变有关,显著影响 I_{kr} 电流。此外,药物对 hERG 的抑制效应强度也随 *hERG* 基因的突变而改变,如抗心律失常药阿义马林对 *hERGY652A*、*F656A* 基因突变型的钾通道电流抑制作用几乎取消,抗菌药米康唑对 *hERGF656A* 突变型阻滞效应消失,麻醉药硫利达嗪对 *hERGF656A* 突变型的阻滞作用也完全消失,抗精神失常药齐拉西酮对 *hERGY652A*、*F656A* 基因突变型敏感性降低,抑制效应 IC_{50} 增加了 100 倍。但并非所有的药物都对 hERG 的 *Y652A*、*F656A* 突变型有影响,如辣椒素对 *hERGY652A*、*F656A* 突变型的抑制呈增强效应。所以 *hERG* 基因多态性对不同结构的药物反应不同。

基于 *hERG* 基因的多态性,在药物研发过程中,可考察候选药物对相关 *hERG* 突变型的活性效应,为药物的后期开发提供预警,避免临床上一些有用的药物对 *hERG* 基因突变的遗传缺陷患者产生严重不良反应。同时,在以 hERG 药物为靶标的药物中,如使用 hERG 钾通道开放剂缩短 QT 间期治疗长 QT 综合征时,须先明确这些开放剂药物是否对 hERG 突变体有影响。此外,hERG 个性化活性检测可为具有广泛临床应用价值的但因罕见严重不良反应撤市药物的安全性再评估提供新的依据。因此,基于 *hERG* 基因多态性的 hERG 个性化活性检测在用于个性化药物的心脏安全性评估、LQT 综合征的防治以及临床个体化治疗方面都具有重要意义。

3.6.2　CiPA 全面离子通道的心脏安全性评价

1. CiPA 概述

综合性体外致心律失常风险评估(CiPA)是一种基于人心脏 TdP 发生机制的全面心脏安全性评价方法。由美国 FDA 联合多个国际组织于 2013 年 7 月提出并迅速发展,如该方法运用成功,将会取缔原有的 ICH S7B 和 E14 指导原则,成为药物心脏安全性评价最可靠的指导法规。如图 3 - 20 所示,CiPA 策略共分为四个组成部分:①体外检测药物对多个离子通道的抑制效应;②整合药物对多个离子通道的抑制效应到人心室心肌细胞计算机模型上,推算出药物的致心律失常风险分值;③利用人诱导多能干细胞诱导分化的心肌细胞动作电位验证药物的致心律失常风险分值;④观察药物临床 I 期致心律失常与药物对多个离子通道抑制效应之间的对应关系,排除预测不准确情况。CiPA 策略的四个组成部分由四个相应的工作组有组织有计划地逐步完善,为验证 CiPA 策略的准确可靠性,CiPA 工作组根据已报道高、中、低风险致心律失常的 28 个药物来开发和校准 CiPA 策略。因此 CiPA 有望成为基于人自身机制的药物综合性体外致心律失常风险评估策略。

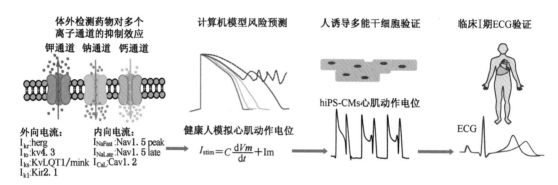

图 3-20　CiPA 策略评价模式

2. CiPA 的心脏安全评价重要性

目前,在药物的心脏安全药理学评价方面主要依据 2005 年 ICH 颁布的《人用药品延迟心室复极化(QT 间期延长)潜在作用的非临床评价指导原则》(S7B)和《非抗心律失常药物致 QT/QTc 间期延长及潜在致心律失常作用的临床评价指南》(E14)两份指导性文件。S7B 将体外 hERG 电流检测作为评估药物早期潜在致 QT 间期延长风险的指标,E14 将体内 QT 间期延长作为致心律失常的检测指标。这两份指导文件的推出在心脏安全性评价方面成效十分卓著,自 2005 年后,没有一个新上市药物因具有心脏毒性而被撤市,非抗心律失常药物发生 TdP 的报道也没有再增加。然而,在这成功光芒的背后产生了一个让药物研发者们懊恼的问题,大量具有研发潜力的新化合物因 hERG 检测或 TQT(thorough QT study)试验而终止开发。研究者发现在研发过程中有高达 60% 的化合物对 hERG 电流具有抑制效应,其中有 30% 都是具有高研发前景的药物;而有些化合物即使对 hERG 电流有抑制作用,但并不会导致 TdP 的发生,如苯巴比妥、雷诺嗪、维拉帕米和胺碘酮都能够抑制 hERG 电流,但均不能诱发 TdP。此外,S7B 和 E14 的推出致使研究经费扩大,研究资源浪费。自 2005 年以来全球有大约 450 个 TQT 试验进行,而每个试验的花费都在 100 万～400 万美元。所以 S7B 和 E14 文件过度强调 hERG 电流和 QT 间期延长检测指标,严重影响了新药研发,在预测心律失常风险上存在极大的局限性。因此,药物研发者们迫切需要一个更加完善的指导法规来促进新药研发,准确预测心律失常风险。

随着研究者们对人 TdP 发生机制的深入研究,人们对药物引起的心律失常有了更深的认识。首先,对于心肌细胞而言,参与心肌动作电位复极化过程的离子通道种类复杂,包括内向整流电流的 I_{CaL} 和 I_{Na}($I_{Na\text{-}Fast}$、$I_{Na\text{-}Late}$)以及外向整流电流的 I_{kr}、I_{ks}、I_{to} 和 I_{k1}。心室复极化是由多种外向和内向电流在不同时间适时发生综合作用完成,内向电流和外向电流的动态平衡才是保证心脏正常动作电位时程和 QT 间期的基础。有的化合物如雷诺嗪等虽然会抑制外向 hERG 钾电流,但其同时也抑制内向钠和钙电流,所以它只会延长 QT 间期,不会诱发 TdP。其次,对于心脏整体而言,心室不同组织部位具有不同的电流强度,在动作电位复极化过程中会存在心室复极的异质性,影响动作电位 QT 间期时程变化,以 QT 间期作为心脏整体复极化的检测指标并不可靠。总之,hERG 电流阻滞不等于 QT 间期延长,也不等于 TdP 发生。TdP 的产生机制是多个离子通道参与心肌动作电位复极化延迟的同时伴随早期后除极(early after depolarization, EAD)的发生,其中 EAD 的发生正是由内向整流电流介导而成。

综上所述,CiPA 是建立一种基于人体自身 TdP 机制的心脏安全性评价新策略,其目的就是为了修缮 S7B 和 E14 指导原则的不足,将研究药物对心脏多个离子通道的影响,并应用计算机模拟技术及人源化细胞系验证。相比于 S7B 和 E14 的临床前 hERG 检测和临床 TQT 检测,该方法如应用成功,新药研发成本会显著降低,并且能更精确评估药物对人心脏安全性的影响,在药物的心脏安全性评价中起到至关重要的作用。

3. CiPA 的心脏安全性评价检测方法

自 2013 年 CiPA 概念被提出,分别负责 CiPA 四部分工作内容的四个工作小组积极摸索,各自建立完善的检测方法。为了验证各自检测方法的可靠性,准确开发和验证 CiPA 策略,一系列临床上公认与心脏毒性有关且具有心脏电生理学特性的药物被选为工具药物来进行 CiPA 的开发和验证。如表 3 - 11 所示,这些药物按 TdP 风险高低进行分类,包括高、中、低三个风险等级,共 28 个心脏毒性阳性参考药物,其中 12 个药物用于 CiPA 训练开发,16 个药物用于 CiPA 校准验证。

表 3 - 11　CiPA 心脏毒性阳性参考化合物

	高风险	中风险	低风险
训练开发	苄普地尔(Bepridil) 多非利特(Dofetilide) D, l 心得怡(D, l Sotalol) 奎尼丁(Quinidine)	氯丙嗪(Chlorpromazine) 西沙必利(Cisapride) 昂丹司琼(Ondansetron) 特非那定(Terfenadine)	地尔硫草(Diltiazem) 美西律(Mexiletine) 雷诺嗪(Ranolazine) 维拉帕米(Verapamil)
校准验证	阿齐利特(Azimilide) 达舒平(Disopyramide) 依布利特(Ibutilide) 凡德他尼(Vandetanib)	阿司咪唑(Astemizole) 克拉霉素(Clarithromycin) 氯氮平(Clozapine) 多潘立酮(Domperidone) 氟哌利多(Droperidol) 哌咪清(Pimozide) 利培酮(Risperidone)	氯雷他定(Loratadine) 美托洛尔(Metoprolol) 硝苯地平(Nifedipine) 尼群地平(Nitrendipine) 泰莫西芬(Tamoxifen)

(1)全面离子通道的电生理检测

CiPA 策略的首要组成部分就是研究心脏多个离子通道对药物的抑制效应,这部分工作由离子通道工作小组负责。该成员是来自各药物研发企业或科研机构的杰出电生理学家,其主要任务包括:①选择关键心肌离子通道纳入 CiPA 新策略;②建立可靠、可重复的人心室多个离子通道的体外检测方法,为计算机模型工作组提供数据支持以预测药物诱发 TdP 风险;③建立离子通道的药物生物物理或药理学参数,帮助计算机模型优化策略;④明确手动膜片钳与自动化高通量膜片钳检测方法之间转化的可行性,降低方法间及不同实验场所间的差异,规范化推送至 In Silico 模型的电生理实验数据。

目前纳入检测的人心室离子通道包括复极化外向电流 I_{kr}(hERG, KCNH2, Kv11.1)、I_{to}(Kv4.3)、I_{ks}(KCNQ1+KCNE1, KvLQT1/mink)、I_{k1} 和内向整流电流 I_{CaL}(Cav1.2, CACNA1C)、$I_{Na\text{-}Fast}$(Nav1.5 Peak, SCN5A)、$I_{Na\text{-}Late}$(Nav1.5 Late, SCN5A)、I_{k1}(Kir2.1, KCNJ2)。现该工作小组已利用手动膜片钳方法完成 12 个心脏毒性阳性训练药物对以上 7 个离子通道电流的阻滞效应以及对 hERG 动力学的影响。结果显示,hERG、Nav1.5 Late 和 Cav1.2 是心脏毒性阳性药物最敏感的离子通道电流,其中低风险的药物在抑制 hERG 外向整流电流的同时也抑制了 Nav1.5 Late 或 Cav1.2 内向电流,促使内外向电流趋于平衡。此外,该工作组已运用手动膜片钳方法验证了 16 个心脏毒性验证参考药物对几个主要离子通道的阻滞效应(hERG、Nav1.5 Peak and Late 和 Cav1.2)。同时,国际多个研究中心运用全自动膜片钳技术对 28 个心脏毒性阳性化合物进行验证研究。这些实验数据为计算机模型的建立提供了大量的电生理数据支持。

(2) 健康人成熟心室肌细胞的 In Silico 模型

In Silico 模型作为 CiPA 策略的核心组分,其主要目标是整合人心室全面离子通道的电生理数据,建立能够模拟健康人成熟心室肌细胞动作电位的计算机模型,通过调整不同药物对多个离子通道的抑制效应参数,模拟药物作用在健康人心室肌细胞动作电位,达到预测药物诱发人高、中、低或无 TdP 风险的目的。该计算机模型必须满足以下几个方面要求:①模型的方法应用背景清晰,仅应用于临床药物诱发 TdP 相关风险评估;②模型的参数变化受前期多个离子通道电生理实验数据制约;③模型设计应通俗易懂且可核查验证;④以心脏毒性阳性化合物为参考,能够准确清晰预测药物诱发高、中、低三个不同等级的 TdP 风险。总之,这个计算机方法模型必须是基于 TdP 机制、依赖于准确的实验数据,并能直接反映心肌细胞电生理活动变化、精确地预测 TdP 风险的计算机模型。

目前纳入 CiPA 研究使用的计算机基础模型是 Rudy 实验室 2011 年开发的 O'Hara-Rudy 模型。该模型采集了 100 多例健康人心室肌细胞离子通道电生理数据,准确模拟健康人成熟心室肌细胞的动作电位。但 O'Hara-Rudy 模型需在生理温度条件下完成电生理数据采集,在实践应用上难以推广,2013 年 Di Veroli 等人对 O'Hara-Rudy 模型进行改进,定量再现室温和生理温度差异导致的通道变化,并添加 hERG 通道马尔科夫动力学模型,开发了一种适用于高通量筛选且能够鉴别药物结合动力学的计算机模型。2017 年 Li ZH 等人运用进一步优化的 IKr-dynamic ORd model 模型完成了 12 个训练用心脏毒性阳性参考药物的 TdP 风险评估,结果显示,根据计算药物对钾、钠、钙电流抑制曲线线下面积的 qNet 分析方法,IKr-dynamic ORd model 模型能够准确地将 12 个心脏毒性阳性药物归类为高、中、低 TdP 风险。运用 CiPA 16 个校正用心脏毒性阳性药物对 IKr-dynamic ORd model 模型进行验证测试的工作正在进一步推进中。成功校准的 In Silico 模型计划将作为公开资源软件供新药研发者们共享,以达到统一的心脏安全计算机模型评估标准。

(3) CiPA 策略的心肌细胞验证

In Silico 计算机模型是否能够像预期的一样准确无误地预测药物诱发的 TdP 风险,需要在人心肌细胞上进行进一步的实验验证,由于伦理原因,我们并不能运用正常健康人的心肌细胞进行验证。随着干细胞技术的发展,人胚胎干细胞分化的心肌细胞(human embryonic stem cell-derived cardiomyocytes, hSC-CMs)或多能干细胞诱导分化的心肌细胞(human induced pluripotent stem cell-derived cardiomyocytes, hiPSC-CMs)已证实在电生理特性上与健康成人的心肌细胞功能一致。因此,CiPA 策略将运用这两种人源化心肌细胞进行药物心脏安全性验证检测。

目前应用于 hiPSC-CMs 心脏毒性评估研究的主要是微电极阵列(microelectrode arrays, MEA)和电压敏感光学测量(voltage sensitive optical imaging, VSO)两种电生理技术。其中,微电极阵列可直接检测心肌细胞场电位时长和早期后除极,判断药物对心肌细胞动作电位的影响;电压敏感光学测量技术则主要通过电压敏感染料如 Di-4-ANEPPS 检测药物引起的心肌细胞动作电位变化。Blinova K 等人研究结果证实,运用 MEA 和 VSO 这两种技术在 hiPSC-CMs 上检测药物引起动作电位时程延长和临床 QT 间期延长均有很好的相关性,可验证 In Silico 计算机模型预测的 TdP 风险值。Ando H 等人采用 MEA 技术在 hiPSC-CMs 细胞上评估了 57 个临床药物诱发 TdP 的风险验证,发现在其检测系统上,TdP 风险验证正确率高达 83%。但由于不同来源、不同批次的 hiPSC-CMs 细胞在培养时间、细胞本身成熟状态、电生理表型上存在差异,这些差异可能会影响细胞的药理学反应进而影响 TdP 的风险评估。此外,每个实验室选用的电生理技术和检测方法的不同也会影响到 TdP 风险评估,因此,制定统一的 hiPSC-CMs 质量标准并设置相应的阳性参考化合物很有必要。现 CiPA 心脏毒性工作小组正在进行 28 个心脏毒性阳性化合物的全面 hiPSC-CMs 细胞验证工作,统一标准化的 CiPA 策略心肌细胞验证方法会随之更新。

(4) CiPA 策略的临床 Ⅰ 期心电图(ECG)评估

为防止临床前的全面离子通道安全性评估由于人自身特异的代谢功能或者蛋白质结合的不同导致错误的心脏安全评估,CiPA 策略的最后一个组成部分就是采用临床 1 期单个或多个药物浓度的 ECG 结果进行进一步评估。根据需求,CiPA 策略需引入除 PR、QRS 和 QT 间期以外的 ECG 检测新指标,这个新指标需满足以下几个要求:①能够区分单一 hERG 电流抑制和钠、钾、钙电流平衡抑制的区别,排除内外向电流平衡抑制的药物评估为 TdP 高风险的情况;②如有必要可与心率相关;③能够通过曝光反应分析临床小样本的变化情况;④能够被广泛推广应用。

目前,Vicente J 等人通过 22 个样本分析考察 ECG 的 12 个检测指标,结果发现,药物引起的多个离子通道电流抑制与 ECG 特征信号密切相关。强抑制 hERG 电流同时弱抑制钠、钙电流的特非拉定和奎尼叮药物,ECG 图谱中 T 波的形态学变化极显著;具有强钠电流抑制同时有 hERG 电流抑制的雷诺嗪药物也可以观察到 T 波形态学的显著变化;具有强钙电流抑制同时有 hERG 电流抑制的维拉帕米药物不会导致 T 波形态学变化。揭示 T 波的形态学变化与 hERG 电流抑制强度具有相关性但并不是最佳的检测指标,需要联合 QT 间期、QT 间期子区间(J-T peak 或 T peak-T end)和 T 波形态学变化的 ECG 新指标才有利于综合评估药物诱发的 TdP 风险。Vicente J 等人进一步研究发现,与心率相关的 J-T peak 可作为最佳 ECG 检测指标区分主要由 hERG 抑制导致的 QT 间期延长和 hERG、钙、晚钠电流协同抑制导致的 QT 间期延长,并且 J-T peak 新指标能够通过曝光反应分析临床的小样本变化。现 ECG 的 J-T peak 分析方法已作为公开资源共享以促进广泛推广检测(https://github.com/FDA/ecglib),而大量样本、多个实验室地点的 J-T peak 分析还需进一步验证。

4. CiPA 策略多个离子通道的基因多态性

随着人类基因组学和分子生物学的发展,离子通道的基因多态性被陆续发现会影响离子通道相关疾病,是导致疾病个体化差异的关键因素,也影响了药物在不同个体上的治疗效应,因此在个性化治疗中扮演重要角色。研究药物对心脏多个离子通道的抑制效应是 CiPA 策略评估药物心脏安全性的第一步,决定了 In Silico 模型的电生理参数,是 CiPA 策略的重要组成部分。而研究发现参与心肌动作电位除极和复极化过程的心脏多个离子通道在先天性 LQT 综合征上存在基因多态性。据不完全统计,与 LQT1 相关的 *KCNQ1* 基因突变(I_{ks} 电流)已有 246 个,与 LQT2 相关的 *hERG* 基因突变(I_{kr} 电流)有 293 个,与 LQT3 相关的 Nav1.5($I_{Na-Fast}$、$I_{Na-Late}$)基因突变也有约 77 个(http://www.fsm.it/cardmoc/)。药物诱导引起的 QT 间期延长与基因多态性也明显相关。如表 3-12 所示,在药物诱发 QT 间期延长和 TdP 发生的患者中发现了 *KCNE1*、*KCNE2*、*KCNH2*、*KCNQ1*

表 3-12　药物诱发长 QT 综合征患者中发现的基因突变

基因名称	氨基酸突变位点	应用药物	患者信息	症状
KCNE1	D85N	心得怡(Sotalol)	女性,80 岁	TdP
KCNE1	D85N	奎尼丁(Quinidine)	男性,71 岁,低钾血症	TdP
KCNE2	T8A	胺碘酮(Amiodarone)	男性,12 岁	TdP
KCNE2	T8A	奎尼丁(Quinidine)	—	TdP
KCNE2	T8A	磺胺甲噁唑(Sulfametoxazole)	男性,45 岁	QTc>600 ms
KCNE2	Q9E	克拉霉素(Clarithromycin)	女性,76 岁,低钾血症,糖尿病、脑卒中	TdP
KCNE2	M54T	普鲁卡因胺(Procainamide)	—	TdP
KCNE2	I57T	奥沙米特(Oxatomide)	—	TdP
KCNE2	A116V	奎尼丁(Quinidine)、美西律(Mexiletine)	女性,55 岁,曾经有心跳骤停病史	TdP 晕厥
KCNH2	P347S	西沙必利(Cisapride)、克拉霉素(Clarithromycin)	女性,77 岁	TdP
KCNH2	R328C	—	男性,45 岁	TdP
KCNH2	R784W	胺碘酮(Amiodarone)	—	TdP
KCNQ1	Y315C	西沙必利(Cisapride)	女性,77 岁,低钾血症	心跳骤停
KCNQ1	R555C	特非那定(Terfenadine)	女性,38 岁,具有长 QT 综合征家族史	猝死
KCNQ1	R583C	多非利特(Dofetilide)	—	TdP
SCN5A	G615E	奎尼丁(Quinidine)	—	TdP
SCN5A	L618F	奎尼丁(Quinidine)	—	TdP
SCN5A	F1250L	心得怡(Sotalol)	—	TdP
SCN5A	L1825P	西沙必利(Cisapride)	女性,70 岁	TdP

和 SCN5A 多个心脏离子通道基因的突变。此外,药物诱发 TdP 风险的阈值也依赖于心脏多个离子通道的基因多态性。如前所述,编码 I_{kr} 电流 α 亚基的 hERG Y652A、F656A 基因突变改变多种药物对 Ikr 电流的抑制效应;另外,Sesti F 等人发现编码 I_{kr} 电流 β 亚基的 KCNE2 基因 T8A 突变后对磺胺甲恶唑(SMX)高度敏感,野生型 KCNE2 在 −40 mV 电压下不会对 SMX 产生抑制,而 KCNE2 T8A 基因突变型的抑制率超过 50%,易引起 QT 间期延长增加 TdP 诱发风险;Yang P 等人发现编码 I_{ks} 电流的 KCNQ1 基因 R583C 突变后电压激活曲线右移,I_{ks} 尾电流与野生型相比下降了约 50%,易导致 QT 间期延长增加 TdP 发生风险;Splawski I 等人研究发现编码 INa 电流的 SCN5A S1102Y 基因突变型加速了通道的激活,心肌扩张伴随低血钾症患者服用胺碘酮后导致

QT 间期延长和 TdP 的发生,提示 *SCN5A S1102Y* 基因型本身不会导致 QT 间期延长,但伴随有其他药物治疗、低血钾症或心脏疾病等风险因子时增加致心律失常的风险。对心脏离子通道中的钙通道基因多态性研究较晚,目前关于心脏钙通道基因多态性的基因突变有二十几种。2004 年 Splawski I 等人发现了第一个导致 LQT8 综合征的 *CACNA1c G406R* 基因突变,该基因突变型会增加钙离子内流导致 QT 间期延长,并伴随心肌动作电位早期后除极(EAD)的出现导致致命性心律失常。总之,纳入 CiPA 策略中的多个离子通道均存在基因多态性。

基于心脏多个离子通道的基因多态性,在个性化药物研发过程中,针对临床上个体化差异的不同,可考察候选药物对相关疾病离子通道突变型的抑制效应,调整 In Silico 计算机模型参数,模拟不同基因突变型患者的心肌动作电位,预测药物对基因突变型患者的 TdP 风险,并结合 hiPS-CMs 疾病模型,达到准确预测 TdP 风险的可能,为药物的临床个性化治疗提供帮助,避免药物对离子通道基因突变的遗传缺陷患者产生严重不良反应。同时,在以心律失常离子通道为靶标的药物研发中,如使用 hERG 钾通道开放剂、Cav1.2 通道或 Nav1.5 通道抑制剂缩短 QT 间期达到治疗心律失常的目的时,须先明确这些药物是否对离子通道突变体有影响,这也为临床上心律失常个体化治疗服务提供相应的数据支撑。

5. CiPA 策略推动个性化新药研发

个性化新药研发作为针对生命复杂系统的研究策略,研发过程艰巨亦困难,需要强大的技术体系作为支撑。心脏安全性毒性是药物研发包括每一个个性化药物研发必须承受的考验。现 S7B 和 E14 指导原则将 hERG 电流抑制和 QT 间期延长作为心脏安全评价的检测指标,导致大量有研发潜力的药物被迫终止,极大地限制了药物研发,这对研发艰难的个性化药物而言更是雪上加霜。因此,基于 TdP 发生机制的 CiPA 策略如果成功,将修订或取代 S7B 和 E14 指导原则,提高进入临床研究的个性化研究药物,推动个性化新药研发。对于 CiPA 本身而言,目前还没有考虑将 CiPA 应用于个性化检测,FDA 等国际组织现首先要考虑的是开发和验证 CiPA 策略评估健康人心脏安全毒性的 TdP 风险,正式制定和推出一系列指导性文件。

然而,CiPA 策略的核心是研究心脏多个离子通道对药物的抑制效应以预测 TdP 风险,钠、钾、钙等离子通道基因均具有基因多态性,影响 TdP 风险的发生;患者所处环境及患有其他疾病(如心衰、心室肥大等)都可能影响心室复极化的能力,导致药物诱发 TdP 风险的阈值上升或下降。此外,性别或种族的不同也会影响基因多态性而影响 TdP 的发生。研究报道女性比男性更易导致 QT 间隙延长而出现晕厥或心源性猝死的情况。因此,许多先天性、环境和个人因素影响了 TdP 的发生,将来是否需要开发 CiPA 策略应用于个性化检测还需进一步研究。hiPSC-CMs 在 CiPA 中的应用,代表了未来安全性评价模式的发展方向,基于 hiPSC-CMs 高通量筛选技术的发展有力地促进个性化新药研发,而个性化的 hiPSC-CMs 疾病模型的建立对于将来 CiPA 个性化检测或个性化新药研发都具有推动作用。总之,CiPA 策略作为个性化新药研发的技术体系,可有力地支撑并推动个性化新药研发。

参考文献

[1] WARMKE J W, GANETZKY B. A family of potassium channel genes related to eag in drosophila and mammals[J]. Proceeding of the National Academy of Sciences of the United States of America, 1994, 91(18):3438 – 3442.

[2] WANG W W, MACKINNON R. Cryo-EM structure of the open human ether-à-go-go-related K^+ channel hERG[J]. Cell, 2017, 169(3):422 – 430.

[3] ZHOU P Z, BABCOCK J, LIU L Q, et al. Activation of human ether-à-go-go related gene(hERG) potassium channels by small molecules[J]. Acta pharmacologica sinica, 2011, 32(6):781 – 788.

[4] LI X C, ZHANG R, ZHAO B, et al. Cardiotoxicity screening: A review of rapidthroughput in vitro approaches[J]. Archives of toxicology, 2016, 90(8):1803 – 1816.

[5] ICH(International Conference on Harmonization of Technical Requirements for Registration of Pharmaceuticals for Human Use)人用药物注册技术要求国际协调会. S7B Pharmacology Studies: The Non-Clinical Evaluation of the Potential for Delayed Ventricular Repolarization(QT Interval Prolgongation) by Human Pharmaceuticals [EB/OL]. 2005-5-12. http://www.ich.org/products/guidelines/safety/article/safetyguidelines.html.

[6] 国家食品药品监督管理总局.关于发布药物安全药理学研究技术指导原则等 8 项技术指导原则的通告(第 4 号)[EB/OL]. 2014-5-13. http://www.sda.gov.cn/WS01/CL0087/100983.html.

[7] 夏静,袁海涛,赵君,等.hERG 钾离子通道与长 QT 综合征研究进展[J].中国新药杂志,2012, 21(15):1729 – 1735.

[8] HE F Z, MCLEOD H L, ZHANG W. Current pharmacogenomic studies on hERG potassium channels[J]. Trends in molecular medicine, 2013, 19(4):227 – 238.

[9] VICENTE J, ZUSTERZEEL R, JOHANNESEN L, et al. Mechanistic model-informed proarrhythmic risk assessment of drugs: Review of the "CiPA" initiative and

design of a prospective clinical validation study[J]. Clinical pharmacology and therapeutics, 2018, 103(1):54 - 66.

[10] LESTER R M, OLBERTZ J. Early drug development: assessment of proarrhythmic risk and cardiovascular safety[J]. Expert review of clinical pharmacology, 2016, 9(12):1611 - 1618.

[11] 胡晓敏,张子腾,宗英,等.心脏安全药理学评价新策略——CiPA[J].中国新药杂志, 2016, 25 (17):1939 - 1944.

[12] COLATSKY T, FERMINI B, GINTANT G, et al. The comprehensive in vitro proarrhythmia assay(CiPA) initiative—update on progress[J]. Journal of pharmacological and toxicological method, 2016, 81:15 - 20.

[13] O'HARA T, VIRAG L, VARRÓ A, et al. Simulation of the undiseased human cardiac ventricular action potential: Model formulation and experimental validation. PLoS computational biology, 2011, 7(5):1 - 29.

[14] DI VEROLI G Y, DAVIES M R, ZHANG H G, et al. High-throughput screening of drug-binding dynamics to hERG improves early drug safety assessment[J]. American journal of physiology-heart and circulatory physiology, 2013, 304(1):H104 - H117.

[15] LI Z H, DUTTA S, SHENG J S, et al. Improving the in silico assessment of proarrhythmia risk by combining hERG(human ether-à-go-go-related gene) channel-drug binding kinetics and multichannel pharmacology[J]. Circulation: Arrhythmia and electrophysiology, 2017, 10(2):e004628.

[16] BLINOVA K, STOHLMAN J, VICENTE J, et al. Comprehensive translational assessment of human induced pluripotent stem cell derived cardiomyocytes for evaluating drug-induced arrhythmias[J]. Toxicological sciences, 2017, 155(1):234 - 247.

[17] ANDO H, YOSHINAGA T, YAMAMOTO W, et al. A new paradigm for drug-induced torsadogenic risk assessment using human iPS cell-derived cardiomyocytes[J]. Journal of pharmacological and toxicological methods, 2017, 84:111 - 127.

[18] VICENTE J, JOHANNESEN L, MASON J W, et al. Comprehensive T wave morphology assessment in a randomized clinical study of dofetilide, quinidine, ranolazine, and verapamil[J]. Journal of the American Heart Assocation, 2015, 4(4):e001615.

[19] VICENTE J, JOHANNESEN L, HOSSEINI M, et al. Electrocardiographic biomarkers for detection of drug-induced late sodium current block[J]. PLoS One, 2016, 11(12):e0163619.

[20] PAULUSSEN A, GILISSEN R, ARMSTONG M, et al. Genetic variations of KC-NQ1, KCNH2, SCN5A, KCNE1, and KCNE2 in drug-induced long QT syndrome patients[J]. Journal of molecular medicine, 2004, 82(3):182 – 188.

[21] SESTI F, ABBOTT G W, WEI JIAN, et al. A common polymorphism associated with antibiotic- induced cardiac arrhythmia[J]. Proceedings of the National Academy of Sciences of the United States of America, 2000, 97(19):10613 – 10618.

[22] YANG P, KANKI H, DROLET B. et al. Allelic variants in long-QT disease genes in patients with drug-associated torsades de pointes[J]. Circulation, 2002, 105(6):1943 – 1948.

[23] SPLAWSKI I, TIMOTHY K W, TATEYAMA M, et al. Variant of SCN5A sodium channel implicated in risk of cardiac arrhythmia[J]. Science, 2002, 297(23):1333 – 1336.

[24] SPLAWSKI I, TIMOTHY K W, SHARPE L M, et al. Cav1.2 calcium channel dys-function causes a multisystem disorder including arrhythmia and autism[J]. Cell, 2004, 119(1):19 – 31.

（高召兵　方　遂　陈学勤）

第4章
个性化药物的研发实践

Chapter 4

个性化治疗理念的革新,根植于对疾病致病机制和分子分型认识的发展,对新药研发实践产生了深远的影响,并通过新药研究的实践得以发展和升华。当前,在个性化治疗理念的指导下,新药研发的研究模型、疗效评价指标、临床研究策略乃至新药评审指南等多个方面均发生了巨大变革。药物研究选用的疾病模型,必须考虑模型的基因背景和对应疾病的分子分型。分子靶向药物的伴随诊断试剂盒,已经成为新药研发的重要组成部分,并逐渐扩展到代谢和毒性标志物。而疗效监控、耐药机制等个性化特征的研究,也揭示了一批新的药物靶标。经过二十多年的新药研发实践,个性化治疗理念在新药研发中的重要作用日益凸显,也加速了新药的临床转化。其中抗肿瘤药物的发展尤其迅速,近 40 个含有个性化标签的抗肿瘤药物被批准上市,用于含特定生物标志物的肿瘤患者的治疗。肿瘤领域的率先发展也为其他疾病领域的新药研发实践提供了启示和成功经验。相信随着个性化治疗理念的不断深化,基因组、蛋白质组、代谢物组等技术的不断进步和整合应用,基础研究和转化医学等的紧密结合,将会在更多疾病领域实现个性化新药研发的突破。

本章具体介绍了肿瘤、代谢性疾病、心血管疾病和神经精神系统疾病等多个领域的个性化药物研发的发展历程、代表性药物和最新进展。

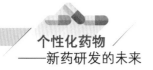

4.1 抗肿瘤个性化药物

4.1.1 EGFR 抑制剂

1. EGFR 与肿瘤

表皮生长因子受体(epidermal growth factor receptor, EGFR)属于 ErbB 受体酪氨酸激酶家族,该家族成员包括 EGFR, ErbB2(HER2), ErbB3(HER3)和 ErbB4(HER4)。1962 年,Stanley Cohen 发现从小鼠唾液腺分离出的富含 NGF 的粗提物可以促进新生小鼠更快张开双眼,进一步分离出了这种物质并命名为表皮生长因子(epidermal growth factor, EGF)。1978 年,Graham Carpenter 及同事在 A431 细胞株中鉴定出 EGF 的受体 EGFR。

EGFR 是一个跨膜受体蛋白,由胞外配体结合区、跨膜结构域和胞内激酶活性区域组成。胞外配体结合区与配体(如 EGF、转化生长因子、双调蛋白、β 细胞素、肝素结合表皮生长因子等)结合后,发生同源或异源二聚化,进而胞内区发生自磷酸化,激活其激酶活性。磷酸化的 EGFR 末端结合下游多种接头蛋白,激活 RAS/RAF/MEK/ERK(MAPK)和 PI3K/AKT(PKB), PLC-γ, JAK/STAT 等多条信号通路,发挥维持细胞生长和运动、抑制细胞凋亡等多种生理学功能。

EGFR 在多种组织细胞中都有表达。正常生理条件下,EGFR 调节细胞增殖、分化、运动等一系列生物学进程,而 EGFR 高表达或异常活化(基因扩增、大片段缺失、点突变等)与多种肿瘤发生发展相关,如非小细胞肺癌(NSCLC)、转移性结肠癌(mCRC)、头颈鳞癌(HNSCC)、胶质母细胞瘤(GBM)、卵巢癌等。在这些肿瘤中,NSCLC 发生、发展与 EGFR 关系最为密切,EGFR 驱动 NSCLC 发生、发展分子机制的研究也最为深入。已经有多个靶向 EGFR 的抑制剂用于治疗 NSCLC。其中,*EGFR* 激活突变(*exon19* 缺失和 *L858R* 突变)作为 EGFR 小分子抑制剂的敏感标志物的发现,不仅是肺癌治疗史上里程碑式的进展,也成为肿瘤个性化治疗的典范。

2. EGFR 靶向药物

早在 20 世纪 80 年代初,多篇研究报道认为 EGFR 的异常表达在人肿瘤中发挥着重要作用。Mendelson 及同事设计了一系列针对 EGFR 的抗体,其中 mAb225,即后来的西妥昔单抗,在细胞和动物模型中表现出了强抗肿瘤活性,通过进一步临床药物开发,西妥昔单抗于 2004 年被 FDA 批准用于结肠癌治疗。与此同时,EGFR 小分子抑制剂研究也迅速开展。1994 年首次报道了喹唑啉类化合物对 EGFR 的抑制作用,随后报道了第一个靶向 EGFR 的小分子抑制剂吉非替尼(Gefitinib),并于 2003 年经美国 FDA 批准用于NSCLC 治疗,但是耐药问题限制了其临床应用。随着对 EGFR 抑制剂耐药机制的发现,克服耐药新型抑制剂不断开发,EGFR 小分子抑制剂经历了从一代抑制剂到三代甚至第四代抑制剂的研发历程。EGFR 也成为临床研究最多也是最成功的抗肿瘤分子靶标之一。

目前 EGFR 靶向药物主要分为两类,一类为单克隆抗体,通过与 EGFR 胞外段结合,阻断其与配体结合;另一类为小分子酪氨酸激酶抑制剂(TKI),与胞内受体酪氨酸激酶区结合,抑制其激酶活性从而发挥作用。目前美国 FDA 批准多种单克隆抗体和小分子抑制剂,用于肺癌、头颈癌、结肠癌、胰腺癌的临床治疗。

(1)靶向 EGF/EGFR 抗体

A. 西妥昔单抗

西妥昔单抗(Cetuximab,爱必妥)是一个 IgG1 鼠源人融合免疫球蛋白,可抑制内源性配体与 EGFR 胞外区的结合,同时促进受体内吞与降解,诱导抗体依赖的细胞毒作用。2004 年,美国 FDA 批准 Cetuximab 上市用于治疗对伊立替康(Irinotecan)无法耐受的结直肠癌,或与伊立替康联用治疗 EGFR 高表达的耐药转移性结直肠癌。2006 年,美国FDA 批准 Cetuximab 用于顺铂治疗后复发和转移的头颈鳞癌(HNSCC)治疗或与放疗联用治疗局部进展的 HNSCC。

B. 帕尼单抗

帕尼单抗(Panitumumab, Vectibix)是全人源的 IgG2 型单抗,通过阻断 EGF 和TGF-α 与 EGFR 结合同时促进受体内吞与降解来发挥作用。美国 FDA 于 2006 年批准Panitumumab 用于氟嘧啶(Fluoro pyrimidine)、奥沙利铂(Oxaliplatin)和伊立替康(Irinotecan)治疗后进展的 EGFR 高表达结直肠癌(CRC)患者的治疗。

C. 耐昔妥珠单抗

耐昔妥珠单抗(Necitumumab, Portrazza)是一个全人源的 IgG1 型单抗,通过抑制内源性配体与 EGFR 胞外区结合及促进受体内吞与降解,诱导抗体依赖的细胞毒作用。美国 FDA 于 2015 年批准 Necitumumab 联用吉西他滨和顺铂作为局部进展期或转移性的鳞状非小细胞肺癌患者的一线治疗,常见不良反应包括静脉栓塞、皮疹、低镁血症,但被评价为临床可控。

此外,百泰生物的尼妥珠单抗(Nimotuzumab,泰欣生)是一种 EGFR 人源单克隆抗体,于 2008 年在中国上市,用于 EGFR 表达阳性的Ⅲ～Ⅳ期鼻咽癌的治疗。其他 EGFR 抗体,如张江生物公司的一个人鼠嵌合 EGFR 单克隆抗体以及神州细胞公司的 SCT-200 全人源 EGFR 单克隆抗体均处于临床研究阶段,用于转移性结肠癌的治疗。

(2) EGFR 小分子抑制剂

A. EGFR 一代抑制剂

EGFR 一代抑制剂主要包括吉非替尼(Gefitinib,易瑞沙)和厄洛替尼(Erlotinib,特罗凯),它们以 ATP 竞争性结合的方式与 EGFR 激酶区结合,可逆性抑制 EGFR 激酶活性,进而阻断下游信号转导。吉非替尼于 2003 年被美国 FDA 批准上市,用于治疗化疗失败的晚期 NSCLC 患者。厄洛替尼于 2004 年被 FDA 批注上市用于治疗局部晚期或转移性 NSCLC,随后被批准联用吉西他滨(Gemcitabine)用于治疗局部晚期或转移性胰腺癌。

回顾性临床研究发现,EGFR 一代抑制剂对亚洲非吸烟的女性腺癌患者具有较好疗效。敏感标志物 *EGFR* 19 外显子的缺失突变(*exon19del*)和 21 号外显子上的 *L858R* 碱基替换突变(*L858R* 突变)的发现,揭示了部分人群对 EGFR 抑制剂敏感的原因。在肺癌患者中,*EGFR* 敏感突变的概率只有 10%,但是在亚洲非吸烟的腺癌群体中,这一比例达到了 50%。*EGFR* 敏感突变均位于胞内段的 ATP 连接口袋激酶区,会增强结合口袋与 ATP 之间的亲和力,导致 EGFR 自抑制途径被破坏,引起下游信号通路的持续性激活从而致癌。吉非替尼和厄洛替尼对于这种突变的 EGFR 蛋白的亲和力相较于 ATP 分子更强,使得具有这些突变的患者获得的临床效果更为显著,因此,*EGFR* 突变检测获批用于进展性 *EGFR* 突变 NSCLC 的一线临床治疗,也成为全球大多数癌症中心的常规临床检测。

此外,我国自主研发的 EGFR 一代抑制剂埃克替尼(Icotinib,凯美纳)于 2011 年被批准用于 *EGFR* 基因敏感突变的局部晚期或转移性 NSCLC 患者的一线治疗。

相对于化疗药物,作为分子靶向药物的 EGFR 抑制剂具有对肿瘤细胞选择性高、毒性低的显著特点。EGFR 一代抑制剂常见不良反应包括腹泻、皮疹、瘙痒、痤疮等,通常是可逆性的。少数患者可出现 3 级以上不良反应,如严重消化系统病变、间质性肺炎等。

B. EGFR 二代抑制剂

尽管吉非替尼和厄洛替尼治疗 *EGFR* 敏感突变的 NSCLC 疗效明显,但是患者在平均用药 9～14 个月即发生耐药,耐药问题严重限制了一代抑制剂的临床使用。耐药突变的发生及代偿通路的激活,是该类抑制剂耐药的主要原因。其中,*EGFR T790M* 突变是常见耐药原因,占获得性耐药的 50% 以上。因此,同时对靶向野生型 *EGFR* 和 *EGFR T790M* 耐药突变的 EGFR 二代抑制剂开展研发引起了重视。

二代抑制剂代表性药物阿法替尼(Afatinib),可共价结合 EGFR ATP 结合口袋中的

C797 位点,对 *EGFR WT* 和 *T790M* 耐药突变均有较为显著的抑制活性。该药于 2013 年被美国 FDA 批准用于晚期 NSCLC 及 *HER2* 阳性的晚期乳腺癌患者的治疗,并于 2016 年被批准用于铂类化疗后疾病进展的晚期肺鳞癌患者的治疗。但是,阿法替尼由于强效抑制野生型 *EGFR* 活性,从而导致明显的不良反应,使其无法在人体内达到有效抑制 *EGFR T790M* 的血药浓度。因此选择性抑制 *EGFR T790M* 耐药突变的 EGFR 三代抑制剂研发备受关注。

C. EGFR 三代抑制剂

EGFR 二代抑制剂的临床应用受限,促进了选择性抑制 *EGFR T790M* 的三代抑制剂的研发,该类抑制剂对野生型 *EGFR* 活性较弱,因而潜在不良反应较小。

奥希替尼(Osimertinib, Tagrisso, AZD9291)是 EGFR 三代抑制剂代表性药物,可共价结合于 EGFR 797 位半胱氨酸位点,选择性抑制 *EGFR* 敏感突变和耐药突变,对野生型 *EGFR* 抑制较弱,在临床上对含 *EGFR T790M* 的耐药突变患者显示出很好的疗效及较小的不良反应。奥希替尼已于 2015 年 11 月被美国 FDA 批准上市用于转移性含 *EGFR T790M* 的 NSCLC 患者的二线治疗。该药已获得美国、欧洲、日本三大市场的上市许可,并于 2017 年 3 月在中国批准上市用于 *EGFR T790M* 突变阳性的局部晚期或转移性 NSCLC 的治疗,从临床试验到上市仅用了近两年半的时间,创造了进口新药审批的新纪录。2018 年美国 FDA 批准奥希替尼作为 *EGFR* 敏感突变阳性的转移性 NSCLC 患者的一线治疗药物。此外,奥希替尼可有效通过血脑屏障,对肺癌脑转移(包括脑膜转移)患者疗效突出,是该药相较于其他 EGFR 小分子抑制剂的一大优势。

除了成功上市的奥希替尼之外,在 EGFR 三代抑制剂开发过程中也有终止或失败的案例。Clovis 公司开发的 Rociletinib(CO-1686)为最早进入临床研究的 EGFR 三代抑制剂,但是 FDA 通过对其数据分析发现临床试验中的总缓解率远低于公司所宣称的数据;且该药可引发高血糖症、QTc 间期延长等严重不良反应,被 FDA 提出黑框警告,公司在 2016 年终止了该化合物的所有研究。韩美药业的三代抑制剂 Olmutinib(HM61713)也于 2016 年在韩国上市,但因其皮肤毒性严重,终止了进一步的临床研究。其他 EGFR 三代抑制剂如 Nazartinib(EGF816, NVS-816), ASP8273, PF-06747775, Avitinib(AC0010), Alflutinib Mesylate(AST2818), BPI-7711/BPI-15086, HS-10296 以及 ASK120067 等尚处于临床研究阶段。

除了 EGFR 一代、二代、三代抑制剂,拉帕替尼(Lapatinib)作为 EGFR/HER2 抑制剂,于 2007 年经美国 FDA 批准联合卡培他滨(Capecitabine)用于治疗 *HER2* 阳性的晚期或转移性乳腺癌。凡德他尼(Vandetanib)作为同时作用于 EGFR、VEGFR 和 RET 的多靶标酪氨酸激酶抑制剂,于 2011 年经美国 FDA 批准用于治疗无法切除、局部晚期或转

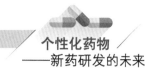
移的有症状或进展的髓样甲状腺癌成年患者。

EGFR 抑制剂作为肿瘤个性化治疗的经典靶向药物,在多种肿瘤,尤其是 NSCLC 的临床治疗中发挥着重要作用。但是其临床应用也存在患者响应率低、耐药问题限制疗效、肿瘤转移等问题。如何确定敏感人群,在众多 EGFR 靶向药物中,选择合适的药物、用药顺序和联合用药方案,以实现效果最优的个性化治疗值得关注。

（谢　华　张　弢）

4.1.2　PARP 抑制剂

聚腺苷二磷酸核糖聚合酶[poly(ADP-ribose)polymerases, PARPs]的研究始于 20 世纪 60 年代在细胞核提取物中发现聚腺苷二磷酸核糖[poly(ADP-ribose), PAR]。1977 年首次获得纯化的该家族第一个成员 PARP1 蛋白。随后确定 PARP1 在 DNA 修复,特别是碱基切除修复(base-excision repair, BER)和核酸切除修复(nucleotide excision repair, NER)中发挥关键作用。迄今已发现 18 个 PARP 家族成员。PARP 具有广泛的生理功能。除 DNA 修复外,PARP 还参与染色质重塑、转录、免疫以及细胞死亡过程等的调控。

对 PARP 抑制剂的研究和开发,早期主要针对心肌缺血、其他形式缺血损伤以及作为抗肿瘤药物增敏剂进行,但因疗效不足和毒性增加等原因,长期以来进展缓慢。直至 2005 年,发现 PARP 抑制剂高选择性(达 1 000 倍以上)地杀伤 *BRCA1/2*(breast cancer associated genes 1/2)缺陷的肿瘤细胞,随后 PARP 抑制剂作为个性化抗肿瘤的研究和开发取得了突飞猛进的发展。目前,已经有 3 个 PARP 抑制剂(奥拉帕尼、卢卡帕尼、尼拉帕尼)先后获批用于卵巢癌和(或)乳腺癌的治疗,还有多个抑制剂处于临床试验阶段。下文将对 PARP 的功能及其抑制剂的研发情况进行概述。

1. PARP 及其抑制剂

(1) PARP 家族成员及主要功能

PARP 家族有 18 个成员,包括 PARP1 ～ PARP3、PARP4 (VPARP)、PARP5a (tankyrase-1/TNKS1)、PARP5b(tankyrase-2/TNKS2)、PARP6 等。其中,仅 PARP1～ PARP3、PARP5a 和 PARP5b 具有聚合酶活性,且均参与 DNA 完整性的维持;PARP9 和 PARP13 不具有催化活性;其他 PARP 酶仅能转移单个 ADP-核糖基到受体蛋白上形成单腺苷二磷酸核糖[mono(ADP-ribose), MAR],不能产生 PAR,无法完成聚腺苷二磷酸核糖化(PARylation, PAR 化)过程。虽然所有 PARP 家族成员都含有保守的催化结构域,但不同成员的功能差异较大,大部分成员的功能尚待阐明。此处简要介绍 PARP1～ PARP3、PARP5a 和 PARP5b 的功能。

A. PARP1 的 DNA 修复功能

PARP 家族成员中,仅 PARP1～PARP3 参与 DNA 损伤修复。相关研究以 PARP1 为主,因其聚合酶活性占细胞总活性的 80%。PARP1 主要分布在细胞核内,是 DNA 单链断裂(single-strand break, SSB)的感受器,在 SSB 产生瞬时即结合到断裂处。PARP1 消耗烟酰胺腺嘌呤二核苷酸(nicotinamide adenine dinucleotide, NAD^+),催化 ADP-核糖基转移到 PARP1 本身和其他受体蛋白,主要是核蛋白如组蛋白 H1 和 H2B、XRCC1、CENP-A、CENP-B 和 BUB3 等上,使之发生 PAR 化,生成 PAR。PAR 和 PAR 化的 PARP1 进一步募集 DNA 聚合酶(Polβ)、DNA 连接酶和 XRCC1 蛋白质复合物到 DNA 损伤位点,参与碱基掺入和 DNA 连接过程。DNA Polβ 切掉残留的脱氧磷酸核糖,掺入正确的脱氧核糖核苷酸,最后由连接酶Ⅲ-XRCC1 封闭缺口,完成 SSB 的修复。若前进中的复制叉与未修复的 SSB 相遇,后者将被转化为 DNA 双链断裂(double-strand break, DSB)。DSB 的持续存在将导致细胞死亡。除 SSB 外,PARP1 也能够识别 DNA 交联、复制叉停滞(stalled forks)以及 DSB。

B. PARP1 的其他功能

PARP1 还具有广泛的其他功能。①调控染色质重塑:PARP1 通过 PAR 化核小体结合的组蛋白质,导致染色质结构疏松,促进 DNA 复制、修复和转录。染色质疏松也会促进损伤 DNA 与修复酶的接触。此外,PARP1 介导染色质重塑蛋白 Alc1(amplified in liver cancer 1)的 PAR 化,促进 Alc1 募集至染色质并激活其 ATP 酶和染色质重塑活性。②调控转录:PARP1 是转录共激活因子,通过增加前起始复合物(preinitiation complex, PIC)的形成促进转录;PARP1 与转录因子 AP2 相互作用,增强后者的转录活性;PARP1 一方面通过使组蛋白去甲基酶 KDM5B 发生 PAR 化、抑制并且阻断其活性,减弱 H3K4me3 甲基化,另一方面还促进 H1 与染色质分离,从而调节靶基因的转录。研究还发现,PARP1 能够与核受体结合,抑制受体介导的配体依赖的转录。③调控细胞死亡:当细胞发生 DNA 损伤时,PARP1 被激活;PAR 化一方面可促进 DNA 修复,另一方面也会消耗大量的底物 NAD^+ 以及 ATP,导致细胞因能耗过多而死亡。PARP 激活还使细胞核内形成大量 PAR 多聚物并向细胞质迁移,引起凋亡诱导因子(apoptosis inducing factor, AIF)从线粒体向核内反向迁移,产生非 caspase 依赖的细胞凋亡。PARP1 作为 caspase-3 和 caspase-7 的底物,其剪切体曾被广泛作为 caspase 依赖的细胞凋亡标志物进行研究。在凋亡过程中,PARP1 的剪切可降低其催化活性,减少 NAD^+ 和 ATP 的消耗,利于凋亡发生;PARP1 还通过促进 Ca^{2+} 和 Mg^{2+} 依赖的内切酶 DNAS1L3 释放,诱导 DNA 断裂,促进凋亡。此外,PARP1 还通过 RIP1/TRAF2 信号通路激活 JNK 和 p38,调控细胞程序性坏死。④调控免疫:PARP1 激活巨噬细胞和树状细胞的 NF-κB 以及 T 细胞的

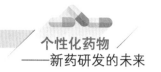

NF-AT,促进共激活分子 CD86、促炎症因子、趋化因子和一些黏附分子的表达。此外,在 T 细胞中,PARP1 还能增强 IL-2 和 Th2 的表达。

C. PARP2 和 PARP3 的功能

PARP2 和 PARP3 主要参与 DNA 修复。PARP2 占细胞总 PARP 活性的 5%～10%,与 PARP1 共同参与 DNA 损伤修复。目前上市以及处在临床试验研究阶段的 PARP 抑制剂均为 PARP1/2 抑制剂。与 PARP1 不同的是,PARP2 更倾向于识别有核苷酸缺失和悬垂型损伤 DNA。PARP2 参与 DNA 损伤应答可能较迟;对 XRCC1 等修复因子的募集更依赖于 PARP1。此外,PARP2 在维持异染色质完整性、组蛋白质修饰、免疫调控及细胞分化中的作用均与 PARP1 存在差异。

PARP3 主要由 DSB 而非 SSB 激活,通过调控 BRCA1 和 53BP1 之间的平衡,抑制同源重组修复(homologous recombination repair, HRR)和替代性非同源末端连接(alternative end-joining, Alt-NHEJ)修复通路中 Mre11 催化的 DNA 末端切除和修复。PARP3 还与 Ku80 以及 APLF 相互作用,加速染色质损伤的连接,介导经典的非同源末端连接(classical non-homologous end-joining, C-NHEJ)修复。

D. TNKS 的功能

TNKS1 和 TNKS2(PARP5a、PARP5b)属于能利用 NAD^+ 为底物产生 PAR 的成员。TNKS 参与细胞多种功能的调控,包括端粒的稳态性、有丝分裂纺锤体的形成、囊泡运输、病毒复制等。TNKS 能够使 Axin 蛋白发生 PAR 化而促进其降解;Axin 蛋白降解后β-catenin 的稳定性增强,导致 Wnt 信号通路活性增强。因此,靶向 TNKS 有可能成为治疗癌症的有效策略。

(2) PARP 抑制剂的抗肿瘤作用和机制

PARP 抑制剂对 HRR 缺陷肿瘤,无论其来源于何种组织,均可能选择性、直接杀伤肿瘤细胞,产生高选择性的抗肿瘤作用。其机制可能涉及下述多个方面。

A. 经典的协同致死(synthetic lethality)机制

PARP 抑制剂高选择性抗肿瘤作用的公认机制之一为经典 PARP 酶活性抑制与 HRR 缺陷之间产生的协同致死效应。PARP 抑制剂抑制 PARP 酶活性,进而抑制 SSB 修复;行进的复制又与未修复 SSB 碰撞,导致后者转变为 DSB。在 HRR 缺陷肿瘤细胞,产生的 DSB 无法及时被修复,导致细胞死亡,产生协同致死效应。而在 HRR 完善的正常细胞,因 DSB 及时被修复而存活,由此产生高度的选择性。包括 *BRCA1/2* 缺陷在内的 HRR 缺陷可发生于多种组织来源的肿瘤,特别是乳腺癌、卵巢癌、前列腺癌及胰腺癌,显示 PARP 抑制剂具有广泛的抗肿瘤应用前景。

然而,PARP 抑制剂抑制 PARP 酶活性的能力与其细胞杀伤能力相关性不明显,而且敲除 PARP1 并不能模拟 PARP1 抑制剂的细胞杀伤作用,提示 PARP 抑制剂还存在其他作用机制。

B. 增强 PARP1-DNA 捕获(PARP-DNA trapping)

细胞内 PARP1 可与 DNA 非共价结合形成 PARP1-DNA 复合物。PARP1 抑制剂与底物 NAD^+ 竞争性结合,导致 PARP1 变构,增强该复合物稳定性,即 PARP1-DNA 捕获。PARP1-DNA 捕获导致 S 期细胞行进复制叉与该复合物碰撞,产生复制性 DSB,最终引起 HRR 缺陷肿瘤细胞死亡。该机制作用后果和经典的 PARP1 酶活性抑制与 HRR 缺陷之间的协同致死效应相同。但 PARP 抑制剂捕获 PARP1-DNA 复合物与其酶活性抑制之间的关系尚待阐明,PARP1-DNA 捕获与 PARP1 抑制剂抗肿瘤作用之间的关系也未完全阐明,PARP1 抑制剂引起的 PARP1 变构效应与 PARP1-DNA 捕获效应之间的关系也待建立。因此,作为 PARP 抑制剂抗肿瘤作用的一个潜在机制,其意义与重要性还需深入研究。

C. 抑制 Alt-NHEJ 与激活 NHEJ

已发现细胞内至少存在三条 DSB 修复通路,即 HRR、NHEJ 和 Alt-NHEJ;前者属于无错性修复,后两者属于易错性修复。在 HRR 功能完善的细胞中,复制性 DSB 由 HRR 通路修复;而在 HRR 缺陷的肿瘤细胞中,则主要由 Alt-NHEJ 通路修复。PARP1 是 Alt-NHEJ 通路的关键修复因子之一,因此,PARP 抑制剂通过抑制 HRR 缺陷肿瘤细胞的 Alt-NHEJ 功能,导致细胞内 DSB 蓄积,产生第三种形式的协同致死,发挥抗肿瘤作用。HRR 和 Alt-NHEJ 功能受限,将激活 NHEJ 通路修复 DSB;NHEJ 激活引起染色质重排和突变增加,引起细胞死亡。目前,PARP 抑制剂可抑制 Alt-NHEJ 与激活 NHEJ,对其抗肿瘤作用的贡献程度还不明确。

D. 其他

PARP1 的底物超过 290 个;PAR 修饰蛋白则更多。PARP1 及 PARP 家族成员广泛参与多种生理与病理过程的调控,包括染色质重塑、转录调节、缺氧反应、新生血管生成、上皮-间质转化(epithelial-mesenchymal transition,EMT)以及肿瘤转移等;这些过程与肿瘤发生和发展密切相关。因此,PARP 抑制剂的抗肿瘤作用机制可能不仅仅限于影响 DNA 修复,还存在其他可能的机制。

2. 个性化抗肿瘤 PARP 抑制剂的研发历程

PARP 抑制剂作为个性化抗肿瘤药物的研发始于 2005 年发现其高选择性地杀伤 *BRCA1* 或 *BRCA2* 缺陷肿瘤。目前,已有 3 个 PARP 抑制剂在美国和欧洲获批上市,还有约 30 个正在开展临床试验。以下主要对代表性药物奥拉帕尼、卢卡帕尼、尼拉拉帕尼的研发情况进行简要介绍。

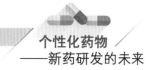
（1）国际研发与批准

A. 奥拉帕尼

奥拉帕尼（Olaparib；AZD2281；KU-0059436；Lynparza）是首个被批准上市的 PARP 抑制剂，也是研究最广泛的 PARP 抑制剂，由阿斯利康公司研发。在 2005—2007 年进行的首个奥拉帕尼（胶囊剂）Ⅰ期临床试验显示其对遗传性 BRCA 突变卵巢癌的治疗作用与铂类敏感性具有相关性；铂类难治性卵巢癌的客观应答率（objective response rate，ORR）为 23％，铂类耐药卵巢癌为 45％，而铂类敏感卵巢癌则达 69％。奥拉帕尼对 BRCA 突变卵巢癌的有效性进一步被 2007—2008 年开展的一项Ⅱ期临床试验确证。在 2008—2009 年进行的非随机Ⅱ期临床试验中，研究奥拉帕尼对晚期高级浆液型或未分化型卵巢癌的治疗有效性，发现携带遗传性 BRCA 突变和野生型 BRCA 卵巢癌患者的 ORR 分别为 41％和 24％，同样与铂敏感性相关。2010—2012 年进行的另一项非随机Ⅱ期临床试验显示，奥拉帕尼对接受过三轮以上化疗、对铂类耐药的 BRCA 突变卵巢癌，ORR 达 26.2％，无进展生存期（progression free survival，PFS）达 7 个月。

基于以上结果，欧洲药物管理局（EMA）于 2014 年 12 月 18 日首先批准奥拉帕尼胶囊采用单药方式用于治疗接受过三轮以上化疗的复发性 BRCA 突变卵巢癌成人患者。美国食品药品监督管理局（FDA）于次日（2014 年 12 月 19 日）也批准了该药的上市申请。与此同时，美国 FDA 还批准了奥拉帕尼伴随诊断试剂 BRAC Analysis CDx，用于检测卵巢癌患者血样中是否存在遗传性 BRCA 基因突变。

奥拉帕尼胶囊存在患者服用量大、稳定性欠佳、需特殊储存条件等缺陷，因此，阿斯利康公司又研发了其新制剂（片剂）。2017 年 8 月 17 日，基于两项临床试验结果，美国 FDA 批准了奥拉帕尼片剂用于铂敏感的复发性上皮卵巢癌、输卵管癌或者原发性腹膜癌成人患者的维持治疗，胶囊剂则随之退出临床。其中一项随机双盲采用安慰剂对照的Ⅱ期临床试验显示，奥拉帕尼维持治疗铂敏感的复发性高级浆液型卵巢癌患者，PFS 延长了 3.6 个月。此外，一项随机双盲Ⅲ期临床试验进一步证明奥拉帕尼明显延长铂敏感和 BRCA 突变卵巢癌患者的 PFS，分别为 19.1 个月和 5.5 个月。

2018 年 1 月 12 日，美国 FDA 批准了奥拉帕尼扩大临床适应证的新药申请，使之可用于 BRCA 突变的转移性 HER2 阴性乳腺癌的临床治疗。Ⅲ期临床试验显示，奥拉帕尼延长 HER2 阴性（包括三阴性）BRCA 突变乳腺癌患者的 PFS 达 2.8 个月，ORR 达 59.9％；而且奥拉帕尼的毒性作用明显更低。

奥拉帕尼的联合用药方案也在临床试验中得到积极探索。奥拉帕尼与铂类药物联用对 BRCA 突变的卵巢癌或者乳腺癌显示较好的治疗效果；与拓扑异构酶抑制剂阿霉素联用也有效；与紫杉醇联用对胃癌及卵巢癌患者均有一定的治疗作用；与新生血管抑制剂联用对卵巢癌治疗有积极影响；与激酶抑制剂联用对乳腺癌和卵巢癌也显示程度不同的治疗作用。但截至目前，上述联合用药方案还未获得药品监管机构批准用于临床治疗。

B. 卢卡帕尼

卢卡帕尼(Rucaparib；AG014699)由美国 Clovis Oncology 公司研发，2007 年进入 I 期临床，2014 年进入 III 期临床。临床试验考察了卢卡帕尼对 HRR 缺陷卵巢癌、乳腺癌、胰腺癌等实体瘤患者的疗效，发现其在 *BRCA* 突变卵巢癌的 ORR 达 54%；平均应答维持时间为 9.2 个月。美国 FDA 于 2016 年 12 月 29 日批准卢卡帕尼单药用于 *BRCA* 突变卵巢癌的治疗。

C. 尼拉帕尼

尼拉帕尼(Niraparib；MK4827)是美国 FDA 批准(2017 年 3 月 27 日)上市的第三个 PARP 抑制剂，适应证为铂敏感复发的上皮性卵巢癌、输卵管癌以及原发性腹膜癌，用于患者的维持治疗。尼拉帕尼由 Tesaro 公司研发，2008 年开始临床试验，2013 年进入 III 期临床。临床试验显示，尼拉帕尼明显延长卵巢癌患者的 PFS，且无论 *BRCA* 是否突变均有效(PFS 在 *BRCA* 突变组延长 15.5 个月，在未突变组延长 5.4 个月)。这一结果使之与奥拉帕尼和卢卡帕尼的临床应用形成区别：后两者均需采用 *BRCA* 突变为标志物进行患者分层选择，而尼拉帕尼则不需要。

D. 其他 PARP 抑制剂

除已批准上市的三个 PARP 抑制剂之外，国际上还有多个抑制剂在开展临床试验；其中，Veliparib 和 Talazoparib 正在开展 III 期临床试验。Veliparib 的活性较弱，主要进行联合用药的 III 期临床试验，包括与卡铂合用治疗乳腺癌(NCT02032277)，与卡铂和紫杉醇合用治疗乳腺癌(NCT02163694)、非小细胞肺癌(NCT02106546)和卵巢癌(NCT02470585)，与卡铂、紫杉醇、顺铂和培美曲塞合用治疗非小细胞肺癌(NCT02264990)，与替莫唑胺合用治疗胶质瘤(NCT02152982)等。Talazoparib 被认为是迄今活性最强的 PARP 抑制剂；正在开展两项 III 期临床试验，分别考察单用治疗 *BRCA* 突变乳腺癌(NCT01945775)和与激素联用治疗 DNA 修复缺陷的去势抵抗性前列腺癌(NCT03395197)。

（2）国内研发

我国自主研发、已被国家食品药品监督管理局批准开展和正在进行临床试验的 PARP 抑制剂品种至少有 7 个(表 4-1)，但还未见正式的临床试验结果报道。另外，一些国际制药企业研发的 PARP 抑制剂，也进入我国开展临床试验，包括奥拉帕尼、尼拉帕尼和 Veliparib 等。目前，我国还未批准 PARP 抑制剂的临床应用。

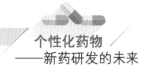

表 4-1　我国自主研发、正在进行和已被批准开展临床试验的 PARP 抑制剂品种

序号	研发机构	PARP 抑制剂	当前所处阶段
1	百济神州(北京)生物科技有限公司	BGB-290	Ⅰ期临床
2	江苏恒瑞医药/豪森药业集团有限公司	氟唑帕利	Ⅰ期临床
3	江西青峰药业有限公司/上海迪诺医药科技有限公司	SC10914	Ⅰ期临床
4	中国科学院上海药物研究所/上海创诺制药有限公司	希明哌瑞	Ⅰ期临床
5	武汉人福药业有限责任公司	WXFL10040340	临床批件
6	中国科学院上海药物研究所	盐酸美呋哌瑞	临床批件
7	上海瑛派药业有限公司	IMP4297	临床批件

3. 敏感标志物指导的 PARP 抑制剂临床应用

PARP 抑制剂作为个性化抗肿瘤药物的研发始于 2005 年发现其高选择性地杀伤 *BRCA1* 或 *BRCA2* 缺陷肿瘤。目前,仅 3 个 PARP 抑制剂即奥拉帕尼、卢卡帕尼和尼拉帕尼在美国和欧洲获批用于临床治疗肿瘤。其中,奥拉帕尼和卢卡帕尼需要采用突变的 *BRCA1* 或 *BRCA2* 作为敏感标志物对患者进行选择;尼拉帕尼对野生型 *BRCA* 肿瘤患者也有一定疗效,不需要依据 *BRCA* 突变选择患者。

A. 奥拉帕尼

美国 FDA 批准奥拉帕尼应用于临床的同时,也批准了其伴随诊断试剂盒 BRAC Analysis CDx,并限定由美国 Myriad Genetic Laboratories(320 Wakara Way, Salt Lake City, UT 84108)具体实施相关的检测与分析。该试剂盒仅用于遗传性 *BRCA* 突变的检测,主要采用患者血液样品进行;有关其详细介绍,请参阅本书第五章"个性化药物的临床应用"。

B. 卢卡帕尼

相似地,卢卡帕尼在美国获得上市许可时,美国 FDA 也同步批准了由美国 Foundation Medicine 公司开发的伴随诊断检测方法 FoundationFocus CDxBRC,用于患者 *BRCA* 基因突变的检测。FoundationFocus CDxBRCA 是美国 FDA 批准的第一个基于二代测序的伴随诊断检测方法,用于筛选可能对卢卡帕尼治疗敏感的卵巢癌患者人群。检测样品为患者肿瘤组织。样品经福尔马林固定、包埋,提取 DNA 后进行二代测序。因此,该检测方法可以检测遗传性和体细胞性 *BRCA* 基因突变,包括缺失、插入突变以及基因扩增等。

4. 展望

上述对 PARP 家族及其抑制剂进行了概要性介绍。PARP 家族成员众多,很多功能仍待阐明;PARP(主要是 PARP1/2)抑制剂已作为高选择性个性化抗肿瘤药物用于临床治疗,但目前适应证有限。未来一方面随着对 PARP 家族成员的生理功能、病理生理过程中的作用等进行深入研究,推动新型 PARP 抑制剂的研发;另一方面,对除 *BRCA* 基因突变外的其他敏感标志物的研究和确证、联合用药方案的研究和确立,将使 PARP 抑制剂(包括目前在研品种)的临床应用范围得到显著扩大,从而更大程度地惠及患者。

(王迎庆　缪泽鸿)

4.1.3　ALK 抑制剂

间变性淋巴瘤激酶(anaplastic lymphoma kinase, ALK)是肿瘤尤其是非小细胞肺癌(Non-small cell lung cancer, NSCLC)重要的分子分型靶标,2007 年在 NSCLC 中发现 3%～7%的患者中具有 *ALK* 融合基因 *EML4-ALK* 的存在,激发了靶向 ALK 个性化药物的研发热潮。针对 *ALK* 融合基因的靶向治疗药物克唑替尼(Crizotinib), 4 年后,即被美国 FDA 以突破性进展(Breakthrough)批准上市,是靶标明确、检测方法成熟的靶向药物成功的典范。其作为 *ALK* 融合基因阳性 NSCLC 患者的一线治疗药物,临床疗效显著。Crizotinib 用药 6～12 个月后出现耐药,系列的次级耐药突变及肿瘤脑转移现象得到揭示,针对克服突变耐药、提高血脑屏障渗透率的 ALK 二代抑制剂又成为新的前沿热点。国际上有 3 个 ALK 二代抑制剂色瑞替尼(Ceritinib)、艾乐替尼(Alectinib)、布格替尼(Brigatinib),1 个 ALK 三代产品劳拉替尼(Lorlatinib)已经获批上市,数个抑制剂处于临床不同研发阶段。在我国尚没有具有我国自主知识产权的靶向 ALK 的新药问世。下文综述了 ALK 概况、在肿瘤中进展以及抑制剂研发历程和特性。

1. ALK 概况

间变性淋巴瘤激酶(anaplastic lymphoma kinase, ALK)作为受体酪氨酸激酶家族重要成员,与白细胞酪氨酸激酶(leukocyte tyrosine kinase, LTK)属于同一亚家族,其高同源性激酶包括 IR、IGF1R。上述激酶均隶属于胰岛素受体(insulin receptor, IR)超家族。

1994 年,Morris 团队首次在间变性大细胞淋巴瘤细胞系中发现了 ALK 融合蛋白(NPM-ALK),由染色体 5q35 区域的核仁磷酸蛋白基因(Nucleophosmin, NPM1)4 号内含子融合到染色体 2p23 区域的 *ALK* 基因 16 号内含子组成。1997 年,Morris 与 Tadashi Yamamoto 两个团队发现并解析了全长 ALK 受体蛋白结构,其为跨膜分子,包括胞外结构域、跨膜区以及含有激酶结构域的胞内结构区三部分组成。胞外结构域由两个 MAM (Meprin/A-5 protein、Multiple receptor protein-tyrosine phosphatase mu)结构域、A 类低密度脂蛋白受体结构域(low-density lipoprotein receptor domain class A, LDLa)以及甘氨酸富集区(G-rich)组成(图 4 - 1)。

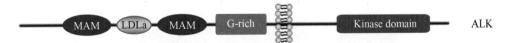

图 4 - 1　ALK 受体结构示意图

2. 生理功能

在小鼠胚胎发育过程中,*ALK* mRNA 广泛表达于小鼠神经系统。*ALK* 基因的转录水平及蛋白表达量从小鼠出生后即开始下降,直至 3 周龄降至最低水平,随后 *ALK* 基因的转录水平及蛋白表达量一直保持较低水平;成年人体组织免疫组化检测,在中枢神经系统中有较弱的 *ALK* 基因表达信号,*ALK* 可能参与了中枢神经系统的发育及功能的维持。RNA 杂交分析显示在成年人体的睾丸、小肠、结直肠、脑组织中有不同长度的 *ALK* 基因转录本,目前 ALK 具体的生理功能研究较为有限。

3. ALK 与肿瘤

ALK 最初以融合基因 *NPM-ALK* 形式在间变性大细胞淋巴瘤中被发现。NPM-ALK 融合蛋白可以不依赖配体形成受体二聚化,导致 ALK 持续激活。活化下游 MAPK/ERK、JAK/STAT3、PI3K/AKT、PLCγ 等通路,促进细胞增殖、存活、抗凋亡等效应,推动肿瘤发生发展(图 4 - 2)。2007 年,在非小细胞肺癌(non-small-cell lung cancer, NSCLC)中也发现了 ALK 融合蛋白形式,随后在多种肿瘤中发现 *ALK* 的异常表达激活,涵盖基因重排、突变、扩增形式,包括炎性肌纤维母细胞瘤(inflammatory myofibroblastic tumour, IMT)、弥漫大 B 细胞淋巴瘤(diffuse large B cell lymphoma, DLBCL)、肾细胞癌(renal cell carcinoma, RCC)、食管鳞状细胞癌(esophageal squamous cell carcinoma, ESCC)、肾髓质癌(renal medulla carcinoma, RMC)、卵巢浆液性癌(serous ovarian carcinoma, SOC)、乳腺癌(breast cancer)、甲状腺未分化癌(anaplastic thyroid cancer, ATC)、成神经细胞瘤(neuroblastoma)、横纹肌肉瘤(rhabdomyosarcoma)、星形细胞瘤(astrocytoma)等。

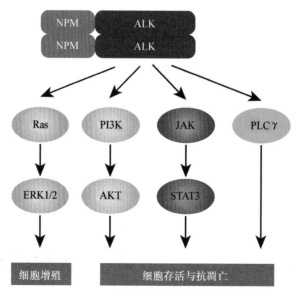

图 4 - 2　ALK 下游信号通路

（1）肺癌

肺癌是全球高发病率和死亡率的肿瘤。2007 年，Hiroyuki Mano 团队利用逆转录病毒 cDNA 表达文库及采用 NIH-3T3 细胞转化实验，从一位 62 岁吸烟患者肿瘤样本中分离鉴定了 *EML4-ALK* 融合基因，采用 RT-PCR 检测了 75 例肺癌患者样本，发现其中 5 例患者样本为 *EML4-ALK* 融合基因阳性。同年，Michael J.Comb 团队对 41 株 NSCLC 细胞株及 150 例 NSCLC 样本中综合进行磷酸激酶谱、RT-PCR、DNA 测序分析，发现 6 例患者样本中存在 ALK 融合蛋白，其中 3 例患者为 EML4-ALK，1 例患者为 TFG-ALK，其他 2 例患者融合伴侣未确认。流行病学研究揭示 *ALK* 基因融合在 NSCLC 人群中的比例为 5%～8%。患者以腺癌、不吸烟或者轻度吸烟的年轻患者(中位年龄:52 岁)为主。而且患者一般处于不响应传统化疗或者其他激酶抑制剂(表皮生长因子受体抑制剂)；通常情况下，*ALK* 融合基因不与 *EGFR* 和 *KRAS* 基因突变共存。根据临床研究统计，非小细胞肺癌中 ALK 融合蛋白以 EML4-ALK 为主，其具有 15 种不同的剪接体，肺癌以 1、3 两个类型为主。目前在个别患者中也发现其他十余种不同的融合伴侣参与 *ALK* 基因重组，如 *KIF5B*、*TFG*、*KLC1*、*PTPN3*、*STRN* 等。目前已上市的 ALK 抑制剂均用于 *ALK* 融合基因阳性的 NSCLC 患者的治疗，临床在研的 ALK 抑制剂也大多在 *ALK* 融合基因阳性的 NSCLC 中开展临床研究。

（2）间变性大细胞淋巴瘤

间变性大细胞淋巴瘤（ALCL）属于非霍奇金淋巴瘤（non-Hodgkin lymphomas，NHL)亚型，占总非霍奇金淋巴瘤的 2%。约 70% 的间变性大细胞淋巴瘤为 ALK 融合蛋白阳性。*ALK* 融合基因阳性患者一般较为年轻(小于 40 岁)，主要为晚期淋巴瘤，外围和腹部淋巴结病变患者，并伴随着发热、盗汗、体重减轻等症状。75%～85% 的 ALK 融合蛋白形式为 NPM-ALK 融合蛋白，其余融合蛋白类型有 ALO17-ALK、TFG-ALK、MSN-ALK、TPM3-ALK、TPM4-ALK、ATIC-ALK、MYH9-ALK、CLTC-ALK 等。ALK 抑制剂 Crizotnib 与 Entrectinib、Ensartinib 也在间变性大细胞淋巴瘤患者中开展临床研究(NCT01524926、NCT02568267、NCT03213652)。

（3）弥漫大 B 细胞淋巴瘤

弥漫大 B 细胞淋巴瘤(DLBCL)，是大 B 淋巴细胞弥漫性恶性增生性疾病，是最常见的非霍奇金淋巴瘤，占非霍奇金淋巴瘤的 30%～40%。*ALK* 阳性 DLBCL 是 DLBCL 的一种罕见亚型。廖殿英团队对 945 例 DLBCL 鉴定，其中仅 5 例样本 ALK 融合蛋白阳性。*ALK* 阳性的大 B 细胞淋巴瘤通常表达上皮膜抗原（epithelial membrane antigen，EMA）、CD138、胞浆免疫球蛋白(cytoplasmic Ig)，而且往往伴随着 B 细胞标志物(CD20，CD79a)、T 细胞标志物(CD3)、CD30 蛋白的表达下调。*ALK* 阳性大 B 细胞淋巴瘤以男性患者居多(男女比例为 5∶1),临床以化疗及放疗为主要治疗手段,5 年生存率仅为 25%。大 B 细胞淋巴瘤中主要的 *ALK* 基因融合形式为 *CLTLC-ALK*,有少量病例中为 *NPM-ALK*、*SQSTM1-ALK*、*SEC31A-ALK* 等。

(4)其他肿瘤

炎性肌纤维瘤(IMT)为间充质细胞伴有大量浆细胞和(或)淋巴细胞的一种间叶性良性肿瘤,患者一般较为年轻(小于 20 岁)。肿瘤主要发生于患者软组织部位,如肺、腹膜后腔、腹部和盆骨等。35%～60%的炎性肌纤维瘤含有 *ALK* 融合基因,其中主要的融合基因为 *TMP3-ALK*,约占所有融合基因的 50%,其余融合基因有 *TPM4-ALK*、*CLTC-ALK*、*ATIC-ALK*、*SEC31A-ALK*、*RANBP2-ALK*、*PPFIBP1-ALK* 和 *CARS-ALK* 等。Crizotinib 目前也在开展 *ALK* 融合基因阳性的炎性肌纤维瘤的临床研究。

神经母细胞瘤是婴儿期、儿童时期最常见的脑外神经内分泌实体肿瘤,由交感神经系统的任何神经嵴元素引起。神经母细胞瘤中 *ALK* 基因异常主要以基因扩增和基因突变为主。5%的病例中 *ALK* 基因发生扩增,*ALK* 基因扩增的患者主要为疾病晚期患者,同时伴随着 *MYCN* 基因扩增;6%～14%的神经母细胞瘤的病例中 ALK 蛋白发生突变,*ALK* 基因突变发生于疾病不同分期的患者中,同样伴随着 *MYCN* 基因扩增。已经报道的突变有 *R1061Q*、*K1062M*、*T1087I*、*D1091N*、*A1091T*、*G1128A*、*T1151M*、*M1166R*、*I1171N*、*F1174S/I/C/V/L*、*R1192P*、*R1231Q*、*A1234T*、*F1245V/I/L/C*、*I1250T*、*R1275L/Q*、*Y1278S* 等。其中最常见的突变位点为 *F1174* 与 *R1275*。Lorlatinib 和 Entrectinib 临床试验正在拓展基于 *ALK* 异常的神经母细胞瘤患者的招募(NCT03107988、NCT02568267)。

甲状腺癌是常见的内分泌腺恶性疾病,其中甲状腺未分化癌发病率占甲状腺癌总体的 10%～15%。甲状腺未分化癌患者年龄往往较大,多发生于 40 岁以上患者。甲状腺未分化癌通常由于其侵袭周围组织的倾向性较高而无法切除。2011 年,Murugan 和 Xing 报道,约 11%的患者样本和来自甲状腺未分化癌的细胞系中 *ALK* 基因发生突变,主要的突变有 *L1198F* 与 *G1201E*。

横纹肌肉瘤是一种起源于横纹肌细胞或向横纹肌细胞分化的间叶细胞的恶性肿瘤。横纹肌肉瘤主要分为三种类型:胚胎型横纹肌肉瘤,约占横纹肌肉瘤的 2/3,多发于 8 岁前儿童;腺泡型横纹肌肉瘤,常见于青春期男性;主要发于成人的多型性横纹肌肉瘤。Yvonne M.H. Versleijen-Jonkers 团队通过组织芯片、免疫组化、原位杂交等实验手段分析了来自 145 名患者的 189 例福尔马林固定样本,ALK 蛋白在 81%的腺泡型横纹肌肉瘤及 32%的胚胎型横纹肌肉瘤中高表达。*ALK* 基因的拷贝数在 88%的腺泡型横纹肌肉瘤和 52%的胚胎型横纹肌肉瘤中发生了升高,并且 *ALK* 的表达与胚胎型横纹肌肉瘤的转移及预后密切相关。

此外,在结直肠癌、乳腺癌、肾细胞癌等中也有 *ALK* 融合基因的零星报道。

4. ALK 抑制剂研发历程

辉瑞开发的 Crizotinib 靶向抑制 ALK 活性,针对 *ALK* 融合基因阳性的 NSCLC 患者疗效显著,2011 年被美国 FDA 批准上市。患者用药 6～12 个月即发生耐药,系列次级耐药突变得到揭示,最常见的是 *L1196M* "看家"基因突变(gatekeeper mutation),约占耐药突变的 50%。其他已在 *ALK* 上鉴定出的次级耐药突变包括 *F1174L*、*C1156Y*、*G1269A*、*S1206Y*、*G1202R*, *T1151ins* 和 *L1152R* 等。此外,耐药常涉及中枢神经系统肿瘤复发,主要是由于 Crizotinib 透过血脑屏障能力较差,ALK 二代抑制剂研发关注克服耐药突变和增强血脑屏障渗透性能力,目前 Ceritinib、Alectinib、Brigatinib 已经被批准上市。ALK 二代抑制剂虽然可以克服大部分对 Crizotinib 耐药导致的基因突变,但依然没有走出获得性耐药的困局。目前也发现了系列/部分耐药突变,其中共性常见突变为 *G1202R*,占耐药突变的 20%～50%。辉瑞的二代产品 Lorlatinib 在临床前以及研究试验中均证实具有克服 *G1202R* 突变潜力,且临床针对 *ALK* 融合基因阳性或者对 ALK 抑制剂耐药的患者疗效显著,被誉为 ALK 三代抑制剂,2017 年被美国 FDA 授予重大突破新药资格。表 4-2 中列出了目前上市以及临床在研的主要 ALK 抑制剂的概况。

表 4-2 ALK 抑制剂临床研究进展

药物名称	临床进展	靶标	开发公司
Crizotinib	已上市	ALK、MET、ROS1	OxOnc Development LP、Pfizer Inc
Ceritinib	已上市	ALK、IGF-1R、ROS1	Novartis AG
Alectinib	已上市	ALK、RET	Chugai Pharmaceutical Co Ltd、Roche Holding AG
Brigatinib	已上市	ALK、EGFR、ROS1	ARIAD Pharmaceuticals Inc
Lorlatinib	已上市	ALK、ROS1	Pfizer Inc
Ensartinib	Ⅲ期	ALK、ROS1	Betta Pharmaceuticals Co Ltd、Xcovery Inc
TPX-0005	Ⅱ期	ALK、ROS1、Trk	INC Research LLC、Patheon Inc、TP Therapeutics Inc
SAF-189s	Ⅱ期	ALK	Chongqing Fochon Pharmaceutical Co Ltd、Shanghai Institute of Materia Medica
Entrectinib	Ⅱ期	ALK、ROS1、TrkA、TrkB、TrkC	Ignyta Inc
TQ-B3139	Ⅰ期	ALK、Met	Centaurus BioPharma Co Ltd、Chia Tai Tianqing Pharmaceutical Group Co Ltd

续表

药物名称	临床进展	靶标	开发公司
CM-118	I 期	ALK、Met	Shanghai Zaixin Pharmaceutical Technology Co Ltd
CT-707	I 期	ALK、FAK-2	Centaurus BioPharma Co Ltd
EBI-215	I 期	ALK	Eternity Bioscience Inc
CEP-37440	I 期	ALK、FAK	Cephalon Inc
4SC-203	I 期	ALK、Axl、Flt3、FAK、SL、VEGFR2	ProQinase GmbH

（1）ALK 一代抑制剂 Crizotinib

Crizotinib 的研发最早始于 2005 年，由辉瑞公司 Cui 团队对 c-Met 蛋白激酶结构域结合的竞争性抑制剂 PHA-665752 进行改造优化获得。分子水平，1 μmol/L 的 Crizotinib 对 MET、ALK、ROS1、AXL、TRKA、TRKB、LCK 等多个激酶抑制率高达 90%。后续系统性活性评价研究表明，Crizotinib 是一个口服有效的 ALK 抑制剂。 Crizotinib 可以抑制人间变性大细胞淋巴瘤 Karpas-299 和 SU-DHL-1 细胞中 NPM-ALK 融合蛋白的磷酸化，IC_{50} 为 24 nmol/L。其对两株细胞增殖的 IC_{50} 值分别为 32 nmol/L 和 43 nmol/L。Crizotinib 处理 24 和 48 小时后，细胞周期阻滞和细胞凋亡现象明显增加。 在 Karpas-299 移植瘤模型小鼠中，口服 100 mg/kg Crizotinib 连续给药 15 天，肿瘤完全消退。与体内抗肿瘤活性相一致，相同剂量下的 Crizotinib 可以显著抑制细胞与移植瘤组织中 NPM-ALK 的磷酸化，同时抑制 ALK 下游 ERK、AKT、PLCγ 和 STAT3 信号通路的激活。

（2）ALK 二代抑制剂

A. Ceritinib(LDK378)

Ceritinib 是由诺华公司 Pierre-Yves Michellys 团队在 TAE684 基础上优化改造合成的二代 ALK 抑制剂。分子水平，10 nmol/L Ceritinib 可以显著抑制 ALK、IGF-1R、 InsR 激酶的激活。其中对 ALK 酶活抑制的 IC_{50} 比 Crizotinib 强 20 倍。细胞增殖检测显示 Ceritinib 显著抑制 Karpas-299 以及高表达 ALK 融合蛋白的 BaF3 工具细胞的增殖。 25 mg/kg Ceritinib 可以显著抑制 Karpas-299 和 NCI-H2228 肿瘤细胞株裸小鼠皮下移植瘤的生长。克服耐药突变方面，Ceritinib 对 Crizotinib 耐药性细胞有明显的抑制作用， 其对耐药突变 *L1196M*、*G1269A*、*I1171T* 和 *S1206Y* 抑制作用明显，但对 *G1202R* 和 *F1174C* 突变无效。Ceritinib 具有一定的血脑屏障穿透能力，利用同位素标记检测脑组织与血浆暴露量（AUCinf）比值约 15%。2014 年，Ceritinib 在美国获批上市，随后在加拿大、英国、日本等地区也获批上市。

B. Alectinib(CH5424802)

日本中外制药株式会社 Nobuhiro Oikawa 团队通过优化苯并咔唑衍生物侧链基团，筛选获得了口服有效、高度选择性的 ALK 抑制剂 CH5424802。2011 年，Yuko Aoki 团队在 *Cancer Cell*（《癌细胞》）杂志发表了 CH5424802 临床前抗肿瘤药效学评价结果。激酶抑制活性测试，10 nM CH5424802 可以显著抑制 ALK、GAK、LTK 激酶活性。细胞水平研究表明 CH5424802 可以抑制 NCI-H2228 非小细胞肺癌细胞中 ALK 及下游 STAT3、AKT 信号通路的活化。同时，CH5424802 可以促进细胞切割型的 caspase3/7 凋亡蛋白的升高。CH5424802 可以显著抑制 NCI-H2228 非小细胞肺癌细胞的增殖，IC_{50} 约 33 nM。在裸小鼠皮下移植瘤模型中，6 mg/kg CH5424802 显著抑制 NCI-H2228 及 KARPAS-299 细胞移植瘤的生长，20 mg/kg CH5424802 用药后，肿瘤显著消退。克服突变能力方面，100 nM CH5424802 即可抑制 BaF3/EML4-ALK-L1196M 细胞中 ALK 的磷酸化，细胞增殖实验表明，CH5424802 显著抑制 BaF3/EML4-ALK-L1196M、含有 *F1174L* 突变的 NB-1 神经母细胞瘤细胞的生长。小鼠体内活性测试显示 60 mg/kg CH5424802 可以显著抑制 BaF3-EML4-ALK-L1196M 移植瘤的生长，用药 18 天，肿瘤显著消退。大鼠模型中，利用同位素标记检测，在 Tmax 时，脑组织与血浆中的药物浓度比值为 0.63～0.94。2014 年，Alectinib 首先在日本获批上市，随后在美国、欧洲等国家与地区上市。

C. Brigatinib(AP26113)

Brigatinib 为 ALK 和表皮生长因子受体(epidermal growth factor receptor, EGFR)双靶标抑制剂。美国 ARIAD 制药公司 David Dalgarno 团队将 TAE684 的异丙基磺酰基团改为二甲基磷氧基团从而得到了 Brigatinib。后续药效学活性评价研究显示，在分子水平上 Brigatinib 显著抑制 ALK，及 *C1156Y*、*F1174L*、*L1196M*、*G1202R*、*R1275Q* 突变的 ALK 激酶活性，同时 Brigatinib 可以抑制 *ROS1*、*FLT3*、*D835Y* 突变的 EGFR 等激酶活性。细胞水平检测发现 Brigatinib 可以抑制 *ALK* 融合基因驱动的淋巴瘤细胞 Karpas-299、SU-DHL-1、L-82、SUP-M2 以及肺癌细胞 H3122、NCI-H2228 细胞增殖及细胞内 ALK 蛋白磷酸化。小鼠移植瘤检测表明，50 mg/kg Brigatinib 可以导致 Karpas-299、NCI-H2228 移植瘤缩小甚至完全消退。并且停药后 15～30 天，肿瘤生长抑制未见明显逆转。对于含有 NCI-H2228 移植瘤脑转移的小鼠模型，50 mg/kg Brigatinib 可以显著抑制颅内病灶并延长小鼠生存期。在含有 BaF3/EML4-ALK-G1202R 移植瘤的小鼠中，25 mg/kg 和 50 mg/kg 的 Brigatinib 的抑瘤率可以达到 55% 和 88%。同位素标记检测 Brigatinib 脑组织的渗透率为 Crizotinib 的 4 倍。2017 年，Brigatinib 在美国被批准上市。

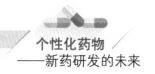

（3）ALK 三代抑制剂 Lorlatinib(PF-06463922)

Lorlatinib 是辉瑞公司 Martin P.Edwards 团队根据 Crizotinib 改造筛选得到的新产品。Lorlatinib 对 ROS1 和 ALK 激酶具有极其显著的抑制活性，Ki 均小于 0.1nM。分子酶活、细胞内 ALK 蛋白磷酸化及细胞增殖检测表明 Lorlatinib 可以克服 Crizotinib 系列耐药突变，包括 *1151Tins*、*C1156Y*、*F1174L*、*L1196M*、*S1206Y*、*G1269A* 等。小鼠移植瘤模型测试显示，25 mg/kg Lorlatinib 可以显著抑制 H1322、H3122/EML4-ALKL1196M、H3122/EML4-ALKG1269A 小鼠移植瘤的生长。在肿瘤患者组织来源小鼠皮下移植瘤模型中，Lorlatinib(10 mg/kg)可以显著抑制移植瘤的生长，Crizotinib 耐药后更换 Lorlatinib(10 mg/kg)给药，肿瘤亦可发生明显的消退。小鼠颅内移植瘤模型中，Lorlatinib(10 mg/kg)明显抑制颅内肿瘤的生长并且显著延长小鼠的生存期。在克服二代经典 G1202R 耐药突变方面，Lorlatinib 显著抑制获得性耐药患者来源的 MGH021-5（SQSTM1-ALKG1202R)细胞的增殖，IC$_{50}$ 为 63nM；NIH3T3-EML4-ALKG1202R 荷瘤小鼠口服给予 20 mg/kg Lorlatinib 24 天后，肿瘤明显缩小，肿瘤抑制率高达 76%。辉瑞公司专门设计与优化了 Lorlatinib 中枢神经系统渗透能力，大鼠模型中，单次口服 10 mg/kg Lorlatinib，分别在第一、四、七、十二、二十四小时收集样品检测。Lorlatinib 脑脊液与血浆暴露量(AUC)比值约为 31%，相比于 Crizotinib，脑脊液与血浆暴露量比值 3%，Lorlatinib 中枢神经系统渗透能力提高了 10 倍。

（夏宗俊　艾　菁）

4.1.4　BTK 抑制剂

1. BTK 信号通路概述

（1）BTK 的结构功能

BTK 属于非受体酪氨酸激酶(tyrosine kinase expressed in hepatocellular carcinoma, TEC)家族成员。BTK 结构中包含 5 个主要结构域，分别是 PH 结构域、TH 结构域、SH3 结构域、SH2 结构域和激酶结构域。其中 PH 结构域负责介导 BTK 与第二信使磷脂酰肌醇三磷酸(phosphatidylinositol-3，4，5-trisphosphate, PIP3)。TH 结构域与 PH 结构域相邻，由 80 个氨基酸残基构成。SH1 结构域是 ATP 结合位点。SH2 结构可以与接头蛋白 SLP65 相互作用来影响下游的信号转导。SH3 结构域包含一个 *Y223* 位点发生自磷酸化，使 BTK 完全活化。此外激酶结构域的 *Cys481* 位点是 BTK 抑制剂共价抑制剂 Ibrutinib 等的结合位点。

（2）BTK 与相关信号通路

A. BTK 与 BCR 信号通路

B 细胞受体复合物由膜表面免疫球蛋白 Igα(CD79A)和 Igβ(CD79B)这两个异源二聚

体非共价结合组成,其信号主要通过 Igα 和 Igβ 传递。当抗原和 BCR 结合后,SRC 家族激酶成员主要是 LYN(v-yes-1 Yanaguchi sarcoma viral related oncogene homolog),LYN 磷酸化 BCR 的共受体 CD19,进而 CD19 结合并激活磷脂酰肌醇激酶(Phosphoinositide 3-kinase, PI3K)和鸟嘌呤核苷酸交换因子(guaninenucleotide exchange factor, GEF)中家族蛋白 VAV。这使得 PI3K 在 BCR 受到刺激后得到更多的活化。PI3K 生成 PIP3,通过 PIP3 和 BTK 的 PH 结构域的相互作用使其定位到细胞膜,使得脾酪氨酸激酶(spleen tyrosinekinase, SYK)和 LYN 完全磷酸化 BTK。活化后的 BTK 结合并激活磷脂酶 C(phospholipase Cγ2, PLCγ2),从而激活下游的信号通路。

B. BTK 与其他信号通路

BTK 在多种途径中起关键作用,调节 B 细胞的存活、活化、增殖和分化,是成熟的 B 细胞受体(BCR)信号传导途径的必要组分。除了参与 BCR 信号通路,还参与趋化因子受体信号通路、Toll 样受体(Toll-likereceptor, TLR)信号通路以及 Fcγ 受体(FcR)信号通路。

在趋化因子受体信号通路中,这些受体是 G 蛋白偶联受体,由 7 个跨膜结构域和由 α,β 和 γ 亚基(Gα,Gβ 和 Gγ)组成的细胞内异三聚体 G 蛋白构成。趋化因子受体 CXCR4 和 CXCR5 在其发育的不同阶段在 B 细胞上表达,使 B 细胞进入外周血并有条不紊地归巢至次级淋巴器官。趋化因子与其受体的细胞外结构域的结合诱导构象变化,导致 Gα、Gβ 和 Gγ 亚基的解离。而 Gα 和 Gβ 亚基可以独立激活 PI3K,从而导致 BTK、蛋白激酶 B(Protein kinase B, AKT)和依赖丝裂原活化蛋白激酶(mitogen-activated protein kinase, MAPK)通路的激活。此外,这两个 Gα 和 Gβ 亚基可以通过 PH 和 TH 结构域与 BTK 结合,进而直接激活 BTK 激酶。

TLR 信号通路活化时,BTK 可以同时作用于髓样分化因子(myeloid differentiation factor88, MyD88)和 TIR 结构衔接蛋白(TIR-domain-containingadapter, TRIF)这两条通路的信号传递,分别增加炎症细胞因子和 IFNs 的分泌,Toll 样受体在识别配体时,TLR 可以募集不同的蛋白质,包括 TIR、MYD88、IRAK1(IL-1 receptor-associated kinases)和 TIRAP/MAL(MyD88 adapter-like)。它们都与 BTK 相互作用并诱导转录因子 NF-κB 的下游激活,从而调控基因表达。

BTK 还参与激活 FcR 信号通路,FcR 信号通路可以调节骨髓细胞的激活和吞噬过程,BTK 在细胞中与 FcεRI 交联后迅速活化,同时激活 SRC 和 PI3K 激酶,从而激活 BCR 下游的信号通路。

2. BTK 信号通路与肿瘤

BCR 信号转导与多种 B 细胞恶性肿瘤发生发展密切相关,包括慢性淋巴细胞白血病(CLL)、套细胞淋巴瘤(MCL)、华氏巨球蛋白血症(WM)、边缘区淋巴瘤(MZL)、弥漫大 B

细胞淋巴瘤(DLBCL)和滤泡性淋巴瘤(FL)等。

(1) 慢性淋巴细胞白血病(CLL)

慢性淋巴细胞白血病(chronic lymphocytic leukaemia, CLL)是最常见的 B 细胞淋巴瘤,它的特点就是成熟的功能性缺失的 B 细胞淋巴瘤,CLL 细胞显示出 BCR 途径相关激酶的组成型发生活化。CLL 细胞中 BCR 通路的相关激酶都存在结构激活。因此,BTK,也包括 AKT、细胞外调节蛋白激酶(extracellular regulated protein kinases, ERK)和核转录因子 NF-κB(nuclear factor-κB, NF-κB),对于 CLL 细胞存活是必不可少的。

(2) 套细胞淋巴瘤(MCL)

套细胞淋巴瘤(mantle cell lymphoma, MCL)是非霍奇金淋巴瘤的罕见亚型,这种疾病是由围绕 GCs 的地幔区 B 淋巴细胞的恶性转化引起的。MCL 细胞高表达 BTK、SLP65、SYK 等。与 CLL 相似,BTK 可诱导恶性细胞进入外周血,所以 BTK 对淋巴组织中 MCL 细胞的生存至关重要。

(3) 华氏巨球蛋白血症(WM)

华氏巨球蛋白血症(Waldenström's macroglobulinaemia, WM)是一种罕见的 B 细胞淋巴瘤,特点是恶性增殖的淋巴浆细胞无限累积,主要聚集在骨髓,同时伴随大量的 IgM 产生。WM 的基因特点是 *CCND1* 基因 t(11; 14)的移位。大多数 WM 患者在 *MyD88* 的第 265 位发生突变,突变的 MyD88 蛋白结合磷酸化的 BTK 并触发 NF-κB 信号传导。此外,约 30% 的 WM 患者表现出 CXCR4 S338X 体细胞突变,从而造成 CXCL12 引发的 AKT 和 ERK 活性的加强。

(4) 边缘区淋巴瘤(MZL)

在边缘区淋巴瘤(marginal zone lymphoma, MZL)中的 BCR 和 TLR 是其关键激活途径,通常与自身免疫或感染的慢性炎症相关。疾病发生时,整个外显子组测序鉴定了 Kruppel 样因子 2(KLF2)中的复发性失活突变,阻碍了其抑制 NF-κB 活化的能力。

(5) 弥漫大 B 细胞淋巴瘤(DLBCL)

弥漫大 B 细胞淋巴瘤(diffuse large B cell lymphoma, DLBCL)为侵袭性大 B 淋巴细胞肿瘤,呈弥漫性生长。DLBCL 有不同的分类形式,根据其分子学差异可划分为 ABC-和 GCB-型。ABC-DLBCL 依赖于 NF-κB 信号传导来生存和增殖。50% 的 ABC-DLBCL 患者发生 *MyD88* 的 *L265P* 突变,约 20% 的患者携带 CD79A/B 活化突变,RNAi 实验证明 ABC-DLBCL 依赖于 MyD88 及其相关激酶 IRAK1。此外,ABC-DLBCL 中还发现了 *SYK* 扩增和 *PTEN*(去磷酸化 PIP 3 的磷酸酶)缺失,与 ABC-DLBCL 相反,GCB-DLBCL 不能获得 CD79A/B 或 NF-κB 通路中的高度复发突变,但 GCB-DLBCL 的主要作用是激活 AKT。

(6) 滤泡性淋巴瘤(FL)

滤泡性淋巴瘤(follicular lymphoma, FL)的标志是(14;18)易位导致 BCL2 过度表达。FL 的发病机制是复杂的,涉及细胞内在遗传变化,通常包括组蛋白质编码基因(约40%的病例)、SWI/SNF 复合物、相互关联的 BCR 和 CXCR4 趋化因子受体信号通路和 FL 的微环境等。同时在 FL 细胞中编码 CD22、SLP65/BLNK、PLCγ2、SYK、PKCβ、BCL10、NF-κB p100 亚基和去泛素化酶 A20/TNFAIP3 的基因中发现复发突变,也体现了 BCR 和 NF-κB 信号通路对 FL 细胞的重要性。

3. BTK 抑制剂的研究历程

除了已上市的药物 Ibrutinib 和 ACP-196,更多新的 BTK 抑制剂正在研究中。目前进展较快的除 BGB-3111(临床Ⅲ期)之外,CT1530、GS-4059 已经进入临床Ⅱ期(表 4-3,数据来自 integrity.thomson)。

(1) 第一代上市 BTK 抑制剂依鲁替尼(Ibrutinib, PCI-32765)

Ibrutinib 是不可逆酪氨酸激酶抑制剂,可以与 BTKCys481 位点发生不可逆结合而发挥作用。Ibrutinib 在 2009 年由 Pharmacyclics 等公司申请进入临床试验,2012 年与 Janssen Biotech, Inc 共同推进了临床实验。从 2009 年进入临床试验到 2013 年被批准上市仅花了 4.5 年。

目前 Ibrutinib 已获美国 FDA 批准用于 6 种疾病的治疗,包括 5 种 B 细胞恶性淋巴瘤和 1 种免疫疾病。其中 5 种 B 细胞恶性淋巴瘤分别为复发性或难治性套细胞淋巴瘤(MCL)、慢性淋巴细胞白血病(CLL)、华氏巨球蛋白血症(WM)、小淋巴细胞性淋巴瘤(SLL)和边缘区淋巴瘤(MZL)等。2017 年 Ibrutinib 又被美国 FDA 批准用于慢性移植物抗宿主病(chronic graft-versus-host disease, cGVHD)的治疗。与此同时 Ibrutinib 针对其他的血液系统恶性肿瘤的组合用药疗法也表现出了有效的治疗效果,包括弥漫性大 B 细胞淋巴癌(DLBCL)、滤泡性淋巴瘤(FL)及多发性骨髓瘤(MM)等的治疗,其治疗潜力也正一步步被挖掘。

(2) 第二代上市 BTK 抑制剂 ACP-196

Ibrutinib 作为第一代 BTK 抑制剂出现了一些不良反应,如出血、皮疹、心房颤动,这些症状可能是因为 Ibrutinib 的脱靶效应而导致的。因此,第二代 BTK 抑制剂应运而生。ACP-196 对于和 BTK 拥有相同信号通路的其他激酶具有较好的选择性,由于它在选择性上提高了对 EGFR、ITK 及 TEC 的选择性,在临床上明显减少了出血、皮疹等不良反应。ACP-196(图 4-3)被称为第二代 BTK 抑制剂,就是因为提高了对非 BTK 激酶的选择性,于 2017 年 8 月被美国 FDA 批准用于套细胞淋巴瘤(MCL)的治疗,而其他适应证尚处于临床研究中。

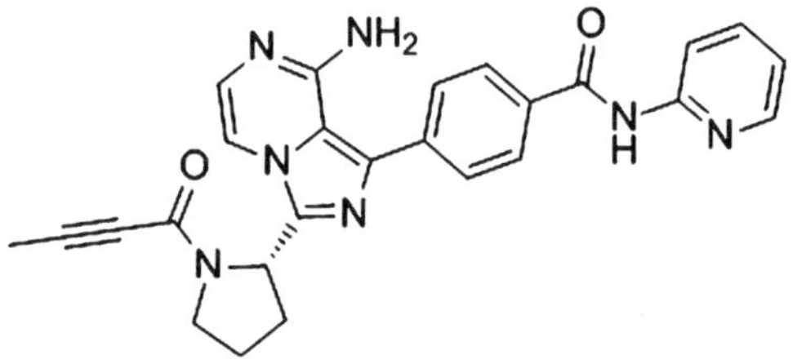

图 4-3　ACP-196(Acalabrutinib)

（3）目前临床在研 BTK 抑制剂

BTK 抑制剂的适应证仍在不断拓展中,除抗肿瘤外,从表 4-3 中可以看出自身免疫性疾病的应用将是 BTK 抑制剂的另一个研究热点。

表 4-3　BTK 抑制剂的临床进展

药物名称	公　司	适应证	阶　段
Imbruvica(Ibrutinib)	AbbVie、强生	MCL、CLL、WM	2013 年上市
acalabrutinib(ACP-196)	AcertaPharma	MCL	2017 年上市
BGB-3111	百济神州	WM	临床Ⅲ期
CT-1530	赛林泰	CLL、WM	临床Ⅱ期
GS-4059	OnePharm、Gliead	CLL、NHL	临床Ⅱ期
PRN-1008	PrincipiaBiopharma	自身免疫性疾病	临床Ⅱ期
BMS-986142	百时美施贵宝	自身免疫性疾病	临床Ⅱ期
SNS-062	SunesisPharmaceuticals	MCL、CLL	临床Ⅱ期
Evobrutinib	默克雪兰诺	自身免疫性疾病	临床Ⅱ期
GDC-0853	Genentech	自身免疫性疾病	临床Ⅱ期
Spebrutinib(AVL-292)	Avila、Celgene	CLL	临床Ⅱ期
M7583	Mecrk	B 细胞淋巴瘤	临床Ⅱ期
WXFL-10230486	人福医药	自身免疫性疾病	临床Ⅰ期
BIIB-068	百健	自身免疫性疾病	临床Ⅰ期
ARQ-531	ArQule	自身免疫性疾病	临床Ⅰ期
TAK-020	武田	自身免疫性疾病	临床Ⅰ期
PRN-473	PrincipiaBiopharma	自身免疫性疾病	临床Ⅰ期
AC-0058TA	艾森生物	自身免疫性疾病	临床Ⅰ期
DTRMWXHS-12	浙江导明医药科技	自身免疫性疾病	临床Ⅰ期
SHR1459	江苏恒瑞、江苏盛迪	自身免疫性疾病	临床Ⅰ期
ICP-022	诺诚健华医药科技	自身免疫性疾病	临床Ⅰ期
HM-71224	礼来、Hanmi	自身免疫性疾病	临床Ⅰ期

Ibrutinib 和 ACP-196 的成功上市和其良好的抗肿瘤临床治疗效果,为 BTK 抑制剂展现了广阔的市场前景,使得 BTK 抑制剂成为新药研发和风险投资的宠儿。但 BTK 抑制剂临床抗肿瘤仍面临原发性和获得性耐药问题以及药物不良反应问题。围绕这些问

题,一方面从化合物结构改造出发,提高活性与选择性,改善药物不良反应,成为 BTK 靶向抑制剂结构改造的发展方向;另一方面围绕耐药问题,开展 BTK 抑制剂在 B 细胞恶性肿瘤的敏感生物标记物挖掘与鉴定、药物耐药机制研究方面,设计临床合理的药物联用方案,以最大化药物治疗效果,是生物学研究与临床研究的重点。

(周宇波　孙丹文　李　佳)

4.1.5　HDAC 抑制剂

1. HDAC 信号通路概述

真核生物基因转录水平受多种因素调控,其中包括组蛋白质翻译后修饰如甲基化、磷酸化和乙酰化等,而乙酰化修饰研究最为清楚。组蛋白乙酰化水平是组蛋白乙酰转移酶(HAT)和组蛋白去乙酰化酶(HDAC)活性平衡的结果。组蛋白乙酰化修饰是发生在赖氨酸残基上,HAT 可乙酰化组蛋白末端碱性氨基酸的氨基,使核小体结构疏松,易于各种转录起始和激活复合物与之结合,从而激活基因转录。而 HDAC 与之功能相反,抑制基因转录。

组蛋白去乙酰化酶是一组能催化移除组蛋白氨基末端特定赖氨酸残基上的乙酰基,使染色质致密卷曲,从而基因转录受到抑制的蛋白。目前发现的 HDAC 家族成员共有 18 种,根据其与酵母 HDACs 的同源性、亚细胞定位及酶的催化活性被分为四大类。第 I 类包括 HDAC1、HDAC2、HDAC3 和 HDAC8,与酵母 Rpd3 具有一定的同源性,通常定位于细胞核,并且在许多人类细胞系和组织中都有表达。第 II 类 HDACs 与酵母 Hda1 同源,根据其成员序列同源性及结构域组织,又可细分为 II a(HDAC 4、5、7、9)和 II b(HDAC 6、10)两个亚类;II 类 HDACs 可穿梭于细胞核和细胞质之间,表明了其潜在的核外功能,同时研究表明具有多个非组蛋白底物。第 III 类 HDACs 是酿酒酵母 *Sir2* 基因的同源蛋白,共有 7 个成员,分别为 SIRT1~7。它们在哺乳动物细胞中能使非组蛋白或包括 p53 在内的转录因子去乙酰化。第 IV 类只有 HDAC11,它与第 I 和第 II 类都有一定的同源性。四大类 HDACs 中,I、II 和 IV 类拥有相似的组成结构,均以 Zn^{2+} 为辅基,而 III 类 HDACs 的辅基是 NAD^+。

HDAC 可特异性去除组蛋白赖氨酸残基上的乙酰化修饰。组蛋白的乙酰化状态参与多种生理和病理过程。①组蛋白的乙酰化参与核小体装配,核小体装配发生在有丝分裂的 S 期,组蛋白分子伴侣通过识别和结合到乙酰化的核小体,才能完成核小体的整个装配过程,在此过程参与组蛋白乙酰化修饰包括 H4K5、H4K8 和 H4K12 等位点。②组蛋白乙酰化参与染色体高级结构的动态平衡,核小体通过相互之间的作用力,形成更为高级紧密的结构,乃至最后形成整个染色体,而组蛋白的乙酰化修饰中和了赖氨酸残基上的正电荷,使其与带负电荷的 DNA 结合力变弱,核小体整体结构趋于疏松,利于调节因子与DNA 结合。其中 H4K16 的乙酰化状态直接参与染色体结构的调节。③组蛋白乙酰化参与基因的转录调控,通过两种方式进行,一种通过调节核小体的结构状态,使其易于转录起始和调节复合物进入,激活转录;另一种通过与乙酰化识别蛋白相互作用,参与转录因子调控的信号通路,从而调节基因转录。

随着研究的进展,发现 HDAC 不仅可以去除赖氨酸残基上的乙酰化修饰,还可以去除其他酰基化修饰,如巴豆酰化、琥珀酰化和丙二酰化等翻译后修饰;同时还具有很多非组蛋白底物,如 p53 蛋白、Runt 相关转录因子 3(RUNX3)、信号转导与转录激活因子 3(STAT3)、雌激素受体(ER)、GATA 结合因子 1/2(GATA1/2)、微管蛋白(Tubulin)和热休克蛋白 90 等。HDAC 通过与不同底物相互作用,从而参与肿瘤发生、发展进程,如调控细胞周期、凋亡、分化,调控血管新生成和肿瘤免疫等(表 4-4)。

表 4-4　HDAC 蛋白家族概况

分　类	HDAC 亚型	细胞定位	底　　　物	与疾病关系
Ⅰ 类	HDAC1	细胞核	Histone、Bcl6、AR、ER、Rb/E2F1、p53、MyoD、Stat3、SHP	促进肿瘤细胞增殖,抑制分化与凋亡,胰岛素抵抗
	HDAC2	细胞核	Histone、Bcl6、RelA、SHP	
	HDAC3	细胞核	Histone、Bcl6、STAT1、STAT3、GATA1、GATA2、NF-κB	
	HDAC8	细胞核	Histone、p53、EST1B	
Ⅱa 类	HDAC4	细胞核、细胞质	Histone、GATA1、Ankra、Rfxank	抑制肿瘤细胞分化,促进血管生成,调节骨生成和糖质新生
	HDAC5	细胞核、细胞质	Campta、REa、GATA1、GATA2	
	HDAC7	细胞核、细胞质	Era、fox3P、HiF-1a、Bcl-6	
	HDAC9	细胞核、细胞质	Fox3P	
Ⅱb 类	HDAC6	细胞质	a-Tubulin、HSP90	调节细胞骨架,促进细胞迁移,促进同源重组修复与自噬
	HDAC10	细胞质	HSP70	
Ⅲ 类	SIRT1~7	细胞核、细胞质、线粒体	p53、NF-κB、DNA Pol-B、RNA Pol1、TAF、Tublin	调节能量代谢,促进细胞增殖,抑制凋亡
Ⅳ 类	HDAC11	细胞核	未知	免疫调节

2. HDAC 信号通路与肿瘤

恶性肿瘤发生原因从根本上说是基因表达系统紊乱,包括癌基因、抑癌基因以及DNA 修复相关基因等。随着表观遗传学相关研究的不断开展,人们逐渐认识到几乎所有恶性肿瘤都伴随表观遗传的异常状态,它与基因表达改变共同引起肿瘤的发生、发展乃至预后。肿瘤的发生、发展与 HDACs 密切相关。研究显示,肿瘤细胞的全基因组组蛋白乙酰化水平普遍降低,这种因 HDAC 活性过高引起的异常转录抑制现象在肿瘤中非常普遍,因此 HDAC 成为抗肿瘤药物最具潜力的靶标之一。其中,HDAC1~5 及 HDAC7 被视为肿瘤标志物。另外有研究表明,基因敲除乳腺癌细胞中 HDAC1/2 或结肠癌细胞中的 HDAC1/2/3,可诱导肿瘤发生凋亡,提示 HDACs 的活性关乎肿瘤细胞的存活。同样,HDACs 与癌基因融合蛋白结合后异常结合至某些基因位点也被视为肿瘤发生的重要机制。

近些年的研究发现 HDAC 作为调控基因转录的关键蛋白酶,其功能异常与肿瘤的发生和发展有直接关系。当 HDAC 过度表达并被转录因子募集时,会抑制某些基因的正常表达。

随着大量 HDAC 抑制剂的出现及相关研究不断深入,HDAC 抗肿瘤机制被逐渐阐明。抑制 HDAC 的活性能引起组蛋白高度乙酰化,重新激活某些抑癌基因的转录并引起多项下游效应,包括促进肿瘤细胞分化、使肿瘤细胞阻滞于 G1 或 G2 期以及诱导肿瘤细胞凋亡,从而实现其抗肿瘤作用。由于 HDACi 抗肿瘤活性的作用机制各有不同,根据文献调研,HDACi 在肿瘤的发生和发展过程中主要有以下几个方面。

(1) 细胞周期阻滞

HDACi 可引起肿瘤细胞周期阻滞。HDACi 在多种肿瘤细胞中可促进周期依赖激酶抑制蛋白 p21 的表达,干扰细胞周期蛋白和周期蛋白依赖激酶 CDKs 形成异二聚体,抑制 CDKs 行使调节细胞周期功能,从而阻滞细胞周期。HDACi 促进 p21 蛋白的表达是通过多途径共同作用的,抑癌蛋白 p53 可结合于 *p21* 基因启动子位置,促进 p21 蛋白的表达,HDACi 的使用可以使非组蛋白底物 p53 的乙酰化程度增加,延长 p53 蛋白半衰期;HDAC 可以特异性去除转录特化蛋白 Sp1 上第 703 位点赖氨酸残基上的乙酰化修饰,减少 p21 蛋白的表达,加速肿瘤进程,而 HDACi 可以逆转这一进程;同时 p53 转录复合物中多个蛋白的稳定性和结合能力受到乙酰化的调控,如 53BP1、ASPPs、Tip60/hMOF、hCAS/CSE1L 和 HZF 等,这些蛋白与 p53 的相互作用都受到 HDACi 的影响。除了通过影响 p21 蛋白的表达引起细胞周期阻滞外,HDACi 还能够抑制细胞周期蛋白 Cyclin A 和 Cyclin D 的表达,进一步抑制 CDK2 和 CDK4 的活性,引起细胞周期阻滞。

(2) 诱导凋亡

细胞凋亡是为维持内环境稳定,由基因控制的细胞自主有序的死亡。细胞凋亡主要途径分为外部途径和内部途径。外部途径主要利用细胞之间的死亡配基去活化相应的死亡受体,通过死亡受体凋亡信号使凋亡启动子 Caspase(如 Caspase8)和执行因子 Caspase(如 Caspase3、Caspase7)进入凋亡程序。在执行凋亡时,各种细胞底物被降解而导致细胞崩解。内部途径是利用线粒体作为核心成分去激活细胞凋亡,大量的细胞内信号包括各种应激、DNA 损伤、异常的细胞信号都可以引起前凋亡蛋白 Bax 的活化,该蛋白诱导线粒体释放细胞色素 C,形成凋亡小体或启动 Caspase9 的活化。最后,死亡执行因子 Caspase 被活化,通过蛋白酶水解而使细胞崩解。该凋亡途径可被各种抗凋亡蛋白,包括 Bcl2 蛋白和凋亡抑制因子所调控。HDACi 通过调节凋亡和抗凋亡蛋白的表达,进一步诱导肿瘤细胞凋亡。HDACi 既可激活外部凋亡途径又可激活内部凋亡途径。

HDACi 使外部凋亡途径相关死亡受体 TRAIL、DR5、Fas、FasL、LIGHT 和 TLA1 等启动子区域乙酰化程度增加,提高基因表达,促使凋亡产生。同时可以上调内部凋亡途径相关蛋白如 BAX、BAK 和 APAF1 等蛋白表达,下调抗凋亡基因如 *Bcl-2* 和 *XIAP* 等蛋白表达。总体来说,HDACi 通过提高凋亡相关蛋白表达、下调抗凋亡蛋白表达,达到促进凋亡的目的。

(3) 促进自噬

HATs 和 HDACs 不仅调控自噬相关蛋白的乙酰化程度,如 ATGs 等,还调控自噬相关蛋白的转录因子的乙酰化程度,如 FOXO 等。不同亚型的 HDAC 通过各自机制调节自噬这一过程。在泛素-蛋白酶体系统受损的细胞中,HDAC6 能够促进自噬;在心肌细胞中,HDAC2 的下调抑制自噬;相反,在 HeLa 细胞中,下调 HDAC1 诱导自噬小体的形成;在 SIRT1 与自噬相关蛋白形成复合物,如 Atg5、7、8 等,进一步促进自噬进程。但是 HDACi 在肿瘤细胞的死亡过程中所起的作用仍有争议。一些研究阐明,使用自噬抑制剂或下调 ATGs 的表达能够降低 HDACi 的抑瘤效果;另外在 HCT116 体内动物实验中,HDACi 和自噬抑制剂的联用可以延缓肿瘤的生长。相对应的是,细胞内成分的自我降解是细胞死亡的信号,因而自噬会产生细胞杀伤作用。例如,在一系列肝癌细胞中,HDAC 抑制剂 SAHA 导致的细胞杀伤功能会因使用自噬小体形成的阻断剂 3-甲基腺嘌呤(3-MA)而减弱。在子宫内膜间质肉瘤细胞中,SAHA 通过促进自噬进行杀伤肿瘤细胞。SAHA 能够诱导 p53 蛋白野生型肿瘤细胞的凋亡,在 *p53* 缺失肿瘤细胞中,SAHA 通过促进自噬抑制肿瘤细胞的生长。以上谈及的 HDAC 与自噬的关系说明,HDACi 在自噬的过程中因细胞不同、HDACi 不同和模型不同等原因,表现出的功能各不相同。多个细胞内信号通路参与 HDACi 诱导的自噬过程。mTOR 是一种自噬抑制蛋白激酶,通过磷酸化自噬起始蛋白 ULK1 使其失活,从而抑制自噬过程。SAHA 下调 AKT/mTOR 信号通路,使 ULK1 活性恢复,促进自噬。另外 SAHA 通过激活 NF-κB 信号通路提高 *ATG* 基因的表达,提高自噬。另有研究表明,在肝癌和淋巴瘤中,SAHA 通过促进 ROS(活性氧)的生成来诱导自噬产生。

(4) 影响血管生成

HDACi 通过抑制肿瘤血管新生影响肿瘤迁移过程。HDACi 抑制血管新生功能是通过下调血管新生相关基因的表达来实现的,如 *VEGF* 和 *eNOS* 等。HDACi 通过结合到 eNOS mRNA 的非编码区,降低 mRNA 稳定性。另外,HDACi 可以提高血管生成相关转录因子 HIF-1 的乙酰化水平,而高乙酰化水平的 HIF-1 会加速其降解。HDAC 抑制剂 VPA 上调抗血管生成蛋白 Thrombospondin-1 和 Activin A 的表达,而下调血管生成相关蛋白 bFGF 的表达。

（5）调节肿瘤免疫

研究表明,HDAC 的活性下调可改变 MHC 和共刺激因子的表达,进而激活 T 细胞并延长模型动物的生存期。另外 HDAC6 的抑制可导致 T 细胞活化,Ⅰ类 HDAC 家族成员的抑制剂可提高 NK 和 $CD86^+$ T 细胞的功能,而Ⅱ类 HDAC 家族成员的抑制剂可促进调节性 T 细胞的增殖和功能。

3. HDAC 抑制剂研发历程

随着对 HDAC 与癌症发生之间关系研究的不断深入,人们发现抑制 HDAC 的活性能够引起细胞中乙酰化组蛋白的堆积,使 *p21*、*p53* 等基因的表达增加,达到抑制肿瘤细胞的增殖、诱导细胞分化和(或)凋亡的目的。HDAC 抑制剂在体外和体内实验中还表现出抗代谢和抗血管生成的活性。自 HDAC 发现以来,靶向 HDAC 抑制剂的药物研发进展如火如荼。第一个被批准的 HDAC 抑制剂是 VPA,其在 1983 年被批准用于治疗神经系统疾病,如癫痫、双相情感障碍和偏头痛等,后来的研究证实 VPA 具有一定的 HDAC 抑制活性。在 2006 年,第一个抗肿瘤的靶向 HDAC 研发的小分子化合物 SAHA(Vorinostat,商品名 Zolinza)被美国 FDA 批准上市,用于皮肤 T 细胞淋巴瘤(CTCL)的治疗;随后,FK228(Romidepsin,商品名 Istodax)分别于 2009 年和 2011 年被美国 FDA 批准上市用于治疗 CTCL 和外周 T 细胞淋巴瘤。2014 年,PXD-101(Belinostat,商品名 Beleodaq)被批准用于治疗外周 T 细胞淋巴瘤,而由中国深圳微芯生物科技有限责任公司自主研发的 HDAC 抑制剂西达苯胺(Chidamide)也于 2015 年被批准用于治疗外周 T 细胞淋巴瘤。在 2015 年,一个新的适应证——多发性骨髓瘤被批准,诺华公司研发生产的 LBH589(Panobinostat,商品名 Farydak)于 2015 年被美国 FDA 批准上市。由整个 HDAC 的药物研发历程(图 4-4)不难看出,HDAC 作为一个抗血液性肿瘤的药物靶标已被证实,但是 HDAC 抑制剂作为实体瘤的治疗药物却效果不佳,限制了其在实体瘤方面的使用。研究表明,细胞受体家族成员白血病抑制因子受体(LIFR)的反馈激活,是介导 HDAC 抑制剂治疗实体瘤不敏感的重要原因。BRD4 抑制剂通过上调 *LIFR* 启动子区的乙酰化修饰水平,进一步招募 BRD4,从而上调 *LIFR* 表达水平,激活 JAK-STAT3 信号通路,至临床疗效欠佳。文章同时提出,联合 BRD4 或 JAK 抑制剂可提高 HDAC 抑制剂的治疗效果。这一结果可能为进一步拓展 HDAC 抑制剂适应证提供线索和机遇。

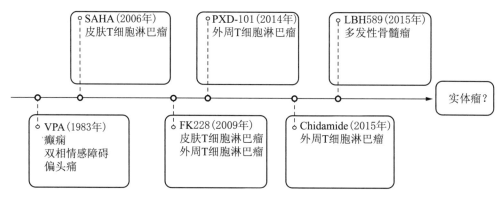

图4-4 HDAC抑制剂的研发历程

自20世纪90年代以来,人们已获得了多种结构母核的HDAC抑制剂,目前已有多个HDAC抑制剂进入临床试验阶段,并有多个药物获美国FDA批准上市(表4-5)。

表4-5 HDAC现有抑制剂

化合物类型	药物名称	临床进展
异羟肟酸类	TSA	临床前
	SAHA	2006年被批准用于CTCL
	Belinostat	2014年被批准用于PTCL
	Panabiostat	2015年被批准用于MM
	Givinostat	临床Ⅱ期(MM与白血病)
	Resminostat	临床Ⅱ期(肝癌)
	Abexinostat	临床Ⅱ期(B细胞淋巴瘤)
	Quisinostat	临床Ⅰ期(MM)
	Rocilinostat	临床Ⅰ期(MM)
	Practinostat	临床Ⅱ期(前列腺癌)
	CHR-3996	临床Ⅰ期(实体瘤)
短链脂肪酸类	VPA	被批准用于癫痫、偏头痛和躁郁
	Butyric acid	临床Ⅱ期(精神类疾病)
	Phenylbutyric acid	临床Ⅰ期(代谢类疾病)
苯甲酰胺类	Entinostat	临床Ⅲ期(乳腺癌),临床Ⅱ期(乳腺癌、霍奇金淋巴瘤、NSCLC)
	Chidamide	2015年被批准用于PTCL
	Tacedinaline	临床Ⅲ期(NSCLC、胰腺癌)
	4SC202	临床Ⅰ期(血液性肿瘤)
	Mocetinostat	临床Ⅱ期(霍奇金淋巴瘤)
环肽类	Romidepsin	2009年和2011年分别被批准用于CTCL和PTCL
SIRT抑制剂	Nicotinamide	临床Ⅲ期(喉癌)
	Sirtinol	临床前
	Cambinol	临床前

根据抑制剂结构特点大致可以分为以下几类。

(1) 异羟肟酸类

异羟肟酸类 HDAC 抑制剂的结构均由环、脂肪链和异羟肟酸三个部分组成。trichostatin A(TSA)是被发现的第一个能抑制 HDACs 的天然氧肟酸,但由于其较大的不良反应未进入临床试验。2006 年,Vorinostat(SAHA)作为第一个 HDAC 抑制剂被美国 FDA 批准上市,用于治疗皮肤 T 细胞淋巴瘤(CTCL)。近几年,另外两个异羟肟酸类 HDAC 抑制剂被批准上市:Belinostat(PXD-101)被批准用于外周 T 细胞淋巴瘤,Panobinostat(LBH589)被批准用于多发性骨髓瘤。同时还有多个抑制剂正在开展临床研究,根据其对不同 HDAC 家族的选择性,可分为广谱性 HDAC 和选择性 HDAC 抑制剂。广谱性 HDAC 抑制剂如 Givinostat (ITF2357)、Resminostat (4SC201)、Abexinostat (PCI24781) 和 Quisinostat(JNJ-26481585)等分别在多种肿瘤领域被开展临床研究。HDAC6 选择性抑制剂 Rocilinostat (ACY1215) 选择性抑制 HDAC6 的 IC50 达到 5nmol/L,其对 HDAC1/2/3 选择性均达到 10 倍以上,现正开展多发性骨髓瘤临床 II 期试验;而 HDAC I 选择性抑制剂 CHR-3996 正进入实体瘤的临床 I 期试验等。

(2) 短链脂肪酸类

这类 HDAC 抑制剂结构比较简单,主要有正丁酸、丙戊酸(VPA)和苯丁酸及其盐类化合物。短链脂肪酸类 HDAC 抑制剂对 HDAC I 和 II 均有一定的抑制活性,但活性较差。其中,VPA 已被用作抗癫痫药物,目前该类 HDAC 抑制剂的多个化合物正被开展临床抗肿瘤相关试验。

(3) 苯甲酰胺类

苯甲酰胺类是一类特异性抑制 HDAC I 家族的小分子。其中由中国深圳微芯生物科技有限责任公司自主研发的 HDAC 抑制剂西达苯胺于 2015 年被批准用于治疗外周 T 细胞淋巴瘤。目前这类化合物均处于临床试验阶段,如 Entinostat(MS-275-SNDX-275)、Tacedinaline(CI994)、4SC202 和 Mocetinostat(MGCD0103)等。

(4) 环肽类

环肽类 HDAC 抑制剂 Romidepsin(FK228,FR901228)能够选择性抑制 HDAC I 类家族,目前已被美国 FDA 和 EMA 批准用于治疗皮肤 T 细胞淋巴瘤和外周 T 细胞淋巴瘤。

(周宇波　苏明波　李　佳)

4.1.6　PI3K/mTOR 抑制剂

1. PI3K/mTOR 信号通路概述

磷脂酰肌醇 3-激酶(phosphoinositide-3 kinase, PI3K)—蛋白激酶 B(protein kinase

B，PKB，又称 AKT)—雷帕霉素靶体蛋白(mammalian target of rapamycin, mTOR)信号通路是传递来自受体酪氨酸激酶和 G 蛋白偶联受体信号的主要通路之一，在多种细胞功能中扮演着重要的角色，包括细胞周期、增殖、生长、存活、运动、蛋白合成和糖代谢的调控。PI3K 是一类能够催化磷脂酰肌醇的 3—OH 磷酸化的脂激酶。根据蛋白结构和底物偏好可把人类 8 个 PI3K 分为 I、II、III 类。I 类能够在磷脂酰肌醇 4，5 二磷酸(PIP2)、磷脂酰肌醇 4 磷酸(PIP)或磷脂酰肌醇(PI)的 3—OH 上进行磷酸化。I 类 PI3K 进一步可分为 I A 类和 I B 类，I A 类由受体酪氨酸激酶或其接头蛋白激活，由一个催化亚基 p110α、p110β 或 p110δ 和与之结合的一个调剂亚基 p85α、p55α、p50α、p85β 或 p55γ(统称为 p85)组成异二聚体。I B 类由 GPCR 激活，由催化亚基 p110γ 和它的调节亚基 p101 或 p84/87 组成异二聚体。由于 I 类 PI3K 是唯一可以产生脂酰肌醇 3，4，5 三磷酸强效第二信使的蛋白，所以对其研究最为深入。PIP3 定位于细胞膜，磷脂酰肌醇 3，4，5 三磷酸能够招募含有 PH 结构域的蛋白如 PDK1、AKT 等至膜上使其活化。AKT 是 PI3K 信号的一个重要传递者和响应者，隶属于 AGC 家族蛋白，能够磷酸化多种蛋白包括介导细胞存活如 BAD(Bcl-2-antagonist of death)、IKK(IkB kinase)、Mdm2(mouse double minute 2)和 FoxO 家族蛋白；周期蛋白抑制因子如 p21 和 p27，参与糖代谢如 GSK3(glycogen synthase kinase-3)和 PGC1α，而对 TSC2 和 mTOR 的磷酸化可以激活 mTOR 和下游的 S6K、4E-BP1(eukaryotic initiation factor 4E binding protein 1)，从而调控蛋白质合成和基因转录。mTOR 是非常保守的丝/苏氨酸蛋白激酶。mTOR 在细胞内通过和不同的蛋白结合，形成 mTORC1 和 mTORC2 两种功能不同的复合体。这两种复合体由不同的上游信号激活并调节下游不同的信号通路。TORC1 在细胞内感应细胞生长因子的信号和细胞营养状况，通过磷酸化底物真核细胞翻译启动因子 4E 结合蛋白 1(eIF4E-binding protein1, 4EBP1)和核糖体 S6 蛋白激酶(S6 kinases)即 S6K1 和 S6K2 调节蛋白翻译。TORC2 在细胞内磷酸化 AKT 的 473 位丝氨酸，介导 AKT 充分活化。

总之，PI3K/mTOR 信号通路是传递来自细胞膜受体和细胞内信号的重要途径之一，与多条信号通路交互通话，形成庞大的信号网络，因此该通路对于细胞代谢、生长、存活、增殖、运动等多个过程具有重要调控作用。

2. PI3K/mTOR 信号通路与肿瘤

在正常情况下，PI3K/mTOR 所介导的信号促进细胞存活，对抗细胞死亡和衰老，促进细胞运动并加强物质和能量代谢能力。如果这些信号被过度放大，可能导致肿瘤的发生，或者加剧已转化的细胞的恶性程度，使其更具生长侵袭能力。PI3Kα 激活性突变 E545K 或 H1047R 能够使正常细胞恶性转化。通过建立基因敲入的动物模型进一步确证了 PI3K 相关的信号转导通路以及在肿瘤发生中的作用。随着肿瘤基因组学的发展，发现在多种肿瘤中 PI3K 介导的信号通路中多个关键组分或发生基因扩增,如 *PIK3CA*, *AKT* 和 *PDK1*,或发生激活性点突变如 *PIK3CA*, *PIK3R1* 和 *AKT*。此外,PI3K 负向调控因子 *PTEN* 以仅次于 *p53* 的频率在多种肿瘤中发生突变。

PI3Kα 是唯一在肿瘤中发生高频激活性突变的 PI3K 亚型。*PIK3CA* 在子宫内膜癌、乳腺癌、卵巢癌、结直肠癌中突变频率最高,分别为 10.3%～53.0%, 7.1%～35.5%, 33%, 16.9%～36%。而在头颈部肿瘤、宫颈癌、肺癌中扩增频率最高,分别为 9.1%～100%, 9.1%～76.4%, 9.5%～69.6%。大约 80% 的 PI3Kα 突变集中在螺旋区和激酶区,在螺旋区主要是以 E542、E545、Q546 突变为碱性氨基酸 K,在激酶区则是经典的 *H1047R* 突变。在细胞内上述突变蛋白都具有持续的激酶活性,并能够转化多种细胞。

PTEN 负调控 PI3K/AKT 通路,被认为是一重要的肿瘤抑制基因。*PTEN* 负责去除 PIP3 中 3' 磷酸根的磷酸酶,它的缺失或失活会导致 AKT 的激活,从而增强 mTOR 信号活性。*PTEN* 的体细胞性突变(somatic mutation)或缺失在胶质瘤、子宫内膜癌、乳腺癌、前列腺癌等多种肿瘤中被发现。系系(germ line)*PTEN* 的突变与四种常染色体显性疾病有关,例如考登病(Cowden disease)、LDD(Lhermitte-Duclos disease)、PS(proteussyndrome)和 BRRS(Bannayan-Riley-Ruvalcabasyndrome)等。这四种疾病均体现为在一个或多个器官发生错构瘤,因此也被称为 PTEN-错构瘤肿瘤综合征(PTEN-hamartoma tumorsyndromes, PTHSs)。

AKT1 和 *AKT2* 在包括胃癌、卵巢癌等多种肿瘤中发生基因扩增。*AKT* 激活性突变相对比较少见,最近研究发现在 AKT1 PH 结构域发生激活性突变(*E17K*),该突变使得 AKT 发生不依赖于生长因子的膜转位而活化。目前已在黑色素瘤、乳腺癌、结肠癌以及卵巢癌中发现这种突变。此外,在黑色素瘤临床样本和黑色素瘤细胞中发现 *AKT3* 也存在类似突变。*PDK1* 在肿瘤中的突变比较罕见,但在约 20% 的乳腺癌中发生过表达或是基因扩增。

mTOR 在肿瘤中较少发生突变,但其上下游多个关键调控蛋白基因突变或扩增导致 mTOR 活化。上游调控蛋白除如前所述 PI3K、PTEN 或 AKT 外,LKB1 的失活可导致 mTOR 信号保持激活,维持细胞生长态势。TSC1/TSC2 失活导致的 mTOR 的活化与非恶性错构瘤(hamartoma)的发生有关,也可引起结节性硬化(tuberous sclerosis)综合征。mTOR 信号下游效应蛋白也与肿瘤发生、发展密切相关。S6K1 在乳腺癌中呈高表达,*eIF4E* 基因在一些乳腺癌和头颈部肿瘤中被发现扩增。

3. PI3K/mTOR 信号通路抑制剂研发历程

PI3K/mTOR 通路与肿瘤的发生、发展密切相关。更为重要的是,由于肿瘤中 PI3K 自身发生激活性突变,可以不依赖于上游生长因子受体而激活,因此抑制该通路可能克服对第一代分子靶向药物酪氨酸激酶抑制剂的耐受。在克隆 PI3K 后不久就发现了首个天然产物来源的抑制剂 wortmannin,随后礼来公司(Eli Lilly)报道了首个化学合成抑制剂 LY294002。研究发现小分子抑制剂通过阻断 PI3K/mTOR 活性能够显著抑制体内外肿瘤细胞的增殖。尽管这两个化合物未能成为上市药物,但其 PI3K 信号通路研究与抑制剂发现过程是具有里程碑式意义的。近年来各大研究机构和制药公司投入大量的人力物力开展靶向 PI3K 的抗肿瘤研究,PI3K/mTOR 通路已成为目前国际上肿瘤分子靶向治疗的热点和前沿领域。PI3K 抑制剂经历了从泛抑制剂到 I 类 PI3K 选择性抑制剂,PI3K/mTOR 双重抑制剂以及 PI3K 亚型选择性抑制剂的发展历程。PI3Kδ 选择性抑制剂 CAL101(Idelalisib, Gilead Sciences)是首个被美国 FDA 批准上市的 PI3K 激酶抑制剂,用于慢性淋巴细胞性白血病、小淋巴球性淋巴瘤和滤泡性淋巴瘤的治疗。PI3K 泛抑制剂 BAY80-6946(Copanlisib, Bayer)是第二个被美国 FDA 批准上市的 PI3K 抑制剂,主要用于治疗复发性滤泡性淋巴瘤。此外,数十个各类 PI3K 抑制剂处于临床研究的不同阶段。mTOR 变构抑制剂雷帕霉素衍生物 CCI-779(Temsirolimus, Wyeth)、RAD001(Everolimus, Novartis Pharma AG)分别于 2007 年 5 月和 2009 年 4 月作为治疗晚期肾细胞癌的一线药物上市;AP23573(Deforolimus, Merck),在 2005 年被美国 FDA 认定为孤儿药物(orphan drugs)用于治疗软组织及骨肿瘤;而 mTOR ATP 竞争性抑制剂因能同时抑制 mTORC1 和 mTORC2 也备受关注,数个候选药物已进入临床研究。

(蒙凌华)

4.1.7　PD-1/PD-L1 抑制剂的研发

近年来抗肿瘤免疫治疗领域得到重大突破。自 2011 年 CTLA-4 抗体 Ipilimumab 被美国食品药品监督管理局(FDA)批准用于治疗晚期黑色素瘤以来,抗肿瘤免疫治疗以前所未有的热度得到广泛深入研究。肿瘤的免疫抑制微环境深入人心,尤其是免疫检查点概念的提出,众多 PD-1/PD-L1 抑制剂进入临床研究,并有多个 PD-1/PD-L1 抑制剂获得批准,应用于多种肿瘤的临床治疗。免疫治疗对传统化疗及分子靶向治疗等耐药的患者仍有效,且具有较高的响应率和较低的不良反应。值得一提的是接受免疫治疗的部分患者在停药后可产生长期持续的效应,达到了清除肿瘤的目的。

1. PD-1/PD-L1 简介

PD-1 由 Pdcd1 基因编码,分别位于小鼠和人的 1 号和 2 号染色体,均有 5 个外显子区组成。第 1 外显子编码短的信号肽,第 2 外显子编码胞外段免疫球蛋白可变区(IgV),第 3 外显子编码茎部及跨膜区,第 4 外显子编码胞浆区的前 12 个氨基酸,第 5 外显子编码胞浆区剩余氨基酸及 3' 末端的非翻译区。PD-1 属 I 型单次跨膜蛋白,由 288 个氨基酸残基组成,胞外段有一个 IgV 区,胞内段有两个含酪氨酸的序列区,分别为免疫受体酪氨酸抑制基序(immunoreceptor tyrosine-based inhibitory motif, ITIM)和免疫受体酪氨酸转换基序(immunoreceptor tyrosine-based switch motif, ITSM),介导 PD-1 的下游信号通路。PD-1 分子于 1992 年由日本科学家 Tasuku Honjo 等人在诱导程序性细胞坏死的 T 细胞淋巴瘤中发现,因而命名为 programmed cell death-1(PD-1),属于 CD28 家族分子,当时认为可能与程序性细胞坏死有关。进一步研究发现 PD-1 表达于活化的 T 细胞及 B 细胞中,但不表达于静息状态的淋巴细胞中。随后,大量的实验研究表明,PD-1 是调控 T 细胞和 B 细胞的共抑制分子。PD-1 缺陷的 C57BL/6 背景小鼠,出现 B 细胞的过度活化及狼疮类似(lupus-like)的自身免疫病,如小鼠血清中的 IgG2b、IgA 及 IgG3 含量的增加,缓慢自发地出现狼疮类似的关节炎和大量 IgG3 沉积的肾小球性肾炎。而 PD-1 缺陷的 BALB/c 背景小鼠则出现自身免疫性的扩张性心肌病,表现为严重的心脏收缩功能障碍及充血性心衰导致的猝死,受累心肌表面有大量的自身抗体沉积。因此,这些研究均提示 PD-1 作为免疫的负调控因子可维持周围免疫的耐受。此外,PD-1 还表达于自然杀伤细胞(NK)、树突状细胞(DC)、巨噬细胞等,介导免疫抑制性信号。

PD-L1 由 Cd274 基因编码,分别位于鼠和人的 19 号和 9 号染色体。Cd274 基因有 7 个外显子,第 1 外显子编码 5' 非翻译区,第 2、3、4 外显子分别编码信号肽、IgV 区及 IgC 区,第 5、6 外显子编码跨膜区及胞浆区,第 7 外显子编码 3' 末端非翻译区。PD-L1 的序列在物种间高度保守。PD-L1 是 290 个氨基酸残基组成的 I 型单次跨膜蛋白,胞外段有可变区(IgV)和恒定区(IgC);胞内段比较短,由 30 个氨基酸残基组成,缺乏蛋白结合特征序列,其下游信号通路仍不清楚。PD-L1(B7-H1)分子于 1999 年由华人科学家陈列平等人在表达标签序列 EST 库中搜索 B7-1/B7-2 的类似序列中发现,因此命名为 B7 homo-logue 1(B7-H1)。2000 年,Tasuku Honjo 鉴定了 PD-1 的配体 PD-L1(PD-1 ligand 1),属于 B7 家族分子,序列比对发现 PD-L1 与 B7-H1 属同一分子。PD-L1 除了在淋巴组织中表达之外,还广泛分布于非淋巴组织,包括心、肺、肝、血管内皮等正常组织中,以及表达于多种肿瘤细胞中,并受 IFN-γ 刺激后表达显著上调。PD-1 的另一配体 PD-L2(B7-DC),在 2001 年由 Gordon J.Freeman 和 Drew M.Pardoll 两个研究团队发现并分别报道。PD-L2 的分布相对比较局限,主要表达于抗原递呈细胞,如树突状细胞与巨噬细胞,在肥大细胞中也有表达。PD-L1 或 PD-L2 与 PD-1 结合后,介导 PD-1 下游的负调控信号通路,抑制 T 淋巴细胞、B 淋巴细胞、树突状细胞及巨噬细胞等活化,诱导免疫耐受。

2. PD-1/PD-L1 介导的信号通路

PD-L1 与 PD-1 结合后,PD-1 进入中央超级分子活化簇(central supramolecular acti-vation clusters, c-SMAC)聚集至 T 细胞受体(TCR)的附近,PD-1 胞内段 ITIM 和 ITSM

区的酪氨酸受蛋白激酶催化发生磷酸化,进而招募蛋白酪氨酸磷酸酶 SHP-1 和 SHP-2。研究显示,突变 PD-1 的 ITSM 序列,能阻断其抑制性信号通路,但突变 ITIM 不能阻断抑制性信号通路,表明 PD-1 的抑制作用主要依赖于 ITSM 序列。SHP-1 和 SHP-2 均可结合 ITSM 区,当前研究显示 SHP-2 可介导 PD-1 的抑制性信号通路,而 SHP-1 的介导作用并不明确。SHP-2 进一步使邻近的多个下游效应分子去磷酸化,拮抗 TCR 和 CD28 介导的下游信号,如 PI3K/AKT、CD3ζ/Lck/ZAP70、Ras/MEK/ERK 等(图 4 - 5),抑制 T 细胞等免疫细胞的增殖及活化。PD-1 还可抑制细胞存活因子 Bcl-xL 的表达及效应 T 细胞相关的转录因子表达,如 GATA-3、T-bet 及 Eomes。在 B 细胞中,PD-1 可抑制 BCR 下游的钙离子信号及 Igβ、Syk、PLC-γ2 及 ERK1/2。PD-L1 与 PD-1 结合后,还可引起 T 细胞的代谢改变,如抑制 T 细胞的糖酵解代谢、促进脂肪分解及脂肪酸氧化等,最终抑制 T 细胞的增殖和活化。

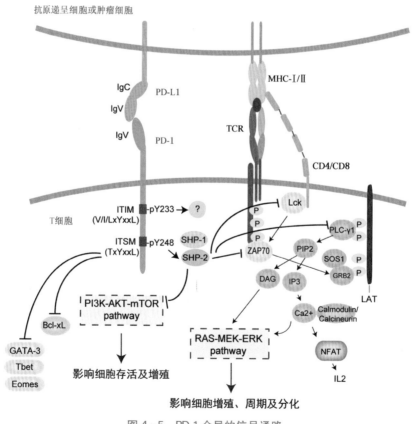

图 4 - 5　PD-1 介导的信号通路

此外,PD-L1 还可与 T 细胞表面的 B7-1 分子结合,介导 T 细胞的免疫抑制性信号通路。可见 PD-L1 抑制剂可同时拮抗 PD-1 和 B7-1 的下游信号传导通路,而 PD-1 抑制剂则拮抗 PD-L1 和 PD-L2 介导的信号传导通路。因此,PD-1 抑制剂和 PD-L1 抑制剂略有不同。

3. PD-1/PD-L1 的表达调控

肿瘤逃逸机体免疫反应的一种关键机制是上调细胞表面的 PD-L1 表达,通过 PD-L1 与 T 细胞表面的 PD-1 结合,抑制 T 细胞启动和杀伤性作用。细胞表面的 PD-L1 表达受多种不同的机制调控。

① 炎症因子的调控。其中 IFN-γ 的诱导作用最强,IFN-γ 诱导 PD-L1 的表达主要通过磷酸化 JAK1/2-STAT1 通路。此外,IFN-α、IFN-β、TNF-α、IL-1β、IL-4、IL-6、IL-10、IL-12、IL-17、IL-27、TLR3 及 TLR4 均报道有诱导作用。炎症因子不仅诱导肿瘤细胞表达 PD-L1/L2,还可诱导其他类型的细胞表达,如巨噬细胞、树突状细胞及间质细胞等。

② 癌基因信号通路的调控。如激活 EGFR、ALK、RAS、MEK-ERK、PI3K-AKT-mTOR 通路及 *PTEN* 缺失,转录因子 MYC、STAT3 及 HIF 等均可诱导表达 PD-L1。

③ 染色体区段 *9p24.1* 的扩增,导致 PD-L1/L2 及 JAK2 的高表达。见于霍奇金淋巴瘤及大 B 细胞淋巴瘤。

④ microRNA 的调控。如 *miR-34a*、*miR-200*、*miR-513*、*miR-570*、*miR-155*、*miR-142-5p*、*miR-93*、*miR-217*、*miR-152* 及 *miR-197* 等。能下调细胞表面的 PD-L1 表达,而 *miR-20*、*miR-21* 及 *miR-130b* 可上调细胞表面的 PD-L1 表达。

⑤ 翻译后调控。如 CMTM6、CMTM4 及 B3GNT3 等,可上调细胞表面 PD-L1 的表达,而 CDK4 及 GSK3β 可下调细胞表面的 PD-L1 表达。

T 细胞中 PD-1 的转录需依赖转录因子 NFAT 和 NFATc1 的结合至 *PDCD1* 启动子区,其他转录因子包括 FOXO1、NOTCH 及 IRF9 等,均可诱导 PD-1 的表达。而 T-BET 和 BLIMP1 是 PD-1 转录抑制因子,抑制 PD-1 的转录。B 细胞中 PD-1 的诱导表达主要受 B 细胞受体(BCR)的活化调控,而 IFN-γ、IL-4、IL-5 及 CpG 则能抑制 PD-1 的表达。PD-1 的表达处于动态的调控中,PD-1 作为 T 细胞和 B 细胞活化诱导表达的标志分子,同时也是终止免疫反应的重要分子。

4. PD-1/PD-L1 抑制剂的研发历程

(1) PD-1/PD-L1 作为抗肿瘤的靶标研究

PD-1 发现于活化的淋巴细胞,敲除 PD-1 的小鼠出现自身免疫性疾病的症状,且 PD-1 的基因多态性发现与人类系统性红斑狼疮有关,因而起初认为 PD-1 是自身免疫性疾病治疗的重要靶标。随后,发现 PD-L1 在肺癌、卵巢癌、结肠癌、黑色素瘤、膀胱癌、肝癌、宫颈癌及头颈癌等多种肿瘤细胞中高表达,与 T 细胞表面的 PD-1 结合后抑制其免疫反应,提示 PD-L1/PD-1 通路在肿瘤免疫逃逸中起重要作用,因此靶向 PD-L1/PD-1 通路的研究拓展至肿瘤领域。2002 年,研究发现鼠源 PD-L1 抗体在转染 PD-L1 的 P815 肥大细胞瘤小鼠模型中显示良好的抗肿瘤效应。PD-L1 抗体可激活 T 细胞的增殖及促进细胞因子分泌,如 IFN-γ 及 IL-10,且 PD-L1 抗体与 PD-L2 抗体存在联合激活 T 细胞和促进细胞因子分泌的作用。在转染 Kb-结合肽 SIYRYYGL 的 B16F10 小鼠黑色素瘤模型中,其递呈肽段可被高亲和力的 2C TCR 转基因 T 淋巴细胞识别,在加入 PD-L1 抗体后,2C TCR 转基因 T 淋巴细胞可显著提高对黑色素瘤细胞的杀伤效应,表明靶向 PD-L1 具有促进杀伤性 CD8＋T 细胞的体内抗肿瘤效应。2005 年,在转染 PD-L1 的 P815 肥大细胞瘤小鼠模型中,PD-L1 抗体或 PD-1 抗体均可克服 CD137 抗体(4-1BB 抗体)的耐药,促进 CD137 抗体的抗肿瘤效应,这也是首次报道 PD-1 抗体促进体内的抗肿瘤效应。多个研究表明,阻断 PD-L1 激活抗肿瘤免疫主要发生于免疫反应的效应期,而对 CD8＋T 细胞的活化增殖期的影响相对较弱。正常组织也表达 PD-L1,主要抑制免疫效应细胞对自身组织的免疫攻击,介导免疫耐受。此外,PD-L1/PD-1 通路在病毒、细菌及寄生虫等慢性感染性疾病的免疫逃逸中也起着重要的作用,阻断此通路可促进体内免疫系统清除病原体的能力,具有治疗学上的意义。

(2) PD-1/PD-L1 抑制剂的抗肿瘤临床研究

A. 黑色素瘤

黑色素瘤是 PD-1 抑制剂批准的第一个临床适应证。2012 年,PD-1 抑制剂 Nivolumab(纳武利尤单抗)的临床 I 期试验结果,报道了在 296 个入组患者中的活性和安全性,其中黑色素瘤 104 个,非小细胞肺癌 122 个,肾细胞癌 34 个,雄激素抵抗型前列腺癌 17 个,结肠癌 19 个。Nivolumab 的静脉给药剂量分布为 0.1～10 mg/kg,每 2 周给药一次,8 周为一个治疗周期。结果显示,Nivolumab 在大部分患者中可耐受给药,3～4 级药物相关的不良反应发生率为 14％,其中有 3 例因肺损伤导致死亡。236 名可评估治疗反应的病例包括黑色素瘤、非小细胞肺癌与肾细胞癌,其客观响应率(CR＋PR)在黑色素瘤为 28％(26/94),非小细胞肺癌为 18％(14/76),肾细胞癌为 27％(9/33)。2014 年,Nivolumab 在 107 名黑色素瘤患者的临床试验中,显示其治疗组的中位总体生存期为 16.8 个月,1 年和 2 年的存活率分别为 62％和 43％,客观响应率为 31％,且停药后治疗反应能维持。

Pembrolizumab(帕博利珠单抗)是默沙东公司的 PD-1 单抗。在晚期黑色素瘤中,静脉输注 10 mg/kg(q2～3w)或 2 mg/kg(q3w),每 12 周评估一次治疗效果,总共 135 名入组患者,结果显示客观响应率为 38％,在 10 mg/kg(q2w)给药组中,客观响应率可高达 52％。最常见的不良反应症状为疲劳、皮疹、瘙痒及腹泻,大部分的不良反应较轻。一项随机Ⅲ期临床试验比较了 Pembrolizumab 与 Ipilimumab 在晚期黑色素瘤的治疗效果,总共入组了 834 名黑色素瘤患者,结果显示 Pembrolizumab(10 mg/kg, q2w)治疗组、Pembrolizumab(10 mg/kg, q3w)治疗组与 Ipilimumab(3 mg/kg,q3w)治疗组的 6 个月无疾病进展期分别为 47.3%、46.4% 及 26.5%;12 个月的存活率分别为 74.1%、68.4% 及 58.2%;客观响应率分别为 33.7%、32.9% 及 11.9%;治疗相关不良反应分别为 13.3%、10.1% 及 19.9%。可见,每 2 周或 3 周一次给予 Pembrolizumab 的治疗效果相差不大,而与 Ipilimumab 相比,Pembrolizumab 具有更高的客观响应率及更低的不良反应。基于上述一些临床试验结果,2014 年 FDA 分别批准了 Pembrolizumab 和 Nivolumab 在晚期黑色素瘤患者中的使用。此外,结缔组织增生性黑色素瘤(desmoplastic melanomas)对 PD-1/PD-L1 的客观响应率可高达 70%(42/60),对部分临床样本进行全基因组测序分析发现,结缔组织增生性黑素瘤具有较高的突变载量及高频的 NF1 基因突变,且肿瘤组织浸润边缘有高密度的 CD8+T 细胞浸润及 PD-L1 的表达,提示其存在适应性免疫反应。

B. 非小细胞肺癌

非小细胞肺癌是 PD-1/PD-L1 抑制剂的主要适应证之一,美国 FDA 现已批准了 Pembrolizumab、Nivolumab、Atezolizumab 及 Durvalumab 在非小细胞肺癌(NSCLC)患者中的使用。Pembrolizumab 在非小细胞肺癌的临床 Ⅰ 期试验中,共招募了 495 名患者,分训练组 182 名和验证组 313 名,肿瘤细胞 PD-L1 的表达占比≥50% 设为阳性样本。结果显示,在所有患者中的客观响应率为 19.4%,而 PD-L1 阳性患者的客观响应率可达 45.2%,中位耐受治疗反应的时间为 12.5 个月,常见不良反应为疲劳、瘙痒及食欲下降。本研究也提示 NSCLC 肿瘤细胞 PD-L1 阳性率≥50%,可作为预测 Pembrolizumab 敏感性的生物标志物。随后,一项Ⅲ期临床试验比较了 Pembrolizumab 与含铂化疗方案在非小细胞肺癌的药效,305 名入组 NSCLC 患者为 PD-L1 阳性率≥50%,且无 EGFR 增敏突变及 ALK 基因融合,结果显示 Pembrolizumab 组的中位无疾病进展期长于化疗组(分别为 10.3 个月和 6 个月),其客观响应率高于化疗组(分别为 44.8% 和 27.8%),且具有更低的 3~5 级不良反应(分别为 26.6% 和 53.3%),可见 Pembrolizumab 在这些患者亚群中与传统化疗药相比具有显著的治疗优势。在多中心随机对照的晚期 NSCLC 临床试验中,分析了 442 名 PD-L1 阳性表达的 NSCLC 临床病例,显示 Pembrolizumab 比多烯紫杉醇具有更高的总体存活率及更低的 3~5 级不良反应。

Nivolumab 的临床Ⅲ期试验分别测试了在鳞状 NSCLC 和非鳞状 NSCLC 中的疗效。在 272 名晚期鳞状 NSCLC 中,Nivolumab 治疗组(135 名)和多烯紫杉醇治疗组(137 名)的中位总体生存期分别为 9.2 个月和 6 个月,1 年存活率分别为 42% 和 20%,客观响应率分别为 20% 和 9%,治疗相关的 3~4 级不良反应分别为 7% 和 55%;在 582 名晚期非鳞状 NSCLC 中,Nivolumab 治疗组(292 名)和多烯紫杉醇治疗组(290 名)的中位总体生存期分别为 12.2 个月和 9.4 个月,1 年存活率分别为 51% 和 39%,客观响应率分别为 19% 和 12%,治疗相关的 3～4 级不良反应分别为 10% 和 54%。上述临床试验中肿瘤细胞表面 PD-L1 阳性临界值分别设为 1%、5% 和 10%,但这些阳性临界值不能很好地预测 Nivolumab 的疗效。Nivolumab 在鳞状和非鳞状 NSCLC 的 2 年随访结果显示,Nivolumab 具有持续的临床效应和较少的不良反应,显著优于多烯紫杉醇。

Atezolizumab 是美国 FDA 批准的首个 PD-L1 抑制剂。临床上静脉给药剂量为 1 200 mg,在 NSCLC 的临床 II 期试验中,Atezolizumab 比多烯紫杉醇具有更高的总体生存率(分别为 12.6 月和 9.7 月),较低的 3～4 级不良反应发生率(分别为 11% 和 39%);Atezolizumab 治疗组的客观响应率在 18%～22%,在肿瘤细胞 PD-L1 阳性率≥50% (TC3)或肿瘤浸润免疫细胞 PD-L1 阳性率≥10%(IC3)的病例样本中,客观响应率为 26%～31%。在 NSCLC 的临床 III 期试验中,Atezolizumab 治疗组和多烯紫杉醇治疗组均有 425 名患者,两组的总体存活率分别为 15.7 个月和 10.3 个月,3～4 级不良反应的发生率分别为 15% 和 43%。这些结果表明 Atezolizumab 在 NSCLC 治疗中有相对较高的响应率和较低的不良反应。

Durvalumab 是美国 FDA 批准第 2 个治疗 NSCLC 的 PD-L1 抑制剂。在 NSCLC 的临床 III 期试验中,患者在化疗或放疗治疗后 1～42 天内,给予 10 mg/kg 的 Durvalumab 治疗(473 人)或安慰剂(236 人)。结果显示 Durvalumab 治疗组和安慰剂组的中位无疾病进展期分别为 16.8 个月和 5.6 个月,客观响应率分别为 28.4% 和 16.0%,3～4 级不良反应的发生率分别为 29.9% 和 26.1%。因此,Durvalumab 与安慰剂对照组相比,具有更久的无疾病进展期及更高的客观响应率。

C. 尿路上皮癌

尿路上皮癌是膀胱癌的一个亚型,现有治疗方案较少。尿路上皮癌是目前 PD-1/PD-L1 抑制剂批准数量最多的临床适应证,包括 Nivolumab、Pembrolizumab、Atezolizumab、Avelumab 及 Durvalumab。2016 年,第一个获批尿路上皮癌使用的是 Atezolizumab。在临床 II 期研究中,铂类化疗失败的转移性尿路上皮癌共入组 310 名患者,给予 1 200 mg 的 Atezolizumab(q3w),PD-L1 阳性临界值以肿瘤组织的浸润免疫细胞占比进行划分 [IC0(<1%), IC1(1%～5%), IC2/3(≥5%)]。结果显示 IC2/3 的客观响应率为 27%,IC1/2/3 的客观响应率为 18%,所有患者的客观响应率为 15%,3～4 级不良反应的发生率为 16%。另外,利用 TCGA 数据库的突变载量分析,发现高突变载量是药物敏感性的独立预测因子。在另一项 Atezolizumab 的临床 II 期单臂试验中,不适用铂类治疗的局部晚期或转移性尿路上皮癌,共 123 名患者入组。结果显示客观响应率为 23%,中位总体

生存期为 15.9 个月,常见不良反应为疲劳、腹泻及瘙痒。

Nivolumab 的临床Ⅱ期试验,共 265 名转移或无法手术的尿路上皮癌患者入组。结果显示其客观响应率为 19.6%,其中肿瘤细胞 PD-L1 阳性率≥5% 和肿瘤细胞 PD-L1 阳性率≥1% 的客观响应率分别为 28.4%、23.8%,而 PD-L1 阳性率<1% 患者的客观响应率也有 16%。可见 Nivolumab 可用于尿路上皮癌治疗,而不受限于 PD-L1 的表达强度,3~4 级不良反应发生率为 18%,最常见不良反应为疲劳和腹泻。

在不适用铂类治疗的 370 名尿路上皮癌患者的临床Ⅱ期试验中,Pembrolizumab 的客观响应率为 24%,最常见不良反应为疲劳、结肠炎及肌无力。随后,临床Ⅲ期试验比较了 Pembrolizumab(200mg, q3w)和化疗药物(紫杉醇或多烯紫杉醇或长春氟宁)在尿路上皮癌铂类治疗失败后的二线治疗,结果显示 Pembrolizumab 治疗组和化疗组的中位总体生存期分别为 10.3 个月和 7.4 个月,客观响应率分别为 21.1% 和 11.4%,3~5 级不良反应的发生率分别为 15.0% 和 49.4%。可见 Pembrolizumab 作为尿路上皮癌二线治疗具有更高的响应率和更少的不良反应。

Avelumab 的临床Ⅰb期试验选择了 44 名难治性转移尿路上皮癌,静脉给药剂量为 10 mg/kg(q2w)。结果显示客观响应率为 18.2%,中位总体生存期为 13.7 个月,常见不良反应为疲劳、输注反应及恶心,3~4 级不良反应为 6.8%。

Durvalumab 的临床Ⅰ/Ⅱ期试验招募了 191 名局部晚期或转移尿路上皮癌患者,包括化疗失败及不适用化疗的成年患者,静脉给药剂量为 10 mg/kg(q2w)。结果显示客观响应率为 17.8%,治疗反应不限于肿瘤组织 PD-L1 的表达情况,中位无疾病进展期及中位总体生存期分别为 1.5 个月和 18.2 个月,1 年总体存活率为 55%,3~4 级不良反应为 6.8%。基于上述这些临床研究成果,美国 FDA 快速通道审批了 PD-1/PD-L1 抑制剂在临床上的使用。

D. 霍奇金淋巴瘤

霍奇金淋巴瘤含有巨大细胞即 Reed-Sternberg 细胞,这些细胞通常来源于 B 细胞,是经典霍奇金淋巴瘤的一个典型特征,这些肿瘤细胞含有染色体区段 *9p24.1* 的扩增(含 *PD-L1* 和 *PD-L2* 基因),导致 PD-L1/L2 的高表达。在 23 名复发及难治性霍奇金淋巴瘤患者的 Nivolumab 临床Ⅰ期试验中,其中 20 名患者显示完全缓解(17%)或部分缓解(70%),因此客观响应率高达 87%;剩余 3 名患者显示疾病稳定(13%),药物相关的 3 级不良反应为 22%。在随后的临床 2 期单臂试验中,对入组的 80 名自体干细胞移植或化疗失败的霍奇金淋巴瘤患者,静脉输注 3 mg/kg 的 Nivolumab(q2w),结果显示客观响应率为 66.3%,最常见的不良反应为疲劳、输注反应与皮疹。Pembrolizumab 在霍奇金淋巴瘤的临床Ⅰ期试验中,共招募了 31 名 Brentuximab vedotin 治疗失败的患者,静脉输注剂量为 10 mg/kg(q2w),结果显示客观响应率为 65%,3 级不良反应为 16%,无治疗相关的 4 级不良反应或死亡。在随后的临床Ⅱ期试验中,共招募 210 名复发或难治性霍奇金淋巴瘤患者,静脉输注剂量为 200 mg(q3w),结果显示客观响应率为 69%,不良反应与其临床 1 期试验相近。

E. 肾细胞癌

肾细胞癌是 PD-1 抑制剂早期开展临床试验的肿瘤类型之一。在临床Ⅰ期试验中,Nivolumab 对转移性肾细胞癌的客观响应率为 27%(9/33),对这些患者停药的随访发现,这些有治疗响应的患者的效应能长期维持下去,1 年、2 年及 3 年的存活率分别为 71%、48%、44%,3~4 级不良反应为 18%。Nivolumab 的临床Ⅱ期试验招募了 168 名转移性肾细胞癌,3 个不同剂量组(0.3 mg/kg, 2 mg/kg, 10 mg/kg)的客观响应率分别为 20%、22% 和 20%,中位总体生存期分别为 18.2 个月、25.5 个月及 24.7 个月,3~4 级不良反应发生率为 11%。在 821 名晚期肾细胞癌患者的临床Ⅲ期试验中,对 Nivolumab 与 Everolimus 的疗效进行了比较,结果显示 Nivolumab 治疗组和 Everolimus 治疗组的中位总体生存期分别为 25.0 个月和 19.6 个月,客观响应率分别为 25% 和 5%,3~4 级不良反应分别为 19% 和 37%。可见 Nivolumab 与 Everolimus 相比具有更高的总体生存期与客观响应率及更低的不良反应发生率。

F. 头颈部鳞癌

头颈部鳞癌在含铂类化疗方案治疗失败后的二线治疗方案十分有限。一项临床Ⅲ期试验,针对铂类化疗失败的复发及转移性头颈部鳞癌病例,比较了 240 名接受 Nivolumab 治疗患者(3 mg/kg, q2w)和 121 名接受标准单药化疗患者(甲氨蝶呤或多烯紫杉醇或西妥昔单抗)的临床疗效。结果显示两组的中位总体生存期为 7.5 个月和 5.1 个月,1 年存活率分别为 36% 和 16.6%,客观响应率分别为 13.3% 和 5.8%,3~4 级不良反应分别为 13.1% 和 35.1%;可见 Nivolumab 比标准单药化疗具有更久的总体生存期及更少的不良反应。Pembrolizumab 在复发及转移性头颈癌的临床Ⅰb 期试验中,招募了 104 名患者,静脉输注 10 mg/kg 的 Pembrolizumab(q2w),结果显示客观响应率为 18%,药物相关的 3~4 级不良反应为 17%。在临床Ⅱ期试验中,招募了 171 名铂类或西妥昔单抗治疗无法控制的复发及转移性头颈癌患者,静脉输注 200 mg(q3w),结果显示客观响应率为 16%,3 级以上不良反应为 15%。这些结果显示 PD-1 抑制剂在头颈鳞癌中具有可耐受的治疗反应。

G. 胃癌或胃食管交界癌

PD-1/PD-L1 抑制剂在胃癌或胃食管交界癌的临床试验相对较少,一项 162 个患者参与的临床Ⅰb 期试验,发现 PD-1 抑制剂 Pembrolizumab 对亚太地区患者的客观响应率约为 32%。另一项 Pembrolizumab 的 I b 期临床试验,招募 39 名 PD-L1 阳性的复发或转移性胃或胃食管交界癌患者,静脉给予 10 mg/kg(q2w),结果显示客观响应率为 22%,3～4 级不良反应发生率为 13%。目前,PD-1/PD-L1 抑制剂正用于开展胃癌相关的多个临床试验。

H. 默克尔细胞癌

默克尔细胞癌(Merkel cell carcinoma)是一类罕见的侵袭性皮肤肿瘤,预后差,治疗手段有限。发病机制研究显示其与 Polyomavirus 病毒整合和紫外线放射引起的突变有关,因此可测试免疫检查点抑制剂的抗肿瘤活性。在一项多中心单臂临床 II 期试验中,招募 88 名临床 IV 期对化疗耐药的默克尔细胞癌患者,静脉给予 10 mg/kg 的 Avelumab(q2w),结果显示客观响应率为 31.8%,3 级不良反应为 5%,无 4 级不良反应及治疗引起的死亡,可见 Avelumab 在患者中良好的耐受性及抗肿瘤活性。

I. dMMR/MSI-H 肿瘤

dMMR/MSI-H 肿瘤指存在碱基错配修复(dMMR)的肿瘤,其特征为微卫星不稳定性高(MSI-H)。在这些肿瘤中,由于存在碱基错配修复,导致大量的体细胞基因突变,由此可能产生大量的肿瘤新抗原,启动抗肿瘤免疫反应。一项临床 I 期的试验,招募 41 名患者,包括 dMMR 转移性结肠癌患者、非 dMMR 的转移性结肠癌患者及 dMMR 的其他肿瘤类型患者,静脉输注 10 mg/kg 的 Pembrolizumab(q2w)。结果显示 dMMR 结肠癌患者的客观响应率和无疾病进展存活率分别为 40%(4/10)和 78%(7/9),而在非 dMMR 的转移性结肠癌患者中分别为 0%(0/18)和 11%(2/18),dMMR 的其他肿瘤类型患者分别为 71%(5/7)和 67%(4/6)。可见,dMMR 可预测肿瘤对 PD-1/PD-L1 抑制剂的反应性。进一步的临床试验招募了 88 名存在 dMMR 的肿瘤患者,涉及 12 种肿瘤类型,静脉输注 10 mg/kg 的 Pembrolizumab(q2w)。结果显示存在 dMMR 的结肠癌患者的客观响应率为 52%,其他来源的肿瘤类型客观响应率为 54%,可见存在 dMMR 的肿瘤对 Pembrolizumab 的反应性不受限于肿瘤类型。因此 Pembrolizumab 在 2017 年被美国 FDA 批准用于存在 dMMR/MSI-H 的实体瘤,这也是美国 FDA 史上批准的第一个生物标志物指导的跨肿瘤类型的治疗药物。Nivolumab 在 dMMR/MSI-H 的结肠癌患者中进行了多中心临床 II 期试验,招募了 74 名患者,静脉输注 3 mg/kg 的 Nivolumab(q2w)。结果显示客观响应率为 31.1%,疾病控制率为 51%,3～4 级不良反应发生率为 21%,最常见的不良反应为血中脂肪酶和淀粉酶的上升。可见 Nivolumab 在 dMMR/MSI-H 的结肠癌显示可耐受的抗肿瘤效应,已被美国 FDA 批准用于 dMMR/MSI-H 的结肠癌治疗。

5. 存在的问题及展望

临床研究显示 PD-1/PD-L1 抑制剂仅对部分肿瘤患者有效,而大部分肿瘤患者对

PD-1/PD-L1 抑制剂的作用无明显获益,因此需要通过更多研究来使更多的肿瘤患者获益,减少不良反应的发生。这些方法包括 PD-1/PD-L1 抑制剂的剂量和疗程优化、生物标志物指导下的用药及联合用药等。

(1) 剂量和疗程的优化

多个临床试验研究显示 PD-1 抗体(Nivolumab 和 Pembrolizumab)在大于 1 mg/kg 的静脉给药剂量下,更高的剂量并没有显著增加疗效,因此临床上对不同肿瘤的合适剂量仍需优化。Ipilimumab 和 Nivolumab 的联合用药中,有同步给药和贯序给药多个方案,疗效有所差异,两种药物剂量如何配比及时间上如何安排仍需进一步探索。PD-1/PD-L1 抑制剂在临床使用后,部分响应患者停药后会有持续的效应,部分响应患者停药后则出现进展,因此 PD-1/PD-L1 抑制剂的给药疗程需多久才是最佳,这些临床给药的方案随着研究的进展仍需进一步优化。

(2) 生物标志物指导下的用药

免疫治疗理想的情况是能用于最可能获益的人群,并尽量减少不良反应的发生。在多个肿瘤类型中,分析临床患者服用 PD-1/PD-L1 抑制剂的客观响应率与肿瘤细胞或浸润免疫细胞的 PD-L1 表达呈相关性,发现 PD-L1 高表达的患者比低表达的患者具有更高的客观响应率;然而 PD-L1 低表达的患者也有部分反应良好,因此 PD-L1 表达阴性不能排除使用 PD-1/PD-L1 抑制剂。另一个显著相关的生物标志物为碱基错配修复(dMMR)或高频微卫星不稳定性(MSI-H),这部分患者显示对 PD-1/PD-L1 抑制剂有更高的响应率,而且不受限于实体瘤类型。肿瘤组织的突变载量和新抗原也与 PD-1/PD-L1 的敏感性有关;特别是能启动特异免疫反应的新抗原,与免疫检查点的疗效密切相关。此外,肿瘤组织淋巴细胞的浸润情况、肿瘤细胞的抗原性、抗原递呈能力,以及肠道菌群等均可影响 PD-1/PD-L1 抑制剂的疗效。但目前这些生物标志物的预测能力仍有限,还需要更系统深入地研究,挖掘 PD-1/PD-L1 抑制剂的潜在生物标志物,在生物标志物的指导下更精准地选择敏感的患者群体进行免疫治疗,实现个性化用药。

(3) 联合用药

由于 PD-1/PD-L1 抑制剂的单药治疗仅对少部分患者有效以及治疗中存在不同的耐药机制,因此需通过联合用药,提高其治疗的响应率及克服耐药,使更多的患者群体获益。当前,以 PD-1/PD-L1 抑制剂为核心,正与其他各种治疗方法在临床患者中进行联合用药的试验,包括免疫检查点抑制剂、免疫激活因子、免疫代谢调节剂、巨噬细胞调节剂、肿瘤疫苗、化疗药物、放疗及分子靶向药物等。这些联合用药的疗效还需等待最终的临床分析报告。2015 年 10 月,美国 FDA 批准 PD-1 抗体 Nivolumab 和 CTLA-4 抗体 Ipilimumab联合用于 BRAF 野生型晚期黑色素瘤,这也是首款获批的免疫检查点抑制剂在临床上的联合用药。虽然 Nivolumab 和 Ipilimumab 联合效果显著优于单药治疗，但不良反应也成比例增加，因此仍需进一步的优化。随着大量的联合用药临床试验的结束，可能会有更多的联合用药方案出现，可以预见会有更多的临床肿瘤患者获益。

（谢作权）

参考文献

[1] ZHANG X, CHANG A. Molecular predictors of EGFR-TKI sensitivity in advanced non-small cell lung cancer[J]. International journal of medical sciences, 2008, 5(4): 209 - 217.

[2] COHEN S. Isolation of a mouse submaxillary gland protein accelerating incisor eruption and eyelid opening in the new-born animal[J]. The journal of biological chemistry, 1962, 237:1555 - 1562.

[3] MITSUDOMI T, YATABLE Y. Epidermal growth factor receptor in relation to tumor development: EGFR gene and cancer[J]. The FEBS journal, 2010, 277(2): 301 - 308.

[4] CAO C, LU S, SOWA A, et al. Priming with EGFR tyrosine kinase inhibitor and EGF sensitizes ovarian cancer cells to respond to chemotherapeutical drugs[J]. Cancer Lett, 2008, 266(2):249 - 262.

[5] CHEN Z, FILLMORE, HAMMERMAN P S, et al. Non-small-cell lung cancers: a heterogeneous set of diseases[J]. Nature reviews cancer, 2014, 14(8):535 - 546.

[6] GHARWAN H, GRONINGER H. Kinase inhibitors and monoclonal antibodies in oncology: clinical implications[J]. Nature reviews clincal oncology, 2016, 13(4):209 - 227.

[7] WAKELING A E, BARKER A J, DAVIES D H, et al. Specific inhibition of epidermal growth factor receptor tyrosine kinase by 4-anilinoquinazolines[J]. Breast cancer research and treatment, 1996, 38(1):67 - 73.

[8] VAN CUSTSEM E, KÖHNE CH, HITRE E, et al. Cetuximab and chemotherapy as initial treatment for metastatic colorectal cancer[J]. The New England journal of medicine, 2009, 360(14):1408 - 1417.

[9] PEETERS M, PRICE T J, CERVANTES A, et al. Randomized phase Ⅲ study of panitumumab with fluorouracil, leucovorin, and irinotecan (FOLFIRI) compared with FOLFIRI alone as second-line treatment in patients with metastatic colorectal

cancer[J]. Journal of clinical oncology, 2010, 28(31):4706 – 4713.

[10] GENOVA C, HIRSCH F R. Clinical potential of necitumumab in non-small cell lung carcinoma[J]. OncoTargets and therapy 2016, 9:5427 – 5437.

[11] UMEWENI N, KNIGHT H, MCVEIGH G. NICE guidance on necitumumab for untreated advanced or metastatic squamous non-small-cell lung cancer[J]. The lancet oncology, 2016, 17(11):1483 – 1484.

[12] WANG Y, PAN L, SHENG X F, et al. Nimotuzumab, a humanized monoclonal antibody specific for the EGFR, in combination with temozolomide and radiation therapy for newly diagnosed glioblastoma multiforme: First results in Chinese patients[J]. Asia-Pacific journal of clinical oncology, 2016, 11(1):e23 – 29.

[13] KOSAKA T, YAMAKI E, MOGI A, et al. Mechanisms of resistance to EGFR TKIs and development of a new generation of drugs in non-small-cell lung cancer[J]. Journal of biomedicine and biotechnology, 2011, 2011(16):165214.

[14] PAO W, MILLER V A, POLITI K A, et al. Acquired resistance of lung adenocarcinomas to gefitinib or erlotinib is associated with a second mutation in the EGFR kinase domain[J]. PLoS medicine, 2005, 2(3):e73.

[15] SOLCA F, DAHL G, ZOEPHEL A, et al. Target binding properties and cellular activity of afatinib(BIBW2992), an irreversible ErbB family blocker[J]. The journal of pharmacology and experimental therapeutics, 2012, 343(2):342 – 350.

[16] POLOTI K, AYENI D, LYNCH T. The next wave of EGFR tyrosine kinase inhibitors enter the clinic[J]. Cancer cell, 2015, 27(6), 751 – 753.

[17] CHEN C W, KUO C W, CHEN Y L, et al. Successful AZD9291 therapy in advanced non-small cell lung cancer after failure of HM61713[J]. Journal of thoracic oncology, 2017, 12(6):e72 – e74.

[18] RUSSO A, FRANCHINA T, RICCIARDI GRR, et al. Third generation EGFR TKIs in EGFR-mutated NSCLC: Where are we now and where are we going[J]. Critical reviews in oncology/hematology. 2017, 117:38 – 47.

[19] Cortellis for CI[DB/ OL]. https://cortellis.thomsonreuterslifesciences.com/.

[20] CHAMBON P, WEILL J D, MANDEL P.Nicotinamide mononucleotide activation of new DNA-dependent polyadenylic acid synthesizing nuclear enzyme[J]. Biochemical and biophysical research communications, 1963, 11(1):39 – 43.

[21] OKAYAMA H, EDSON C M, FUKUSHIMA M, et al. Purification and properties

of poly(adenosine diphosphate ribose) synthetase[J]. The journal of biological chemistry, 1977, 252(20):7000 – 7005.

[22] FLOHR C, BURKLE A, RADICELLA J P, et al. Poly(ADP-ribosyl) ation accelerates DNA repair in a pathway dependent on cockayne syndrome B protein[J]. Nucleic acids research, 2003, 31(18):5332 – 5337.

[23] MORALES J, LI L, FATTAH F J, et al. Review of poly(ADP-ribose) polymerase (PARP) mechanisms of action and rationale for targeting in cancer and other diseases [J]. Critical reviews in eukaryotic gene expression. 2014, 24(1):15 – 28.

[24] JAGTAP P, SZABO C. Poly(ADP-ribose) polymerase and the therapeutic effects of its inhibitors[J]. Nature reviews drug discovery. 2005, 4(5):421 – 440.

[25] FARMER H, MCCABE N, LORD C J, et al. Targeting the DNA repair defect in BRCA mutant cells as a therapeutic strategy[J]. Nature, 2005, 434(7035):917 – 921.

[26] BRYANT H E, SCHULTZ N, THOMAS H D, et al. Specific killing of BRCA2-deficient tumours with inhibitors of poly(ADP-ribose) polymerase[J]. Nature, 2005, 434(7035):913 – 917.

[27] KRISHNAKUMAR R, KRAUS W L. The PARP side of the nucleus: Molecular actions, physiological outcomes, and clinical targets [J]. Molecular cell. 2010, 39(1):8 – 24.

[28] POIRIER GG, DE MURCIA G, JONGSTRA-BILEN J, et al. Poly(ADP-ribosyl) ation of polynucleosomes causes relaxation of chromatin structure[J]. Proceedings of the National Academy of Sciences of the United States of America, 1982, 79(11): 3423 – 3427.

[29] GOTTSCHALK A J, TIMINSZKY G, KONG S E, et al. Poly(ADP-ribosyl) ation directs recruitment and activation of an ATP-dependent chromatin remodeler [J]. Proceedings of the National Academy of Sciences of the United States of America, 2009, 106(33):13770 – 13774.

[30] MEISTERERNST M, STELZER G, ROEDER R G. Poly(ADP-ribose) Polymerase enhances activator-dependent transcription in vitro[J]. Proceedings of the National Academy of Sciences of the United States of America, 1997, 94(6):2261 – 2265.

[31] KANNAN P, YU Y, WANKHADE S, et al. PolyADP-ribose polymerase is a coactivator for AP-2-mediated transcriptional activation[J]. Nucleic acids research, 1999,

27(3):866 - 874.

[32] KRISHNAKUMAR R, KRAUS W L. PARP-1 regulates chromatin structure and transcription through a KDM5B-dependent pathway [J]. Molecular cell, 2010, 39(5):736 - 749.

[33] MIYAMOTO T, KAKIZAWA T, HASHIZUME K. Inhibition of nuclear receptor signalling by poly(ADP-ribose) polymerase [J]. Molecular and cellular biology, 1999, 19(4):2644 - 2649.

[34] BERGER N A, SIMS J L, CATINO D M, et al. Poly(ADP-ribose) polymerase mediates the suicide response to massive DNA damage: Studies in normal and DNA-repair defective cells[J]. Princess takamatsu symposia, 1983, 13:219 - 226.

[35] ALANO C C, GARNIER P, YING W, et al. NAD+depletion is necessary and sufficient for poly(ADP-ribose) polymerase-1-mediated neuronal death[J]. The journal of neuroscience, 2010, 30(8):2967 - 2978.

[36] KANG Y H, YI M J, KIM M J, et al. Caspase-independent cell death by arsenic trioxide in human cervical cancer cells: Reactive oxygen species-mediated poly(ADP-ribose) polymerase-1 activation signals apoptosis-inducing factor release from mitochondria[J]. Cancer research, 2004, 64(24):8960 - 8967.

[37] OLIVER F J, DE LA RUBIA G, ROLLI V, et al. Importance of poly(ADP-ribose) polymerase and its cleavage in apoptosis. Lesson from an uncleavable mutant[J]. The journal of biological chemistry, 1998, 273(50):33533 - 33539.

[38] HERCEG Z, WANG Z Q. Failure of poly(ADP-ribose) polymerase cleavage by caspases leads to induction of necrosis and enhanced apoptosis[J]. Molecular and cellular biology, 1999, 19(7):5124 - 5133.

[39] BOULARES A H, ZOLTOSKI A J, CONTRERAS F J, et al. Regulation of DNAS1L3 endonuclease activity by poly(ADP-ribosyl) ation during etoposide-induced apoptosis. Role of poly(ADP-ribose) polymerase-1 cleavage in endonuclease activation[J]. The journal of biological chemistry, 2002, 277(1):372 - 378.

[40] XU Y, HUANG S, LIU Z G, et al. Poly(ADP-ribose) polymerase-1 signaling to mitochondria in necrotic cell death requires RIP1/TRAF2-mediated JNK1 activation[J]. The journal of biological chemistry, 2006, 281(13):8788 - 8795.

[41] ROSADO M M, BENNICI E, NOVELLI F, et al. Beyond DNA repair, the immunological role of PARP-1 and its siblings[J]. Immunology, 2013, 139(4):428 - 437.

[42] YELAMOS J, SCHREIBER V, DANTZER F. Toward specific functions of poly(ADP-ribose) polymerase-2[J]. Trends in molecular medicine, 2008, 14(4):169 - 178.

[43] EL-KHAMISY S F, MASUTANI M, SUZUKI H, et al. A requirement for PARP-1 for the assembly or stability of XRCC1 nuclear foci at sites of oxidative DNA damage [J]. Nucleic acids research, 2003, 31(19):5526 - 5533.

[44] ALI S O, KHAN F A, GALINDO-CAMPOS M A, et al. Understanding specific functions of PARP-2: New lessons for cancer therapy[J]. American journal of cancer research, 2016, 6(9):1842 - 1863.

[45] RULTEN S L, FISHER A E O, ROBERT I, et al. PARP-3 and APLF function together to accelerate nonhomologous end-joining[J]. Molecular cell, 2011, 41(1): 33 - 45.

[46] BECK C, ROBERT I, REINA-SAN-MARTIN B, et al. Poly(ADP-ribose) polymerases in double-strand break repair: Focus on PARP1, PARP2 and PARP3[J]. Experimental cell research, 2014, 329(1):18 - 25.

[47] HUANG S M, MISHINA Y M, LIU S, et al. Tankyrase inhibition stabilizes axin and antagonizes wnt signalling[J]. Nature, 2009, 461(7264):614 - 620.

[48] HE J X, YANG C H, MIAO Z H. Poly(ADP-ribose) polymerase inhibitors as promising cancer therapeutics[J]. Acta pharmacologica Sinica, 2010, 31(9):1172 - 1180.

[49] WANG Y Q, WANG P Y, WANG Y T, et al. An update on poly(ADP-ribose) polymerase-1(PARP-1) inhibitors: Opportunities and challenges in cancer therapy[J]. Journal of medicinal chemistry, 2016, 59(21):9575 - 9598.

[50] MURAI J, HUANG S Y, DAS B B, et al. Trapping of PARP1 and PARP2 by clinical PARP inhibitors[J]. Cancer research, 2012, 72(21):5588 - 5599.

[51] RODRIGUEZ M I, MAJUELOS-MELGUIZO J, MARTI MARTIN-CONSUEGRA J M, et al. Deciphering the insights of poly(ADP-ribosylation) in tumor progression [J]. Medicinal research reviews, 2015, 35(4):678 - 697.

[52] FONG P C, YAP T A, BOSS D S, et al. Poly(ADP)-ribose polymerase inhibition: Frequent durable responses in BRCA carrier ovarian cancer correlating with platinum-free interval[J]. Journal of clinical oncology, 2010, 28(15):2512 - 2519.

[53] AUDEH M W, CARMICHAEL J, PENSON R T, et al. Oral poly(ADP-ribose) polymerase inhibitor olaparib in patients with BRCA1 or BRCA2 mutations and recurrent ovarian cancer: A proof-of-concept trial[J]. Lancet, 2010, 376(9737):245 -

251.

[54] GELMON K A, TISCHKOWITZ M, MACKAY H, et al. Olaparib in patients with recurrent high-grade serous or poorly differentiated ovarian carcinoma or triple-negative breast cancer: A phase 2, multicentre, open-label, non-randomised study[J]. The lancet oncology, 2011, 12(9):852 – 861.

[55] LEDERMANN J, HARTER P, GOURLEY C, et al. Olaparib maintenance therapy in patients with platinum-sensitive relapsed serous ovarian cancer: A preplanned retrospective analysis of outcomes by BRCA status in a randomised phase 2 trial[J]. The lancet oncology, 2014, 15(8):852 – 861.

[56] PUJADE-LAURAINE E, LEDERMANN J A, SELLE F, et al. Olaparib tablets as maintenance therapy in patients with platinum-sensitive, relapsed ovarian cancer and a BRCA1/2 mutation(SOLO2/ENGOT-Ov21): A double-blind, randomised, placebo-controlled, phase 3 trial[J]. The lancet oncology, 2017, 18(9):1274 – 1284.

[57] ROBSON M, IM S A, SENKUS E, et al. Olaparib for metastatic breast cancer in patients with a germline BRCA mutation[J]. The New England journal of medicine, 2017, 377(6):523 – 533.

[58] LEE J M, HAYS J L, ANNUNZIATA C M, et al. Phase I / I b Study of olaparib and carboplatin in BRCA1 or BRCA2 mutation-associated breast or ovarian cancer with biomarker analyses[J]. Journal of the National Cancer Institute, 2014, 106(6): dju089.

[59] BALMANA J, TUNG N M, ISAKOFF S J, et al. Phase I trial of olaparib in combination with cisplatin for the treatment of patients with advanced breast, ovarian and other solid tumors[J]. Annals of oncology, 2014, 25(8):1656 – 1663.

[60] DEL CONTE G, SESSA C, VON MOOS R, et al. Phase I study of olaparib in combination with liposomal doxorubicin in patients with advanced solid tumours[J]. British journal of cancer, 2014, 111(4):651 – 659.

[61] BANG Y J, IM S A, LEE K W, et al. Randomized, double-blind phase II trial with prospective classification by ATM protein level to evaluate the efficacy and tolerability of olaparib plus paclitaxel in patients with recurrent or metastatic gastric cancer[J]. Journal of clinical oncology, 2015, 33(33):3858 – 3865.

[62] OZA A M, CIBULA D, BENZAQUEN A O, et al. Olaparib combined with chemotherapy for fecurrent platinum-sensitive ovarian cancer: a randomised phase 2 trial

[J]. The lancet oncology, 2015, 16(1):87 - 97.

[63] LIU J F, BARRY W T, BIRRER M, et al. Combination cediranib and olaparib versus olaparib alone for women with recurrent platinum-sensitive ovarian cancer: A randomised phase 2 study[J]. The lancet oncology, 2014, 15(11):1207 - 1214.

[64] MATULONIS U A, WULF G M, BARRY W T, et al. Phase I dose escalation study of the PI3kinase pathway inhibitor BKM120 and the oral poly(ADP ribose) polymerase(PARP) inhibitor olaparib for the treatment of high-grade serous ovarian and breast cancer[J]. Annals of oncology, 2017, 28(3):512 - 518.

[65] OZA A M, TINKER A V, OAKNIN A, et al. Antitumor activity and safety of the PARP inhibitor rucaparib in patients with high-grade ovarian carcinoma and a germline or somatic BRCA1 or BRCA2 mutation: Integrated analysis of data from study 10 and ARIEL2[J]. Gynecologic oncology, 2017, 147(2):267 - 275.

[66] MIRZA M R, MONK B J, HERRSTEDT J, et al. Niraparib maintenance therapy in platinum-sensitive, recurrent ovarian cancer[J]. The New England journal of medicine, 2016, 375(22):2154 - 2164.

[67] GUNDERSON C C, MOORE K N. BRAC analysis CDx as a companion diagnostic tool for lynparza[J]. Expert review of molecular diagnostics, 2015, 15(9):1111 - 1116.

[68] MORRIS S W, KIRSTEIN M N, VALENTINE M B, et al. Fusion of a kinase gene, ALK, to a nucleolar protein gene, NPM, in non-Hodgkin's lymphoma[J]. Science, 1995, 267:316 - 317.

[69] ROSKOSKI R. Anaplastic lymphoma kinase(ALK) structure, oncogenic activation, and pharmacological inhibition[J]. Pharmacological research, 2013, 68(1):68 - 94.

[70] PALMER R H, VERNERSSON E, GRABBE C, et al. Anaplastic lymphoma kinase: signalling in development and disease[J]. Biochemical journal, 2009, 420 (3):345 - 361.

[71] IWAHARA T, FUIIMOTO J, WEN D, et al. Molecular characterization of ALK, a receptor tyrosine kinase expressed specically in the nervous system[J]. Oncogene, 1997, 14(4):439 - 449.

[72] SODA M, CHOL Y L, ENOMOTO M, et al. Identification of the transforming EML4-ALK fusion gene in non-small-cell lung cancer[J]. Nature, 2007, 448(7153): 561 - 566.

[73] RIKOVA K, GUO A, ZENG Q, et al. Global survey of phosphotyrosine signaling identifies oncogenic kinases in lung cancer[J]. Cell, 2007, 131(6):1190-1203.

[74] HALLBERG B, PALMER R H. Mechanistic insight into ALK receptor tyrosine kinase in human cancer biology[J]. Nature reviews cancer, 2013, 13(10):685-700.

[75] LE T, GERBER D E. ALK alterations and inhibition in lung cancer[J]. Seminars in cancer biology, 2017, 42:81-88.

[76] LIN J J, ZHU V W, YODA S, et al. Impact of EML4-ALK variant on resistance mechanisms and clinical outcomes in ALK-positive lung cancer[J]. Journal of clinical oncology, 2018, 36(12):JCO2017762294.

[77] HALLBERG B. The role of the ALK receptor in cancer biology[J]. Annals of oncology, 2016, 27(Suppl_3):iii4-iii15.

[78] 王威亚,马志贵,李甘地,等.表达间变性淋巴瘤激酶蛋白的弥漫性大 B 细胞淋巴瘤的临床病理和免疫表型观察[J].中华病理学杂志,2006, 35(9):529-534.

[79] MOMOSE S, TAMARU J, KISHI H, et al. Hyperactivated STAT3 in ALK-positive diffuse large B-cell lymphoma with clathrin-ALK fusion[J]. Human pathology, 2009, 40(1):75-82.

[80] CARPENTER E L, MOSS E, YAEL P. Targeting ALK in neuroblastoma-preclinical and clinical advancements[J]. Nature reviews clinical oncology, 2012, 9(7):391-399.

[81] MURUGAN A K, XING M. Anaplastic thyroid cancers harbor novel oncogenic mutations of the ALK gene[J]. Cancer reseach, 2011, 71(15):4403-4411.

[82] GAAL J C V, FLUCKE U E, ROEFFEN M H S, et al. Anaplastic lymphoma kinase aberrations in rhabdomyosarcoma: Clinical and prognostic implications[J]. Journal of clinical oncology, 2012, 30(3):308-315.

[83] GAINOR J F, DARDAEI L, YODA S, et al. Molecular mechanisms of resistance to first-and second-generation ALK inhibitors in ALK-rearranged lung cancer[J]. Cancer discovery, 2016, 6(10):1118-1133.

[84] SHAW A T. Lorlatinib in non-small-cell lung cancer with ALK or ROS1 rearrangement: An international, multicentre, open-label, single-arm first-in-man phase 1 trial[J]. The lancet oncology, 2017, 18(12):1590-1599.

[85] SGAMBATO A, CASALUCE F, MAIONE P, et al. Targeted therapies in non-

small cell lung cancer: A focus on ALK/ROS1 tyrosine kinase inhibitors[J]. Expert review of anticancer therapy, 2018, 18(1):71 – 80.

[86] CUI J J, TRAN-DUBE M, SHEN H, et al. Structure based drug design of crizotinib (PF-02341066), a potent and selective dual inhibitor of mesenchymal-epithelial transition factor(c-MET) kinase and anaplastic lymphoma kinase(ALK)[J]. Journal of medicinal chemistry, 2011, 54(8):6342 – 6363.

[87] CHRISTENSEN J G, ZOU H Y, ARANQU M E, et al. Cytoreductive antitumor activity of PF-2341066, a novel inhibitor of anaplastic lymphoma kinase and c-Met, in experimental models of anaplastic large-cell lymphoma[J]. Molecular cancer therapeutics, 2007, 6(12Pt1):3314 – 3322.

[88] MARSILJE T H, PEI W, CHEN B, et al. Synthesis, structure-activity relationships, and in vivo efficacy of the novel potent and selective anaplastic lymphoma kinase(ALK) inhibitor 5-chloro-N2-(2-isopropoxy-5-methyl-4-(piperidin-4-yl) phenyl)-N4-(2-(isopropylsulfonyl)phenyl) pyrimidine-2, 4-diamine(LDK378) currently in phase 1 and phase 2 clinical trials[J]. Journal of medicinal chemistry, 2013, 56(14):5675 – 5690.

[89] FRIBOULET L, LI N, KATAYAMA R, et al. The ALK inhibitor ceritinib overcomes crizotinib resistance in non-small cell lung cancer[J]. cancer discovery, 2014, 4(6):662 – 673.

[90] KINOSHITA K, KOBAYASHI T, ASOH K, et al. 9-substituted 6, 6-dimethyl-11-oxo-6, 11-dihydro-5H-benzo[b] carbazoles as highly selective and potent anaplastic lymphoma kinase inhibitors[J]. Journal of medicinal chemistry, 2011, 54(18):6286 – 6294.

[91] SAKAMOTO H, TSUKAGUCHI T, HIROSHIMA S, et al. CH5424802, a selective ALK inhibitor capable of blocking the resistant gatekeeper mutant[J]. Cancer cell, 2011, 19(5):679 – 690.

[92] KODAMA T, HASEQAWA M, TAKANASHI K, et al. Antitumor activity of the selective ALK inhibitor alectinib in models of intracranial metastases[J]. Cancer chemother pharmacol, 2014, 74(5):1023 – 1028.

[93] HUANG W S, LIU S, ZOU D, et al. Discovery of brigatinib(AP26113), a phosphine oxide-containing, potent, orally active inhibitor of anaplastic lymphoma kinase[J]. Journal of medicinal chemistry, 2016, 59(10):4948 – 4964.

[94] ZHANG S, AHJUM R, SQUILLACE R, et al. The potent ALK inhibitor brigatinib(AP26113) overcomes mechanisms of resistance to first- and second-generation ALK inhibitors in preclinical models[J]. Clinical cancer research, 2016, 22 (22):5527 - 5538.

[95] JOHNSON T W, RICHARDSON P F, BAILEY S, et al. Discovery of(10R)-7-amino-12-fluoro-2, 10, 16-trimethyl-15-oxo-10, 15, 16, 17-tetrahydro-2H-8, 4-(metheno) pyrazolo [4, 3-h] [2, 5, 11]-benzoxadiazacyclotetradecine-3-carbonitrile (PF-06463922), a macrocyclic inhibitor of anaplastic lymphoma kinase(ALK) and c-ros oncogene 1 (ROS1) with preclinical brain exposure and broad-spectrum potency against ALK-resistant mutations[J]. Journal of medicinal chemistry, 2014, 57 (11):4720 - 4744.

[96] ZOU H Y, FRIBOULET L, KODACK D, et al. PF-06463922, an ALK/ROS1 inhibitor, overcomes resistance to first and second generation ALK inhibitors in preclinical models[J]. Cancer cell, 2015, 28(1):70 - 81.

[97] https://www.cortellis.com/intelligence/qsearch/％22alk％20tyrosine％20kinase％20receptor％20family％20inhibitor％22? indexBased＝false&searchCategory＝CI.

[98] HENDRIKS R W, YUVARAJ S, KIL L P. Targeting Bruton's tyrosine kinase in B cell malignancies[J]. Nature reviews cancer, 2014, 14(4):219 - 232.

[99] ROBAK T, ROBAK P. BCR signaling in chronic lymphocytic leukemia and related inhibitors currently in clinical studies[J]. International reviews of immunology, 2013, 32(4):358 - 376.

[100] PAL S S, DAMMEI J F, HENDRIKS R W. Role of Bruton's tyrosine kinase in B cells and malignancies[J]. Molecular cancer, 2018, 17(1):57.

[101] JIANG Y. The G protein G alpha12 stimulates Bruton's tyrosine kinase and a ras-GAP through a conserved PH/BM domain[J]. Nature, 1998, 395(6704):808 - 813.

[102] JEFFERIES C A, DOVLE S, BRUNNER C, et al. Bruton's tyrosine kinase is a toll/interleukin-1 receptor domain-binding protein that participates in nuclear factor kappaB activation by toll-like receptor 4[J]. The journal of biological chemistry, 2003, 278(28):26258 - 26264.

[103] GORTER D J J D, BEULING E A, KERSSEBOOM R, et al. Bruton's tyrosine kinase and phospholipase Cγ2 mediate chemokine-controlled B cell migration and homing[J]. Immunity, 2007, 26(1):93 - 104.

[104] LIU X, ZHAN Z, LI D, et al. Intracellular MHC class Ⅱ molecules promote TLR-triggered innate immune responses by maintaining activation of the kinase Btk[J]. Nature immunology, 2011, 12(5):416 – 424.

[105] KUO H P, EZELL S A, SCHWEIGHOFER K J, et al. Combination of Ibrutinib and ABT-199 in diffuse large B-cell lymphoma and follicular lymphoma[J]. Molecular cancer therapeutics, 2017, 16(7):1246 – 1256.

[106] CHEAH C Y, SEYMOUR J F, WANG M L, et al. Mantle cell lymphoma[J]. Journal of clinical oncology, 2016, 34(11):1256 – 1269.

[107] ALINARI L,QUINION C, BLUM K. Bruton's tyrosine kinase inhibitors in B-cell non-Hodgkin's lymphomas [J]. Clinical pharmacology and therapeutics, 2015, 97(5):469 – 477.

[108] GAYKO U, FUNG M, CLOW F, et al. Development of the Bruton's tyrosine kinase inhibitor ibrutinib for B cell malignancies[J]. Annals of the New York Academy of Sciences, 2015, 1358(1):82 – 94.

[109] AKINLEYE A, FURQAN M, ADEKULE O. Ibrutinib and indolent B-cell lymphomas[J]. Clinical lymphoma, myeloma and leukemia, 2014, 14(4):253 – 260.

[110] HERMAN S, MUSTAFA R Z, GYAMFI J A, et al. Ibrutinib inhibits BCR and NF-kappaB signaling and reduces tumor proliferation in tissue-resident cells of patients with CLL[J]. Blood, 2014, 123(21):3286 – 3295.

[111] TEN HACKEN E, BURGER J A. Microenvironment dependency in chronic lymphocytic leukemia：The basis for new targeted therapies[J]. Pharmacology and therapeutics, 2014, 144(3): p.338 – 348.

[112] TEN HACKEN E, BURGER J A. Microenvironment interactions and B-cell receptor signaling in chronic lymphocytic leukemia：Implications for disease pathogenesis and treatment[J]. Biochimica et biophysica acta, 2016, 1863(3):401 – 413.

[113] ROOII MFMD, KUIL A, KATER A P, et al. Ibrutinib and idelalisib synergistically target BCR-controlled adhesion in MCL and CLL：A rationale for combination therapy [J]. Blood, 2015, 125(14):2306 – 2309.

[114] BYRD J C, HARRINGTON B, O'BRIEN S, et al. Acalabrutinib(ACP-196) in relapsed chronic lymphocytic leukemia[J]. The New England journal of medicine, 2016, 374(4):323 – 332.

[115] LUO J, SU F, CHEN D, et al. Deacetylation of p53 modulates its effect on cell

growth and apoptosis[J]. Nature, 2000, 408(6810):377 - 381.

[116] CHO M, CHOI E, KIM J H, et al. Lactam-based HDAC inhibitors for anticancer chemotherapy: Restoration of RUNX3 by posttranslational modification and epigenetic control[J]. ChemMedChem, 2014, 9(3):649 - 656.

[117] NURAL-GUVENER H, ZAKHAROVA L, FEEHERY L, et al. Anti-fibrotic effects of class Ⅰ HDAC inhibitor, mocetinostat is associated with IL-6/Stat3 signaling in ischemic heart failure[J]. International journal of molecular sciences, 2015, 16(5):11482 - 11499.

[118] SABNIS G J, GOLOUBEVA O, CHUMSRI S, et al. Functional activation of the estrogen receptor-alpha and aromatase by the HDAC inhibitor entinostat sensitizes ER-negative tumors to letrozole[J]. Cancer research, 2011, 71(5):1893 - 1903.

[119] VARRICCHIO L, DELL'AVERSANA C, NEBBIOSO A, et al. Identification of NuRSERY, a new functional HDAC complex composed by HDAC5, GATA1, EK-LF and pERK present in human erythroid cells[J]. The international journal of biochemistry & cell biology, 2014, 50:112 - 122.

[120] ZILBERMAN Y, BALLESTREM C, CARRAMUSA L, et al. Regulation of microtubule dynamics by inhibition of the tubulin deacetylase HDAC6[J]. Journal of cell science, 2009, 122(19):3531 - 3541.

[121] KOVACS J J, MURPHY P J, GAILLARD S, et al. HDAC6 regulates Hsp90 acetylation and chaperone-dependent activation of glucocorticoid receptor[J]. Molecular cell, 2005, 18(5):601 - 607.

[122] WEST A C, JOHNSTONE R W. New and emerging HDAC inhibitors for cancer treatment[J]. The journal of clinical investigation, 2014, 124(1):30 - 39.

[123] HEIDEMAN M R, WILTING R H, YANOVER E, et al. Dosage-dependent tumor suppression by histone deacetylases 1 and 2 through regulation of c-Myc collaborating genes and p53 function[J]. Blood, 2013, 121(11):2038 - 2050.

[124] SANTORO F, BOTRUGNO O A, DAL ZUFFO R, et al. A dual role for HDAC1: Oncosuppressor in tumorigenesis, oncogene in tumor maintenance[J]. Blood, 2013, 121(17):3459 - 3468.

[125] BHASKARA S, KNUTSON S K, JIANG G, et al. HDAC3 is essential for the maintenance of chromatin structure and genome stability[J]. Cancer cell, 2010, 18(5):436 - 447.

[126] SANDOR V, SENDEROWICZ A, MERTINS S, et al. P21-dependent g(1)arrest with downregulation of cyclin D1 and upregulation of cyclin E by the histone deacetylase inhibitor FR901228[J]. British journal of cancer, 2000, 83(6):817 – 825.

[127] ECKSCHLAGER T, PLCH J, STIBOROVA M, et al. Histone deacetylase inhibitors as anticancer drugs[J]. International journal of molecular sciences, 2017, 18(7): 1414.

[128] CAO D J, WANG Z V, BATTIPROLU P K, et al. Histone deacetylase(HDAC) inhibitors attenuate cardiac hypertrophy by suppressing autophagy[J]. Proceedings of the National Academy of Sciences of the United States of America, 2011, 108 (10):4123 – 4128.

[129] OH M, CHOI I K, KWON H J. Inhibition of histone deacetylase1 induces autophagy[J]. Biochemical and biophysical research communications, 2008, 369(4):1179 – 1183.

[130] LEE I H, CAO L, MOSTOSLAVSKY R, et al. A role for the NAD-dependent deacetylase Sirt1 in the regulation of autophagy[J]. Proceedings of the National Academy of Sciences of the United States of America, 2008, 105(9):3374 – 3379.

[131] ZHANG J, NG S, WANG J, et al. Histone deacetylase inhibitors induce autophagy through FOXO1-dependent pathways[J]. Autophagy, 2015, 11(4):629 – 642.

[132] LIU Y L, YANG P M, SHUN C T, et al. Autophagy potentiates the anti-cancer effects of the histone deacetylase inhibitors in hepatocellular carcinoma[J]. Autophagy, 2010, 6(8):1057 – 1065.

[133] FROHLICH L F, MRAKOVCIC M, SMOLE C, et al. Molecular mechanism leading to SAHA-induced autophagy in tumor cells: evidence for a p53-dependent pathway[J]. Cancer cell international, 2016, 16(1):68.

[134] ZUPKOVITZ G, TISCHLER J, POSCH M, et al. Negative and positive regulation of gene expression by mouse histone deacetylase 1[J]. Molecular and cellular biology, 2006, 26(21):7913 – 7928.

[135] MONTGOMERY R L, DAVIS C A, POTTHOFF M J, et al. Histone deacetylases 1 and 2 redundantly regulate cardiac morphogenesis, growth, and contractility[J]. Genes & Development, 2007, 21(14):1790 – 1802.

[136] CINATL J, KOTCHETKOV R, BLAHETA R, et al. Induction of differentiation

and suppression of malignant phenotype of human neuroblastoma BE(2)-C cells by valproic acid: Enhancement by combination with interferon-alpha[J]. International journal of oncology, 2002, 20(1):97 – 106.

[137] WOAN K V, LIENLAF M, PEREZ-VILLAROEL P, et al. Targeting histone deacetylase 6 mediates a dual anti-melanoma effect: Enhanced antitumor immunity and impaired cell proliferation[J]. Molecular oncology, 2015, 9(7):1447 – 1457.

[138] GAMEIRO S R, MALAMAS A S, TSANG K Y, et al. Inhibitors of histone deacetylase 1 reverse the immune evasion phenotype to enhance T-cell mediated lysis of prostate and breast carcinoma cells[J]. Oncotarget, 2016, 7(7):7390 – 7402.

[139] ZENG H, QU J, JIN N, et al. Feedback activation of leukemia inhibitory factor receptor limits response to histone deacetylase inhibitors in breast cancer[J]. Cancer cell, 2016, 30(3):459 – 473.

[140] CANTLEY L C. The phosphoinositide 3-kinase pathway[J]. Science, 2002, 296 (5573):1655 – 1657.

[141] VAN HAESEBROECK B, WHITEHEAD M A, PINEIRO R. Molecules in medicine mini-review: Isoforms of PI3K in biology and disease[J]. Journal of molecular medicine(Berlin, Germany), 2016, 94(1):5 – 11.

[142] LIU X, XU Y, ZHOU Q, et al. PI3K in cancer: Its structure, activation modes and role in shaping tumor microenvironment[J]. Future oncology, 2018, 14(7):665 – 674.

[143] RISSO G, BLAUSTWIN M, POZZI B, et al. AKT/PKB: One kinase, many modifications[J]. Biochemical Journal, 2015, 468(2):203 – 214.

[144] SAXTON R A, SABATINI D M. mTOR Signaling in growth, metabolism, and disease[J]. Cell, 2017, 169(2):361 – 371.

[145] ZHAO J J, LIU Z, WANG L, et al. The oncogenic properties of mutant p110alpha and p110beta phosphatidylinositol 3-kinases in human mammary epithelial cells[J]. Proceedings of the National Academy of Sciences of the United States of America, 2005, 102(51):18443 – 18448.

[146] FRUMAN D A, ROMMEL C. PI3K and cancer: Lessons, challenges and opportunities[J]. Nature reviews drug discovery, 2014, 13(2):140 – 156.

[147] PILARSKI R, BURT R, KOHIMAN W, et al. Cowden syndrome and the PTEN hamartoma tumor syndrome: Systematic review and revised diagnostic criteria[J]. Journal of the National Cancer Institute, 2013, 105(21):1607 – 1616.

[148] HERS I, VINCENT E E, TAVARE J M. AKT signalling in health and disease[J]. Cell Signal, 2011, 23(10):1515 - 1527.

[149] KIM L C, COOK R S, CHEN J. mTORC1 and mTORC2 in cancer and the tumor microenvironment[J]. Oncogene, 2017, 36(16):2191 - 2201.

[150] WANG X, DING J, MENG L H. PI3K isoform-selective inhibitors: Next-generation targeted cancer therapies[J]. Acta pharmacologica Sinica, 2015, 36(10):1170 - 1176.

[151] SHAH A, MANGAONKAR A. Idelalisib: A novel PI3K delta inhibitor for chronic lymphocytic leukemia[J]. Annals of pharmacotherapy, 2015, 49(10):1162 - 1170.

[152] MARKHAM A, Copanlisib: First global approval[J]. Drugs, 2017, 77(18):2057 - 2062.

[153] RIVERA V M, SQUILLACE R M, MILLER D, et al. Ridaforolimus(AP23573; MK-8669), a potent mTOR inhibitor, has broad antitumor activity and can be optimally administered using intermittent dosing regimens[J]. Molecular Cancer therapeutics, 2011, 10(6):1059 - 1071.

[154] ISHIDA Y, AGATA Y, SHIBAHARA K, et al. Induced expression of PD-1, a novel member of the immunoglobulin gene superfamily, upon programmed cell death [J]. The EMBO Journal, 1992, 11(11):3887 - 3895.

[155] AGATA Y, KAWASAKI A, NISHIMURA H, et al. Expression of the PD-1 antigen on the surface of stimulated mouse T and B lymphocytes[J]. International immunology, 1996, 8(5):765 - 772.

[156] NISHIMURA H, MINATO N, NAKANO T, et al. Immunological studies on PD-1 deficient mice: Implication of PD-1 as a negative regulator for B cell responses[J]. International immunology, 1998, 10(10):1563 - 1572.

[157] DONG H, ZHU G, TAMADA K, et al. B7-H1, a third member of the B7 family, co-stimulates T cell proliferation and interleukin-10 secretion[J]. Nature medicine, 1999, 5(12):1365 - 1369.

[158] NISHIMURA H, NOSE M, HIAI H, et al. Development of lupus-like autoimmune diseases by disruption of the PD-1 gene encoding an ITIM motif-carrying immunoreceptor[J]. Immunity, 1999, 11(2):141 - 151.

[159] FREEMAN G J, LONG A J, IWAI Y, et al. Engagement of the PD-1 immunoinhibitory receptor by a novel B7 family member leads to negative regulation of lym-

phocyte activation[J]. Journal of experimental medicine, 2000, 192(7):1027 - 1034.

[160] LATCHMAN Y, WOOD C R, CHERNOVA T, et al. PD-L2 is a second ligand for PD-1 and inhibits T cell activation[J]. Nature immunology. 2001, 2(3):261 - 268.

[161] NISHIMURA H, HONJO T. PD-1: An inhibitory immunoreceptor involved in peripheral tolerance[J]. Trends immunol, 2001, 22(5):265 - 268.

[162] NISHIMURA H, OKAZAKI T, TANAKA Y, et al. Autoimmune dilated cardiomyopathy in PD-1 receptor-deficient mice[J]. Science, 2001, 291(5502):319 - 322.

[163] OKAZAKI T, MAEDA A, NISHIMURA H, et al. PD-1 immunoreceptor inhibits B cell receptor-mediated signaling by recruiting src homology 2-domain-containing tyrosine phosphatase 2 to phosphotyrosine[J]. Proceedings of the National Academy of Sciences of the United States of America, 2001, 98(24):13866 - 13871.

[164] TSENG S Y, OTSUJI M, GORSKI K, et al. B7-DC, a new dendritic cell molecule with potent costimulatory properties for T cells[J]. Journal of experimental medicine, 2001, 193(7):839 - 846.

[165] DONG H, STROME SE, SALOMAO DR, et al. Tumor-associated B7-H1 promotes T cell apoptosis: A potential mechanism of immune evasion[J]. Nature medicine, 2002, 8(8):793 - 800.

[166] ISHIDA M, IWAI Y, TANAKA Y, et al. Differential expression of PD-L1 and PD-L2, ligands for an inhibitory receptor PD-1, in the cells of lymphohematopoietic tissues[J]. Immunology letters, 2002, 84(1):57 - 62.

[167] IWAI Y, ISHIDA M, TANAKA Y, et al. Involvement of PD-L1 on tumor cells in the escape from host immune system and tumor immunotherapy by PD-L1 blockade [J]. Proceedings of the National Academy of Sciences of the United States of America, 2002, 99(19):12293 - 12297.

[168] PROKUNINA L, CASTILLEJO-LOPEZ C, OBERG F, et al. A regulatory polymorphism in PDCD1 is associated with susceptibility to systemic lupus erythematosus in humans[J]. Nature genetics, 2002, 32(4):666 - 669.

[169] YAMAZAKI T, AKIBA H, IWAI H, et al. Expression of programmed death 1 ligands by murine T cells and APC[J]. The journal of immunology, 2002, 169(10): 5538 - 5545.

[170] BROWN J A, DORFMAN D M, MA F R, et al. Blockade of programmed death-1

ligands on dendritic cells enhances T cell activation and cytokine production[J]. The journal of immunology, 2003, 170(3):1257 - 1266.

[171] LIANG S C, LATCHMAN Y E, BUHLMANN J E, et al. Regulation of PD-1, PD-L1, and PD-L2 expression during normal and autoimmune responses.[J] European journal of immunology, 2003, 33(10):2706 - 2716.

[172] BLANK C, BROWN I, PETERSON A C, et al. PD-L1/B7H-1 inhibits the effector phase of tumor rejection by T cell receptor(TCR) transgenic CD8 + T cells[J]. Cancer research, 2004, 64(3):1140 - 1145.

[173] SHEPPARD K A, FITZ L J, LEE J M, et al. PD-1 inhibits T-cell receptor induced phosphorylation of the ZAP70/CD3zeta signalosome and downstream signaling to PKCtheta[J]. FEBS Letters, 2004, 574(1 - 3):37 - 41.

[174] HIRANO F, KANEKO K, TAMURA H, et al. Blockade of B7-H1 and PD-1 by monoclonal antibodies potentiates cancer therapeutic immunity[J]. Cancer research, 2005, 65(3):1089 - 1096.

[175] IWAI Y, TERAWAKI S, HONJO T. PD-1 blockade inhibits hematogenous spread of poorly immunogenic tumor cells by enhanced recruitment of effector T cells[J]. International immunology, 2005, 17(2):133 - 144.

[176] PARRY R V, CHEMNITZ J M, FRAUWIRTH K A, et al. CTLA-4 and PD-1 receptors inhibit T cell activation by distinct mechanisms[J]. Molecular and cellular biology, 2005, 25(21):9543 - 9553.

[177] BARBER D L, WHERRY E J, MASOPUST D, et al. Restoring function in exhausted CD8 T cells during chronic viral infection[J]. Nature, 2006, 439(7077):682 - 687.

[178] BLANK C, KUBALL J, VOELKL S, et al. Blockade of PD-L1(B7-H1) augments human tumor-specific T cell responses in vitro[J]. International journal of cancer journal international du cancer. 2006, 119(2):317 - 327.

[179] KEIR M E, LIANG S C, GULERIA I, et al. Tissue expression of PD-L1 mediates peripheral T cell tolerance[J]. The journal of experimental medicine, 2006, 203(4):883 - 895.

[180] LEE S J, JANG B C, LEE S W, et al. Interferon regulatory factor-1 is prerequisite to the constitutive expression and IFN-γ-induced upregulation of B7-H1(CD274)[J]. FEBS Letters, 2006, 580(3):755 - 762.

[181] OKAZAKI T, HONJO T. The PD-1-PD-L pathway in immunological tolerance[J]. Trends in immunology, 2006, 27(4):195 – 201.

[182] BUTTE M J, KEIR M E, PHAMDUY T B, et al. Programmed death-1 ligand 1 interacts specifically with the B7-1 costimulatory molecule to inhibit T cell responses [J]. Immunity, 2007, 27(1):111 – 122.

[183] OKAZAKI T, HONJO T. PD-1 and PD-1 ligands: from discovery to clinical application [J]. International immunology, 2007, 19(7):813 – 824.

[184] SHARPE A H, WHERRY E J, AHMED R, et al. The function of programmed cell death 1 and its ligands in regulating autoimmunity and infection[J]. Nature immunology. 2007, 8(3):239 – 245.

[185] WONG R M, SCOTLAND R R, LAU R L, et al. Programmed death-1 blockade enhances expansion and functional capacity of human melanoma antigen-specific CTLs[J]. International immunology, 2007, 19(10):1223 – 1234.

[186] KEIR M E, BUTTE M J, FREEMAN G J, et al. PD-1 and its ligands in tolerance and immunity[J]. Annuals review of immunology, 2008, 26(1):677 – 704.

[187] OESTREICH K J, YOON H, AHMED R, et al. NFATc 1 regulates PD-1 expression upon T cell activation[J]. Journal of immunology, 2008, 181(7):4832 – 4839.

[188] FOURCADE J, KUDELA P, SUN Z, et al. PD-1 is a regulator of NY-ESO-1-Specific CD8+T cell expansion in melanoma patients[J]. Journal of immunology, 2009, 182 (9):5240 – 5249.

[189] BENSON D M Jr, BAKAN C E, MISHRA A, et al. The PD-1/PD-L1 axis modulates the natural killer cell versus multiple myeloma effect: A therapeutic target for CT-011, a novel monoclonal anti-PD-1 antibody[J]. Blood, 2010, 116(13):2286 – 2294.

[190] FRANCISCO L M, SAGE P T, SHARPE A H. The PD-1 pathway in tolerance and autoimmunity[J]. Immunological reviews, 2010, 236(1):219 – 242.

[191] BRAHMER J R, DRAKE C G, WOLLNER I, et al. Phase I study of single-agent anti-programmed death-1 (MDX-1106) in refractory solid tumors: Safety, clinical activity, pharmacodynamics, and immunologic correlates[J]. Journal of clinical oncology. 2010, 28(19):3167 – 3175.

[192] GORDON S R, MAUTE R L, DULKEN B W, et al. PD-1 expression by tumour-associated macrophages inhibits phagocytosis and tumour immunity[J]. Nature,

2017, 545(7655):495 - 499.

[193] PARDOLL D M. The blockade of immune checkpoints in cancer immunotherapy[J]. Nature reviews cancer, 2012, 12(4):252 - 264.

[194] TOPALIAN S L, DRAKE C G, PARDOLL D M. Targeting the PD-1/B7-H1(PD-L1) pathway to activate anti-tumor immunity[J]. Current opinion in immunology, 2012, 24(2):207 - 212.

[195] YOKOSUKA T, TAKAMATSU M, KOBAYASHI-IMANISHI W, et al. Programmed cell death 1 forms negative costimulatory microclusters that directly inhibit T cell receptor signaling by recruiting phosphatase SHP2[J]. The journal of experiment medicine, 2012, 209(6):1201 - 1217.

[196] BOUSSIOTIS V A. Molecular and biochemical aspects of the PD-1 checkpoint pathway[J]. The New England journal of medicine, 2016, 375(18):1767 - 1778.

[197] PATSOUKIS N, BARDHAN K, CHATTERJEE P, et al. PD-1 alters T-cell metabolic reprogramming by inhibiting glycolysis and promoting lipolysis and fatty acid oxidation[J]. Nature communications, 2015, 6:6692.

[198] BOUSSIOTIS VA. Molecular and biochemical aspects of the PD-1 checkpoint pathway[J]. The New England journal of medicine, 2016, 375(18):1767 - 1778.

[199] BRAHMER J R, TYKODI S S, CHOW L Q, et al. Safety and activity of anti-PD-L1 antibody in patients with advanced cancer[J]. The New England journal of medicine, 2012, 366(26):2455 - 2465.

[200] TOPALIAN S L, HODI F S, BRAHMER J R, et al. Safety, activity, and immune correlates of anti-PD-1 antibody in cancer [J]. The New England journal of medicine, 2012, 366(26):2443 - 2454.

[201] WOLCHOK J D, KLUGER H, CALLAHAN M K, et al. Nivolumab plus ipilimumab in advanced melanoma[J], The New England journal of medicine, 2013, 369(2):122 - 133.

[202] HAMID O, ROBERT C, DAUD A, et al. Safety and tumor responses with lambrolizumab(Anti-PD-1) in melanoma[J]. The New England journal of medicine, 2013, 369(2):134 - 144.

[203] TOPALIAN S L, SZNOL M, MCDERMOTT D F, et al. Survival, durable tumor remission, and long-term safety in patients with advanced melanoma receiving nivolumab[J]. Journal of clinical oncology, 2014, 32(10):1020 - 1030.

[204] ROBERT C, SCHACHTER J, LONG G V, et al. Pembrolizumab versus ipilimumab in advanced melanoma[J]. The New England journal of medicine, 2015, 372(26): 2521 - 2532.

[205] EROGLU Z, ZARETSKY J M, HU-LIESKOVAN S, et al. High response rate to PD-1 blockade in desmoplastic melanomas[J]. Nature, 2018, 553(7688):347 - 350.

[206] GARON E B, RIZVI N A, HUI R, et al. Pembrolizumab for the treatment of non-small-cell lung cancer[J]. The New England journal of medicine, 2015, 372(21): 2018 - 2028.

[207] HERBST R S, BAAS P, KIM D W, et al. Pembrolizumab versus docetaxel for previously treated, PD-L1-positive, advanced non-small-cell lung cancer(KEYNOTE-010): A randomised controlled Trial[J]. Lancet, 2016, 387(10027):1540 - 1550.

[208] RECK M, RODRIGUEZ-ABREU D, ROBINSON A G, et al. Pembrolizumab versus chemotherapy for PD-L1-positive non-small-cell lung cancer[J]. The New England journal of medicine, 2016, 375(19):1823 - 1833.

[209] BORGHAEI H, PAZ-ARES L, HORN L, et al. Nivolumab versus docetaxel in advanced nonsquamous non-small-cell lung cancer[J]. The New England journal of medicine, 2015, 373(17):1627 - 1639.

[210] BRAHMER J, RECKAMP K L, BAAS P, et al. Nivolumab versus docetaxel in advanced squamous-cell non-small-cell lung cancer[J]. The New England journal of medicine, 2015, 373(2):123 - 135.

[211] GETTINGER S N, HORN L, GANDHI L, et al. Overall survival and long-term safety of nivolumab(anti-programmed death 1 antibody, BMS-936558, ONO-4538) in patients with previously treated advanced non-small-cell lung cancer[J]. Journal of clinical oncology, 2015, 33(18):2004 - 2012.

[212] RIZVI N A, MAZIERES J, PLANCHARD D, et al. Activity and safety of nivolumab, an anti-PD-1 immune checkpoint inhibitor, for patients with advanced, refractory squamous non-small-Cell lung cancer(checkmate 063): A phase 2, single-arm trial[J]. The lancet oncology, 2015, 16(3):257 - 265.

[213] GETTINGER S, RIZVI N A, CHOW L Q, et al. Nivolumab monotherapy for first-line treatment of advanced non-small-cell lung cancer [J]. Journal of clinical oncology, 2016, 34(25):2980 - 2987.

[214] RIZVI N A, HELLMANN M D, BRAHMER J R, et al. Nivolumab in combination

with platinum-based doublet chemotherapy for first-line treatment of advanced non-small-cell lung cancer[J]. Journal of clinical oncology, 2016, 34(25):2969 – 2979.

[215] HORN L, SPIGEL D R, VOKES E E, et al. Nivolumab versus docetaxel in previously treated patients with advanced non-small-cell lung cancer: Two-year outcomes from two randomized, open-label, phase Ⅲ trials(checkmate 017 and checkmate 057)[J]. Journal of clinical oncology, 2017, 35(35):3924 – 3933.

[216] FEHRENBACHER L, SPIRA A, BALLINGER M, et al. Atezolizumab versus docetaxel for patients with previously treated non-small-cell lung cancer(POPLAR): A multicentre, open-label, phase 2 randomised controlled trial[J]. Lancet, 2016, 387(10030):1837 – 1846.

[217] PETERS S, GETTINGER S, JOHNSON M L, et al. Phase Ⅱ trial of atezolizumab as first-line or subsequent therapy for patients with programmed death-ligand 1-selected advanced non-small-cell lung cancer (BIRCH) [J]. Journal of clinical oncology, 2017, 35(24):2781 – 2789.

[218] RITTMEYER A, BARLESI F, WATERKAMP D, et al. Atezolizumab versus docetaxel in patients with previously treated non-small-cell lung cancer(OAK): A phase 3, open-label, multicentre randomised controlled trial[J]. Lancet, 2017, 389 (10066):255 – 265.

[219] ANTONIA S, GOLDBERG S B, BALMANOUKIAN A, et al. Safety and antitumour activity of durvalumab plus tremelimumab in non-small cell lung cancer: a multicentre, phase 1b study[J]. The lancet oncology, 2016, 17(3):299 – 308.

[220] GULLEY J L, RAJAN A, SPIGEL D R, et al. Avelumab for patients with previously treated metastatic or recurrent non-small-cell lung cancer(JAVELIN Solid Tumor): Dose-expansion cohort of a multicentre, open-label, phase 1b trial[J]. The lancet oncology, 2017, 18(5):599 – 610.

[221] ANTONIA S J, VILLEGAS A, DANIEL D, et al. Durvalumab after chemoradiotherapy in stage Ⅲ non-small-cell lung cancer[J]. The New England journal of medicine, 2017, 377(20):1919 – 1929.

[222] POWLES T, EDER J P, FINE G D, et al. MPDL3280A(Anti-PD-L1) treatment leads to clinical activity in metastatic bladder cancer[J]. Nature, 2014, 515(7528): 558 – 562.

[223] SHARMA P, RETZ M, SIEFKER-RADTKE A, et al. Nivolumab in metastatic

urothelial carcinoma after platinum therapy(checkmate 275): A multicentre, single-arm, phase 2 trial[J]. The lancet oncology, 2017, 18(3):312 - 322.

[224] ROSENBERG J E, HOFFMAN-CENSITS J, POWLES T, et al. Atezolizumab in patients with locally advanced and metastatic urothelial carcinoma who have progressed following treatment with platinum-based chemotherapy: a single-arm, multicentre, phase 2 trial[J]. Lancet, 2016, 387(10031):1909 - 1920.

[225] BALAR A V, GALSKY M D, ROSENBERG J E, et al. Atezolizumab as first-line treatment in cisplatin-ineligible patients with locally advanced and metastatic urothelial carcinoma: A single-arm, multicentre, phase 2 trial[J]. Lancet, 2017, 389 (10064):67 - 76.

[226] SHARMA P, CALLAHAN M K, BONO P, et al. Nivolumab monotherapy in recurrent metastatic urothelial carcinoma (checkmate 032): A multicentre, open-label, two-stage, multi-arm, phase 1/2 trial[J]. The lancet oncology, 2016, 17 (11):1590 - 1598.

[227] BELLMUNT J, DE WIT R, VAUGHN D J, et al. Pembrolizumab as second-line therapy for advanced urothelial carcinoma [J]. The New England journal of medicine, 2017, 376(11):1015 - 1026.

[228] APOLO A B, INFANTE J R, BALMANOUKIAN A, et al. Avelumab, an anti-programmed death-ligand 1 antibody, in patients with refractory metastatic urothelial carcinoma: Results from a multicenter, phase ib study[J]. Journal of clinical oncology, 2017, 35(19):2117 - 2124.

[229] BALAR A V, CASTELLANO D, O'DONNELL P H, et al. First-line pembrolizumab in cisplatin-ineligible patients with locally advanced and unresectable or metastatic urothelial cancer(KEYNOTE-052): A multicentre, single-arm, phase 2 study[J]. The lancet oncology, 2017, 18(11):1483 - 1492.

[230] POWLES T, O'DONNELL P H, MASSARD C, et al. Efficacy and safety of durvalumab in locally advanced or metastatic urothelial carcinoma: Updated results from a phase 1/2 open-label study[J]. JAMA Oncology, 2017, 3(9):e172411.

[231] ANSELL S M, LESOKHIN A M, BORRELLO I, et al. PD-1 blockade with nivolumab in relapsed or refractory Hodgkin's lymphoma[J]. The New England journal of medicine, 2015, 372(4):311 - 319.

[232] HERBAUX C, GAUTHIER J, BRICE P, et al. Efficacy and tolerability of niv-

olumab after allogeneic transplantation for relapsed hodgkin lymphoma[J]. Blood, 2017, 129(18):2471 - 2478.

[233] YOUNES A, SANTORO A, SHIPP M, et al. Nivolumab for classical Hodgkin's lymphoma after failure of both autologous stem-cell transplantation and brentuximab vedotin: A multicentre, multicohort, single-arm phase 2 trial[J]. The lancet oncology, 2016, 17(9):1283 - 1294.

[234] ARMAND P, SHIPP M A, RIBRAG V, et al. Programmed death-1 blockade with pembrolizumab in patients with classical hodgkin lymphoma after brentuximab vedotin failure[J]. Journal of clinical oncology, 2016, 34(31):3733 - 3739.

[235] CHEN R, ZINZANI P L, FANALE M A, et al. Phase Ⅱ study of the efficacy and safety of pembrolizumab for relapsed/refractory classic hodgkin lymphoma[J]. Journal of clinical oncology, 2017, 35(19):2125 - 2132.

[236] MCDERMOTT D F, DRAKE C G, SZNOL M, et al. Survival, durable response, and long-term safety in patients with previously treated advanced renal cell carcinoma receiving nivolumab[J]. Journal of clinical oncology, 2015, 33(18):2013 - 2020.

[237] MOTZER R J, ESCUDIER B, MCDERMOTT D F, et al. Nivolumab versus everolimus in advanced renal-cell carcinoma[J]. The New England journal of medicine, 2015, 373(19):1803 - 1813.

[238] MOTZER R J, RINI B I, MCDERMOTT D F, et al. Nivolumab for metastatic renal cell carcinoma: Results of a randomized phase Ⅱ trial[J]. Journal of clinical oncology, 2015, 33(13):1430 - 1437.

[239] FERRIS R L, BLUMENSCHEIN G Jr, FAYETTE J, et al. Nivolumab for recurrent squamous-cell carcinoma of the head and neck[J]. The New England journal of medicine, 2016, 375(19):1856 - 1867.

[240] SEIWERT T Y, BURTNESS B, MEHRA R, et al. Safety and clinical activity of pembrolizumab for treatment of recurrent or metastatic squamous cell carcinoma of the head and neck(KEYNOTE-012): An open-label, multicentre, phase 1b trial [J]. The lancet oncology, 2016, 17(7):956 - 965.

[241] BAUML J, SEIWERT T Y, PFISTER D G, et al. Pembrolizumab for platinum- and cetuximab-refractory head and neck cancer: Results from a single-arm, phase Ⅱ study[J]. Journal of clinical oncology, 2017, 35(14):1542 - 1549.

[242] MURO K, CHUNG H C, SHANKARAN V, et al. Pembrolizumab for patients

with PD-L1-positive advanced gastric cancer (KEYNOTE-012): A multicentre, open-label, phase Ⅰb trial[J]. The lancet oncology, 2016, 17(6):717 - 726.

[243] KAUFMAN H L, RUSSELL J, HAMID O, et al. Avelumab in patients with chemo-therapy-refractory metastatic merkel cell carcinoma: A multicentre, single-group, open-label, phase 2 trial[J]. The lancet oncology, 2016, 17(10):1374 - 1385.

[244] LE D T, URAM J N, WANG H, et al. PD-1 blockade in tumors with mismatch-re-pair deficiency[J]. The New England journal of medicine. 2015, 372(26):2509 - 2520.

[245] LE D T, DURHAM J N, SMITH K N, et al. Mismatch repair deficiency predicts response of solid tumors to PD-1 blockade[J]. Science, 2017, 357(6349):409 - 413.

[246] OVERMAN M J, MCDERMOTT R, LEACH J L, et al. Nivolumab in patients with metastatic DNA mismatch repair-deficient or microsatellite instability-high colorectal cancer(checkmate 142): An open-label, multicentre, phase 2 study[J]. The lancet oncology, 2017, 18(9):1182 - 1191.

[247] LARKIN J, CHIARION-SILENI V, GONZALEZ R, et al. Combined nivolumab and ipilimumab or monotherapy in untreated melanoma[J]. The New England journal of medicine, 2015, 373(1):23 - 34.

[248] POSTOW M A, CHESNEY J, PAVLICK A C, et al. Nivolumab and ipilimumab versus ipilimumab in untreated melanoma [J]. The New England journal of medicine, 2015, 372(21):2006 - 2017.

4.2　抗糖尿病个性化药物

糖尿病(diabetes mellitus, DM)是一种多病因的代谢性疾病,是由于人体胰岛素分泌绝对或相对不足,或靶细胞对胰岛素敏感性降低而引起的蛋白质、脂肪、水和电解质等一系列代谢紊乱综合征。糖尿病的急性并发症包括糖尿病酮症酸中毒、糖尿病高渗性昏迷、各种急性感染及乳酸酸中毒等。另外,在糖尿病治疗过程中出现的低血糖症也是最常见的急性并发症之一。糖尿病慢性并发症包括糖尿病眼病、糖尿病肾病、糖尿病神经病变、糖尿病心脑血管病变、糖尿病足及皮肤病变等。2 型糖尿病是一类不能控制体内血糖水平的代谢综合征。2 型糖尿病的主要特征是高血糖、胰岛素抵抗和胰岛素分泌缺乏,通常与血脂障碍、高血压和肥胖症相关。

目前临床上已应用的抗 2 型糖尿病药物根据作用机制主要分为:血糖调节剂(如 α-糖苷酶抑制剂)、促胰岛素分泌药物(如磺酰脲类和格列奈类)、胰岛素增敏剂(如双胍类、PPARγ 激动剂)、肠促胰岛素增强剂(如 GLP-1 类似物和 DPP-4 拮抗剂)和胰岛素类似物(如普兰林肽)。虽然已有多种不同机制的降糖药物,但 40% 的 2 型糖尿病患者仍然得不到有效的治疗,没有一个单一的药物能够对所有的糖尿病患者有效。因此,针对糖尿病患者不同的基因以及代谢等情况,对药物以及干预方式等进行最优选择,并进行个性化治疗,是当前糖尿病治疗的研究热点。

4.2.1　α-葡糖苷酶抑制剂

α-葡糖苷酶抑制剂作为降糖药物是 20 世纪 70 年代后兴起的降糖思路,α-葡糖苷酶抑制剂的出现为治疗 2 型糖尿病提供了一类新的药物,可推迟胰岛素的使用。α-葡糖苷酶抑制剂可以通过可逆性竞争 α-葡糖苷酶与糖的结合位点,限制或延缓碳水化合物在肠内分解和吸收,从而减缓肠道内葡萄糖的吸收,降低餐后高血糖症状。

α-葡糖苷酶是食物中碳水化合物消化过程中一种非常重要的酶,它位于小肠上皮刷状缘内,其主要作用是促进肠道对淀粉糊精、多糖、蔗糖及麦芽糖的分解和吸收,并将其他低聚糖分解为右旋葡萄糖、半乳糖和右旋果糖等。因此,药物代谢方面的生物利用度对其影响不大。

α-葡糖苷酶基因本身突变对 α-葡糖苷酶抑制剂的作用并没有相关的文献报道,但 2005 年,Andrulionytè L 等人发现阿卡波糖可明显治疗糖尿病,且不依赖于 *PPAR-γ2* 基因,同时阿卡波糖的适应人群是携带未突变的 482Ser 的 *PGC1-α* 基因。

4.2.2　磺酰脲类/格列美脲类药物

磺酰脲类药物(sulfonylureas, SU)是治疗非肥胖 2 型糖尿病患者的使用最早、品种最多、临床应用最广泛的一线应用口服降糖药物(最近已成为二线或辅助治疗药物)。磺酰脲类药物主要在胰腺 β 细胞中通过葡萄糖传感机制中的三磷酸腺苷(ATP)依赖的 K^+ 通道(KATP)介导胰岛素释放。

KATP 通道是由 ATP 结合转运体家族 C8(*ABCC8*)基因编码的 4 个胞外磺酰脲类受体 1(SUR1)亚单位和由电压门控钾通道亚家族 J11(*KCNJ11*)基因编码的 4 个胞内 Kir6.2(*KCNJ11* 基因同称谓)亚单位组成的八聚体,SUR1 和 Kir6.2 分别是磺脲类/格列美脲类药物的结合位点。

KCNJ11 基因具有多态性,目前已经报道有 219 个 SNP 位点。其中只有 6 个 SNP 位点(*rs5210*, *rs5215*, *rs5218*, *rs5219*, *rs886288*, *rs2285676*)发现与糖尿病有关。目前

的研究表明,*rs5219* 变异体(*E23K*)在中国、印度人群中与 2 型糖尿病有显著相关性,然而在高加索人群中其糖化血红蛋白水平没有明显差异。此外,2 型糖尿病患者 *KCNJ11* 基因的 *rs5210* 变异体能够提高格列齐特临床有效性。

ABCC8 基因的 *rs1799854* 变异体与磺脲类药物治疗后糖化血红蛋白水平显著相关。而激活 *ABCC8* 突变后,能够改变胰岛素促分泌素的信号级联反应,从而导致磺脲类药物治疗 2 型糖尿病失败。在中国 2 型糖尿病患者中开展的一项研究,随访 2 个月后表明,*ABCC8*的 *Ser1369Ala* 变异与格列齐特治疗成功有显著相关性。然而,*SUR1-437A/T* 变异的携带者和非携带者在口服糖耐量试验中对甲苯磺丁脲刺激的胰岛素反应没有明显不同。

在药物代谢方面,磺脲类药物吸收入血后,与血浆蛋白广泛结合并通过肝细胞色素 P450 酶系统进行代谢,其中 CYP2C9 是其主要代谢酶。CYP2C9 具有广泛的遗传多态性,如 *CYP2C9 * 2* 基因(*rs1799853* 位点,*R144C* 突变体)和 *CYP2C9 * 3* 基因(*rs1057910* 位点,*I359L* 突变体)等非同义突变与其功能缺失相关。也有报道溶质转运体 1B1(*SLCO1B1*)变异对磺脲类药物等具有明显的影响,比如 *OATP1B1* 基因 *521T>C* 变异的 *CC* 基因型携带者可明显提高口服那格列奈后的药代动力学参数值,具有更好的降糖效果。

4.2.3 双胍类药物

二甲双胍是治疗 2 型糖尿病的首选药物。二甲双胍改善高血糖的作用机制主要通过减少肝糖输出、改善胰岛素抵抗和减少小肠内葡萄糖吸收而降低血糖。二甲双胍直接的靶标,目前还不是很清楚。当前很多文献认为,二甲双胍可以间接激活 AMPK 从而改善机体和细胞的能量代谢,从而起到降糖等效果。二甲双胍转运蛋白如 OCT1、MATE1、MATE2 等编码基因单核苷酸多态性(SNP),导致二甲双胍的药物效应具有显著的个体差异性。二甲双胍的吸收和分泌有赖于膜转运体的活性,主要包括 SLC22A1/OCT1、SLC22A2/OCT2、MATE1/SLC47A1、MATE2/SLC47A2 和 SLC29A4/hENT4 等,尤其是 *OCT1* 和 *MATE* 等发生基因突变后其转运功能降低,可影响二甲双胍的药代动力学指标。

OCT1 基因包含多个与二甲双胍药效相关的 SNP 位点(*rs12208357*,*rs34130495*,*rs34059508*)。*SLC47A1* 的两个 SNP 位点(*rs2289669* 和 *rs8065082*)被报道可以增加二甲双胍治疗效果。2016 年,二甲双胍遗传学协会(MetGen)报道了 *SLC2A2* 的 SNP 位点(*rs8192675*)的 GWAS 实验,结果发现 *rs8192675* 可能是二甲双胍分层医学的一个潜在的标志物。

4.2.4　TZDs 噻唑烷二酮类药物

TZDs 降糖药属于胰岛素增敏剂,它们促进组织和骨骼肌葡萄糖摄取,下调葡萄糖从肝脏输出。目前临床应用的主要为吡格列酮和罗格列酮。TZDs 主要通过激活 PPARγ,影响胰岛素相关信号通路,增加胰岛素敏感性。

PPARγ 基因单核苷酸变异可能会影响与 TZDs 结合的亲和力及其治疗效果。Priy 等发现拥有 *PPARγ* 基因 *Pro12Ala* 变异的 2 型糖尿病患者与野生型基因携带者相比,在罗格列酮治疗中表现出显著血糖控制相关性。而在我国 α 型糖尿病患者中,PPARγ 共激活因子 1-α 的氨基酸变异体 *Thr394Thr* 和 *Gly482Ser* 也与罗格列酮的治疗效果显著相关。此外,肝脏代谢酶相关基因 *CYP2C8*、*CYP2C9*、*GSTT1*、*GSTM1* 以及 *ADIPOQ* 基因的 SNP 均与 TZDs 降糖效果有明显的关系。

4.2.5　GLP-1 类似物

基于肠促降糖素刺激胰岛素分泌机制的降糖药物,通过提高 GLP-1 的活性,作用于胰岛 β 细胞膜上的 G 蛋白偶联受体(GLP-1R),激活腺苷环化酶(AC)提高 cAMP 水平,ATP 敏感的 K 离子通道关闭,同时 PKA 激活后促进胞外 Ca 离子内流,从而促进胰岛素分泌能力。GLP-1 信号的受体 GLP-1R 广泛分布于胰腺、小肠、胃、心脏、肺、肾、垂体以及外周和中枢神经系统。

GLP-1R 功能调节相当复杂,它与多种内、外源性多肽相互作用,导致下游多条信号通路级联激活。*GLP-1R* 基因多态性现象早就被发现,而且可能和肥胖及糖尿病的发生有关。*GLP-1R* 基因有两个常见的非同义 SNP(*rs6923761* 和 *rs10305420*),*rs6923761* 已发现与肥胖有关,体重减轻与 *rs6923761 GLP-1R* 基因多态性没有必然的联系,但带有 *rs6923761* 的 *GLP-1R* 多态性基因肥胖组的身体测量指标会更好一些。在用利拉鲁肽治疗部分肥胖患者的研究中发现存在个体差异,*GLP-1R rs10305420* 似乎比 *GLP-1R rs6923761* 有更好的治疗效果。此外,一项在美国健康人群中进行的临床研究表明,通过测定 *GLP-1R rs6923761A/G*(*Gly168Ser*)和 *rs3765467C/T*(*Arg131Gln*)基因多态性可以预测肠促胰岛素干预治疗的效果。

4.2.6　DPP-4 抑制剂类药物

DPP-4 是一种多功能蛋白水解酶,能特异性地识别 N-端第二位是脯氨酸或丙氨酸的多肽类底物如 GLP-1 和 GIP-1,使其转化成无活性的产物。通过 DPP-4 抑制剂可有效增加内源性 GLP-1 水平,从而增强肠促胰岛素分泌作用,并延长活性肠促胰岛素的葡萄糖调节作用。

DPP-4 基因位于人类 2 号染色体长臂的 24 区 3 带(2q 24.3),长度约为 70 kb,包括 26 个外显子和 25 个内含子。DPP-4 为跨膜糖蛋白,其相对分子量为 110 ku,由 766 个氨基酸组成,包括 6 个胞质内氨基酸、22 个跨膜氨基酸残基和 738 个胞质外氨基酸残基。*DPP-4* 基因多态性主要是单核苷酸多态性,*DPP-4* 基因中存在多个 SNP 位点:位于外显子 2 的 *c.24 T>C(rs17848915)*;位于外显子 10 的 *c.796 G>A*;位于外显子 14 的 *c.1926 G>A*;位于内含子 9 的 *54 C>A(rs2302872)*;位于内含子 9 的 *12 G>T(rs1558957)*;位于非编码区 5' 端的 *c.234 G>A(rs13015258)*;位于非编码区 3' 端的 *c.2467 G>A* 等,且基因多态性的分布在不同人群中并不相同。

临床研究证实,*DPP-4* 基因 SNP 位点如 *rs17848915*、*rs7608798*、*rs4664443* 和 *rs3788979* 等可以影响患者自身的血脂水平和心血管风险,且具有高度的多态性,在人群中分布广泛;外显子突变 *rs13015258* 和 *rs17848915* 可影响 *DPP-4* 的 mRNA 表达水平,作用靶标的蛋白结构改变可能影响 DPP-4 抑制剂的药理作用。瑞金医院王计秋研究团队发现中国肥胖人群中含多种氨基酸残基突变导致个体 DPP-4 活性降低,血清中 GLP-1 升高,提示含此类突变的糖尿病患者对 DPP-4 蛋白为作用靶标的该类药物的治疗敏感性值得进一步研究。携带某些 *DPP-4* 基因不良突变的人群与其他人群相比,在血脂和心血管等方面的药理作用或者不良反应表现可能不同。

4.2.7 靶向钠依赖葡萄糖转运蛋白 2(SGLT2)抑制剂

钠依赖葡萄糖转运蛋白 2(SGLT2)主要用于肾脏表达,负责肾 90% 的葡萄糖重吸收,选择性阻断 SGLT2 将特异性地抑制肾脏对葡萄糖的再吸收,使多余的葡萄糖通过尿排出,达到降低血糖的目的。

SGLT2 虽然参与完成 90% 以上的肾小球葡萄糖重吸收,但是临床数据显示:SGLT2 抑制剂只能抑制糖尿病患者 30%～50% 的葡萄糖重吸收。这可能涉及 SGLT2 抑制剂的药代动力学及 *SGLT2* 的基因多态性。最近的一项对 134 名健康人和糖尿病患者的研究显示,卡格列净的代谢主要涉及 *UGT1A9* 和 *UGT2B4A* 两个基因。Hoeben 等从 Ⅰ、Ⅱ 和 Ⅲ 期临床研究的糖尿病患者和健康志愿者中选取了 1 616 例,对其服用卡格列净后的药代动力学研究发现,*UGT1A9 M33T(＊3)* 影响卡格列净的 CLR。此外,Enigk 等研究发现 SGLT2 位点的 Tag SNP *rs9934336* 与 OGTT 实验中度相关。当前,也有文献报道肝核因子 HNF1 结合于 SGLT2 的启动子序列上游,那么人群中的 *HNF1* 基因多态性将影响 *SGLT2* 的转录和翻译水平,从而决定其药物的疗效。另外一些研究表明激活核受体 PPARδ 能够提高脂肪组织分泌脂联素(Adiponectin,AdpQ),AdpQ 水平升高可抑制肾脏 SGLT2 的表达,继而提高 SGLT2 抑制剂降糖效果。这意味着糖尿病患者的血清 AdpQ 水平可能作为 SGLT2 抑制剂适用人群的生物标志物。

4.2.8　小结

2 型糖尿病临床治疗的药物基因组学研究越来越受到学者的关注,目前已发现 70 多个与 2 型糖尿病相关的遗传位点。此外,遗传多态性对于磺脲类、双胍类、噻唑烷二酮类、肠促胰岛素类似物及新型 SGLT-2 抑制剂等口服降糖药的药物代谢和治疗效果的个体差异产生了一定的影响,但其影响机制尚不明确,仍缺乏更广泛的影响口服降糖药治疗个体差异的研究。鉴于糖尿病发病率在全球范围内日益增长的严峻形势,人们对糖尿病的关注度越来越大,对于糖尿病及其并发症的防控也提出更高的要求,呼吁以遗传表达谱为指导的精准医疗。而全基因组测序所需时间和成本的极大降低也将促进该医疗机制的转化。因此,进一步阐明糖尿病发病机制及其药物治疗差异的遗传学机制,将为指导个性化用药提供新的可能。

参考文献

[1] AGHAEI MEYBODI H R, HASANZAD M, LARIJANI B. Path to personalized medicine for type 2 diabetes mellitus: Reality and hope[J]. Acta media iranica, 2017, 55(3):166 - 174.

[2] ANDRULIONYTè L, ZACHAROVA J, CHIASSON J L, et al. Common polymorphisms of the PPAR-γ2(Pro12Ala) and PGC-1α(Gly482Ser) genes are associated with the conversion from impaired glucose tolerance to type 2 diabetes in the STOP-NIDDM trial[J]. Diabetologia, 2004, 47(12):2176.

[3] 刘谋泽,何发忠,陈长仁,等.常用口服降糖药的药物基因组学研究进展[J].药学进展,2017(2):101 - 109.

[4] 邢玉华,裴智勇,陈禹保.2 型糖尿病口服降糖药药物基因组学研究进展[J].中国糖尿病杂志,2017, 25(8):748 - 755.

[5] QIN L J, LV Y, HUANG Q Y. Meta-analysis of association of common variants in the KCNJ11-ABCC8 region with type 2 diabetes[J]. Genetics and molecular research gmr, 2013, 12(3):2990 - 3002.

[6] ZHUANG L, ZHAO Y, ZHAO W, et al. The E23K and A190A variations of the KC-NJ11 gene are associated with early-onset type 2 diabetes and blood pressure in the Chinese population[J]. Molecular and cellular biochemistry, 2015, 404(1 - 2):133 - 141.

[7] REITMAN M L, SCHADT E E. Pharmacogenetics of metformin response: A step in the path toward personalized medicine[J]. Journal of clinical investigation, 2007,

117(5):1226 - 1229.

[8] SHU Y, BROWN C, CASTRO R A, et al. Effect of genetic variation in the organic cation transporter 1, OCT1, on metformin pharmacokinetics[J]. Clinical pharmacology and therapeutics, 2008, 83(2):273.

[9] ZHOU K, DONNELLY L A, KIMBER C H, et al. Reduced-function SLC22A1 polymorphisms encoding organic cation transporter 1 and glycemic response to metformin: A GoDARTS study[J]. Diabetes, 2009, 58(6):1434 - 1439.

[10] PRIYA S S, SANKARAN R, RAMALINGAM S, et al. Genotype phenotype correlation of genetic polymorphism of PPAR gamma gene and therapeutic response to pioglitazone in type 2 diabetes mellitus—A pilot study[J]. Journal of clinical and diagnostic research jcdr, 2016, 10(2):FC11.

[11] ZHOU K, YEE S W, SEISER E L, et al. Variation in the glucose transporter gene SLC2A2 is associated with glycemic response to metformin[J]. Nature genetics, 2016, 48(9):1055.

[12] ZHANG K H, HUANG Q, DAI X P, et al. Effects of the peroxisome proliferator activated receptor-γcoactivator-1α(PGC-1α) Thr394Thr and Gly482Ser polymorphisms on rosiglitazone response in Chinese patients with type 2 diabetes mellitus[J]. The journal of pharmacology, 2013, 50(9):1022 - 1030.

[13] 邢晓敏,张波,韩毅,等.DPP-4 的基因组学研究进展与 DPP-4 抑制剂的临床应用[J]. 中国医院药学杂志,2015, 35(20):1885 - 1888.

[14] JENSTERLE M, PIRS B, GORICAR K, et al. Genetic variability in GLP-1 receptor is associated with inter-individual differences in weight lowering potential of liraglutide in obese women with PCOS: A pilot study[J]. European journal of clinical pharmacology, 2015, 71(7):817 - 824.

[15] SATHANANTHAN A, MAN C D, MICHELETTO F, et al. Common genetic variation in GLP1R and insulin secretion in response to exogenous GLP-1 in nondiabetic subjects: A pilot study[J]. Diabetes care, 2010, 33(9):2074 - 2076.

[16] BOUCHARD L, FAUCHER G, TCHERNOF A, et al. Comprehensive genetic analysis of the dipeptidyl peptidase-4 gene and cardiovascular disease risk factors in obese individuals[J]. Acta diabetologica, 2009, 46(1):13 - 21.

[17] TURCOT V, BOUCHARD L, FAUCHER G, et al. DPP4 gene DNA methylation in the omentum is associated with its gene expression and plasma lipid profile in severe

obesity[J]. Obesity(Silver Spring)，2011，19(2):388-395.

[18] ZHAO D, ZHAO S, WANG X, et al. Clinical and physiological characterization of elevated plasma glucagon-like peptide-1 levels(Hyperglipemia) in a dipeptidyl peptidase Ⅳ mutation carrier[J]. Front Endocrinol(Lausanne)，2018，9:62.

[19] FREITAS H S, ANHê G F, MELO K F, et al. Na(＋)-glucose transporter-2 messenger ribonucleic acid expression in kidney of diabetic rats correlates with glycemic levels: Involvement of hepatocyte nuclear factor-1alpha expression and activity[J]. Endocrinology，2008，149(2):717.

[20] LIU J J, LEE T, DEFRONZO R A. Why do SGLT2 inhibitors inhibit only 30%～50% of renal glucose reabsorption in humans? [J]. Diabetes，2012，61(9):2199-2204.

[21] DAWED A Y, ZHOU K, PEARSON E R. Pharmacogenetics in type 2 diabetes: Influence on response to oral hypoglycemic agents[J]. Pharmacogenomics and personalized medicine，2016，9:17-29.

[22] HOEBEN E, DE WINTER W, NEYENS M, et al. Population pharmacokinetic modeling of canagliflozin in healthy volunteers and patients with type 2 diabetes mellitus[J]. Clinical pharmacokinetics，2016，55(2):209-223.

[23] PONTOGLIO M, PRIé D, CHERET C, et al. HNF1alpha controls renal glucose reabsorption in mouse and man[J]. Embo reports，2000，1(4):359-365.

[24] ZHAO Y, GAO P, SUN F, et al. Sodium intake regulates glucose homeostasis through the PPARδ/adiponectin-mediated SGLT2 pathway[J]. Cell metabolism，2016，23(4):699.

（李　佳　李静雅）

4.3　自身免疫性疾病个性化药物

4.3.1　基于细胞因子靶标的自身免疫性疾病治疗药物

1. 基于细胞因子靶标的自身免疫性疾病治疗策略概况

细胞因子是免疫应答过程的关键要素,细胞因子调控网络的稳态在自身免疫性疾病的发生发展中起着至关重要的作用。

在过去的 20 年中,靶向细胞因子及其受体的药物在自身免疫性疾病治疗领域取得了巨大的成功,包括针对类风湿关节炎(rheumatic arthritis, RA)、银屑病(psoriasis)及炎症性肠病(inflammatory bowel diseases, IBD)等的治疗药物。靶向细胞因子的治疗在临床药物中的应用,以中和炎性因子的策略为主,包括针对肿瘤坏死因子-α(TNF-α)、白细胞介素-6(IL-6)、IL-23、IL-17 等(表 4-6)。

抑制炎性细胞因子的药物设计思路主要涵盖以下方面:特异性单克隆中和性抗体、与细胞因子结合的可溶性受体,以及与天然配体竞争性结合受体位点的拮抗剂等。其中,被称为细胞因子"陷阱"(cytokine traps)的新型阻断剂,是一种基于蛋白质工程的受体-Fc(抗体可结晶片段)段融合蛋白,通过将特定细胞因子受体结合位点的 2 个胞外段结构域,与人源 IgG 的 Fc 段进行融合表达,构建出有效阻断细胞因子生物学效应的活性抗体。这一类阻断剂具有较传统单抗更为理想的阻断效应,且不易出现机体的"抗球蛋白反应",一定程度上避免了治疗性抗体多次使用产生的治疗效果下降的问题。

表 4-6　基于细胞因子及抗体的靶向治疗药物

靶　标	生物药	开发公司	药物类型	适应证	研究阶段
TNF-α	英夫利昔单抗 (Infliximab)	杨森制药	鼠/人嵌合抗体	类风湿关节炎、强直性脊柱炎、银屑病、克罗恩病	已上市
	依那西普 (Etanercep)	安进/辉瑞	受体-人 Fc 融合蛋白	类风湿关节炎、强直性脊柱炎	已上市
	阿达木单抗 (Adalimumab)	雅培	全人单克隆抗体	类风湿关节炎、强直性脊柱炎、银屑病、克罗恩病	已上市
	赛妥珠单抗 (Certolizumabpegol)	优时比	全人单克隆抗体	类风湿关节炎、克罗恩病	已上市
	戈利木单抗 (Golimumab)	杨森制药	全人单克隆抗体	类风湿关节炎、强直性脊柱炎	已上市
IL-6	托珠单抗 (Tocilizumab)	罗氏	人源化单克隆抗体	类风湿关节炎、克罗恩病、卡斯尔曼病	已上市
	西妥昔单抗 (Siltuximab)	杨森制药	鼠/人嵌合抗体	多中心型卡斯尔曼病	已上市
	Kevzara (Sarilumab)	赛诺菲	全人单克隆抗体	类风湿关节炎	已上市
	Olokizumab	优时比	人源化单克隆抗体	类风湿关节炎	临床 II 期
BAFF	贝利单抗 (Belimumab) (Benlysta)	HGS/葛兰素史克	人源化单克隆抗体	系统性红斑狼疮	已上市

续表

靶标	生物药	开发公司	药物类型	适应证	研究阶段
IL-23	尤特克单抗(Ustekinumab, Stelera®)	杨森制药	IL-12/IL-23 特异性人源化抗体,靶向 p40 亚基	银屑病、银屑病关节炎	批准上市
				克罗恩病 类风湿关节炎	批准上市 临床Ⅱ期
	Tildrakizu 单抗(Tildrakizumab)	默克、太阳	靶向 IL-23 p19 的完全人源化单克隆抗体	银屑病	临床Ⅰ期
				克罗恩病	临床Ⅲ期
	Guselku 单抗(Guselkumab)	杨森制药	靶向 IL-23 p19 的完全人源化单克隆抗体	银屑病	临床Ⅲ期
				银屑病关节炎	临床Ⅱ期
	Risankizu 单抗(Risankizumab, BI-655066)	勃林格殷格翰	靶向 IL-23 p20 的人源化单克隆抗体	银屑病、克罗恩病、强直性脊柱炎	临床Ⅱ期
IL-17	苏金单抗(Secukinumab, Cosentyx®)	诺华	靶向 IL-17A 的完全人源化单克隆抗体	银屑病	批准上市
				银屑病关节炎、强直性脊柱炎	临床Ⅲ期
				类风湿关节炎、多发性硬化症	临床Ⅱ期
	Ixekizu 单抗(Ixekizumab)	礼来	靶向 IL-17A 的人源化单克隆抗体	银屑病、银屑病关节炎	临床Ⅲ期
				类风湿关节炎	临床Ⅱ期
	Brodalu 单抗(Brodalumab)	安进、阿斯利康	靶向 IL-17 受体的完全人源化单克隆抗体	银屑病、银屑病关节炎	临床Ⅲ期
	Bimekizu 单抗(Bimekizumab)	优时比	靶向 IL-17A 和 IL-17F 的人源化单克隆抗体	银屑病、银屑病关节炎	临床Ⅰ期
IL-1β	卡纳单抗(Canakinumab, ACZ885)	诺华	靶向 IL-1β 的完全人源化单克隆抗体	类风湿关节炎	批准上市

2. 肿瘤坏死因子 α(TNF-α)

TNF(tumor necrosis factor)通过与其受体(TNF receptor, TNFR)相互作用,在机体免疫系统、造血系统以及器官形态发生和发育等过程中发挥重要生理作用。此外,TNF/TNFR 在自身免疫性疾病、细菌和病毒感染、肿瘤、糖尿病、骨质疏松等多种疾病的发生与发展中起关键作用。迄今为止，TNF-α 阻断剂是市场上最畅销的细胞因子靶向药物。

在 20 世纪 70 年代早期，TNF-α 被发现是一种具有强效抗癌活性的肌萎缩因子，但给患者施用 TNF-α 会导致低血压和肝损伤。由于巨噬细胞来源的 TNF-α 是败血症或内毒素休克发病机制中主要炎性细胞因子之一，科学家们将注意力转向了败血症领域。然而，使用中和抗体或可溶性 TNF-α 受体抑制 TNF-α，对脓毒症患者并无治疗作用。

1992 年首例 TNF-α 抑制剂的临床试验证实了对类风湿关节炎(RA)的治疗作用。1998 年美国 FDA 首次批准 TNFR2-Fc 融合蛋白依那西普，用于治疗 RA 和强直性脊椎炎；1999 年批准人源化嵌合抗体英夫利昔单抗，用于治疗 RA 和克罗恩病。以上两种药物均是新型的疾病缓解型抗炎药物(DMARD)，具有干扰促炎细胞因子的作用。此后，FDA 于 2003 年批准全人源化抗体阿达木单抗用于类风湿关节炎、强制性脊柱炎等的治疗；2008 年批准聚乙二醇化的抗 TNF-α 抗体 Fab 片段——赛妥珠单抗用于结肠克罗恩病，2009 年批准该产品用于中度至重度 RA；同年批准戈利木单抗作为按月治疗的长效药物，用于治疗成人中至重度活动型 RA 及银屑病关节炎。

此外，由于 TNF-α 抑制剂安全性高、耐受性好，目前仍有多种 TNF/TNFR 相关药物正处于临床试验各不同阶段，且 TNF/TNFR 家族已经成为用于药物开发的明星蛋白家族。

3. 白细胞介素-6(IL-6)

IL-6 属于白细胞介素家族的一种，可由多种细胞分泌，包括抗原递呈细胞、B 细胞、T 细胞、肿瘤细胞等。IL-6 在机体内发挥非常重要的生理作用，已成为自身免疫性疾病、肿瘤等的重要治疗靶标。目前，IL-6 抑制剂主要有两种，分别是针对 IL-6(如西妥昔单抗)和 IL-6 受体(如托珠单抗)的单克隆抗体。

2005 年首个注射用 IL-6 受体特异性人源化单克隆抗体——托珠单抗(Tocilizumab，又名 Actemra 或 RoActemra，由 Chugai 和罗氏联合开发)在日本上市，最初用于 Castleman 病的治疗。随后临床试验结果表明，对于肿瘤坏死因子(TNF)抑制剂或甲氨蝶呤(MTX)疗效不佳或耐受的中度至严重类风湿关节炎患者，托珠单抗表现出良好的有效性和安全性。基于此，该药在日本和欧洲相继被批准用于类风湿关节炎的治疗。目前托珠单抗通常作为单一药物或与抗风湿药物联合使用，用于缓解中度至重度类风湿关节炎成年患者的疾病，其耐受性较好。

4. 白细胞介素-23(IL-23)

白细胞介素-23 是由 IL-12B(IL-12p40)亚基(与 IL-12 共享)和 IL-23A(IL-23p19)亚基组成的异二聚体细胞因子。在银屑病、银屑病关节炎(psoriatic arthritis)、克罗恩病(Crohn's disease)和多发性硬化症(MS)等自身免疫性疾病中发挥重要的病理作用。

尤特克单抗(Ustekinumab)是由 Centocor Ortho Biotech 研制生产，针对 IL-23p40 亚

基的单克隆抗体。治疗机制主要是通过阻断 IL-23 与其受体的相互作用，进而中断该受体后续的信号传导，以及后续的炎症区域细胞分化和细胞因子的产生而发挥作用。2009年，该药物已经获得美国和欧盟相关部门批准，用于治疗慢性斑块状银屑病。2011 年 3月，日本相关部门批准在该制剂的适应证中增加对银屑病关节炎的治疗。

Briakinumab，是由 Cambridge Antibody Technology 研制的一种完全人源化的重组单克隆抗体。该抗体靶向 IL-23 和 IL-12 共享的 p40 亚基，是用于皮下治疗银屑病的 IgG1 型抗体。Briakinumab 与可溶形式的 IL-12 和 IL-23 结合，阻止它们与 T 细胞和 NK 细胞结合。Briakinumab 最初被用于风湿性关节炎的治疗，于 2010 年已经向美国和欧盟申请用于银屑病的治疗。

5. 白细胞介素-17A(IL-17A)

白细胞介素 17A(IL-17 或 IL-17A)是重要的炎性因子，主要由 T 辅助细胞 17(Th17 cells)产生。IL-17A 作为具有显著趋化作用的炎性因子，能够招募到包括单核细胞和中性粒细胞在内的免疫细胞富集至炎症部位；同时，IL-17A 亦可与 TNF-α 及 IL-1 协同作用，促进炎症效应。

第一个靶向 IL-17A 的抑制剂是由 Novartis International AG 研制的苏金单抗(secukinumab)，在 2015 年获批上市用于治疗中度到重度的斑块状银屑病。紧随其后的是 2016 年获批的 ixekizumab，该制剂由 Eli Lily 研发，同样是靶向 IL-17A 的单抗。两种药物作用强，起效快。然而，靶向针对 IL-17 和 IL-17 受体的药物可能加重炎症性肠病(IBD)，并对中度到重度的克罗恩病的治疗无效。

Brodalumab，是一种针对 IL-17 的单克隆抗体，获批用于治疗中度到重度斑块状银屑病。在此前的三个 Ⅲ 期临床试验中，其对银屑病面积及严重程度指数改善了 75%(Psoriasis Area and Severity Index, PASI 75)，疗效十分显著。另一治疗性抗体 bimekizumab，可针对包括 IL-17A、IL-17F、异二聚体 IL-17A/F 在内的多种 IL-17 同源分子，目前正处于临床 Ⅰ 期研发阶段。

6. B 细胞激活因子(BAFF)

B 细胞激活因子(B cell activating factor belonging to the TNF family, BAFF)是 1999 年发现的肿瘤坏死因子超家族成员之一，它能与 B 淋巴细胞特异性结合并诱导其增殖、分化并分泌免疫球蛋白，在体液免疫中发挥着重要作用。体内缺乏 BAFF 可导致免疫功能低下，过量表达又会出现大量自身反应性的 B 细胞，随后研究相继发现 SLE、RA 等多种自身免疫性疾病患者血清中 BAFF 水平增高。此外 BAFF 异常表达与慢性 B 淋巴细胞性白血病等肿瘤的发生有关。鉴于 BAFF 在 B 细胞发育、分化及自身免疫性疾病中的重要作用，BAFF 及其下游的信号转导因子成为疾病治疗的理想靶标。

2011 年 3 月,以 B 细胞为靶标的 SLE 治疗药物——贝利木单抗(Belimumab)获得美国 FDA 的批准并上市。它是完全人源化的抗 BAFF 单克隆抗体,能结合可溶性的 BAFF,阻止 BAFF 与其受体 TACI、BCMA、BAFFR 结合,减少异常 B 淋巴细胞的数量。Ⅲ 期临床研究证实,Belimumab 在 SLE 患者中安全且耐受良好,尽管 BLISS-52 和 BLISS-76 研究是 SLE 迄今为止最大的临床试验,但入组患者的评价指标主要集中在疾病的肌肉、骨骼、皮肤、黏膜、血液学等一般临床指征,严重狼疮性肾炎和中枢神经系统疾病的患者被排除在这些试验之外。目前 Belimumab 对狼疮性肾炎的治疗作用仍在研究中。

4.3.2 基于酶靶标的自身免疫性疾病治疗药物

1. JAK 抑制剂

JAK(Janus kinase)激酶属于胞内非受体酪氨酸激酶家族,包括 4 个成员:Jak1、Jak2、Jak3 和 Tyk2。JAK 激酶通过与 STAT 蛋白的相互作用在细胞因子受体信号通路中发挥重要作用。JAK/STAT 信号通路是由多种细胞因子受体偶联的信号转导通路,与多种炎症疾病的发病机制有关,如类风湿关节炎(RA)。当前,JAK 抑制剂已成为 RA 治疗药物研究的热点。

托法替布(Tofacitinib)是辉瑞公司推出的全球首个 JAK 抑制剂,2012 年 11 月获美国 FDA 批准用于治疗采用甲氨蝶呤治疗后效果欠佳或不耐受的中至重度类风湿关节炎患者。

礼来公司与 Incyte 公司联合推出的巴瑞克替尼(Baricitinib)是继托法替布之后的第二个 JAK 抑制剂类 RA 治疗药物。临床试验中,Baricitinib 对先前采用包括甲氨蝶呤在内的 DMARDs 治疗但效果欠佳的 RA 患者表现出了良好的安全性与优于安慰剂的有效性。其中 RA-BEAM 试验证实,Baricitinib 对先前采用甲氨蝶呤治疗但效果欠佳的 RA 患者症状的改善效果优于阿达木单抗,从而在患者顺应性的优势基础之上,进一步扩大了该药与生物制剂类 DMARDs 相比的竞争优势。

由于 JAK 激酶参与体内各种重要的生理过程,对不同亚型的广泛抑制可能产生多种不良反应。因此,积极寻找选择性 JAK1 和/或 JAK3 抑制剂将为 RA 患者带来更多综合效益。

2. PDE4 抑制剂

环磷酸腺苷(cAMP)和环磷酸鸟苷(cGMP)是细胞内重要的第二信使,通过特殊的受体参与机体的多种新陈代谢活动。磷酸二酯酶(phosphodiesteras, PDEs)可将 cAMP 和 cGMP 水解为无活性的 5'-AMP 和 5'-GMP,降低胞内 cAMP 和 cGMP 含量,从而调控机体多种生理病理过程。PDEs 共由 11 种各具特性的同工酶家族组成,其中 PDE4 对

cAMP 具有高度特异性,广泛分布于人体各种组织和细胞中,促进单核细胞与巨噬细胞活化、中性粒细胞浸润等相关生理病理过程。PDE4 抑制剂能增加 cAMP 的水平,从而激活免疫细胞中的抑制性信号。

PDE4 抑制剂主要分为非选择性(如茶碱)和选择性两类。选择性抑制剂主要分为以下三种。第一代选择性 PDE4 抑制剂主要有洛利普兰(Rolipram)和吡拉米司特(Piclamilast)等,由于 PDE4 也是中枢神经系统表达的主要的磷酸二酯酶同工酶,因此恶心和呕吐是用药后的常见不良反应,而第一代 PDE4 抑制剂正是由于严重的恶心、呕吐、头痛等不良反应使其在临床上的应用受到了限制。第二代 PDE4 抑制剂包括西洛司特(Cilomilast)和罗氟司特(Roflumilast),其中罗氟司特于 2011 年由美国 FDA 批准在美国上市,用于慢性阻塞性肺病(COPD)的治疗。第三代 PDE4 抑制剂代表性药物阿普斯特,商品名为 Otezla,是一种可口服的选择性 PDE4 抑制剂,它可抑制人体类风湿关节滑膜细胞产生 TNF-α。2014 年 3 月成为首个被美国 FDA 批准的可口服治疗银屑病性类风湿关节炎的药物;2014 年被 FDA 和欧盟批准用于治疗中度到重度斑块性银屑病。在抗 TNF-α 单抗占统治地位的自身免疫性疾病药物中,Otezla 有其自身的优势:用药不需要常规的实验室监测,且是一种口服药物。这为患者和医生提供了一种重要的治疗选择。

3. BTK 抑制剂

BTK(Bruton tyrosine kinase)属于 Tec 酪氨酸激酶家族,是 B 细胞抗原受体信号转导通路中的关键激酶,参与调控 B 细胞的增殖、分化与凋亡。靶向 BTK 能够同时影响 B 细胞受体(BCR)和 FcR 下游的多条信号通路,因此,通过抑制 BTK 可以调节多种自身免疫性疾病如类风湿关节炎、系统性红斑狼疮相关的免疫细胞功能,具有巨大的治疗潜力。目前报道的 BTK 抑制剂根据与激酶作用方式不同可分为两种:一类是针对 ATP 结合位点,但因为激酶 ATP 结合位点保守性强,因此此类抑制剂选择性差,不良反应较多;另一类是与 BTK 中特有的氨基酸残基 Cys 481 位点共价结合而开发的不可逆抑制剂,这类抑制剂选择性强,不良反应少。现在进入临床研究阶段的抑制剂多为后者。

2013 年 11 月美国 FDA 批准了第一代 BTK 不可逆抑制剂依鲁替尼(Ibrutinib,商品名 Imbruvica)用于套细胞淋巴瘤(MCL)的治疗。此外,依鲁替尼在小鼠胶原诱导的关节炎模型及 MRL-Fas 红斑狼疮肾病模型中显示有较好的治疗效果,目前其在自身免疫性疾病的适应证正处于临床前研究阶段。虽然依鲁替尼的耐受性良好,但由于其 JAK3、Tec、EGFR 等激酶缺乏选择性,在临床上观察到有超过 20% 的患者出现不良反应,症状包括中性粒细胞减少症、血小板减少症、腹泻、贫血、疲劳、肌肉骨骼疼痛等。

基于 BTK 信号传导通路开发小分子靶向药物为自身免疫性病的治疗提供了一条全

新的途径。但研究开发新型 BTK 抑制剂需在保证其 BTK 激酶抑制活性的同时,提高激酶选择性以降低临床潜在不良反应的发生率。

4. RIP1 抑制剂

近期研究发现,受体相互作用蛋白(receptor-interacting protein, RIP)是细胞生存和死亡的重要交叉点,在细胞的凋亡与存活、程序性坏死等过程中发挥着关键性的作用。RIP1 为 RIP 家族中的第一个成员,是一种重要的细胞信号转导调控分子。通过抑制 RIP1 的激酶活性,可有效抑制坏死小体的形成,继而发挥抗炎作用。

目前研发的 RIP1 抑制剂主要通过占据亲脂口袋的 ATP 结合位点,从而抑制激酶活性。2018 年 1 月 GSK 公司研发的一线 RIP1 抑制剂 GSK2982772 完成了其治疗银屑病的临床 Ⅱ 期试验。同时,GSK2982772 用以治疗类风湿关节炎的研究正处在 Ⅱ 期临床试验阶段;炎症性肠病的研究也处于临床 Ⅰ 期。虽然目前尚未有 RIP1 抑制剂成为上市药物,但其在炎症疾病治疗领域具有广阔的前景。

参考文献

[1] BRADLEY J. TNF-mediated inflammatory disease[J]. The journal of pathology, 2008, 214(2):149 - 160.

[2] LAI Y, DONG C. Therapeutic antibodies that target inflammatory cytokines in auto-immune diseases[J]. International immunology, 2016, 28(4):181 - 188.

[3] TAYLOR P C. Pharmacology of TNF blockade in rheumatoid arthritis and other chronic inflammatory diseases[J]. Current opinion in pharmacology, 2010, 10(3): 308 - 315.

[4] RINCON M. Interleukin-6: From an inflammatory marker to a target for inflammatory diseases[J]. Trends in immunology, 2012, 33(11):571 - 577.

[5] ROSSI J F, LU Z Y, JOURDAN M, et al. Interleukin-6 as a therapeutic target[J]. Clinical Cancer Research An Official Journal of the American Association for Cancer Research, 2015, 21(6):1248.

[6] LAI Y, DONG C. Therapeutic antibodies that target inflammatory cytokines in auto-immune diseases[J]. International immunology, 2016, 28(4):181 - 188.

[7] CHUNLEI TANG, SHU CHEN, HAI QIAN, et al. Interleukin-23: As a drug target for autoimmune inflammatory diseases[J]. Immunology, 2012, 135(2):112 - 124.

[8] CHIRICOZZI A, SARACENO R, CHIMENTI M S, et al. Role of IL-23 in the path-ogenesis of psoriasis: A novel potential therapeutic target? [J] Expert opinion on

therapeutic targets, 2014, 18(5):513 - 525.

[9] GIROLOMONI G, STROHAL R, PUIG L, et al. The role of IL-23 and the IL-23/ TH17 immune axis in the pathogenesis and treatment of psoriasis[J]. Journal of the European Academy of dermatology and venereology, 2017, 31(10):1616 - 1626.

[10] Marta K, Lidia R, Malgorzata O. New interleukin-23 pathway inhibitors in dermatology ustekinumab, briakinumab, and secukinumab[J]. American journal of clinical dermatology, 2011, 12(2):113 - 125.

[11] Agnieszka W, Marta W, Małgorzata O, et al. Interleukin-17 inhibitors: A new era in treatment of psoriasis and other skin diseases[J]. Advances in dermatology and allergology/postepy dermatologii i alergologii, 2016, 33(4):247 - 252.

[12] KIM J, KRUEGER J G. Highly effective new treatments for psoriasis target the IL-23/Type 17 T cell autoimmune axis[J]. Annual review of medicine, 2017, 68(1): 255 - 269.

[13] LIU Z, DAVIDSON A. BAFF inhibition: A new class of drugs for the treatment of autoimmunity[J]. Experimental cell research, 2011, 317(9):1270 - 1277.

[14] GUERREIRO C S, ISENBERG D A. Belimumab in systemic lupus erythematosus (SLE): Evidence-to-date and clinical usefulness[J]. Thera peutic advances in muscu loskeletal disease, 2017, 9(3):75 - 85.

[15] JORDAN N, D'CRUZ D P. Belimumab for the treatment of systemic lupus erythematosus[J]. Expert review of clinical immunology, 2015, 11(2):195 - 204.

[16] MARIANNE F, UILLIAMH, JOSHUA B. Efficacy of novel monoclonal antibody belimumab in the treatment of lupus nephritis[J]. Journal of pharmacology and pharmacotherapeutics, 2015, 6(2):71 - 76.

[17] 庄媛媛,马培,林明宝,等.JAK 激酶抑制剂在类风湿性关节炎治疗中的研究进展[J]. 实用中西医结合临床,2016, 16(1):85 - 90.

[18] DOUGADOS M, VAN DER HIEJDE D, CHEN Y C, et al. Baricitinib in patients with inadequate response or intolerance to conventional synthetic DMARDs: Results from the RA-BUILD study[J]. Annals of the rheumatic diseases, 2017, 76(1):88 - 95.

[19] GIEMBYCZ M A, FIELD S K. Roflumilast: First phosphodiesterase 4 inhibitor approved for treatment of COPD[J]. Drug design, development and therapy, 2010, 4: 147 - 158.

[20] WANG M L, RULE S, MARTIN P, et al. Targeting BTK with ibrutinib in relapsed or refractory mantle-cell lymphoma[J]. The New England journal of medicine, 2013,

369(6):507 - 516.

[21] 章余妹,张林杰.RIP1 在细胞程序性死亡中作用的研究进展[J].临床与病理杂志, 2015, 33(5):453 - 457.

[22] HARRIS P A, BERGER S B, JEONG J U, et al. Discovery of a first-in-class receptor interacting protein 1(RIP1) kinase specific clinical candidate(GSK2982772) for the treatment of inflammatory diseases[J]. Journal of medicinal chemistry, 2017, 60(4):1247 - 1261.

（左建平　何世君）

4.4　神经精神类疾病个性化药物

4.4.1　精神性疾病个性化药物

1. 精神类疾病简介

常见精神障碍包括物质使用障碍、器质性精神障碍、焦虑障碍、双相情感障碍、精神分裂症、抑郁症等,本节将以精神分裂症和抑郁症为例进行重点阐述。

精神分裂症(schizophrenia, SCZ)病因未明,多起病于青壮年,常有知觉、思维、情感和行为等方面的障碍,还存在一般无意识及智能障碍。精神分裂症症状按照临床表现可分为阳性症状、阴性症状及认知障碍。阳性症状一般表现为妄想、幻觉、思维、言语、触觉、听觉、视觉、嗅觉和味觉紊乱,通常被认为是精神病的表现;阳性症状通常对药物反应较好。阴性症状占精神分裂症发病率相当大的一部分,情感表达减少和意志减退是其最常见的两个症状,其他症状还包括语言贫乏、快感缺失和社交减少;阴性症状对药物反应较差。精神分裂症中认知缺陷的发生率高,患者常出现信息处理困难,思维障碍,注意困难,学习、记忆、执行功能障碍。精神分裂症的终身患病率为 0.3%～0.66%,高达 2.3%的患者同时患有其他精神类疾病。精神分裂症的并发症也增加了死亡率,患者平均寿命缩短了 10 年。2019 年,黄悦勤教授等在《柳叶刀·精神病学》上发表的中国精神卫生调查数据显示我国精神分裂症的年患病率为 0.5%。

抑郁症是一种常见的心境(情感)障碍,以情绪低落、思维迟缓、意志力减退为主要临床表现,可伴有焦虑、激越、木僵、精神病性症状和自杀行为等。如今抑郁症的发病率很高且对生活质量产生严重影响,世界卫生组织(WHO)提供的数据显示,全球有 3.5 亿人患有抑郁症,该病已成为致残的第一诱因。

精神分裂症和抑郁症与遗传和环境因素密切相关,病程缓慢且易于致残,患者通常需要长期用药来维持其社会功能并预防疾病发作,给社会带来极大的医疗和经济负担。

2. 精神类疾病常规治疗药物

尽管精神药理学不断发展,大量的精神类疾病患者依然不能得到很好的治疗。即便如此,目前临床上对精神类疾病的首选治疗措施仍是药物治疗。

精神分裂症药物可分为两代,第一代典型的抗精神病药物(typical or first-generation antipsychotics, FGA),指主要作用于中枢多巴胺 D2 受体的抗精神病药物,包括氯丙嗪、奋乃静、氟哌啶醇等,对阳性症状疗效显著,但常导致锥体外系症状(extrapyramidal symptoms, EPS)和不可逆的迟发性运动障碍(tardive dyskinesia, TD)不良反应。第二代抗精神病药物(second-generation antipsychotics, SGA)对于阴性症状和阳性症状均有疗效,并且与 FGA 相比发生 EPS 和 TD 的风险较小,但这类药物可产生体重增加、代谢紊乱和相关心血管不良反应。

目前临床上使用的抗抑郁药物主要分为三环类、选择性 5-羟色氨再摄取抑制类、5-羟色胺去甲肾上腺素再摄取抑制类和单胺氧化酶抑制剂类;代表性药物有阿米替林、丙咪嗪、氟西汀、度洛西汀等。通常这些药物都有恶心呕吐、体重增加、认知损伤等不良反应。其中三环类和选择性 5-羟色氨再摄取抑制类在临床上用得比较广泛。

个性化治疗对于精神类疾病非常重要。目前临床患者对抗抑郁药物的响应率只有30%~50%,较低的响应率可能和个体的“特质性”紧密相关。临床上针对这种个体之间的差异导致的较低响应率,一般选择“试错”的方式对患者治疗给药,即当患者对一种抗抑郁药物没有响应后,改用另一种药物进行尝试。但由于抗抑郁药物一般都需要 4~8 周的给药周期才能体现出疗效,因此这种“试错”方法很可能导致错过了患者的最佳治疗时间。

3. 精神疾病的基因突变与个性化药物研发

精神疾病的发病机制较为复杂,通常并非由单一基因异常引起,而是由大脑复杂细胞网络的异常所导致,因而该领域的个性化药物研发还处于初级阶段。

精神分裂症致病因素中遗传约占 81%。自 2009 年第一例针对精神分裂症的全基因组关联(GWAS)研究以来,此类研究逐年增多,研究者发现的相关遗传位点也逐年递增。2014 年精神分裂症基因组学联盟(Psychiatric Genomics Consortium)通过对近 15 万人的(36 989 病例和 113 075 对照)GWAS 研究显示,108 个遗传位点与精神分裂症有关。多种研究表明,精神分裂症是多基因遗传,受单个致病基因影响较小。Chen 等人总结了近年来 GWAS 研究中最为常见的 25 个突变位点(见表 4 - 7)。所有位点中,位于染色体 6p 上的主要组织相容性复合体基因(MHC)与发病最为相关。此区域的多个位点都达到了全基因组显著性分析意义($p \leqslant 5.0 \times 10^{-8}$)。此结果与 SCZ 受后天免疫影响的假说具有一致性。但这些常见的突变基因及转录蛋白的功能并不十分清楚。

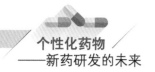
表 4－7　精神分裂症中最常见的 25 种基因突变

SNP 位点	染色体	位置(hg19)	等位基因	基　　因
rs115329265	6	27143833-30174131	AG	MHC class Ⅱ including HIST1H2BJ，PRSS16，NKAPL，TRIM26
rs1702294	1	97792625-98559084	TC	DPYD，MIR137
rs11191419	10	104423800-105165583	AT	ARL3，AS3MT，C10orf32，CNNM2，CYP17A1，INA，NT5C2，PCGF6，PDCD11，SFXN2，TAF5，TRIM8，USMG5，WBP1L
rs2007044	12	2321860-2523731	AG	CACNA1C
rs4129585	8	143309503-143330533	AC	TSNARE1
chr7_2025096_I	7	1896096-2190096	DI3	MAD1L1
rs4391122	5	60499143-60843543	AG	ZSWIM6
rs2851447	12	123448113-123909113	CG	ABCB9，ARL6IP4，C12orf65，CDK2AP1，MPHOSPH9，OGFOD2，PITPNM2，RILPL2，SBNO1，SETD8
chr2_200825237_I	2	200715237-200848037	I2D	AC073043.2，C2orf47，C2orf69，TYW5
rs10791097	11	130714610-130749330	TG	SNX19
rs11693094	2	185601420-185785420	TC	ZNF804A
rs7893279	10	18681005-18770105	TG	CACNB2
rs12129573	1	73766426-73991366	AC	LRRIQ3
rs6704768	2	233559301-233753501	AG	C2orf82，EFHD1，GIGYF2，KCNJ13，NGEF
rs55661361	11	124610007-124620147	AG	ESAM，MSANTD2，NRGN，VSIG2
rs9636107	18	52747686-53200117	AG	TCF4
chr11_46350213_D	11	46342943-46751213	I2D	AMBRA1，ARHGAP1，ATG13，CHRM4，CKAP5，CREB3L1，DGKZ，F2，HARBI1，MDK，ZNF408
rs11682175	2	57943593-58502192	TC	FANCL，VRK2
rs2535627	3	52541105-52903405	TC	GLT8D1，GNL3，ITIH1，ITIH3
rs111294930	5	151941104-152797656	AG	GRIA1
rs2905426	19	19374022-19658022	TG	CILP2，GATAD2A，HAPLN4，MAU2，NCAN，NDUFA13，PBX4，SUGP1，TM6SF2，TSSK6
rs77149735	1	243503719-244002945	AG	AKT3，SDCCAG8
rs59979824	2	193848340-194028340	AC	PCGEM1
rs10503253	8	4177794-4192544	AC	CSMD1
rs7819570	8	89340626-89753626	TG	MMP16

拷贝数变异(CNVs)也是基因突变的一种,目前大多数的 CNVs 研究都是基于 GWAS 微阵列信号强度改变的分析。大部分 CNVs 涉及多基因,*1q21.1* 缺失/重复(34 个基因)、*3q29* 缺失/重复(21 个基因)、*15q13.3* 缺失(12 个基因)、*16p13.1* 重复(11 个基因)、*22q11.2* 缺失/重复(53 个基因);少数位于单基因或处于基因空白间隔,例如 *2p16.3* 缺失仅影响 *NRXN1*,*7p36.3* 重复仅影响 *VIPR2*。CNVs 出现频率较低(低于 1/1 000),但发病风险极高(OR>2.7)。2016 年发表在 *Nature Genetics*(《自然遗传学》)上的有关精神分裂症全基因组扫描研究文章中,研究者分析了 21 094 位精神分裂症患者,以及 20 227 位正常人,他们在基因组中发现了 8 个与精神分裂症患病风险有关的 CNVs 区域 [*1q21.1*、*2p16.3*(*NRXN1*)、*3q29*、*7q11.2*、*15q13.3*、*16p11.2*、*16p11.2*、*22q11.2*],只有少部分患者(1.4%)携带这些变异。而且研究人员还发现这些 CNVs 更多的是出现在突触功能相关的基因区域中,影响大脑细胞之间的化学信号连接。除了传统遗传因素,表观遗传也在 SCZ 的发病中扮演重要角色。常见的表观遗传改变位点有 *COMT*、*GAD1*、*RELN*、*5HTR1A*、*BDNF* 等相关受体(因子)基因位点。

抑郁症的发病具有很强的遗传因素,据估计,约有 40%～70%的抑郁症患者与遗传有关。自 2008 年以来,研究者在世界范围内展开了多项全基因组关联分析(GWAS),这些试验不仅涉及抑郁症致病基因的探索,还涉及抗抑郁药基因组学研究。虽然研究发现有些候选基因诸如 *PCLO*、*GNA13*、*GNAT2*、*SP4*、*CACNA1C*、*GRM7*、*BICC1*、*NLGN1*、*NLGN3*、*NLGN4/5* 等在抑郁症发病中起一定作用,但这些研究并没有发现有关基因位点达到全基因组分析标准的阳性结果。直到 2014 年,牛津大学的 Jonathan Flint 和弗吉尼亚联邦大学的 Kenneth Kendler 合作,对 5 303 名患有抑郁症的中国女性和 5 337 名正常人(对照)进行 DNA 序列分析,结果发现了两个位于 10 号染色体的抑郁症相关突变位点,与抑郁症具有高度相关性:一个突变位于 *SIRT1* 附近,另外一个是位于 *LHPP* 基因的一个内含子上。*SIRT1* 也称为"长寿基因",用于编码去乙酰化酶 SIRT1。SIRT1 蛋白是近年来研究的热门靶标,它可广泛参与脂肪酸氧化、应激耐受、胰岛素分泌和葡萄糖合成等生理活动,这些生理活动与 2 型糖尿病、心血管疾病、代谢综合征、炎症和衰老等密切相关。*LHPP* 基因编码蛋白的功能尚不清楚。

精神类疾病通常并非由单一基因异常引起,目前研发领域里还没有针对致病基因治疗的个性化药物。精神类疾病药物的个性化临床应用主要体现在依据用药人群代谢酶的多态性来调整用药剂量(详见第 5 章)。已上市的抗抑郁药中,阿立哌唑、西酞普兰、氯米帕明、地昔帕明、多虑平、氟西汀、氟伏沙明、丙咪嗪、莫达非尼、奈法唑酮、去甲替林、帕罗西汀、普罗替林、曲米帕明、文法拉辛这些抗抑郁药物已经明确被美国 FDA 标注基因标签(CYP2D6/CYP2C19),在临床应用时应根据基因型不同调整用药剂量,有些药物使用之前已被 FDA 建议进行基因检测。

4. 个性化药物的现状及挑战

精神类疾病与神经、免疫、内分泌、遗传等多个复杂系统密切相关,这些系统不仅具有复杂的生物分子网络、自身调节和自我反馈功能,而且彼此之间借助于神经递质、细胞因子和内分泌激素而连接成更复杂更庞大的网络,在更高层次上相互作用、相互制约。这些系统之间平衡的破坏或者任何内部环节的异常都可能导致精神类疾病的发病。由于精神类疾病的复杂性以及目前对其认知的局限性,精神类疾病的个性化治疗仍然任重道远。

目前个性化精神疾病药物的研发面临的挑战主要包括:①由于精神疾病具有很高异质性,如何建立客观的诊断标准和疗效评价方法来提高疾病诊断和疗效评价的特异性与敏感性非常关键;②由于涉及商业价值及利益,各大研究机构和药企对信息的分享和公开是有限的,如何实现规模化样本信息全球共享具有一定的难度;③目前缺少先进的生物信息学工具对基因组学、表观遗传学、蛋白质组学、代谢物组学和微生物组学等各种组学产生的数据进行整合分析;④候选基因研究和全基因组关联分析的研究发现很难重复,难以转化到临床应用。

(王　震　沈敬山)

4.4.2　抗阿尔茨海默病个性化药物

1. 阿尔茨海默病的个性化特征

阿尔茨海默病(Alzheimer's disease, AD)是一种与年龄相关的神经退行性疾病,根据发病年龄,AD 可分为早发性阿尔茨海默病(early-onset Alzheimer's disease, EOAD,发病年龄<65 岁,占 1%～5%的病例)和迟发性阿尔茨海默病(late-onset Alzheimer's disease, LOAD,发病年龄≥65 岁,约占>95%的病例)。EOAD 患者仅占所有 AD 患者的1%～5%,但其中约 62%的 EOAD 患者有家族史,且大部分以常染色体显性方式遗传。目前已确定有三个基因,即 *APP*、早老素基因-1(*PS1*)和早老素基因-2(*PS2*),跟 EOAD病理生理学密切相关。在 3 种基因上的突变将有更大可能导致 Aβ 聚集和进一步早发性疾病的发生。因此,这些基因突变也常被认为是早发性阿尔茨海默病诊断的生物标志物。相反,LOAD 遗传因素较为复杂,目前仅发现位于染色体 *19q13* 上的 APOE4 跟 AD 的发病密切相关。APOE 是一类脂结合蛋白,有 3 种亚型,分别由 *APOE2*、*APOE3* 和 *APOE4* 这 3 种等位基因表达,*APOE4* 与认知功能下降和认知功能损伤密切相关,携带 *APOE4* 等位基因患病风险将增加 2～3 倍。

由于存在大量的基因变异,AD 的遗传病学极其复杂。在过去的几年中研究者们开展了大范围内全基因组关联研究(Genome-wide association study, GWAS)、全基因组筛查和测序,至今共找到了 27 个易感位点。如表 4-8 所示,这些基因位点涉及特定的生物途径,如 APP 代谢(*APOE*,*SORL1*,*CLU*,*CR1*,*PICALM*,*BIN1*,*ABCA7*,*CASS4*,*PLD3*)、胞内吞/胞内运输(*CD2AP*,*PTK2B*,*SORL1*,*SLC24A4/RIN3*,*MEF2C*)、炎症/免疫反应(*CLU*,*CR1*,*EPHA1*,*ABCA7*,*MS4A4A/MS4A6E*,*CD33*,*CD2AP*,*HLA-DRB5/DRB1*,*INPP5D*,*MEF2C*,*TREM2/TREML2*)和脂代谢(*APOE*,*CLU*,*ABCA7*,*SORL1*)等。然而,正如其他复杂的疾病一样,这些易感位点的单一突变可能在很大程度上还不足以导致 AD 的发生。AD 的发生可能跟多种因素相关,因此还有许多待进一步发现的易感位点,仍需要大量研究去进一步阐明这些易感位点与 AD 发生发展的关系。

表 4-8　通过基因组学研究发现的 LOAD 致病的主要分子途径

分子途径	基因
淀粉样蛋白通路	*APOE*,*SORL1*,*CLU*,*CR1*,*PICALM*,*BIN1*,*ABCA7*,*CASS4*,*PLD3*
免疫系统和炎症	*CLU*,*CR1*,*EPHA1*,*ABCA7*,*MS4A4A/MS4A6E*,*CD33*,*CD2AP*,*HLA-DRB5/DRB1*,*INPP5D*,*MEF2C*,*TREM2/TREML2*
脂质运输和代谢	*APOE*,*CLU*,*ABCA7*,*SORL1*
突触细胞功能/胞内吞	*CLU*,*PICALM*,*BIN1*,*EPHA1*,*MS4A4A/MS4A6E*,*CD33*,*CD2AP*,*PTK2B*,*SORL1*,*SLC24A4/RIN3*,*MEF2C*
Tau 蛋白通路	*BIN1*,*CASS4*,*FERMT2*
细胞迁移	*PTK2B*
海马突触功能	*MEF2C*,*PTK2B*
细胞骨架功能和轴突运输	*CELF1*,*NME8*,*CASS4*
小胶质细胞和骨髓细胞功能	*INPPD5*
磷酸化依赖的泛素化	*FBXL7*

2. 阿尔兹海默病生物标志物

生物标志物是一种可用于正常生理或病理过程客观测定和评价的指示因子,是实现 AD 早期诊断、病程监测、干预治疗和疗效判断的重要依据。随着基因组学、成像技术的发展,人们在 AD 的诊断技术和生物标志物方面也取得了较大的进展。目前,开启了几项 AD 大规模个性化生物标志物的研究,如"阿尔兹海默病预防倡议"(Alzheimer's prevention initiative)、"阿尔兹海默病主要遗传网络研究"(dominantly inherited Alzheimer network trial)和"阿尔茨海默病神经影像学计划"(Alzheimer's disease neuro-imaging initiative, ADNI)等,从发病机制和病理环节探索 AD 的生物标志物。尽管这些研究还处于起步阶段,但是这些新的发现为 AD 药物研发和精准临床实践提供指导变得更加可期待。

过去的数十年中,人们逐步建立起了一系列的体液标志物(如脑脊液、血液、尿液等)和神经影像探针(如脑结构影像、功能影像和分子影像等)。尤其是正电子成像术(PET)、单光子发射断层扫描(SPECT)等神经影像技术的发展使得体内检测正常衰老和早期 AD 导致的大脑区域变化成为可能。在与正电子发射器如^{18}F 和^{11}C 联用下,PET 对轻度早期脑部变化和病程进展都能敏感检测。^{18}F-氟代脱氧葡萄糖(FDG-PET)影像探针已被用于脑部葡萄糖代谢的成像,用于无症状 AD 病程追踪和预防治疗的检测。迄今为止,已有 3 个 Aβ 影像探针被美国 FDA 批准用于 AD 的诊断(图 4-6),如 Florbetapir(^{18}F AV-45)、^{18}F-Flutemetamol、Florbetaben(^{18}F-BAY94-9172)。尽管这些探针在很多非痴呆的患者身上出现假阳性现象,但是它仍然能清晰地反应 AD 的病程进展,且已经呈现出良好的诊断价值并被纳入了新的 AD 诊断标准,开始用于临床 AD 患者的诊断。此外,一些 Tau 蛋白 PET 影像探针也取得了较大的发展,如^{18}F-THK523、^{18}F-THK5117、^{18}F-THK5105、^{18}F-THK5351、^{18}F-AV1451(T807)和^{11}C-PBB3 等,这些探针为理解 Tau 蛋白在 AD 发病早期的角色提供了很有价值的信息。

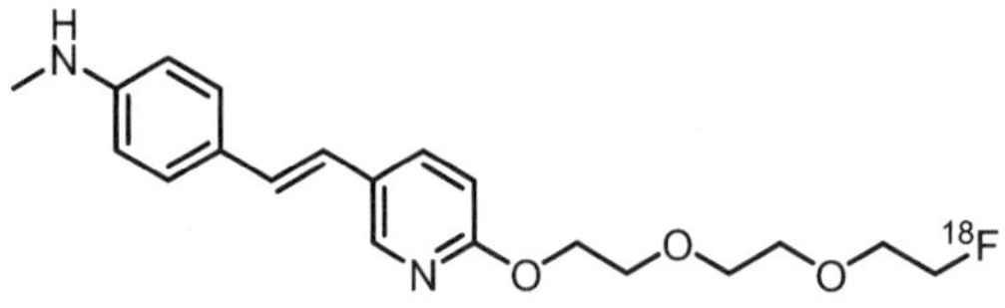

Florbetapir (^{18}F AV-45) 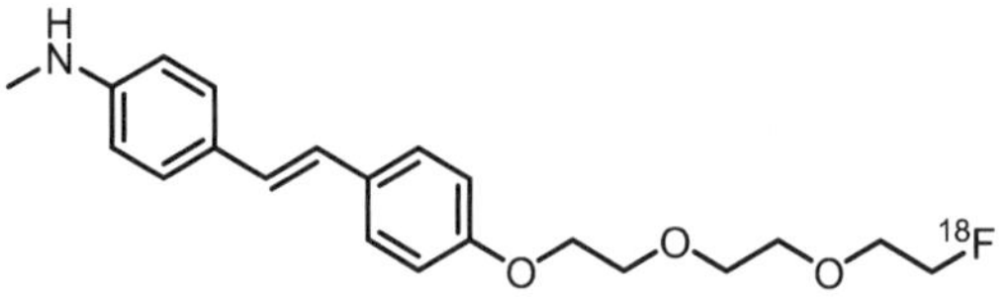   Florbetaben (^{18}F-BAY94-9172)

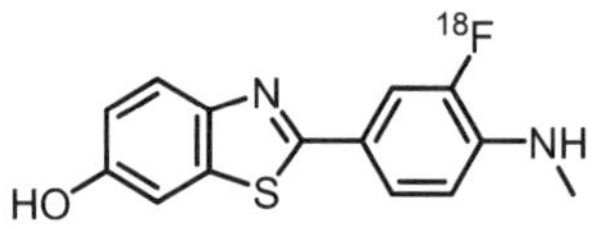

^{18}F-Flutemetamol

图 4-6　FDA 批准的 Aβ 影像探针

目前公认的 AD 体液生物标志物主要包括脑脊液 β 淀粉样蛋白(CSF Aβ42)、总体 Tau 蛋白(t-Tau)和磷酸化 Tau 蛋白(p-Tau),但是仍存在诸多问题。如:①对 AD 早期诊断的特异性不足,还不能准确反映病程和疾病的严重度。因为 Aβ 斑块和 Tau 蛋白为主的神经原纤维缠结虽是 AD 的重要病理特征,但是并非 AD 的特异性,也常见于其他神经系统疾病。②取样难。脑脊液的抽取是一种创伤性的采样方式,患者的顺应性很差。③生物标志物检测方法的灵敏度低,且样品人群/个体差异大,尚难以形成统一的划分

AD的阈值。近年来,其他的一些生物标志物也被陆续报道。如表4-9所示,脑脊液及血液β-分泌酶、hFABP、TREM2、YKL-40、IP-10、SNAP-25、Neurogranin、Synaptotagmin、TDP-43、VILIP-1和NF-L等水平异常也可能是AD潜在的生物标志物,但是它们的临床用途仍需进一步的验证。相比于脑脊液生物标志物,血液相关的生物标志物由于更易获得且对人体损害较小,曾被研究者寄予厚望,但这些标志物目前仍处于临床前研究阶段,距离临床应用还为时尚早,且有诸多问题有待进一步解决,尤其是血—脑脊液屏障的存在导致脑源性Aβ和Tau蛋白在血液中浓度低不易检测、血液中存在多种血细胞等复杂成分而严重影响检测等。

表4-9 脑脊液和血液中的生物标志物

生物标志物	英文全称	病理学机制
Aβ42	amyloid beta 42	Aβ蛋白
Aβ40	amyloid beta 40	Aβ蛋白
Aβ38	amyloid beta 38	Aβ蛋白
BACE1	β-site amyloid precursor protein cleaving enzyme 1	Aβ蛋白
t-Tau	total Tau	Tau蛋白
p-Tau	phosphorylated Tau	Tau蛋白
hFABP	heart-type fatty acid-binding protein	血管失调
TREM2	triggering receptor expressed on myeloid cells 2	炎症
IP-10	interferon-γ-induced protein 10	炎症
YKL-40		炎症
SNAP-25	synaptosome-associated protein 25	突触功能障碍
Neurogranin		突触功能障碍
Synaptotagmin		突触功能障碍
TDP-43	transactive response DNA-binding protein 43	神经炎症
VILIP-1	visinin-like protein 1	神经元损伤
NF-L	neurofilament light	神经元损伤

3. 展望

生物标志物在临床研究具有十分重要的作用,包括患者筛选、诊断以及药效评估等,但是针对AD的治疗仍缺乏相应的生物标志物,尤其是缺乏能够早期对病理学进行验证的生物标志物,也没有很好的生物标志物能用来预测相应的临床结果等;生物标志物的缺乏无疑加重了AD药物研发失败率。AD的生物标志物经过多年的发展,尽管还存在诸多问题,但是这些生物标志物的发现仍为AD的早期诊断和个性化治疗提供重要的依据和希望,同时也为AD新的发病机制的探索和个性化创新药物新靶标的发现提供了新的思路。

(蒋华良 周 宇 柳 红)

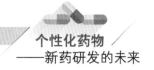
4.4.3　抗癫痫个性化药物——神经系统疾病个性化药物研发的新突破点

癫痫作为常见的慢性神经系统疾病之一,在神经内科是仅次于脑血管病的第二大疾病。癫痫病因复杂、病程长、致残率高,现有方法难以根治,对个人、家庭和社会带来严重负面影响,WHO 将癫痫列为重点防治的神经精神疾病之一。遗传变异是导致癫痫的重要病因。随着基因组技术特别是新一代测序技术的发展、强大的生物信息学工具的应用及大型国际研究联盟的建立,越来越多的基因被发现与癫痫有关;大规模的双胞胎和家族研究也证明癫痫是高度遗传的。基因突变能导致多种严重的癫痫综合征和癫痫性脑病,避免或逆转基因突变产生的生物功能对此类严重癫痫有治疗作用。现有研究成果为癫痫临床基因诊断和治疗提供了基础,并促进了癫痫的精准医疗和个性化药物的发展。近 20 年来基于对癫痫相关突变体功能的研究,针对癫痫基因突变进行药物开发的体外和整体动物模型已有长足进展,已具备开展小规模、快速和低成本的靶向基因治疗及临床试验的能力,表明癫痫很可能成为继肿瘤之后实现精准医疗和个性化药物治疗的疾病之一。

1. 癫痫概况

癫痫是一种大脑神经元突发性异常放电导致的神经功能失调综合征,表现为运动、感觉、意识、精神、植物神经等方面障碍。流行病学研究显示,癫痫的总患病率接近 1%,严重威胁人类生命与健康。目前全球约有 6 500 万的癫痫患者,其中约 80% 在发展中国家,在中国癫痫患者现已超过 900 万,同时每年仍有 40 万左右的新增病患。各国对癫痫疾病治疗投入的直接和间接成本是巨大的,比如 1995 年美国癫痫年花费约为 125 亿美元;欧洲(欧盟 27 个成员国加上挪威、冰岛和瑞士)2010 年与癫痫相关的总成本是 138 亿欧元;而发展中国家中的印度,据估计每年在每个癫痫患者身上的投入是 344 美元,相当于其人均年收入的 88%,而总成本相当于该国国民生产总值的 0.5%。因此,获得合理有效治疗癫痫的方法,且最大限度降低成本,是各国特别是低收入国家一直以来的目标。在过去近三十年间,随着各国对癫痫认知的逐渐提升及医药市场的快速发展,越来越多针对不同靶标的新型抗癫痫药物上市,但由于癫痫病因复杂,发病机制尚未完全阐明,在难治性癫痫上的治疗仍停滞不前,因此亟需开发针对新靶标或发现针对特定基因突变的抗癫痫药物来填补治疗空白。

2. 抗癫痫药物市场和研发情况

作为全球处方药市场最畅销的治疗类型之一,抗癫痫药物销售额在 2008 年之前一直呈快速增长态势,其规模一度达 160 多亿美元,占全球药品市场年销售规模的 2.15%。2009 年,随着几大抗癫痫药物左乙拉西坦、托吡酯、拉莫三嗪专利保护到期及全球金融危机影响,抗癫痫处方药市场规模有所下降,2014 年约为 120 亿美元,2015 年同比增长

2.66%,之后维持一个缓慢增长态势。在中国,由于国民医疗保健意识逐渐增强和癫痫医药市场巨大的发展空间,抗癫痫药物市场呈持续增长态势,2016 年规模约在 36 亿人民币,预计 2021 年可增加至 150 亿人民币左右。据相关统计,目前全球畅销的抗癫痫药物主要有左乙拉西坦、拉莫三嗪、加巴喷丁、丙戊酸、托吡酯、卡马西平等。其中,明星药物左乙拉西坦 2017 年全球销售额达 18.5 亿美元,呈缓慢增长趋势。值得关注的是新抗癫痫药物拉科酰胺,其销售额快速上升,到 2017 年已达 12.3 亿美元。

从处方药销售情况和抗癫痫药物特性来看,药物疗效好、具有良好的药代动力学特性、不良反应小,特别是药物相互影响小是目前市场上畅销抗癫痫药物的共性。基于这些因素,目前全球抗癫痫药物研发主要聚焦于高效和不良反应小上,其研发途径除了传统的药物筛选外,还有基于癫痫靶标的药物发现。目前国际市场已入市的抗癫痫药物有 37 种,在研的抗癫痫药有 41 个,其中预注册药物 1 个,处于Ⅲ、Ⅱ和Ⅰ期临床的药物分别为 5、12 和 8 个,其余均处于新药申请和临床前研究阶段。通过靶标分析,最近几年上市的药物均为基于新靶标的药物发现,如 2011 年上市的瑞替加滨作用于 KCNQ 离子通道,2012 年上市的吡仑帕奈是 AMPA 受体非竞争性拮抗剂,2016 年最新上市的布瓦西坦是作用于突触囊泡糖蛋白 2A(SV2A);而在研的药物主要包括 9 个 GABA 神经递质增强剂、9 个离子通道调节剂(主要包括钠、钾、钙)和 6 个兴奋性谷氨酸抑制剂(AMPA、NMDA 受体等),其他在研药物主要作用于 SV2A、雷帕霉素蛋白 mTOR 或是大麻素受体等。

3. 癫痫治疗新进展

癫痫发生的神经电生理基础是神经元过度同步化放电,其异常放电主要与神经递质、离子通道、神经胶质细胞、突触联系及遗传和免疫系统异常有关,理论上降低神经系统兴奋性或抑制痫性电活动的启动、放大和传播可防治癫痫的发作。目前预防和控制癫痫发作的方法有很多,临床上主要通过药物疗法控制发作。通过合理有效的药物治疗,约70%患者在治疗后 5 年内能达到长期缓解和控制发作的状态,但仍有 30%的患者对现有的所有药物产生耐药性,成为难治性癫痫。针对药物难治性癫痫患者,只有不到一半的患者可通过外科手段如手术、迷走神经刺激、脑深部电刺激等来改善和控制癫痫发作。此外,研究人员还发展了包括饮食、草药、针灸等治疗策略来预防癫痫发作。

(1)抗癫痫药物治疗新进展

临床上现有可用的抗癫痫药物共 24 种。在首次用药之前,需对癫痫患者进行诊断和分类,通过病史、脑电图(electroencephalogram, EEG)、核磁共振(magnetic resonance imaging, MRI)等检测可将癫痫发作主要分为全身性/多病灶发作、全身性/双侧半球发作、局灶性发作和不确定发作类型的发作。目前,"广谱"抗癫痫药物有丙戊酸、左乙拉西坦、拉莫三嗪、托吡酯、唑尼沙胺、氯硝西泮、苯巴比妥、卢非酰胺、氯巴占、非氨酯、扑米酮和吡仑帕奈,可用于治疗任何类型的发作。"窄谱"抗癫痫药物包括卡马西平、奥卡西平、苯妥英钠、加巴喷丁、普瑞巴林、拉科酰胺、氨己烯酸、瑞替加滨、艾司利卡西平、噻加滨,仅用于局灶性发作(简单或复杂)及原发性或继发性的全身强直-阵挛发作。

目前临床上只有约一半的患者在首次尝试用药后可控制发作,其余在首次用药失败后发作往往趋于严重,因此选择合适的治疗策略至关重要。针对特定癫痫发作选择使用哪种特定药物,除了考虑单一药物治疗或多药/添加药物治疗的疗效外,还应考虑药物不良反应、最大耐受性、依从性等。丙戊酸一直被认为是原发性全身性癫痫治疗的金标准,但该药对胎儿存在非常高的致畸和致神经行为缺陷的风险,应避免其在育龄妇女中使用。葛兰素史克公司开发的瑞替加滨是首个靶向 KCNQ 通道药物,因其在成人部分性发作患者上的良好疗效一度受到各方关注,但该药也因能产生严重的视网膜色素沉着而被美国FDA 黑框警告,又兼其有与剂量相关的膀胱功能紊乱-尿潴留等不良反应,葛兰素史克公司 2017 年之后不再向市场提供该药。此外,临床治疗中还应特别注意带基因标签的药物,如在特定种群中进行 HLA-B 药物遗传性筛选可能预防由卡马西平导致的史蒂文斯—约翰逊综合征(Stevens-Johnson syndrome, SJS)。当然,对于潜力较大的新型抗癫痫药物也应加大临床试验规模。拉科酰胺在青少年肌阵挛和症状性大发作中效果较好,需要进一步扩大研究。2016 年新上市的布瓦西坦是左乙拉西坦的结构类似物,因其独特作用机制及在体内外模型上展现的良好效果,其临床优势值得期待。

(2) 难治性癫痫的诊断和治疗

国际抗癫痫联盟(International League Against Epilepsy, ILAE)对药物耐药性的定义为"为获得持续的控制癫痫发作的治疗效果,选择和使用两种可接受的、适当的抗癫痫药物治疗方案(单一疗法或联合用药)的充分试验的失败"。药物难治性癫痫产生的原因仍不清楚,推测多药耐药蛋白可能只是潜在因素之一。目前对确定药物无效的难治性癫痫可考虑外科手段来治疗。临床上难治性癫痫的诊断并非依靠单一因素来预测,往往通过多种检测手段包括 EEG、MRI、自身抗体检测、基因检测等。如诊断为全身性癫痫发作可采用迷走神经刺激、脑深部刺激及胼胝体离断术予以治疗。对局灶性发作,通过影像学技术包括功能性 MRI、正电子放射断层造影术(positron emission tomography, PET)、单光子发射计算体层摄影术(single-photon emission computed tomography, SPECT)和EEG(表面 EEG 遥测技术和侵入式 EEG)等进一步判断病灶位置并予以手术切除。癫痫的手术治疗存在较大风险,需要非常精确的癫痫分层及首次发作脑损伤部位的精准预测,否则手术治疗不但不能控制癫痫发作,反而会导致非常严重的术后并发症,并给患者、家庭和社会造成无法弥补的伤害。

4. 癫痫的个性化特征及药物研发

随着基因测序技术的发展、生物信息学的优化及大规模遗传数据的整合,癫痫的遗传基础逐渐被认识。据估计超过一半的癫痫有遗传基础,因此癫痫也逐渐被定义为一种"基因源性疾病"。迄今已有数百种基因被发现与癫痫有关,单基因或多基因突变可能诱发多种严重的癫痫综合征和癫痫性脑病,甚至导致患者死亡。研究显示,基于个体基因发现的遗传性癫痫治疗需要有明确导向的治疗策略才有效;现有抗癫痫药物对大部分基因源性癫痫疗效甚微,其原因可能与目前抗癫痫药物的开发均是基于临床发作症状而非针对潜在疾病病因和进展本身有关。此外,某些基因变异与抗癫痫药物的疗效相关,比如药物不良反应相关基因突变可能导致药物无效甚至加重癫痫症状。一旦精准的基因诊断技术应用于临床,且有针对致病基因或药物不良反应相关基因突变的治疗药物,可能很多患者将不再被诊断为难治性癫痫。因此,基于癫痫个性化特征、针对难治性癫痫的个性化药物研发成为必然趋势。

(1) 癫痫基因变异多样性

最新统计显示癫痫相关基因超过 900 个,按照基因功能和癫痫表型可将这些基因分为 4 类:癫痫基因、神经发育相关的癫痫基因、癫痫相关基因和癫痫潜在相关基因。其中,癫痫基因共有 84 种,其表现特征是基因突变只导致或主要导致癫痫或癫痫综合征。与神经发育相关的癫痫基因有 73 种,其基因突变产生严重的癫痫发作合并神经发育畸形。表 4-10 展示了以上两种癫痫基因的分类情况。不管是哪种致病基因,其基因突变都可能影响生命体的神经兴奋性、突触传递、神经代谢及神经网络发展等生命活动。癫痫基因变异的多样性特征进一步表明癫痫发病的复杂性。

表 4-10 癫痫基因和神经发育相关的癫痫基因功能分类

编码的蛋白功能	癫痫基因	神经发育相关的癫痫基因
钠离子通道	*SCN1A*, *SCN1B*, *SCN2A*, *SCN8A*, *SCN9A*	
钾离子通道	*KCNA2*, *KCNB1*, *KCNC1*, *KCNMA1*, *KCNQ2*, *KCNQ3*, *KCNT1*	
HCN 通道	*HCN1*	
钙离子通道	*CACNA1A*, *CACNA1H*, *CACNB4*	
氯离子通道	*CLCN2a*	
GABA-A 受体	*GABRA1*, *GABRB1*, *GABRB3*, *GABRD*, *GABRG2*	
NMDA 受体	*GRIN2A*, *GRIN2B*, *GRIN2D*	

续表

编码的蛋白功能	癫痫基因	神经发育相关的癫痫基因
乙酰胆碱受体	CHRNA2, CHRNA4, CHRNB2	
酶	AARS, ALDH7A1, ALG13, CDKL5, CERS1, CHD2, CPA6, DNM1, EPM2A, GNAO1, GUF1, ITPA, NHLRC1, PLCB1, PNPO, PRDM8, SIK1, ST3GAL3, ST3GAL5, UBA5, WWOX	AMPD2, CASK, CDK5, EXOSC3, FIG4, HERC1, KATNB1, NSDHL, PAFAH1B1, PIK3R2, PNKP, QARS, SEPSECS, STAMBP, TRMT10A, TSEN15, TSEN2, TSEN54
酶调节器	ARHGEF9, CSTB, DOCK7, TBC1D24	ARFGEF2, CCDC88C, OPHN1, PLE-KHG2, PPP1R15B, TSC2
转运体	SLC1A2, SLC12A5, SLC13A5, SLC25A12, SLC25A22, SLC2A1, SLC6A1	MFSD2A, SLC12A6, SLC20A2, SPATA5
受体	ADRA2B, CASR, FRRS1L, GPR98, SCARB2	GPR56, PTCH1, XPR1
细胞黏附分子	CNTN2, PCDH19	CNTNAP2
细胞外间质		COL4A2, LAMB1, LAMC3, RELN
信号转导分子	EFHC1, FGF12	
膜结构		OCLN
膜转运	GOSR2, STX1 B, STXBP1	SYN1
细胞骨架蛋白	LMNB2, SPTAN1	CENPE, CENPJ, DCX, DIAPH1, FLNA, KIF11, KIF2A, KIF5C, CLO, TUBA1A, TUBA8, TUBB2A, TUBB2B, TUBB3, TUBG1
核酸结合	EEF1A2, GUF1	ARX, CLP1, EMX2
无法分类	ARV1, DEPDC5, GAL, KCTD7, LGI1, NECAP1, PRICKLE1, PRRT2, SZT2	ANKLE2, ASPM, ATN1, ERMARD, IER3IP1, MED17, MPDZ, NDE1, RTTN, SASS6, SNIP1, SRPX2, STRADA, TSC1, VPS53, WDR62, WDR73

离子通道基因是包含癫痫基因突变最常见的基因之一,表明离子通道在癫痫中的重要作用。目前,已确定导致癫痫综合征或癫痫性脑病的常见离子通道基因有 SCN1A、SCN2A、SCN8A、KCNQ2、KCNT1、KCNA2、GRIN2A/2B 等。SCN1A 编码电压门控钠通道($Na_v1.1$)a_1 亚型,其突变导致蛋白功能缺失,可使抑制性中间神经元的活性降低,从而导致皮层兴奋性的增加。SCN1A 突变存在于超过 80% 的 Dravet 综合征患者中。Dravet 综合征是一种严重的婴儿肌阵挛性癫痫综合征,伴随多次发作、神经发育迟缓

和认知能力下降。SCN2A 编码钠通道(Na$_v$1.2)a$_2$ 亚基,主要表达在兴奋性神经元特别是近端轴突初始端,可能在胞体和树突传播时起到重要作用。SCN2A 突变导致的不同癫痫综合征范围从良性癫痫综合征(如良性家族性新生儿发作)到严重综合征(如婴儿迁移性局灶性发作)或其他癫痫性脑病,并伴有迟发性共济失调和自闭症障碍。SCN8A 编码电压依赖钠通道 Na$_v$1.6,位于抑制性和兴奋性神经元中,对动作电位的启动和产生至关重要。在早期新生儿癫痫性脑病中有 0.6%~2.4%病例被发现存在 SCN8A 突变,大脑和小脑萎缩也能在 SCN8A 突变患者中观察到,SCN8A 相关的癫痫综合征患者也可发生猝死,该现象可在 SCN8A 突变小鼠模型中得到证实。KCNQ2 编码电压门控钾通道亚单位(Kv7.1),在神经兴奋性调节中起重要作用。KCNQ2 突变可导致良性家族性新生儿发作,这种癫痫综合征虽为良性但仍可发展为严重癫痫。另外,KCNQ2 突变也出现在其他严重的癫痫性脑病中。KCNT1 基因编码钠离子依赖钾通道亚家族 T$_1$,是动作电位膜电位缓慢超极化的原因。KCNT1 表达在额叶皮质,通过增加胞内氯离子和钠离子浓度激活。KCNT1 突变导致严重的常染色体显性夜间额叶癫痫和婴儿迁移性局灶性发作。KCNA2 编码电压依赖钾通道亚单位(K$_v$1.2),首先在动物模型中发现 KCNA2 突变可诱导癫痫发作,之后在发作起始年龄为 5~17 个月的婴儿癫痫性脑病中发现。临床症状包括发热和不发热,常为局灶性发作,并伴有智力障碍和肌阵挛等症状。GRIN2A、GRIN2B 编码 NMDA 受体的亚元是 GluN2A 和 GluN2B。NMDA 受体在兴奋性通路中起重要作用,对突触产生和突触可塑性具有重要影响。GluN2A 和 GluN2B 突变可导致癫痫、精神疾病和智力迟钝。GluN2B 突变在癫痫性脑病、局灶性癫痫以及 WEST 综合征(一种婴儿肌阵挛癫痫性脑病)中也有出现。

此外,癫痫致病基因还包括常见的酶/酶调节器、转运体和受体、细胞黏附分子、信号转导分子等,这些基因突变也可导致严重癫痫。比如葡萄糖转运体 SLC2A1 突变可导致程度不等的癫痫,SLC2A1 基因编码葡萄糖转运蛋白 GLUT1,GLUT1 可转运葡萄糖通过血脑屏障。SLC2A1 突变导致 GLUT1 缺乏,降低了大脑葡萄糖的可用性。经典的 GLUT1 缺乏症的表现形式为早期严重的神经发育迟缓合并小头畸形以及药物难治性癫痫发作。肿瘤抑制基因雷帕霉素通路中 TSC1、TSC2 是 mTOR 通路的负调控因子,TSC1 和 TSC2 突变会导致 mTOR 活性过度使得不同部位产生肿瘤。TSC1 和 TSC2 的杂合突变可引起多器官结节性硬化症,在脑中的异常表现包括室管膜下巨细胞星形细胞瘤和神经胶质细胞瘤,后者可能导致药物难治性癫痫、智力障碍和自闭症。TSC2 突变的患者更有可能发展成癫痫,尤其是癫痫性痉挛,其开始发生癫痫发作的平均年龄要比 TSC1 突变早。DEPDC5 突变可引起不同病灶的家族局灶性癫痫,DEPDC5 是 GATOR1 复合体的一部分,GATOR1 调控 mTOR 通路活性,DEPDC5 突变导致 mTOR

通路抑制降低。另外,磷酸吡多醇氧化酶 *ALDH7A1* 基因突变可导致吡多醇(维生素 B_6)依赖性癫痫。ALDH7A1 可将 α-氨基脂肪半醛转变成 α-氨基乙二酸,这是大脑赖氨酸代谢的关键步骤且参与营养来源维生素 B_6 的代谢。此癫痫综合征特征是婴儿出生后不久(有些甚至在胚胎期)即开始发作。

(2) 不同基因变异的精准治疗

精确诊断在癫痫临床中并不新鲜,但癫痫精准治疗的临床应用仍困难重重。有研究表明,针对癫痫或癫痫性脑病的精确诊断率达 15%～20%,且诊断率随着癫痫基因的不断发现持续升高,这说明基因检测技术大大增加了癫痫诊断的准确性,也大大提高了癫痫靶向治疗的可能性。目前,针对癫痫不同基因变异的有效精确治疗的研究时有报道,在此,按照以上描述的癫痫基因对当前研究的精准治疗研究进行一个简要总结(表 4 - 11)。表中展示了当前可用的或在研的遗传性癫痫精准治疗方法概况,包括癫痫基因、癫痫综合征的治疗及潜在治疗情况。

表 4 - 11　当前遗传性癫痫精准治疗方法概况

基　因	癫痫综合征	治疗策略	建立精准治疗状态
SLC2A1(*GLUT1*)	GLUT1 缺乏综合征	生酮饮食	已建立
ALDH7A1	吡多醇依赖性癫痫	维生素 B_6	已建立
TSC1、*TSC2*	结节性硬化症	mTOR 抑制剂(依维莫司)	已建立
SCN1A	Dravet 综合征	避免使用钠通道阻滞剂	已建立
		司替戊醇	已建立
KCNQ2	癫痫性脑病	钠通道阻滞剂	已建立
		瑞替加滨	潜在
SCN2A	癫痫综合征、癫痫性脑病	钠通道阻滞剂	潜在
SCN8A	癫痫性脑病	钠通道阻滞剂	潜在
KCNT1	婴儿迁移性局灶性发作癫痫、夜间额叶癫痫	奎尼丁	潜在
		苄普地尔	假定
KCNA2	癫痫性脑病	4-氨基吡啶	假定
GRIN2A/2B	中央 - 颞部棘波癫痫、Landau-Kleffner 综合征、夜间连续棘波发作的癫痫性脑病	NMDA 受体拮抗剂(美金刚)	假定
DEPDC5	可变病灶的家族局灶性癫痫	mTOR 抑制剂(依维莫司)	假定

根据多年临床实践、病例报告等建立起来的精准治疗方法中,第一个是通过生酮饮食

方法治疗 SLC2A1 基因突变导致的 GLUT1 缺乏综合征。生酮饮食是一种高脂肪、低碳水化合物的饮食方式,将营养脂肪转化为酮体,酮体可被用作大脑缺乏葡萄糖时的代谢基质,生酮饮食可显著减少严重的儿童癫痫性发作,其控制概率在 38%～100%。第二个是采用吡多醇(维生素 B₆)治疗由 ALDH7A1 突变引起的吡多醇(维生素 B₆)依赖性癫痫。患者通过每天摄取高剂量的维生素 B₆ 来替代药物治疗以控制发展成严重癫痫性脑病。还有,mTOR 抑制剂依维莫司对 TSC1 和 TSC2 突变引起的结节性硬化症也是一种精准治疗方法,临床研究证据表明依维莫司可显著减少癫痫发作合并结节性硬化症以及耐药性癫痫的发作。此外,针对离子通道基因突变的癫痫综合征也已建立了一些精准治疗方法:临床研究显示,常用的强效抗惊厥药卡马西平、拉莫三嗪、苯妥英钠等钠通道阻滞剂对 SCN1A 突变诱导的 Dravet 综合征患者不仅无效反而会加重病情,而司替戊醇(一种乳酸脱氢酶抑制剂)作为丙戊酸和氯巴占的添加治疗对 Dravet 综合征尤其有效,目前司替戊醇已作为临床 Dravet 综合征常规使用药物;KCNQ2 癫痫性脑病的临床观察显示钠通道阻滞剂如卡马西平、苯妥英钠对其效果显著,因此研究人员推荐钠通道阻滞剂作为 KCNQ2 癫痫性脑病的一线治疗药物。

根据已发现的癫痫致病基因特点,也发展了一些潜在的或可能的抗癫痫精准治疗方法。比如 SCN2A、SCN8A 等钠离子通道突变导致的癫痫综合征在未来可通过钠通道阻滞剂来精确治疗;靶向 KCNQ2 通道的抗癫痫药物瑞替加滨可作为 KCNQ2 癫痫性脑病的潜在治疗药物;KCNT1 的两种钾通道阻滞剂奎尼丁和苄普地尔也有望成为一些 KCNT1 突变精准治疗的候选药物;具有阻断 Kv1.2 钾通道作用的 4-氨基吡啶已被考虑用于 KCNA2 突变的癫痫患者身上;mTOR 抑制剂也可能对 DEPDC5 突变导致的家族局灶性癫痫有疗效;NMDA 受体拮抗剂美金刚可显著缓解 GRIN2A 突变癫痫症状。以上这些潜在或可能的精准治疗方法仍需进一步的体内外模型佐证和大规模临床数据的支持。

(3)药物基因组学研究促进癫痫个性化治疗的发展

研究显示癫痫的精准治疗除了要发挥最大效应外,促进避免不良反应的作用也同样重要。许多一线的抗癫痫药物往往具有相似的疗效,药物安全性和耐受性就成为临床医生和患者区分这类药物特性的重要因素。有研究报道称高达 50% 的癫痫患者对抗癫痫药物产生严重的不良反应,其中某些不可预测的不良反应可能致残或导致死亡。在不良反应中实质性变异的比例可能取决于与疾病相关的遗传因素或决定于药代动力学途径的遗传因素,以及治疗药物的药效学靶标等。因此,对严重不良反应进行预测的药物基因组学研究至关重要。提高基因诊断的准确性将避免药物严重不良反应。比如,在 POLG1 突变导致的癫痫患者中使用丙戊酸进行治疗可能使患者产生致命的肝衰竭;存在尿素循环酶(NAGS/CPS1/ASS1/OTC/ASL/ABL2)缺陷的癫痫患者也不推荐使用丙戊酸,以防止患者用药后发生昏迷或死亡；氯巴占等药物因存在慢代谢基因 $CYP2C19$（可造成代谢产物堆积或有效活性不足）在临床使用时应特别注意其剂量、用法及特殊人群的应用。另外，药物治疗产生免疫介导的过敏反应与人类白细胞抗原（Human Leukocyte Antigen，HLA）复合体的基因多态性相关，对在亚洲人群中进行 $HLA\text{-}B*15:02$ 等位基因的药物遗传性筛选可防止卡马西平诱导的 SJS 疾病，在欧洲和其他种群中 $HLA\text{-}A*31:01$ 等位基因是卡马西平诱导过敏反应的潜在风险标记。当然，目前还有很多药物不良反应的基因未被发现，比如氨己烯酸诱发的视野缺损、卡马西平和奥卡西平诱发的低钠血症以及许多抗癫痫药物会产生的精神神经病学不良反应。因此，对抗癫痫药物不良反应相关基因的发现以及可预测不良反应或识别患者和胚胎的风险因子的分子生物学工具的发展，仍是当前研究人员需要解决的技术难题。一旦医学上能准确鉴别和预测药物潜在的不良反应，将极大促进癫痫药物的个性化治疗。

(4) 癫痫个性化药物研发进展

抗癫痫药物治疗期望达到的最终目标是在没有任何不良反应的情况下治愈或缓解癫痫发作，因此抗癫痫药物研发最应关注的就是药物的疗效和不良反应。一方面，已有大量研究显示基因多态性与疾病药物代谢和不良反应相关。美国 FDA 在不断更新已上市药物的基因标签，用于预测药物疗效、优化治疗方案并减少可能的不良事件的发生。近年来，美国 FDA 在 34 个批准上市的精神神经疾病药物标签中增加药物基因信息，其中与癫痫相关的药物有 5 个，包括地西泮（$CYP2C19$）、卡马西平（$HLA\text{-}B$、$HLA\text{-}A$）、丙戊酸（$POLG$、$NAGS/CPS1/ASS1/OTC/ASL/ABL2$）、苯妥英钠（$HLA\text{-}B$）和氯巴占（$CYP2C19$），而其他大多数抗癫痫药物相关不良反应的基因信息仍不明确，需要扩大研究。另一方面，早在 10 年前美国、澳大利亚及包括中国在内的多个国家就已经开始关注和重视基因诊断与个性化医学研究，虽然基因组学发展和药物成药机制的深入研究为疾病个性化药物研发提供了前提条件，但癫痫的个性化药物研发目前仍只处于起步阶段，还未有基于癫痫致病基因研发的药物上市，而在研的药物中也鲜有只针对致病基因研发的研究报道。

虽然癫痫个性化药物研发看起来"道阻且长"，但并非"关山难越""行则将至"。在国际市场，欧美制药巨头依然对癫痫药物研发保有热情，新上市的抗癫痫药物或老药新配方仍在逐年增加。目前已有国际组织通过建立大型的国际研究联盟共同开发基于癫痫致病基因的药物研发。有些精准医疗公司将目光瞄向遗传性癫痫，如 Pairnomix 公司——一家个性化遗传评估公司，正在与研究 $KCNQ2$ 突变癫痫的治疗联盟进行合作，试图找到一些个性化治疗的方法；同时这家公司还在 2017 年 7 月与 StemoniX 公司——一家服务于人微型器官及药物发现研究的公司,建立战略合作伙伴关系,以创建一个新的癫痫体外模型系统,用于高通量药物筛选和新的抗癫痫药物发现。在中国,抗癫痫药物研发较为滞后,多年来我国原创抗癫痫新药几近空白,近年国家逐步加大精神神经类药物研发支持力度,多家制药企业和药物研发单位致力于抗癫痫新药的发现。近年我国已有数个具有完全自主知识产权的 1.1 类抗癫痫新药进入临床研究或正进入新药申请阶段,如西安力邦制药公司研发的 LMR-101、吉林英联尚德科技开发有限公司开发的苯唑嗪及中国科学院上海药物研究所研发的 TPN102 和派恩加滨(HN37)均由国家食品药品监督总局批准进入临床 I 期试验。不仅如此,HN37 和 TPN102 还分别在中科院战略性先导科技专项的支持下进行了其个性化特征的临床前研究。这些都显示我国抗癫痫药物研发正处于迅速发展阶段,且新药研发目标已不仅是让普通癫痫患者受益,更有望让难治性癫痫的个体患者受益。

5. 结语

当前,癫痫精准医疗和个性化药物研究已满足诸多条件:①越来越多的临床前遗传性癫痫模型逐渐建立和发展起来,包括单细胞模型、神经网络模型及基于人类突变基因的动物模型等,可用来有效研究遗传变异的生物学效应;②基因组、蛋白质组等技术的发展应用及药物成药机制的研究使得遗传性癫痫分子机制以及潜在治疗靶标逐渐被发现;③癫痫遗传基础知识库的逐步扩大促进了临床癫痫基因诊断及导向治疗的可能性。虽然目前已建立了一些针对致病基因突变导致的癫痫综合征或癫痫性脑病的精准治疗,但临床精准治疗的有效性其实并不理想。迄今鉴别出的遗传易感性基因只是很小一部分,通过这些基因型数据预测癫痫表型目前仍不可行。尽管存在诸多问题,癫痫精准治疗的进展仍显示其个性化药物研发具有非常良好的前景。相信在未来,随着基因分型技术的不断进步,招募更多不同类型的癫痫患者参与临床有效性评估试验,并将基础研究、临床试验和转化医学等紧密结合起来,共同促进癫痫精准治疗和个性化药物的发展,可能为其他神经系统疾病特别是难治性的或罕见的疾病药物研发提供一些启示和成功经验。

(高召兵　许海燕)

参考文献

[1] ZHANG J P, MALHOTRA A K. Pharmacogenetics and antipsychotics: Therapeutic efficacy and side effects prediction[J]. Expert opinion on drug metabolism & toxicology, 2011, 7(1):9 - 37.

[2] BAGHAI T C, MOLLER H J, RUPPRECHT R. Recent progress in pharmacological and non-pharmacological treatment options of major depression[J]. Current pharmaceutical

design，2006，12(4)：503－515.

［3］CHEN J，CAO F，LIU L，et al. Genetic studies of schizophrenia：an update［J］. Neuroscience bulletin，2015，31(1)：87－98.

［4］BOSIA M，PIGONI A，CAVALLARO R. Genomics and epigenomics in novel schizophrenia drug discovery：Translating animal models to clinical research and back［J］. Expert opinion on drug discovery，2015，10(2)：125－139.

［5］CONSORTIUM C. Sparse whole-genome sequencing identifies two loci for major depressive disorder［J］. Nature，2015，523(7562)：588－591.

［6］OZOMARO U，WAHLESTEDT C，NEMEROFF C B. Personalized medicine in psychiatry：Problems and promises［J］. BMC Medicine，2013，11(1)：132.

［7］AMARE A T，SCHUBERT K O，BAUNE B T. Pharmacogenomics in the treatment of mood disorders：Strategies and Opportunities for personalized psychiatry［J］. The EPMA Journal，2017，8(3)：211－227.

［8］REITZ C，MAYEUX R. Alzheimer disease：Epidemiology，diagnostic criteria，risk factors and biomarkers［J］. Biochemical pharmacology，2014，88(4)：640－651.

［9］KUUSISTO J，KOIVISTO K，KERVINEN K，et al. Association of apolipoprotein E phenotypes with late onset Alzheimer's disease：Population based study［J］. The BMJ，1994，309(6955)：636－638.

［10］REITZ C. Toward precision medicine in Alzheimer's disease［J］. Annals of translational medicine，2016，4(6)：107.

［11］CUMMINGS J，LEE G，MORTSDORF T，et al. Alzheimer's disease drug development pipeline：2017［J］. Alzheimer's &dementia：Translational research & clinical interventions，2017，3(3)：367－384.

［12］CUMMINGS J L. Biomarkers in Alzheimer's disease drug development［J］. Alzheimers dement，2011，7(3)：e13－44.

［13］COOK D，BROWN D，ALEXANDER R，et al. Lessons learned from the fate of AstraZeneca's drug pipeline：A five-dimensional framework［J］. Nature reviews drug discovery，2014，13(6)：419－431.

［14］王俊，王延江.阿尔茨海默病生物标志物的研究进展、问题和展望［J］.中国医学前沿杂志(电子版),2016,8(11):1－3.

［15］王小林,高小玲,宋明柯,等.阿尔茨海默病生物标志物及其在新药研发中的应用［J］.药学进展,2016,40(8),564－570.

[16] MOULDER K L, SNIDER B J, MILLS S L, et al. Dominantly Inherited Alzheimer Network: Facilitating research and clinical trials[J]. Alzheimers research & therapy, 2013, 5(5):48.

[17] REIMAN E M, LANGBAUM J B, FLEISHER A S, et al. Alzheimer's Prevention Initiative: A plan to accelerate the evaluation of presymptomatic treatments[J]. Journal of alzheimers diseases, 2011, 3(32):1-9.

[18] SPERLING R A, AISEN P S, BECKETT L A, et al. Toward defining the preclinical stages of Alzheimer's disease: Recommendations from the National Institute on Aging-Alzheimer's Association workgroups on diagnostic guidelines for Alzheimer's disease[J]. Alzheimers dement, 2011, 7(3):280-292.

[19] SCHELTENS P, BLENNOW K, BRETELER M M, et al. Alzheimer's disease[J]. The lancet, 2016, 388(10043):505-517.

[20] OLSSON B, LAUTNER R, ANDREASSON U, et al. CSF and blood biomarkers for the diagnosis of Alzheimer's disease: A systematic review and meta-analysis[J]. The lancet neurology, 2016, 15(7):673-684.

[21] TEIPEL S, DRZEZGA A, GROTHE M J, et al. Multimodal imaging in Alzheimer's disease: Validity and usefulness for early detection[J]. The lancet neurology, 2015, 14(10):1037-1053.

[22] FRISONI G B, BOCCARDI M, BARKHOF F, et al. Strategic roadmap for an early diagnosis of Alzheimer's disease based on biomarkers[J]. The lancet neurology, 2017, 16(8):661-676.

[23] JACK C R Jr, BENNETT D A, BLENNOW K, et al. A/T/N: An unbiased descriptive classification scheme for Alzheimer disease biomarkers[J]. Neurology, 2016, 87(5):539-547.

[24] JACK C R, JR., THERNEAU T M, WISTE H J, et al. Transition rates between amyloid and neurodegeneration biomarker states and to dementia: A population-based, longitudinal cohort study[J]. The lancet neurology, 2016, 15(1):56-64.

[25] CHONG D J, LERMAN A M. Practice update: review of anticonvulsant therapy[J]. Current neurology and neuroscience reports, 2016, 16(4):39.

[26] KOELEMAN B P C. What do genetic studies tell us about the heritable basis of common epilepsy? Polygenic or complex epilepsy? [J]. Neuroscience letters, 2018, 667:10-16.

[27] DHINDSA R S, GOLDSTEIN D B. Genetic discoveries drive molecular analyses and targeted therapeutic options in the epilepsies[J]. Current neurology and neuroscience reports, 2015, 15(10):70.

[28] WALKER L E, MIRZA N, YIP V L M, et al. Personalized medicine approaches in epilepsy[J]. Journal of internal medicine, 2015, 277(2):218 - 234.

[29] REIF P S, TSAI M H, HELBIG I, et al. Precision medicine in genetic epilepsies: Break of dawn? [J]. Expert review of neurotherapeutics, 2017, 17(4):381 - 392.

[30] GOLDSTEIN D B. A roadmap for precision medicine in the epilepsies[J]. The lancet neurology, 2015, 14(12):1219 - 1228.

[31] WANG J, LIN Z J, LIU L, et al. Epilepsy-associated genes[J]. Seizure, 2017, 44: 11 - 20.

[32] OYRER J, MALJEVIC S, SCHEFFER IE, et al. Ion channels in genetic epilepsy: From genes and mechanisms to disease-targeted therapies [J]. Pharmacological reviews, 2018, 70(1):142 - 173.

[33] ORSINI A, ZARA F, STRIANO P. Recent advances in epilepsy genetics[J]. Neuroscience letters, 2018, 667:4 - 9.

[34] TAN L, JIANG T, TAN L, et al. Toward precision medicine in neurological diseases [J]. Annals of translational medicine, 2016, 4(6):104.

[35] LEVENSON D. Precision medicine company takes aim at genetically based epilepsy: Pairnomix offers individualized genetic research services [J]. American journal of medical genetics, 2016, 170A(4):821 - 822.

[36] Thomson Reuters Integrity 数据库[EB/OL]. [2018-01-30]. http://integrity.thomson-pharma.com.

[37] IMS Health 数据库[EB/OL]. [2017—12—13]. https://customerportal.imshealth.com/? uid＝ims_lm@simm.ac.cn&valkey＝c28Ib4.

第5章

个性化药物的临床应用

Chapter 5

临床的成功应用,是个性化药物研究的终极目标。当前,以分子靶向抗肿瘤药物为代表的一批个性化药物已经率先进入临床应用,从根本上变革了抗肿瘤药物的临床治疗模式,实现了生物标志物指导的敏感患者遴选,极大地提高了药物的临床治疗效果。与此同时,临床实践中的治疗需求,也为个性化药物的研究指明了方向。以抗肿瘤药物 EGFR 抑制剂为例,临床应用中遇到的易产生耐药的问题,直接推动了特异针对耐药突变的三代抑制剂的研发,带来了 EGFR 耐药突变的患者生存时间的显著延长。

实际临床应用中,患者的最终获益涉及多环节、多因素的综合效应。目前的个性化药物,大多仅实现了第一步,即用药前的患者遴选。对于用药过程中的疗效评价、耐药监控、毒性规避以及耐药发生后的进一步治疗等关键环节,还缺乏个性化的临床指导方案。另外,作为个性化治疗理念最后落地的过程,临床前研究成果的临床转化也必须考虑临床实践的可行性。例如,相关生物标志物的多次采样检测必须考虑采集手段的无创性,突变基因检测应满足时效性、简便性等。个性化药物实现大范围的临床成功应用,还有待于个性化医疗领域的全面发展。

本章将从临床实践的角度,结合具体案例,对肿瘤、代谢性疾病、心血管疾病、神经精神系统疾病等多个领域的个性化药物的临床表现,临床应用中遇到的挑战和未来的发展方向等进行介绍。

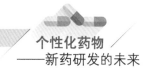

5.1 抗肿瘤个性化药物

5.1.1 EGFR 抑制剂

EGFR 靶向药物的研发与临床应用,是一个不断出现耐药、解析耐药机制并不断开发有效克服耐药突变新的治疗药物的曲折的前进过程。随着各项研究的进展,EGFR 靶向治疗方案日趋多样化,其耐药机制研究、新适应证拓展以及与其他抗肿瘤药物的联合用药等也受到关注。

1. EGFR 抑制剂获得性耐药

EGFR 抑制剂耐药问题也是限制其临床药效的最主要问题。几乎所有临床患者用药一段时间后都会出现获得性耐药,开启了人们对 EGFR 抑制剂耐药机制的研究。

(1) EGFR 抗体耐药机制

研究表明,靶标自身改变可以导致 EGFR 抗体耐药。如抗原表位突变($S468R$ 或 $S492R$ 等)阻止抗体与 EGFR 结合,是导致 Cetuximab 耐药的原因之一,EGFR 激酶区的突变也可使 EGFR 抗体作用减弱。下游信号通路活化也是导致 EGFR 抗体耐药的重要因素。多数 EGFR 抗体耐药病例中存在下游 MEK/ERK 和 PI3K/AKT 信号通路的激活,如 RAS, $BRAF$, $PIK3CA$ 突变和 $PTEN$ 功能下调。此外,$HER2$、MET 扩增和激活导致的旁路代偿激活也可导致 EGFR 抗体药物耐药。

(2) EGFR 小分子抑制剂耐药机制

EGFR 一代抑制剂的耐药机制有较多文献报道。已发现的主要耐药机制包括以下几点:①$EGFR$ 扩增和 $EGFR$ 突变:除了前面已介绍的最常见点突变 $T790M$ 之外,$EGFR$ $L747S$、$D761Y$、$T854A$ 突变亦可介导一代抑制剂耐药;②下游或代偿性旁路信号激活:如 $KRAS$, $BRAF$, $PIK3CA$ 突变等导致的下游 MEK/ERK 和 PI3K/AKT 信号通路异常活化以及旁路蛋白(如 MET、FGFR、IGF1R、AXL)的高表达或异常激活等。此外,NSCLC 向小细胞肺癌(SCLC)转变,上皮细胞间质转变(EMT)及 NFκB 通路激活等也被报道参与了 EGFR 一代抑制剂耐药。

EGFR 二代抑制剂和三代抑制剂为不可逆抑制剂,其与 EGFR 共价结合,有效克服 $T790M$ 耐药突变。EGFR 二代抑制剂 Afatinib 由于其不良反应限制其临床使用,耐药机制研究不多。其获得性耐药机制涉及 FGFR1，PI3K/AKT 和 MAPK/ERK 信号途径的激活和 EMT 等。

以奥希替尼为代表的 EGFR 三代抑制剂耐药机制近期被陆续报道。EGFR 自身点突变仍是主要耐药机制之一。除了最常见 *EGFR C797S* 突变之外，还有多种 *EGFR* 点突变被报道介入其中，如 *EGFR L792* 位点突变和 *L718/G719* 位点突变，分别在 10.8% 和 9.7% 的奥希替尼耐药患者中出现，此外，*EGFR L844V* 突变也被报道介导三代抑制剂耐药。除了点突变，*EGFR* 扩增和 *T790M* 突变比例下降也是重要耐药原因。同时，下游 RAS/RAF/MEK/ERK 和 PI3K/AKT 信号通路激活，如 *NRAS* 突变，*NRAS*、*KRAS* 扩增，*MAPK1*、*AKT3* 高表达，抑癌基因 *PTEN* 缺失等，也参与三代抑制剂耐药。多种旁路代偿激活也参与三代抑制剂耐药，如 *HER2*、*MET*、*FGFR*、*EPHA2* 扩增及 IGF1R-AKT 通路激活等。此外，凋亡蛋白相关的凋亡抵抗，RB 低表达相关的 SCLC 转变和 EMT 等也被报道与三代抑制剂耐药相关。

2. EGFR 抑制剂研发趋势

随着 EGFR 抑制剂临床应用和研究的不断深入，新型 EGFR 抑制剂的开发仍具有重要意义，特别是克服新型耐药的 EGFR 抑制剂以及有效通过血脑屏障抑制剂值得关注。此外，肿瘤的药物治疗近年来逐步发展成为化疗、分子靶向治疗、免疫治疗等多途径治疗手段，联合用药也成为增强药效、降低不良反应的有效途径。因此，EGFR 抑制剂与其他疗法联用值得进一步尝试。

(1) 克服 EGFR 三代抑制剂耐药的新一代抑制剂研发

EGFR 三代抑制剂 Osimertinib 用于治疗转移性 *EGFR T790M* 的非小细胞肺癌，其临床效果良好，不良反应可控，显著延长了患者无进展生存期，改善了患者生活质量。但 EGFR 三代抑制剂不可避免地面临着耐药问题，其中，共价结合关键位点 *EGFR C797S* 突变是临床确证的三代抑制剂最主要的耐药原因。因此，克服 *EGFR C797S* 突变的新一代抑制剂(也称作 EGFR 四代抑制剂)的研发进入人们视野。

2016 年 5 月 *Nature*(《自然》)杂志报道了第一个噻唑酰胺类四代抑制剂 EAI045。它是 EGFR 的别构抑制剂，与 EGFR 单抗 Cetuximab 联用，在细胞和小鼠模型中具有 *EGFR L858R/T790M* 和 *EGFR L858R/T790M/C797S* 突变抑制活性。氨基嘧啶类化合物 Brigatinib 不依赖目前三代抑制剂共价结合的 C797 位点，而是可逆地结合抑制 EGFR，也被报道具有一定的抗 *EGFR C797S* 肿瘤活性。此外，2-芳基-4 氨基喹唑啉类化合物 29 及一系列三取代咪唑化合物也能有效抑制 *EGFR C797S* 突变。另一类原本为 BTK 抑制剂的4-氨基吡唑并嘧啶化合物也被报道对 *EGFR L858R/T790M/C797S* 具有一定的抑制活性。国内也有研究者发现嘧啶并嘧啶酮衍生物 JND3229 单用即显示出体内外

抗 *EGFR C797S* 肿瘤活性。这些发现提示了单药克服 *EGFR C797S* 突变的可能性,也为四代抑制剂的开发提供了设计思路。截至 2019 年 6 月,尚无有效克服 *EGFR C797S* 的抑制剂进入临床研究。设计开发克服 *EGFR C797S* 耐药突变的 EGFR 四代抑制剂成为新的临床需求和研究热点。

同时,有报道称 *EGFR L792* 点突变,*L718Q*、*L844V* 等 *EGFR* 点突变参与三代抑制剂耐药,可有效克服各种新型耐药点突变的药物开发同样值得重视。

（2）治疗脑部肿瘤的新型 EGFR 靶向抑制剂研发

A. 治疗中枢神经系统转移的 EGFR 抑制剂开发

研究表明,高达 25%~40% 的 *EGFR* 突变 NSCLC 患者在治疗受益后出现中枢神经系统 CNS 转移。开发治疗 *EGFR* 突变的脑转移患者的新型 EGFR 抑制剂是新的研究热点之一。除了奥希替尼可以通过血脑屏障(BBB),对存在 CNS 转移 *EGFR* 突变 NSCLC 患者有效之外,阿斯利康公司开发的 AZD3759 是一个为有效穿过血脑屏障而设计的 EGFR 小分子抑制剂,研究显示其对存在 CNS 转移的含 *EGFR* 敏感突变的肿瘤有效。目前的研究显示,Osimertinib 和 AZD3759 在 EGFR 抑制剂治疗后脑转移的患者中具有较好的活性,且耐受度良好,但其治疗效果仍需进一步临床研究验证。

B. 治疗胶质母细胞瘤(GBM)的 EGFRvⅢ 靶向药物开发

EGFR 突变体Ⅲ(epidermal growth factor receptor variant Ⅲ, EGFRvⅢ)是一种常见的 EGFR 突变体,为 *EGFR* 的胞外区 2-7 外显子产生框内缺失(移去 801 个碱基)而形成,较野生型 EGFR 胞外区少了 267 个氨基酸。与野生型 EGFR 相比,EGFRvⅢ 不依赖与配体组成型激活,且该突变体只在肿瘤细胞中出现,而在正常组织不表达,因此成为一个很好的肿瘤治疗靶标。

研究表明,EGFRvⅢ 在多种肿瘤中(如乳腺癌、肺癌、头颈癌)都有发现,但在胶质瘤中最为常见,见于 30% 以上的晚期胶质瘤,包括恶性度最高的胶质母细胞瘤(GBM)。EGFRvⅢ 不与任何已知配体结合,处于持续激活状态,通过下游 PI3K/AKT/mTOR 和 GRB2/MEK/ERK 信号通路及一系列转录因子(如 STAT3, NFκB, AP1)的激活抑制肿瘤细胞凋亡,促进 GBM 进展和侵袭。因此,EGFRvⅢ 成为治疗 GBM 的潜在靶标。已有多个靶向 EGFRvⅢ 的药物被报道,如特异性单克隆抗体 ABT-806、抗体偶联药物 ABT-414 以及肽类肿瘤疫苗 Rindopepimut(CDX-110)等,也有靶向 EGFRvⅢ 的小分子抑制剂处于临床或临床前研究阶段,具有广阔的应用前景。

3. EGFR 靶向药物的联合用药研究

联合用药是延缓或克服耐药及提高 EGFR 靶向药物临床疗效的有效策略。EGFR 下游信号通路的激活及代偿性旁路激活,广泛介导 EGFR 三代抑制剂耐药,因此三代抑制剂与耐药通路抑制剂联用成为潜在治疗策略,同时靶向 EGFR 与耐药通路的多靶标抑制剂的开发,有可能成为新的有效治疗手段。此外,随着肿瘤免疫疗法近年来取得的突破性进展,EGFR 抑制剂与之联用成为新的研究内容。

目前,临床在研 EGFR 靶向药物的联合用药广泛开展,主要的联用方案归纳如下:①EGFR 小分子抑制剂与其靶向抗体联用:如阿法替尼与西妥昔单抗,奥希替尼与耐昔妥珠单抗等;②EGFR 靶向药物与化疗药物联用:如 EGFR 抑制剂联用铂类药物或者吉西他滨等;③EGFR 靶向药物与代偿性通路靶向药物联用:如奥希替尼与 MEK 抑制剂司美替尼(Selumetinib)联用,EGFR 三代抑制剂与 MET 抑制剂 Capmatinib 联用等;④EGFR 靶向药物与抗新生血管生成药物联用:如 EGFR 抑制剂联用贝伐单抗(Bevacizumab);⑤EGFR 靶向药物与免疫检查点抑制剂联用:如联用 Durvalumab(anti-PDL1), Nivolumab(anti-PD1)或 pembrolizumab(anti-PD1)等;⑥EGFR 靶向药物与抗凋亡蛋白抑制剂联用,如奥希替尼联用 Bcl-2 抑制剂 Navitoclax 等。

4. 展望

综上可知,EGFR 是目前研究最成功的抗肿瘤靶标之一,也是肿瘤个性化治疗的成功典范。已有众多 EGFR 靶向抗体及小分子抑制剂上市用于多种实体瘤的治疗,并取得了很好的临床疗效。与此同时,EGFR 敏感和耐药生物标志物的研究也推动了 EGFR 新一代抑制剂的研发、新型 EGFR 抑制剂在脑肿瘤及脑转移瘤中的应用及 EGFR 靶向药物联合用药的研究。目前,EGFR 三代抑制剂的应用使含 *EGFR* 敏感突变的进展性 NSCLC 患者的生存期(OS)已达到 3 年左右,随着免疫治疗应用、联合用药和新一代 EGFR 小分子抑制剂的研发,仍有望继续延长。相信随着个性化医疗的发展,EGFR 抑制剂临床应用将更为精准和有效,为肿瘤患者带来福音。

与此同时,现有分子靶向药物基础研究和临床应用充分表明,即使在敏感标志物的指征下,原发性耐药和获得性耐药的产生仍然不可避免,新的耐药机制和耐药生物标志物的发现和研究,是分子靶向治疗药物的重要研究内容。随着科学技术的发展与进步,新技术、新方法不断涌现,紧密结合前沿技术,系统性开展分子靶向药物耐药标志物研究、寻求有效克服耐药新策略,也是 EGFR 抑制剂以及其他分子靶向药物的重要研究方向,也将有助于指导 NSCLC 个性化治疗、监测并延缓耐药的发生、及时制定联合用药策略,为克服耐药的新型抑制剂的研究提供新的思路。

（谢 华 张 弢）

5.1.2　PARP 抑制剂

聚腺苷二磷酸核糖聚合酶[Poly(ADP-ribose)polymerase, PARP]为重要的个性化抗肿瘤药物靶标。2005 年发现 PARP 抑制剂高选择性地杀伤同源重组修复因子 *BRCA1* 或 *BRCA2* 缺陷的肿瘤细胞,极大地推动了 PARP 抑制剂作为新型高选择性抗肿瘤药物的研究开发。首个该类新药奥拉帕尼于 2014 年在美国和欧洲同时获批上市,随后卢卡帕尼(2016 年)和尼拉帕尼(2017 年)也在美国获批上市;并且还有一批各具特色的 PARP 抑制剂正在或即将开展临床试验,包括中国科学院上海药物研究所自主研发的希明哌瑞和盐酸美呋哌瑞,显示本类药物在肿瘤临床治疗中极具前景。PARP 抑制剂属于典型的个性化抗肿瘤药物,仅在特定遗传背景,主要包括 DNA 同源重组修复缺陷肿瘤患者产生疗效;而且,PARP 抑制剂采用联合用药方式也是其临床应用的重要发展方向。本节对 PARP 抑制剂的疗效标志物、耐药机制、联合用药等的研究进展和应用现状进行介绍。

1. PARP 抑制剂的协同致死与潜在标志物之间的关系

PARP 家族有 18 个成员,其中,PARP1～3 参与 DNA 修复。迄今,对 PARP 参与 DNA 修复的分子机制以及 PARP 抑制剂抗肿瘤作用机制的研究主要围绕 PARP1 展开。PARP1 参与 DNA 碱基切除修复(base excision repair, BER)。当各种原因包括切除受损碱基引起 DNA 单链断裂(single-strand breaks, SSB)时,PARP1 与断裂 DNA 结合,激活其酶活性并导致包括其本身在内的受体蛋白聚腺苷二磷酸核糖基化,形成长链、分枝状的聚腺苷二磷酸核糖[poly(ADP-ribose), PAR]。聚腺苷二磷酸核糖基化的 PARP1 作为支架,募集相关 DNA 修复因子,修复 SSB,从而恢复 DNA 的完整性。当 PARP1 被抑制时,SSB 不能被及时修复,与行进中的 DNA 复制叉碰撞,SSB 将被转化为复制性 DNA 双链断裂(double-strand breaks, DSB)。正常情况下,复制性 DSB 通过 DNA 同源重组修复(Homologous recombination repair, HRR)通路进行修复,恢复 DNA 的完整性;当 HRR 功能降低或缺陷时,复制性 DSB 不能被及时有效修复,将转变成为致死性 DSB,导致细胞死亡。因此,抑制 PARP1 杀伤携带 HRR 缺陷肿瘤细胞产生协同致死(synthetic lethality)效应。

已知抑制 PARP1 至少可以引起三种形式的协同致死(图 5 - 1):①第一种为经典的协同致死,发生于因 PARP1 抑制进而抑制 BER 和 HRR 缺陷之间;②第二种协同致死发生于因 PARP1 抑制进而抑制替代性非同源末端连接(alternative nonhomologous end-joining, Alt-NHEJ)和 HRR 缺陷之间;③第三种则发生于因 PARP1 抑制进而激活非同源末端连接(nonhomologous end-joining, NHEJ)和 HRR 缺陷之间。虽然此处的协同致死表现为三种形式,但是它们共同的核心均是 HRR 缺陷。因此,凡是影响 HRR 功能的因素,包括直接和间接影响 HRR 相关修复因子的结构、功能以及 DSB 的 HRR 替代性修复的因素,均可能影响 PARP 抑制剂的抗肿瘤疗效。相关因素因此成为 PARP 抑制剂疗效预测标志物、耐药预测标志物、毒性监控标志物以及联合用药方案制定等研究的重要对象。

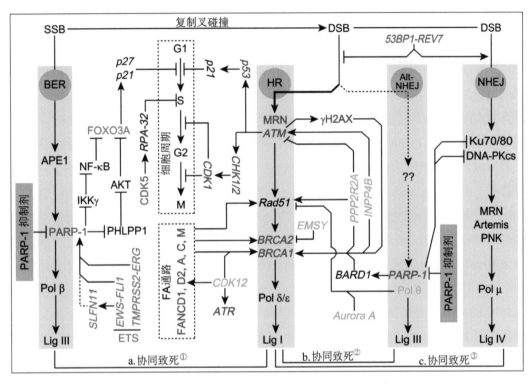

图 5-1　PARP 抑制剂作用机制及潜在标志物之间的关系

2. 疗效标志物

PARP 抑制剂的疗效标志物主要被用于对肿瘤患者的分层选择,确定 PARP 抑制剂合适的治疗对象,而对 PARP 抑制剂不可能产生疗效或产生疗效可能性很低的患者进行排除。如前所述,由于能够影响 HRR 的因素众多,因此,潜在的和研究中的 PARP 抑制剂疗效标志物也非常多。迄今最被公认并被广泛用于临床患者选择的是 HRR 因子 *BRCA1* 和 *BRCA2* 的突变,其他绝大多数均处于研究或确认阶段。为方便叙述,我们将 PARP 抑制剂疗效标志物分为 *BRCA* 突变和非 *BRCA* 突变两大类,目前已应用于临床的疗效标志物仅为 *BRCA* 突变。

(1) *BRCA* 突变疗效标志物

BRCA1 和 *BRCA2* 是 HRR 的关键修复因子,2005 年首次发现抑制 PARP 对 *BRCA1* 或 *BRCA2* 缺陷肿瘤产生高选择性抗肿瘤作用,并因此开启了 PARP 抑制剂用于 HRR 缺陷肿瘤治疗的新时代。*BRCA* 突变已成为 PARP 抑制剂临床试验和临床治疗应用选择合适肿瘤患者的标准检测内容。卵巢癌是 PARP 抑制剂被批准的第一个适应证,因此,我们以卵巢癌为例,说明 *BRCA* 突变作为其疗效预测标志物。

卵巢癌患者的 *BRCA* 突变可以分为遗传性突变(inherited/germline mutations)和体

细胞性突变(somatic mutations),前者占 BRCA 突变的绝大多数(75%)。遗传性 BRCA 突变显著增加卵巢癌发病风险;BRCA1 突变和 BRCA2 突变分别使卵巢癌发病风险从 1.5%(背景风险)上升到 40%～60% 和 11%～30%。卵巢癌是一类生物学和基因型均不同的癌症的总称,包括高级浆液性卵巢癌(high-grade serous ovarian cancer, HGSOC)(占 70%)、子宫内膜样癌(占 10%)、透明细胞癌(占 10%)、黏液性卵巢癌(占 3%)以及低级浆液性卵巢癌(占 5%)。遗传性 BRCA 突变发生于约 15%(6%～25%)的卵巢癌、18%～24%的高级浆液性卵巢癌,而罕见发生于低级浆/液性或黏液性卵巢癌。因此,了解源头患者(index patient)的 BRCA 状态具有三方面的重要价值:①治疗价值:遗传性 BRCA 突变的卵巢癌患者可采用 PARP 抑制剂进行治疗;②预防价值:对于携带遗传性 BRCA 突变同家族、尚未患病(尚未患卵巢癌;乳腺癌的情况与此相似)的成员,可以采取手术摘除等降低患病风险的策略进行预防;③经济价值:对于患者及其家庭和社会医疗卫生系统,预防将比治疗卵巢癌性价比更高、更经济节约(乳腺癌的情况与此相似)。因此,遗传性 BRCA 突变检测,已被欧美 20 余国推荐针对卵巢癌(和乳腺癌)患者及其女性家庭成员进行,并发布了多种指南,如欧洲医学肿瘤学协会 BRCA 检测指南(European Society of Medical Oncology BRCA testing guidelines)、美国国家综合性癌症网络(the National Comprehensive Cancer Network)发布的国际性指南以及美国妇科肿瘤学协会(the Society of Gynaecological Oncology)发布的指南。

无论是遗传性还是体细胞性突变,BRCA 突变检测本身比较复杂,主要是因为 BRCA1 和 BRCA2 基因均非常大,缺乏突变热点(mutation hotspots),数以千计潜在的不同突变位点覆盖整个编码区。

BRCA1 基因由 24 个外显子组成,编码 1863 氨基酸,其中,超过一半的氨基酸由外显子 11 编码。其蛋白产物 BRCA1 分子质量为 208 ku,包含具有 E3 连接酶活性的 N 端 RING 结构域和结合磷蛋白的 C 端 BRCT 结构域,分别由外显子 2～7 和外显子 16～24 编码;外显子 11～13 编码两个核定位序列(nuclear localization sequences, NLSs)和蛋白结合结构域,后者可结合参与不同信号通路,包括抑癌基因、癌基因和 DNA 修复相关的多种蛋白,例如 PALB2、ATM 和 ATR 等。肿瘤易感性 BRCA1 突变主要发生于上述三个区域。由于 BRCA1 可与多种信号分子相互作用,因此具有多种功能,包括参与 DNA 损伤应答、细胞周期(G1/S、S 和 G2/M)检查点维持以及 DNA 修复,但其主要功能是通过 HRR 修复 DSB。BRCA1 与 DSB 处的泛素化组蛋白结合,促进断链切除,随后通过与 PALB2 和 BRCA2 相互作用募集 RAD51,完成 HRR。BRCA1 基因突变将导致其表达缺陷和功能丧失,这一结果将导致 HRR 缺陷。

BRCA2 基因则由 27 个外显子组成,编码 3418 氨基酸,蛋白产物 BRCA2 分子质量达 384 ku。其外显子 11 编码含有八个高度保守的 BRC 重复，与 HRR 必需的修复因子 RAD51 相互作用；*BRCA2* 的 C 端区域也与 RAD51 相互作用并且含有两个 NLS；*BRCA2* 的 DNA 结合结构域位于 BRC 重复和 NLS 之间，可与单、双链 DNA 结合。致病性突变可发生于整个 *BRCA2* 基因，包括 BRC 重复和 DNA 结合结构域。与 *BRCA1* 不同的是，*BRCA2* 唯一的功能似乎仅仅参与 HRR 关键的一步，即募集 RAD51 到 DSB 位点。事实上，RAD51 家族成员 *RAD51C* 和 *RAD51D* 已被发现是卵巢癌易感基因。

此外，值得注意的是，*BRCA1* 和 *BRCA2* 基因的内含子、启动子等的突变以及两个和三个基因复本，均可能导致表达水平和蛋白产物结构与功能的异常。正因如此，与其他生物标志物突变如 *BRAF*、*KRAS* 以及 *EGFR* 突变相比，*BRCA* 突变检测与结果报告均更复杂。例如，对于使用维罗非尼（Vemurafenib）治疗的 *BRAF* 突变患者的检测与结果报告，只需针对是否存在 *V600E* 突变即可；而 *BRCA* 突变则需针对基因全长进行检测与结果报告。目前，*BRCA1* 和 *BRCA2* 基因分别有超过 1 700 个和 1 800 个疾病易感性突变被报道（http://research.nhgri.nih.gov/bic/），而且致病性突变还与种族、地域等多种因素相关，进一步增加了复杂性。

一般认为，遗传性和体细胞性 *BRCA* 突变的卵巢癌对 PARP 抑制剂具有同等的治疗反应性。但在卵巢癌，遗传性突变比体细胞性突变发生率更高（约高 3 倍），而且前者检测样品采自血液或唾液，方便易得，后者则需要肿瘤组织，且常用固定后的手术肿瘤样品，还需区分混入的正常细胞。因此，目前首先考虑进行遗传性 *BRCA* 突变检测，仅当其结果为阴性时，再考虑进行体细胞性 *BRCA* 突变检测。无论是遗传性还是体细胞性 *BRCA* 突变，目前均可以采用二代测序（next-generation sequencing）方式进行检测，测试与报告时间 4～8 周。

除二代测序外，奥拉帕尼于 2014 年在美国获批上市同时，也获批了相应的体外伴随诊断试剂盒 BRACAnalysisCDx™。该试剂盒用于检测患者全血样品提取的基因组 DNA 的 *BRCA1* 和 *BRCA2* 基因编码区及内含子与外显子交界区；单碱基变异及小片段插入和缺失采用 PCR 和经典的 Sanger 测序法进行检测；大片段缺失和两个基因复本采用多重 PCR（multiplex PCR）进行检测。若发现已知有害或疑似有害（known deleterious or suspected deleterious）的突变，将进一步采用 Sanger 测序、BRACAnalysisCDx™ 大规模重排检测（BRACAnalysisCDx™ Large Rearrangement Test；BART©CDx）、替代性引物测序或确证性 PCR 分析法（alternate primer sequencing or confirmatory PCR analysis）进行确证。检测发现的突变经确证后被分为五类：有害突变、疑似有害突变、意义不明变异、支持多态性（favor polymorphism，尽管未被证明，但目前被认为是无害变异）和良性多态性（benign polymorphism，无害变异，可报告为"无突变"）。其中，携带有害或疑似有害遗传

性 *BRCA* 突变的卵巢癌患者,适合采用奥拉帕尼进行治疗。该试剂盒与其他测序方法如二代测序等进行过较广泛的比较,有较高的一致性。例如,与金标准基因芯片为基础(microarray-based)的测序相比,突变阳性结果的一致率为 84.6%(95% CI:65.1%~95.6%),而突变阴性结果的一致率则达 97.3%(95% CI:90.6%~99.7%);总体一致率为 94%(95% CI:87.4%~97.8%)。特别需要说明的是,BRACAnalysisCDx™专门针对拟用奥拉帕尼的患者进行分层选择,由唯一指定机构(美国 Myriad Genetic Laboratories)具体执行,并且仅用于遗传性 *BRCA* 突变的检测。

(2) 非 *BRCA* 突变疗效标志物

事实上,约50%的高级浆液性卵巢癌携带 HRR 缺陷,可以利用 PARP 抑制剂进行治疗,远高于 *BRCA* 突变在该型肿瘤中引起 HRR 缺陷的发生率;*BRCA* 突变患者对 PARP 抑制剂的治疗应答率仅 40%左右。特别值得注意的是,虽然尼拉帕尼与奥拉帕尼和卢卡帕尼同为 PARP 抑制剂,但是尼拉帕尼却在非 *BRCA* 突变、非 HRR 缺陷的肿瘤中也显示出突出的疗效,尼拉帕尼也因此被批准用于无论是否携带 *BRCA* 突变和 HRR 缺陷的复发性妇科肿瘤(上皮性卵巢癌、输卵管癌或原发性腹膜癌)的维持治疗。这些现象表明,非 *BRCA* 突变甚至非 HRR 缺陷的标志物可以预测 PARP 抑制剂的疗效,我们也因此将非 *BRCA* 突变的疗效标志物分为三类,即非 *BRCA* 突变的 HRR 缺陷疗效标志物、基于 *BRCA* 突变/HRR 缺陷的双重疗效标志物以及非 HRR 缺陷疗效标志物。

A. 非 *BRCA* 突变的 HRR 缺陷疗效标志物

在不存在遗传性和体细胞性 *BRCA1/2* 突变的情况下,HRR 缺陷也可通过不同的机制发生于多种恶性肿瘤,展示出与 *BRCA1/2* 突变十分相近的表型特征。非 *BRCA* 突变的 HRR 缺陷疗效标志物可以为突变的 HRR 因子及其下游因子如 *MRE11A*、*ATM*、*RAD51C/D*、*CHK1/2*、*FANCA*、*FANCC*、*FANCD2*、*FANCM* 或 *BRCA1/2* 基因启动子的表观遗传学沉默;也可以为调控 HRR 因子表达或功能等相关因子的突变或异常表达如 *CDK12*、*INPP4B*、*PTEN*、*PPP2R2A*、*EMSY*、*AuroraA* 等。它们均导致 HRR 缺陷,使受累细胞难以经 HRR 及时有效修复 DSB。

B. 基于 *BRCA* 突变/HRR 缺陷的双重疗效标志物

53BP1 和 *REV7* 抑制 HRR,在 *BRCA1* 缺陷细胞中协调 DSB 修复通路的选择。*53BP1* 和 *REV7* 表达减低或缺失导致 *BRCA1* 缺陷细胞对 PARP 抑制剂耐药。在 *BRCA1* 缺陷细胞敲除 *53BP1* 导致 *53BP1*/*BRCA1* 双缺陷细胞对 PARP 抑制剂体内外的敏感性显著降低,细胞周期阻滞和凋亡显著减少,HRR 功能部分恢复。*53BP1* 表达异常(减低或缺失)发生于约 14%(5/35)的 *BRCA1* 突变的乳腺癌中;*53BP1* 表达减低还发生于约 72%(13/18)的 *BRCA1* 启动子甲基化的乳腺癌中;*53BP1* 表达异常也发生于

12%(7/59)的 *BRCA1* 突变的卵巢癌中。因此,*BRCA1* 突变联合 *53BP1* 表达水平作为双重疗效标志物比 *BRCA1* 突变本身作为疗效标志物预测 PARP 抑制剂敏感性的效率明显提升。相似地,*REV7* 的表达水平也有可能具有相似的应用前景。

C. 非 HRR 缺陷疗效标志物

PARP1 本身并不能作为其抑制剂的疗效标志物。但多种调控 PARP1 或受 PARP1 调控的因子,虽然不参与 HRR,但是与 PARP 抑制剂敏感性密切相关,是潜在的 PARP 抑制剂非 HRR 缺陷疗效标志物。例如,成红细胞转化特异性(erythroblast transformation specific, ETS)基因 *FLI-1*、*ERG* 及 *ETV-1* 与其他基因融合是尤因肉瘤和前列腺癌的共同驱动性事件。*EWS-FLI1* 和 *EWS-ERG* 基因融合分别发生于～90% 和～10% 的尤因肉瘤,而 *ERG* 及 *ETV1* 与 *TMPRSS2* 基因融合发生于 50% 和 5% 的前列腺癌。*EWS-FLI1* 经由 *SLFN11* 促进 PARP1 表达,而 *TMPRSS2*-ERG 则直接与 PARP1 相互作用。其他潜在的非 HRR 缺陷疗效标志物还包括 FOXO3A(forkhead box O3A)和 CDK5 等。

3. 耐药机制

与其他抗肿瘤药物一样,肿瘤对 PARP 抑制剂同样会产生耐药性。现有的不同 PARP 抑制剂之间具有较强的交叉耐药性,但与其他作用机制的 DNA 相关抗肿瘤药物、其他分子靶向药物、微管抑制剂等的交叉耐药性较弱,并且不同 PARP 抑制剂显示出一定特异性。此外,在一些特定遗传缺陷、特定组织来源的 PARP 抑制剂耐药肿瘤细胞,对一些抗肿瘤药物如紫杉醇、血管生成抑制剂或酪氨酸激酶抑制剂还显示出高敏感性。肿瘤对 PARP 抑制剂耐药性产生速度与其他分子靶向药物相似,一般发生在治疗开始后 6 个月左右;但产生机制显著不同于其他分子靶向药物,迄今未见 PARP 抑制剂导致其直接作用靶标(*PARP1* 和 *PARP2*)突变而耐药的报道。这些特点赋予了 PARP 抑制剂耐药的独特性。

肿瘤对 PARP 抑制剂耐药的机制复杂,迄今并未完全阐明;而且,由于该类药物临床使用时间尚短,多种源于实验室的发现还有待临床予以证实。已知的耐药机制主要包括:HRR 因子的继发性回复突变、*53BP1* 及 *REV7* 下调或缺失、靶标(*PARP1*)表达减少以及药理学因素(如 P-gp 表达增加)等。

(1) HRR 因子的继发性回复突变

BRCA1、*BRCA2*、*RAD51C/D* 等突变导致 HRR 缺陷,是 PARP 抑制剂通过协同致死机制产生抗肿瘤作用的关键基础。临床前和临床证据均显示,这些突变的 HRR 因子在 PARP 抑制剂处理或治疗过程中发生继发性回复突变,从而导致 HRR 功能部分或全部恢复,是肿瘤对 PARP 抑制剂产生获得性耐药的重要机制之一。*BRCA1* 和 *BRCA2*

的继发性回复突变可以发生于不同肿瘤(如卵巢癌、胰腺癌)且可以有不同的表现形式;除 PARP 抑制剂外,铂类药物也可引起。但目前对这种回复突变产生的原因、规律以及如何避免等尚缺乏了解,对该类耐药肿瘤的治疗也还未形成规范性的处置方式。

(2) *53BP1* 及 *REV7* 下调或缺失

53BP1 和 *REV7* 主要调控 DSB 修复通路的选择。*53BP1* 表达减低、缺失或突变导致 *BRCA1* 缺陷或 *ATM* 缺陷的乳腺癌和卵巢癌(细胞)对 PARP 抑制剂耐药,但是并不影响 *BRCA2* 缺陷肿瘤对 PARP 抑制剂的敏感性。*53BP1* 缺陷(表达减低、缺失或突变)是仅次于 HRR 因子继发性回复突变的、目前最为明确的又一 PARP 抑制剂获得性耐药机制。*REV7* 位于 *53BP1* 的下游,发挥与 *53BP1* 相似的功能,其缺陷也导致 *BRCA1* 缺陷细胞 HRR 功能恢复,从而引起 PARP 抑制剂的耐药。

(3) 靶标(*PARP1*)表达减少

虽然 *PARP1* 是现有 PARP 抑制剂的主要抗肿瘤作用靶标,但迄今未见 PARP 抑制剂通过引起其突变而产生耐药的报道。在 PARP 抑制剂 Veliparib 的获得性耐药细胞中则发现 *PARP1* 表达减少,并贡献于其耐药性。然而,*PARP1* 表达减少似乎并非 PARP 抑制剂获得性耐药的普遍机制。

(4) 药理学因素

能够减少 PARP 抑制剂到达其作用靶标的因素,均可能因对靶标作用的减弱而引起耐药。其中,最受关注的是药物转运蛋白如 P-糖蛋白(P-glycoprotein, P-gp)表达增加。P-gp 可以减少细胞对其底物(药物)的摄取、促进已进入细胞的底物外排,从而减少相关药物在细胞内的蓄积,降低药物在细胞内靶标的浓度。已知 PARP 抑制剂奥拉帕尼是 P-gp 的底物,并发现奥拉帕尼的处理可以诱导 P-gp,导致耐药。但是,P-gp 高表达导致 PARP 抑制剂耐药这一机制目前还未在临床上得到证实,其对 PARP 抑制剂临床耐药的意义和重要性仍待阐明。

(5) 其他机制

PARP 抑制剂的获得性耐药可能还涉及其他多种机制,但还需要更多的证据特别是临床证据才能确认。具体包括:①经表观遗传机制导致 *BRCA1* 表达增加/重新表达,例如 *BRCA1* 启动子甲基化水平的降低/缺失。②复制叉稳定性增加,例如 DNA 损伤应答蛋白 PTIP 缺失减少复制叉处核酸酶的降解,增加复制叉稳定性,导致 *BRCA1/2* 缺陷细胞对 PARP 抑制剂和顺铂耐药。但 PTIP 缺失的细胞,其 HRR 功能并未恢复。③一些 microRNA 的异常表达,例如 *miR-622*、*miR-96*、*miR-107*、*miR-222*、*miR-182* 的异常表达可通过影响 NHEJ 和/或 HRR 功能而引起 PARP 抑制剂耐药。④c-Met 表达增加。c-Met 介导 PARP1 的 907 位苏氨酸磷酸化,产生 p-T907-PARP1;p-T907-PARP1 的酶活性增强、与 PARP 抑制剂的结合能力减弱,导致 PARP 抑制剂耐药。⑤HOX 家族蛋白过表达,例如 HOXB9 激活 TGF-β、招募 ATM 于 DSB 位点处,HOXA9 高表达促进 *RAD51* 点灶的形成,增强 HRR 功能。⑥mTOR 通路使核糖体蛋白 S6 磷酸化。在 *BRCA1* 缺陷细胞,S6 的所有磷酸化位点 S235、S236、S240、S244、S247 的磷酸化均增加 PARP 抑制剂的耐药性,可能与其恢复 *BRCA1* 缺陷肿瘤细胞 HRR 功能有关。⑦炎症反应可通过影响 NF-κB 信号通路,导致 PARP 抑制剂耐药。

4. 联合用药方案

目前已被批准应用于临床抗肿瘤治疗的 PARP 抑制剂奥拉帕尼、卢卡帕尼、尼拉帕尼均采用单药治疗方式,联合用药治疗方案仍处于临床试验中。在研联合用药方案包括与铂类(卡铂、顺铂)、替莫唑胺、紫杉醇、血管生成抑制剂 Cediranib 等联用,主要针对多种没有携带 HRR 缺陷的实体瘤如乳腺癌、卵巢癌、前列腺癌、神经胶质瘤、非小细胞肺癌、胃癌、黑色素瘤等开展临床试验。

5. 展望

PARP 抑制剂是重要的个性化抗肿瘤药物类别,可以单独用于携带 HRR 缺陷肿瘤的治疗。目前公认的疗效标志物为 *BRCA1* 和 *BRCA2* 突变,但有多种其他潜在疗效标志物处于研究过程中。肿瘤对 PARP 抑制剂的耐药显示出一定的独特性;其机制复杂,除主要与突变 *BRCA1* 和 *BRCA2* 的继发性回复突变以及 *53BP1* 缺陷有关外,还可能存在多种其他机制。PARP 抑制剂联合用药主要针对 HRR 完善肿瘤,但目前均仍处在临床试验阶段。

PARP 抑制剂未来研究重点需关注如下问题:①发现并确证 PARP 抑制剂新的疗效标志物或标志物组合物,拓展其临床适应证并提高其治疗的精准性;②在不同遗传背景的肿瘤中,揭示 PARP 抑制剂临床耐药产生的规律、机制和耐药标志物,建立临床耐药预测监控体系,针对性地研发能够克服其耐药性的新型 PARP 抑制剂;③PARP 抑制剂临床毒性的预测与监控标志物总体来讲尚属空白,需要加强该领域的基础和应用研究;④针对 HRR 完善肿瘤开展联合用药研究,将可能极大地扩大 PARP 抑制剂的临床应用范围。开展联合用药相关的疗效标志物、联合用药作用机制、毒性作用及其机制等研究,将有助于推动相关联合用药方案进入临床应用。

(缪泽鸿)

5.1.3　ALK 抑制剂

ALK 融合基因是继 *EGFR* 基因突变后在非小细胞肺癌中发现的又一肿瘤驱动基因,由辉瑞(Pfizer)公司研发的针对 *ALK* 融合基因的靶向治疗药物——Crizotinib 在短短 4 年内即经历从临床前研究、早期临床研究到批准上市的历程,是靶标明确、检测方法

成熟的靶向药物的成功典范,2011 年 8 月被美国 FDA 批准用于治疗 ALK 阳性的局部晚期或转移性的非小细胞肺癌。Crizotinib 作为 ALK 融合基因阳性 NSCLC 患者的一线治疗药物,临床疗效显著。2011 年美国国家综合癌症网络(NCCN)推荐 Crizotinib 作为 ALK 阳性晚期 NSCLC 患者的标准治疗药物,其地位甚至超越了常规化疗药物。但是在最初使用 Crizotinib 获得显著缓解后,患者平均在用药 6～12 个月后产生克唑替尼获得性耐药。目前有 3 个 ALK 二代抑制剂上市,数个 ALK 二代抑制剂进入临床阶段、针对克服 Crizotinib 系列突变以及改善透脑能力。其中由诺华(Novatis)开发的 Ceritinib (LDK378)已于 2014 年 5 月在美国上市,用于二线治疗 ALK 阳性转移性 NSCLC, 2017 年 5 月被美国 FDA 批准用于一线治疗 ALK 阳性 NSCLC;由罗氏(Roche)开发的 Alectinib(CH5424802)于 2014 年 9 月在日本上市用于治疗晚期不可切除的 ALK 融合基因阳性 NSCLC 患者,2017 年 11 月被美国 FDA 批准用于一线治疗 ALK 阳性 NSCLC;由 Ariad 公司针对 ALK-/EGFR-TKI 双重靶标药物的 Brigatinib(AP26113)于 2017 年 4 月在美国上市用于治疗 Crizotinib 治疗后疾病进展或不耐受的 ALK 阳性转移性非小细胞肺癌(NSCLC)患者。辉瑞公司的 ALK/ROS1 双重靶标药物 Lorlatinib(PF-06463922) 2017 年被美国 FDA 授予重大突破新药资格,其对二代抑制剂耐药的高发位点 G1202R 活性显著,被誉为 ALK 的三代抑制剂,2018 年 11 月美国 FDA 批准 Lorlatinib 上市,用于既往一种或多种 ALK 抑制剂用药疾病进展的 ALK 阳性转移性非小细胞肺癌(NSCLC)患者的治疗。本节综述代表性 ALK 抑制剂的临床有效性、典型不良反应、耐药机制以及临床在研联合用药策略。

1. 代表性 ALK 抑制剂临床有效性

(1)克唑替尼(Crizotinib)

2011 年 6 月,在芝加哥召开的第四十七届 ASCO(American Society of Clinical Oncology)会议上,研究者公布了 Crizotinib 首个 I 期临床试验(PROFILE 1001)拓展组的更新结果,主要研究了 Crizotinib 对 ALK 阳性 NSCLC 患者总生存率的影响。对于使用二线/三线 Crizotinib 治疗的 82 例晚期 ALK 阳性 NSCLC 癌患者(1 年和 2 年生存率分别为 70% 和 55%),与未服用 Crizotinib 的 23 例 ALK 阳性 NSCLC 对照者相比(1 年和 2 年生存率分别为 44% 和 12%),生存期(overall survival, OS)显著延长。另一项在 119 例 ALK 阳性非小细胞肺癌患者的临床研究中,患者每天 2 次口服 250 mg Crizotinib, 28 天为一个治疗周期,总体客观响应率(overall response rate, ORR)为 61%,其中完全缓解(complete response, CR)2 例,部分缓解(partial response, PR)69 例,疾病稳定(stable disease, SD)31 例,临床获益率(CR＋PR＋SD)为 88%。在此会议上,另一项跨国的 II 期非随机开放性单臂研究结果也被公布,136 例局部晚期或转移性 ALK 阳性非小细胞肺癌患者接受 Crizotinib 治疗(每次口服 250 mg,每天 2 次,每个治疗周期 21 天)。根据研究者的评估,完全缓解(CR)1 例,部分缓解(PR)67 例,总体客观缓解率(objective response rate, ORR)为 50%。在能够进行相应药物治疗的患者群体中,79% 的患者在治疗前 8 周即获得客观的肿瘤反应(objective tumor response)。中位缓解持续时间为 41.9 周。基于后面两项研究,美国 FDA 批准 Crizotinib(Xalkori®)用于治疗局部晚期或转移性非小细胞肺癌。

Crizotinib 不仅用于 ALK 阳性非小细胞肺癌的治疗,Crizotinib 在其他肿瘤中的临床研究也在开展中。2017 年 8 月 Brenda J.Weigel 公布了 Crizotinib 在 ALK 异常的间变性大细胞淋巴瘤和炎性肌纤维母细胞瘤患者中的治疗获益数据。截至发表时间,总共招募了 26 例复发/难治性 ALK 阳性间变性大细胞淋巴瘤和 14 例转移性或不能手术的 ALK 阳性间变性大细胞淋巴瘤患者。其中,间变性大细胞淋巴瘤患者接受 165 或 280 mg/m² 的 Crizotinib 治疗,总有效率分别为 83%(5/6 例)、80%(16/20 例)。而炎性肌纤维母细胞瘤患者治疗的剂量分别为 100 mg、165 mg 或 280 mg/m²,部分响应率分别为 0%(0/6 例)、10%(2/20 例)或 50%(7/14 例)。

(2) 色瑞替尼(Ceritinib)

诺华(Novatis)开发的 Ceritinib 于 2014 年 5 月在美国上市,用于二线治疗 ALK 阳性转移性非小细胞肺癌。在一项多中心、单臂、开放的 I 期临床试验(ASCEND-1)中,共纳入了 246 例患者,其中 163 例转移性的 ALK 阳性对 Crizotinib 不耐受或 Crizotinib 治疗疾病进展(91%)的 NSCLC 患者,83 例为从未接受过 ALK 抑制剂治疗的患者。所有患者每天接受 750 mg 的 Ceritinib,无论治疗前是否接受过 ALK 抑制剂治疗,接受 Ceritinib 治疗后均有较大的获益,总缓解率为 61.8%,其中 CR 为 1.6%, PR 为 60.2%,中位缓解持续时间(duration of response)为 9 个月。对于其中 94 例经过核共振成像(magnetic resonance imaging, MRI)或者 CT 扫描确认脑转移的患者,19 例先前未接受 ALK 抑制剂治疗,颅内疾病控制率为 79%(15/19);而 75 例先前接受 Crizotinib 治疗的患者中,颅内控制率为 65%(49/75)。ASCEND-2 临床实验主要研究 Ceritinib 对先前接受化疗和/或Crizotinib 治疗患者的有效性。该临床试验招募了 140 例患者,患者之前接受了 2 次或更多的治疗方案,且先前均有接受 Crizotinib 治疗。140 名患者接受 750 mg 的 Ceritinib 治疗,4 例患者为 CR, 50 例患者为 PR,总体 ORR 为 38.6%,疾病控制率为 77.1%(108/140),无进展生存期(progression free survival, PFS)为 5.7 个月。其中 100 例脑转移患者治疗颅内总有效率为 45%。

(3) 艾克替尼(Alectinib)

ALK 二代抑制剂 Alectinib 由罗氏子公司 Chugai 开发,2014 年 7 月率先在日本上市。2015 年 12 月获得美国 FDA 批准上市,用于治疗 *ALK* 阳性 Crizotinib 耐药或者不耐受的转移性非小细胞肺癌患者。AF-001JP 是一项多中心单臂开放的 Ⅰ/Ⅱ 期临床试验,其中 Ⅰ 期临床主要研究目标是获得 Alectinib 对未经 Crizotinib 治疗的 *ALK* 阳性非小细胞肺癌患者的推荐使用剂量,Ⅱ 期临床研究根据推荐使用剂量研究临床有效性。2014 年 2 月,AF-001JP 的 Ⅱ 期结果被公布,46 例患者中,中位治疗时间超过 23 个月,ORR 为 93.5%,CR 为 19.6%,两年无进展生存期率为 76%,总生存率为 79%。另一项 AF-002JP 的 Ⅰ/Ⅱa 临床研究中,对经 Crizotinib 治疗耐药的 *ALK* 阳性非小细胞肺癌患者以及对脑转移患者的显示,可评估的 44 例患者中,ORR 为 55%,其中 CR 为 2%;在 21 例伴有中枢神经系统转移的患者中,ORR 为 52%,其中 CR 为 29%。

NP28673 与 NP28761 两项 Ⅱ 期临床试验主要观察 Alectinib 对经 Crizotinib 治疗耐受的 *ALK* 阳性非小细胞肺癌患者的有效性和安全性。其中 NP28673 临床试验招募了来自 16 个国家的 138 例患者,每天 2 次口服 600 mg Alectinib,在 122 例可评估患者中,ORR 为 49.2%,疾病控制率(Disease Control Rate, DCR)为 79.5%。对于既往接受化疗和/或 Crizotinib 治疗($n=96$)的患者,ORR 为 43.8%,DCR 为 78.1%。对于基线可测量中枢神经系统(central nervous system, CNS)疾病患者($n=34$),ORR 为 55.9%,其中包括 5 例 CR。NP28761 临床试验主要招募了来自美国和加拿大的 87 名经荧光原位杂交(Fluorescence In Situ Hybridization, FISH)检测为 *ALK* 阳性的非小细胞肺癌患者,在可评估的 69 例患者人群中,ORR 为 47.8%,DCR 为 79.7%;对于其中 16 例 CNS 转移患者 ORR 为 68.8%,DCR 为 100%。

(4) 布格替尼(Brigatinib)

非小细胞肺癌 Ⅱ 期试验 ALTA 研究(NCT02094573)是一项双臂、开放、多中心临床研究,主要评价 Brigatinib 对 Crizotinib 用药期间发生肿瘤进展或无法耐受 Crizotinib 的 *ALK* 融合基因阳性的已经发生转移的非小细胞肺癌患者的有效性。该临床试验招募了 222 位 *ALK* 阳性而且 Crizotinib 耐药的晚期非小细胞肺癌患者。患者被随机分成两组,第一组 112 例患者每天口服 90 mg Brigatinib;第二组 110 例患者前 7 天每天口服 90 mg,之后每天口服 180 mg Brigatinib。第一组总体 ORR 为 45%,其中 1 例 CR,49 例 PR;第二组总体 ORR 为 54%,4 例 CR,55 例 PR。其中第一组 112 例病例中 26 位患者具有明显的脑转移,接受 Brigatinib 治疗后,42% 的患者颅内肿瘤有明显缩小,而第二组 110 例患者中 18 位患者具有明显的脑转移,67% 的患者在接受 Brigatinib 治疗后颅内肿瘤缩小。2015 年美国临床肿瘤学会(ASCO)公开了一项正在进行的单臂、开放标签、多中心的 Ⅰ/Ⅱ 期临床研究(NCT01449461)的信息。在 78 例可评估的 *ALK* 阳性非小细胞肺癌患者中,有 58 例出现应答反应,ORR 为 74%。其中在 70 例先前接受 Crizotinib 治疗的患者中,ORR 为 71%,8 例未接受 Crizotinib 治疗的患者均能响应 Brigatinib 治疗。

(5) 劳拉替尼(Lorlatinib)

2017 年 12 月 Benjamin J Solomon 团队公开了一项开放标签、单组、安全性/有效性评估的 I/II 期临床试验(NCT01970865)结果。2014 年 1 月 22 日至 2015 年 7 月 10 日,54 例患者接受至少一次 Lorlatinib 治疗。其中 *ALK* 阳性 41 例(77%),*ROS1* 阳性 NSCLC 12 例(23%),1 名患者无法获得 *ALK* 和 *ROS1* 状态;28 名(52%)患者接受了两种或更多的 TKIs,39 名(72%)患者有 CNS 转移。第二阶段,患者接受每天 1 次100 mg 的 Lorlatinib 治疗。对于 *ALK* 阳性患者,41 例患者中有 19 例(46%)具有客观的肿瘤反应,19 例药物治疗响应患者中 8 例患者具有客观的颅内肿瘤反应;对于接受过两种或两种以上 TKI 的患者,26 例患者中有 11 例(42%)有客观反应,其中有数例患者为 *G1202* 突变。在 32 例 *ALK* 阳性具有基线可测或不可测的中枢神经系统疾病患者中,10 例患者治疗后具有完全或部分的颅内反应,其中 5 例患者先前接受过两种或两种以上不同的 ALK 抑制剂治疗,包括 ALK 二代抑制剂。临床 I/II 期试验第二阶段数据显示,Lorlatinib 一线治疗的 30 位未接受过先前治疗的 *ALK* 阳性的 NSCLC 患者,ORR 为 90%,疾病控制率为 97%;Lorlatinib 二线或者三线治疗的 59 位先前使用过 Crizotinib 或 Crizotinib 和化疗联合治疗的患者,ORR 高达 69%;对于既往使用过 2~3 种 ALK 抑制剂外加化疗的患者,Lorlatinib 的 ORR 仍然可达到 39%。

2. ALK 抑制剂不良反应

(1) 克唑替尼(Crizotinib)

在一项多中心、单臂二期临床试验中(PROFILE 1005),*ALK* 阳性非小细胞肺癌患者接受每天 2 次口服 250 mg Crizotinib 治疗,连续治疗 3 周。1 066 例患者接受了 Crizotinib 治疗,与治疗有关的不良事件主要为视力障碍(58%)、恶心(51%)、腹泻(47%)和呕吐(47%)。其他常见事件(≥30%)是水肿(38%)、便秘(35%)和转氨基转移酶升高(30%)。最常见的 3 或 4 级治疗相关的不良事件为中性粒细胞减少(13%)和转氨基转移酶升高(8%)。在另一项关于 Crizotinib 与化疗作为 *ALK* 阳性肺癌一线用药的对比研究(PROFILE 1007)中发现克唑替尼常见的不良事件大多是 1~2 级:视觉障碍、胃肠道不良反应,同时 16% 的病例发生 3~4 级肝转氨酶水平升高。

(2) 色瑞替尼(Ceritinib)

I 期临床(ASCEND-1)试验确定了 Ceritinib 的最大耐受剂量(maximum tolerated dose, MTD)为 750 mg,750 mg 也是 Ceritinib 上市后临床试验推荐剂量。基于 255 例(246 例为 NSCLC,9 例为其他瘤种)*ALK* 阳性患者的安全性数据,所有患者每天服用 Ceritinib 的剂量为 750 mg,中位用药时间为 6 个月。59% 的患者发生了由于不良事件导致的药物减量。最常见的导致药物减量或中止给药的不良事件(发生率为 10% 以上)包括:谷丙转氨基转移酶(alanine transaminase,ALT)升高(29%)、恶心(20%)、天冬氨酸转氨酶(aspartate aminotransferase,AST)升高(16%)、腹泻(16%)和呕吐(16%)。发生率 ≥2% 的严重不良事件包括惊厥、肺炎、ILD(间质性肺炎)/局限性肺炎、呼吸困难、脱水、高血糖、QT 间期延长和恶心。致死的不良事件发生率为 5%,包括肺炎(4 例)、呼吸衰竭、ILD/局限性肺炎、气胸、胃出血、一般身体情况恶化、肺结核、心脏填塞、脓毒症患者(各 1 例)。10% 的患者发生了不良事件导致的中止给药,最常发生的不良事件(发生率为1% 以上)为肺炎、ILD/局限性肺炎和食欲下降。

(3)艾克替尼(Alectinib)

AF-001JP 临床试验安全性数据显示,Alectinib 耐受性良好,最常见不良反应为味觉障碍(30%)、天冬氨酸转氨基转移酶(AST)升高(28%)、胆红素增加(30%)和皮疹(28%),均为 1/2 级不良反应。在 46 例受试者中,有 12 例(26%)出现了与治疗相关的3 级不良反应事件,其中,有 2 例患者出现了中性粒细胞计数降低和血肌酸磷酸激酶升高,但并未发生 4 级不良反应事件或死亡事件。2014 年 2 月更新的安全性数据显示,发生率超过 25% 的常见治疗相关不良反应为味觉障碍、AST 升高、胆红素升高、血肌酐升高和皮疹,多数不良反应为 1~2 级。14 例患者发生治疗相关 3 级不良反应(ALT 升高、中性粒细胞降低和肌酸磷酸激酶升高各 2 例),未发现治疗相关 4~5 级不良反应。安全性与上述报告类似,证实了 Alectinib 长期给药的良好耐受性。

AF-002JP 临床试验安全性数据显示,47 例患者中有 12 例发生了由于不良事件引起的剂量下调或暂停给药。多数不良事件为 1~2 级,包括乏力(14 例,30%)、肌痛(8 例,17%)、外周水肿(8 例,17%),7 例(15%)患者发生了 1~2 级恶心,6 例(13%)患者发生了 ALT 升高和光敏反应。最常见的 3~4 级不良事件为 γ-谷氨酰转肽酶升高(2 例,4%)、中性粒细胞减少(2 例,4%)和低磷酸盐血症。3 例患者发生了 1 级的视力障碍,后来在没有进行剂量调整的情况下得到了恢复。3 例患者发生了 4 级的严重不良事件,但都被认为与试验药物无关。

(4)布格替尼(Brigatinib)

临床 Ⅱ 期试验 ALTA(NCT02094573)研究过程中,Brigatinib 展现了较好的安全性,主要的 1~2 级不良反应是腹泻(28.5%)、乏力(32.5%)、恶心(36.5%)、呕吐(23.4%);较为常见的 3~4 级不良反应是肺炎(4.1%)、高血压(5.9%)、呼吸困难(2.3%)、缺氧(1.4%)、出疹(2.7%)等。

(5)劳拉替尼(Lorlatinib)

2017 年 12 月 Benjamin J. Solomon 团队公布临床试验(NCT01970865)结果,54 例患

者中最常见的治疗相关不良反应是高胆固醇血症(72%)、高三酰甘油酯血症(39%)、周围神经病变(9%)和周围性水肿(39%)。

3. ALK 抑制剂耐药机制

ALK 融合基因阳性患者经过 ALK 靶向抑制剂治疗敏感期后不可避免地出现获得性耐药。获得性耐药的机制大概可以分为两类：靶基因的改变(on-target)导致小分子抑制剂对 ALK 激酶抑制活性减弱；替代信号通路(off-target)的激活使肿瘤细胞对 ALK 信号通路失去依赖性。

(1) on-target 耐药机制

A. *ALK* 基因突变

由于 Crizotinib 治疗引起的耐药突变有 *1151TINS*、*L1152R*、*C1156Y*、*F1174L/V*、*I1171T*、*L1196M*、*D1203N*、*S1206Y*、*G1269A/S*，其中 *L1196M* 突变为主要突变，占耐药突变比例的 50%；Ceritinib 治疗耐药的突变有 *G1202R*、*F1174C/V*、*C1156Y*、*D1203N*，其中 *G1202R* 为主要耐药突变，占耐药突变的 20%~50%；Alectinib 耐药患者中的氨基酸突变有 *I1171S/T/N*、*G1202R*，主要耐药突变为 *G1202R*，占总体耐药突变比例 30% 左右；最新发现的 *L1198F* 可以导致对 Lorlatinib 耐药。ALK 氨基酸突变与抑制剂耐药的机制正在逐渐研究之中，基于计算机建模分析显示，T1151 插入可能会破坏催化位点 T1150 和 β1~β2 环上的近邻 ATP 结合位点的 E1129 羧基骨架之间的关键氢键，导致 ATP 能够更有效地与 Crizotinib 竞争结合 ALK 激酶；L1152 残基位于 3-链中并与C-螺旋相互作用，此残基突变可能降低了野生型自我抑制的构象；Cys1156 不直接与Crizotinib 发生相互作用，但 Cys1156 直接与 Leu1152 相互作用，此残基突变影响Leu1152 残基作用，从而使激酶自我抑制构象不稳定；氨基酸残基 I1171 位于连接 ALK激酶的两个主要叶片的疏水性调节性脊柱(R-spine)上，I1171 残基突变导致 ALK 激酶易于形成激活的构象，且它可能与 V1180 形成氢键以稳定激活构象的激酶；Phe1174 位于C-螺旋的 C-末端，在非激活状态，Phe1174 与 DFG 基序的 Phe1271 和远端 E-螺旋的Phe1245 结合形成疏水核心的一部分，Phe1174 的突变导致其与 Phe1245 的空间相互作用减弱，从而使得后者呈现激活的状态；Leu1196 位点位于 ATP 结合口袋的底部，*L1196M* 突变后形成空位阻，影响了 Crizotinib 的结合。*L1198F* 突变主要通过形成空间位阻效应，导致 Lorlatinib 不能结合。*G1202R* 突变引入了一个较大的碱性残基，形成了空间位阻，干扰了抑制剂与激酶的结合；*S1206Y* 突变可能使 Ser1206 的侧链羟基与D1203 的羧酸酯相互作用不稳定，而且 *S1206Y* 的较大酪氨酸侧链导致溶剂区周围构象发生变化，尤其是较大的酪氨酸可能与配体发生碰撞，导致药物的碱性吗啉化学部分与酸性 E1210 之间的互补静电相互作用的不稳定。Gly1269 位于 ATP 结合口袋并与

Crizotinib 结合,转化为丙氨酸,可能直接阻断 Crizotinib 结合。

B. ALK 基因扩增

2012 年 Jeffrey A. Engelman 等人对患者耐药肿瘤样本进行分析发现,1 例样本中 ALK 基因发生扩增。基因拷贝数的增加可能导致 Crizotinib 仅能抑制部分 ALK 基因的活性,但是少量激活的 ALK 基因即可维持下游信号通路的激活。

C. ALK 融合基因丢失

2012 年 D.Ross Camidge 团队、2014 年 Daruka Mahadevan 团队分别报道在 ALK 阳性 Crizotinib 治疗耐药的患者中 FISH 检测发现 EML4-ALK 蛋白表达丢失。2015 年 Katsuyuki Kiura 团队发现利用 Alectinib 刺激 NCI-H2228 细胞株构建的获得性耐药细胞株中 EML4-ALK 蛋白表达丢失。靶蛋白丢失已经成为 ALK 抑制剂重要的耐药机制之一。

（2）off-target 耐药机制

2012 年 Jeffrey A.Engelman 报道在麻省总医院 18 例 Crizotinib 获得性耐药的标本中,17 例标本经免疫组织化学方法检测出 EGFR 磷酸化,在细胞系研究中发现,抑制 EGFR 可使耐药细胞系对克唑替尼恢复敏感性。同时,18 例样本中,2 例标本经 FISH 方法检测发现高水平的 c-KIT 基因扩增。通过免疫组化法还发现在耐药标本实性成分的间质细胞中,c-KIT 配体干细胞因子 SCF 表达增加。体外实验证实单独 c-KIT 过表达不能介导对 Crizotinib 的耐药,额外添加 SCF 因子后,细胞对 Crizotinib 高度耐药。2012 年 Kazuhiko Nakagawa 团队与 2016 年 Li Liu 团队对 ALK 抑制剂耐药肿瘤样本分析发现,EGF 因子自分泌或者 HER2 的扩增等因素致使的 HER2 受体的激活可以致使 ALK 抑制剂耐药。旁路信号通路的激活导致肿瘤细胞对 ALK 通路的依赖降低,进而导致 ALK 抑制剂对肿瘤细胞生长抑制作用的减弱。

4. 联合用药

为了克服下游信号通路、旁路信号通路的激活导致 ALK 抑制剂的耐药或者 ALK 受体表达导致的其他靶向治疗药物的耐药,已有多个靶向抑制剂与 ALK 抑制剂联合用药正在开展临床研究,涉及与 HSP90 抑制剂、MEK 抑制剂、mTOR 抑制剂、CDK4/6 抑制剂等。

NCT01712217、NCT0177279、NCT01579994 三项临床试验主要研究 HSP90 抑制剂与 ALK 抑制剂联合使用的安全性与有效性。热休克蛋白 90（heat shock protein 90,HSP90）是哺乳动物细胞内重要的分子伴侣蛋白,对于其客户蛋白的装配、运转、折叠以及降解发挥着十分重要的作用。HSP90 的客户蛋白有 280 多种,其中 48 种与细胞生长或信号转导相关,大量客户蛋白是致癌基因的表达产物,其中多个已是临床上明确的抗肿瘤药物作用靶标,如 EGFR、MET、ALK 等。抑制 HSP90 的功能可导致其客户蛋白通过泛素-蛋白酶复合体途径进行降解,因此抑制 HSP90 可以从多环节多途径影响癌细胞生长和存活,避免了单靶标治疗可能产生的耐药性。HSP90 抑制剂可特别用于治疗对 ALK 抑制剂耐药的 NSCLC 患者,或者可作为与 ALK 抑制剂组合的一线疗法。

NCT03087448、NCT03202940 两项临床试验研究 ALK 与 MEK 抑制剂的联合用药对于晚期 NSCLC 的治疗。临床前研究发现 *MEK1* 突变可以导致 ALK 抑制剂耐药,而且旁路途径往往通过激活 MAPK—MEK—ERK 信号通路驱动肿瘤细胞的增殖。临床研究者希望通过联合用药阻止肿瘤的生长并且延长 ALK 抑制剂的耐药。

NCT02321501 临床试验是一项 ALK 抑制剂与 mTOR 抑制剂的联合用药治疗 *ALK* 融合基因阳性 NSCLC 的临床研究。mTOR 表达与临床 EGFR 抑制剂耐药相关,虽然 PI3K-AKT 激活在 *ALK* 重排和 *ROS1* 重排的非小细胞耐药中报道较少,但是 PI3K-AKT 信号通路在肿瘤细胞生存与抗凋亡中扮演重要作用。药物的联合使用可以削弱肿瘤生长的促进信号,同时降低肿瘤细胞对凋亡的抵抗作用,提高药物治疗效果。

临床研究发现,在周期通路完整的细胞中,CDK4/6 抑制剂的作用效果均比较明显, ALK 抑制剂与 CDK4/6 抑制剂的联合用药正在进行临床试验(NCT02292550)。肿瘤细胞的一个显著特征是不受控制的过度细胞增殖。诸多信号通路包括耐药激活的 EGFR、 HER2 最终都集中作用于细胞周期,从而使肿瘤细胞分裂加快。联合 CDK4/6 抑制剂与 ALK 抑制剂有望进一步提高肿瘤的治疗效果。

2017 年多家癌症研究机构启动了 ALK 抑制剂与 PD-1/PD-L1 抑制剂联合治疗的临床试验(NCT02898116 NCT02393625、NCT02511184、NCT02584634、NCT02013219)。 免疫检查点是人体免疫系统中发挥保护作用的分子,防止 T 细胞过度激活导致的炎症损伤等。而肿瘤细胞利用人体免疫系统这一特性,通过过度表达免疫检查点分子,抑制人体免疫系统反应,逃脱人体免疫监视与杀伤,从而促进肿瘤细胞的生长。免疫检查点抑制剂治疗通过抑制免疫检查点活性,释放肿瘤微环境中的免疫刹车,重新激活 T 细胞对肿瘤的免疫应答效应,从而达到抗肿瘤的作用。2015 年 Isamu Okamoto 团队研究发现, EML4-ALK 的表达与 PD-L1 的表达呈正相关。在工具细胞中,表达 EML4-ALK 显著增加 PD-L1 的表达。ALK 可能诱导 PD-L1 表达,并在促进非小细胞肺癌免疫逃逸过程中发挥重要作用。ALK 抑制剂与免疫治疗的联合使用将会增强免疫检查点抑制剂的治疗效果。

5. 序贯用药

(1) 基于精准诊断的 ALK 抑制剂精准个性化序贯用药

2015 年 Jeffrey A.Engelman 团队报道了一名 52 岁的转移性 *ALK* 重排非小细胞肺癌患者的治疗状况。患者首先接受了一线 Crizotinib 治疗,疗效持续了 18 个月。淋巴结活检显示 *ALK C1156Y* 突变并更改治疗方案,接受 Ceritinib 治疗。5 周后再次进行 CT

扫描显示肝转移病变,患者接受热休克蛋白90(HSP90)抑制剂(AUY922)治疗,疾病迅速恶化。然后给予患者化疗(卡铂-培美曲塞)治疗6个月。化疗再次复发后,尝试克唑替尼治疗,但是治疗无效。患者入组 Lorlatinib 的 I 期临床试验,患者肿瘤负荷降低了41%。8个月后,CT 显示肝转移恶化,患者抗肝损伤的活检揭示了两个 *ALK* 抗性突变(*C1156Y*、*L1198F*)。ALK 突变激酶结合活性及 BaF3 工具细胞株增殖检测提示 Crizotinib 可以对这种化合物突变体具有活性。最后患者重新开始使用 Crizotinib 治疗。治疗后患者的临床症状得到迅速而显著的改善,并且肝功能衰竭得到了有效缓解。*L1198F* 突变后,激酶与 Crizotinib 的结合活性比未突变的激酶更强。ALK 三代抑制剂耐药突变却对一代 ALK 抑制剂 Crizotinib 敏感,形成了一个针对机制的精准序贯用药选择,患者的生存期得到了大幅度延长,是个性化精准序贯治疗的范例。

(2)一线用药:ALK 一代抑制剂和二代抑制剂

既往 PROFILE1005、PROFILE1007、PROFILE1014 等研究推动了 Crizotinib 作为 *ALK* 融合阳性 NSCLC 治疗的关键药物,但是由于耐药及血脑屏障渗透性较差,Crizotinib 一线治疗 PFS 仅 5.6～11 个月。根据临床前数据比较发现,ALK 二代抑制剂比一代抑制剂 Crizotinib 具有更强的 ALK 激酶抑制活性。动物模型和初步的临床试验数据证实 ALK 抑制剂能够克服多种 Crizotinib 耐药突变及良好的颅内肿瘤控制能力。2017 年美国临床肿瘤学会(ASCO)年会上 Alice Tsang Shaw 公布了 ALEX 临床研究(NCT02075840)结果并同步发表于《新英格兰杂志》。此三期临床实验比较了当前标准的克唑替尼与 ALK 二代抑制剂 Alectinib 对先前未经治疗的晚期 *ALK* 阳性非小细胞肺癌患者,包括无症状 CNS 患者的治疗差异性。此临床试验中,303 例患者随机分组接受 Alectinib(600 mg,每日 2 次)或 Crizotinib(250mg,每日 2 次)治疗。截至 2017 年 2 月,相较于 Crizotinib,Alectinib 显著降低疾病进展或死亡风险。由独立评审委员会评估的中位 PFS,Alectinib 治疗组为 25.7 个月,而 Crizotinib 治疗组仅 10.4 个月。克服肿瘤中枢神经脑转移方面,Alectinib 治疗组的 12 个月累计 CNS 进展率仅为 9.4%,而 Crizotinib 组为 41.4%。2017 年 6 月 22 日更新的 NCCN 指南中(Version 7. 2017),Alectinib、Ceritinib 和 Crizotinib 均可作为 *ALK* 融合基因阳性 NSCLC 一线治疗的选择,并且 Alectinib 被"优先(preferred)"推荐。

(夏宗俊 艾 菁)

5.1.4 BTK 抑制剂

Bruton 酪氨酸激酶(Bruton's tyrosine kinase, BTK)主要在 B 细胞中表达,分布于淋巴、造血及血液系统,参与正常 B 细胞的成熟、分化调控,并在多种 B 细胞来源的恶性血液肿瘤包括各种淋巴瘤、髓系白血病、多发性骨髓瘤等疾病中高表达。BTK 涉及多种信号通路,在 B 细胞和髓系细胞中,除参与 B 细胞抗原受体(BCR)信号通路外,也参与趋化因子受体信号通路、TLR 信号通路以及 G 蛋白偶联受体信号通路。

BTK 作为 BCR 信号通路关键的信号分子,已经成为治疗 B 细胞恶性肿瘤以及类风湿关节炎的明星靶标。靶向 BTK 的选择性小分子抑制剂正被开发用于治疗恶性血液肿瘤以及类风湿关节炎。目前两款先后上市的治疗多种血液肿瘤的 BTK 抑制剂 Ibrutinib、ACP196 均可以与 BTK 的 Cys481 位点发生不可逆结合进而影响 BTK 的活化而抑制其活性,同时也会抑制酪氨酸激酶对下游的 ERK、IKB 及 AKT 的磷酸化,进而抑制肿瘤细胞的增殖、抗凋亡。但 BTK 抑制剂在 B 细胞血液肿瘤的临床治疗中仍存在多种复杂机制的原发性以及获得性耐药。下文将对 BTK 抑制剂目前的适应证、疗效监控生物标志物、耐药机制的研究现状及其联合用药方案等方面进行概述。

1. BTK 抑制剂的适应证

首个 BTK 抑制剂 Ibrutinib 已获 FDA 批准用于复发性或难治性套细胞淋巴瘤(MCL)、经治慢性淋巴细胞白血病(CLL)、携带 $17p$ 缺失突变的 CLL、华氏巨球蛋白血症(WM)以及边缘区淋巴瘤(MZL)。2017 年 8 月,美国 FDA 再次批准 Ibrutinib 用于治疗在一线或多线治疗失败后慢性移植物抗宿主病(chronicgraft-versus-hostdisease, cGVHD)的成年患者。另外,Ibrutinib 单药及组合疗法针对广泛类型的血液系统恶性肿瘤也展现出了强大的疗效,包括弥漫性大 B 细胞淋巴瘤(DLBCL)、滤泡性淋巴瘤(FL)、多发性骨髓瘤(MM)及边缘区淋巴瘤(MZL)等,其治疗潜力进一步扩大。ACP-196(Acalabrutinib)是一个高选择性的 BTK 不可逆抑制剂,与第一代 BTK 抑制剂 Ibrutinib 相比具有较好的安全性和有效性,于 2017 年成功上市。表 5 - 1 列出了部分已经完成或正在进行的使用 BTK 抑制剂治疗的临床试验适应证。

表 5 - 1 BTK 抑制剂在 B 细胞恶性肿瘤中的临床试验

疾病类型	治疗策略	临床阶段	功　　效
R/R CLL	Ibrutinib	Ib/Ⅱ	ORR(71%), PR(20%)
R/R CLL	Ibrutinib	Ⅲ	ORR(63%)
TN CLL	Ibrutinib	Ib/Ⅱ	ORR(85%), CR(26%)
TN CLL	Ibrutinib	Ⅲ	ORR(86%), CR(4%)
R/R MCL	Ibrutinib	Ⅱ	ORR(68%), CR(21%)
R/R MCL	Ibrutinib	Ⅲ	ORR(72%), CR(19%)
R/R WM	Ibrutinib	Ⅱ	ORR(91%), Major response(73%)

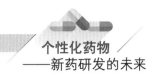
续表

疾病类型	治疗策略	临床阶段	功　　效
R/R ABC-DLBCL	Ibrutinib	Ⅱ	ORR(37%)
R/R CLL	Ibrutinib-Rituximab	Ⅱ	ORR(95%)，CR(8%)
R/R CLL	Ibrutinib-bendamustine-rituximab	Ⅲ	ORR(83%)，CR(10%)
R/R MCL	Ibrutinib-Rituximab	Ⅱ	ORR(88%)，CR(44%)，PR(44%)
R/R MCL	Acalabrutinib	Ⅰ/Ⅱ	ORR(95%)
R/R	Acalabrutinib	Ⅱ	ORR(81%)，CR(40%)，PR(41%)
R/R CLL	ONO/GS-4059	Ⅰ	ORR(96%)
R/R MCL	ONO/GS-4059	Ⅰ	ORR(92%)
R/R non-GCB DLBCL	ONO/GS-4059	Ⅰ	ORR(92%)
R/R CLL	BGB-3111	Ⅰ	ORR(90%)
R/R MCL	BGB-3111	Ⅰ	ORR(80%)
R/R MZL	Ibrutinib	Ⅱ	ORR(51%)
R/R FL	Ibrutinib	Ⅰ	ORR(38%)

注:CLL 为慢性淋巴细胞白血病,MCL 为套细胞淋巴瘤,WM 为华氏巨球蛋白血症,ABC-DLBCL 为活化 B 细胞弥漫性大 B 细胞淋巴瘤,MZL 为边缘区淋巴瘤,FL 为滤泡性淋巴瘤;R/R 指复发或难治性,TN 指治疗初始,Major response 指完全反应或血清 IgM 水平降低至少 50%,non-GCB DLBCL 为非生发中心弥漫大 B 细胞淋巴瘤。

慢性淋巴细胞白血病(chronic lymphocytic leukemia，CLL)是一种原发于造血组织的恶性肿瘤。肿瘤细胞为单克隆的 B 细胞,形态类似正常成熟的小淋巴细胞,蓄积于血液、骨髓及淋巴组织中。一项多中心 Ib/Ⅱ 期临床试验观察了 Ibrutinib 治疗慢性淋巴细胞白血病/小淋巴细胞性淋巴瘤(chronic lymphocytic leukemia/small lymphocytic lymphoma，CLL/SLL)的安全性及有效性。该研究入组 85 例患者,口服给药 Ibrutinib(420 mg 和 840 mg 两组),观察疾病进展(progressive disease，PD)。患者的总有效率(overall response rate，ORR)为 71%,完全缓解率(complete response rate，CRR)为 2.4%,17% 的患者得到部分缓解(partial response，PR)时出现淋巴细胞增多症。预计 26 个月无进展生存率为 75%,总生存率为 83%。常见不良反应多为 1～2 度,主要表现为腹泻、疲乏以及上呼吸道感染等。目前 Ibrutinb 已成为 CLL 的一线治疗用药。

套细胞淋巴瘤(mantle cell lymphoma，MCL)常见于中老年,是一种罕见但进展迅速的非霍奇金淋巴瘤(non-Hodgkin lymphoma，NHL),占全部非霍奇金淋巴瘤的 6%。在治疗复发或难治性套细胞淋巴瘤中,2013 年 Wang 等发表 1 项多中心临床试验研究,入组

111 名复发难治 MCL 患者,中位年龄 68 岁,其中 86% 的患者具有中高 MCL 国际预后指数评分,给予 Ibrutinib 560 mg/d 的口服治疗,中位随访 15.3 个月,ORR 为 68%,其中 CRR 为 21%,部分缓解率(partial response rate, PRR)为 47%,预计 DFS 为 13.9 个月,18 个月预计 OS 为 58%。因 Ibrutinib 单药在治疗 B-NHL 中疗效突出,被美国 FDA 批准用于治疗复发或难治性 MCL 和 CLL 患者。

弥漫性大 B 细胞淋巴瘤(Diffuse large B cell lymphoma, DLBCL)是成人非霍奇金淋巴瘤(non-Hodgkin lymphoma, NHL)中最常见的一种类型,占 30%～40%,多见于中老年人。DLBCL 按基因表达可分为生发中心 B 细胞样(GCB)和活化 B 细胞样(ABC)两组。Wilson 等使用 Ibrutinib 治疗 70 名原发型及难治型 DLBCL 患者,每天口服 560 mg 直到病情恶化或者出现严重毒性。结果显示在活化 B 细胞(ABC)亚型中的客观缓解率(41%)要明显高于生发中心(GCB)亚型(5%)。中位总缓解期在 ABC 亚型中达到 9.7 个月,而在 GCB 亚型中为 3.35 个月。

华氏巨球蛋白血症(Waldenström macroglobulinemia, WM)是一种慢性淋巴细胞增殖性疾病,属于 B 细胞淋巴瘤范畴,表现为骨髓中浆细胞样淋巴细胞浸润并伴有外周血单克隆性 IgM 异常增高。Ibrutinib 治疗复发或难治性巨球蛋白血症(WM)的 Ⅱ 期临床试验结果显示,35 例既往接受过至少 2 次治疗的患者的 ORR 约为 83%[11.4% 非常好的 PR; 54.3%PR; 17.1%MR(轻微反应)]。治疗后普遍观察到患者的血红蛋白升高,IgM 水平下降,说明 Ibrutinib 治疗 WM 具有良好疗效。

Advani 等报道了 Ibrutinib 治疗某些复发或难治性 B 细胞淋巴瘤的效果,该研究纳入 56 例 B-NHL 患者,分为 7 组,均给予口服 Ibrutinib 治疗。其中 5 组分别每天口服 1.25、2.50、5.00、8.30、12.50 mg/kg,连续 28 d、35 d 为 1 个疗程。另外 2 组连续给药 8.3 mg/kg 和每天 560 mg 直至疾病进展或出现不能耐受的不良反应。该研究表明,50 例可评价患者的总有效率(ORR)为 60%,完全缓解率(CRR)为 16%,中位无进展生存期 13.6 个月。常见不良反应多为 1～2 级。

2. BTK 抑制剂疗效监控生物标志物

有研究表明,CCL3 以及 CCL4 这两种趋化因子的蛋白浓度可以作为 DLBCL 中 BCR 信号通路活化以及预后诊断中的血清标志物。临床患者样本以及细胞系的数据显示血清中高浓度的 CCL3($\geqslant$40 pg/ml)、CCL4($\geqslant$180 pg/ml)与更危险的国际预后指数、乳酸脱氢酶、β_2 微球蛋白密切相关。体外实验结果显示,相对于 GCB-DLBCL 细胞,ABC-DLBCL 在经过 BCR 受体活化之后会分泌更多的 CCL3、CCL4,而 ABC 型对 BCR 受体的抑制更为敏感。

一项名为 DAWN 的临床 Ⅱ 期试验(FLR2002, NCT01779791)研究分析了 Ibrutinib

治疗滤泡性淋巴瘤过程中的生物标志物,结果发现 Ibrutinib 的免疫调节功能在 FL 的治疗过程中发挥了抗肿瘤效果。在早期时间点的 Ibrutinib 响应患者中发现,Tregs 细胞发生下调而 Th1 相关的细胞因子 IFN-γ 和 IL-12 升高,Ibrutinib 未响应患者中的这些细胞因子反而下降而 Tregs 不下降。这些参数有望成为 Ibrutinib 的疗效监控标志物。

Ibrutinib 对 CLL *del(17p)*、复杂核型或者 *TP53* 突变型的 CLL 更为敏感,客观反应率(ORR)达到 90% 以上。而血清中正常的 β_2 微球蛋白含量与 Ibrutinib 更长的无进展生存期呈正相关。在敏感人群选择中这些都是值得关注的重点。

3. BTK 抑制剂耐受机制

2008 年 WHO 把成熟 B 细胞恶性肿瘤分成 36 种亚型。近年来随着越来越多患者样本测序结果的完成与数据分析,结果显示无论是 CLL、DLBCL 还是 MCL,都有着更为复杂和精细的分子分型。不同亚型的 B 细胞恶性肿瘤对 BTK 抑制剂的敏感性有所不同。随着药物的上市,不断发现 Ibrutinib 开始在不同患者体内产生不同类型的耐药性。

套细胞淋巴瘤 5 年生存率约为 25%,临床标准治疗方案 CHOP 疗效并不太好。Ibrutinib 复发或难治性套细胞淋巴瘤患者临床治疗反应率为 70%,虽已是其他药物治疗反应率的两倍,但它仍对近 30% 的 MCL 患者无效。

未经治的慢性淋巴细胞白血病(CLL)或小淋巴细胞白血病(SLL)患者中,Ibrutinib 在无进展生存期、总生存期、缓解率和提高血细胞数上均优于标准疗法苯丁酸氮芥效果。但在临床已发现对 Ibrutinib 耐药的 CLL 患者,包括 BTK 与 Ibrutinib 结合位点 *C481* 的突变以及下游 *PLCγ2* 突变。

目前 Ibrutinib 对 DLBCL 的临床 Ⅱ 期的数据显示 ABC 亚型 DLBCL 患者对 Ibrutinib 最敏感,有近 30% 的响应率。与此相反,生发中心(GCB)亚型 DLBCL(不依赖于 B 细胞受体信号级联)对该药反应率低。细胞水平的研究显示 Ibrutinib 的确对 GCB 型的 DLBCL 细胞生长抑制不敏感,但在 ABC 型中,*CD79A/B* 野生型、*MYD88* 突变型的细胞对 Ibrutinib 也不敏感,而 *CD79A/B* 与 *MYD88* 双突变型细胞生长对 Ibrutinib 敏感,其内在不敏感的机制是因为这种类型细胞生长不依赖于 BCR 信号通路。而在 PDX 模型中同样发现 Ibrutinib 敏感性与 *CD79A/B* 和 *MYD88* 双突变有关。

cDNA 微阵列和 Western blot 分析显示,在对 Ibrutinib 耐药的 ABC-DLBCL 细胞系中 *CD79B* 发生上调。*CD79B* 过表达足以导致对 Ibrutinib 的耐药,并增强 AKT 和 MAPK 的激活,表明潜在的耐药机制。相反,将 *CD79B* 敲除可以增加原发性耐药细胞对 Ibrutinib 的敏感性,并降低 AKT 或 MAPK 的磷酸化水平。AKT 抑制剂或 MAPK 抑制剂与 Ibrutinib 的联用规避了 ABC-DLBCL 中的原发性耐药或继发性耐药。研究表明,*CD79B* 过表达导致 AKT/MAPK 的激活是 ABC-DLBCL 对 Ibrutinib 耐药的潜在机制,并可能成为一种有效的生物标志物来预测 Ibrutinib 疗效。

Ibrutinib 不仅在 DLBCL 上有原发耐药问题,而且在 CLL、MCL 等患者同时存在原发耐药和获得性耐药问题。而其中相对应的 *BTKC481*、*PLCγ2*、*MYD88* 以及 *CD79A/B* 的基因突变又可以作为 BTK 抑制剂临床潜在敏感与耐受患者的生物标志物,用于敏感人群的遴选。但随着 Ibrutinib 的临床应用拓展,新的更多的与耐药相关的突变正在不断出现,其临床敏感和耐药机制研究仍亟须进一步深入。

4. BTK 抑制剂联合用药

美国 FDA 已经批准上市 Ibruitnib 和 Rituximab 联合用药,用于治疗未经化学治疗的华氏巨球蛋白血症(WM)。而 Ibruitnib 和 Rituximab 对于高危 CLL 患者治疗的联合用药正在临床试验中,能够产生更为持续的应答,与 Ibrutinib 单用相比可迅速完全地解决淋巴细胞增多症,从而提高 ORR。后续试验将进一步探究两者联用对无进展生存期以及总体生存率的改善情况。

一项多中心的临床 Ⅰb/Ⅱ 期试验(NCT02403271)正在评估 Ibrutinib 联合抗 PD-L1 蛋白单克隆抗体 durvalumab(MEDI4736)治疗复发难治实体瘤的安全性和有效性。

CAPTIVATE(NCT02910583)临床期试验正在研究 Ibrutinib 和 BCL2 抑制剂 Venetoclax 联用,面对 100% 的客观缓解率,其中 77% 的患者在 6 个疗程后在外周血中没有检测到微小残留病变。

还有一项名为 GLOW/CLL3011 的临床Ⅲ期试验正在招募患者,以探究 Ibrutinib 和 Venetoclax 联用对比 Chlorambucil 和 Obinutuzumab 联用的差异(NCT03462719)。此外,另一项临床试验正在试图寻找不同的适合未经治疗的 CLL 患者的联用方案。这项试验的 Ⅰ期正在评估 Ibrutinib, Venetoclax 和 Obinutuzumab 的联用(NCT02950051)。从其临床Ⅱ期试验的初步结果可看到这三种药物联用表现出很好的疗效。

一项单中心的临床 Ⅰ 期试验(NCT02219737)评估了 Ibrutinib 与 Rituximab, Ifosfamide, Carboplatin 以及 Etoposide(R-ICE)的剂量爬坡试验,用于治疗生理上适合移植的 DLBCL 患者。结果表现出较好的耐受性和疗效,特别在非 GCB 型中。

研究表明,来那度胺(Lenalidomide)通过两种不同的机制来杀死 ABC-DLBCL 细胞,两种机制最终都能下调 IRF4 和 SPIB 的表达量。结果在体外试验和移植瘤模型中 Lenalidomide 和 Ibrutinib 联用均表现出良好的协同。基于这些研究结果,一项关于这两种药物联用的多中心临床 Ⅰ/Ⅱ 期试验(NCT02077166)已经启动。另一项已注册、开放标签的临床试验(NCT03702725)评估 Ibrutinib 与 Lenalidomide, Dexamethasone 联用,治疗复发难治的多发性骨髓瘤。

BAFF-R 抗体 VAY736 与 Ibrutinib 联合用药治疗 CLL 患者(NCT03400176)的临床

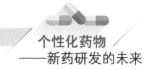

1 期试验正在招募患者。

Ibrutinib 和 Carfilzomib 联用治疗复发/复发难治性的多发性骨髓瘤(multiple mye-loma, MM)患者临床试验正处于 phase Ⅰ/Ⅱb 期。初步结果表明 ibr＋CFZ 耐受性良好,没有观察到剂量限制性毒性 DLTs 和较少的 3 级毒性,有望进一步深入。而 Ibrutinib,Bortezomib 和 Rituximab-CHOP 的联合用药用于治疗 CD20＋的 DLBCL,国际预后指数 IPI≥2 的老年患者(NCT03129828),目前正在招募患者。另一项临床 Ⅰ/Ⅱ 期试验评估 Ibrutinib 和 Bortezomib 的联用,用于治疗不同分子分型的 DLBCL 患者。

以上是以 Ibrutinib 为例总结的近期最新的联合用药的临床试验。而在临床前研究中很多研究人员正在试图寻找更多潜在的联用方案。此外由于 Ibrutinib 已被证明和其他化疗药物联合使用时有更好的耐受性和疗效,ACP-196 等二代 BTK 抑制剂也正在积极地评估与其他药物联合用药以拓展适应证。

（周宇波　张小团　李　佳）

5.1.5　HDAC 抑制剂

表观遗传调控是继激酶之后的又一新的分子靶向抗肿瘤药物开发热点,其中组蛋白去乙酰化酶(histone deacetylase, HDAC)是目前主要的表观遗传药物开发靶标。迄今,已有 5 个 HDAC 广谱抑制剂药物被美国 FDA 或 CDE 批准用于治疗 T 细胞淋巴瘤以及发现骨髓瘤等血液肿瘤,此外包括上市药物在内的多个 HDAC 抑制剂正在开展对实体肿瘤以及其他血液性肿瘤的临床治疗研究。HDAC 抑制剂通过诱导肿瘤细胞周期阻滞,使肿瘤细胞分化、肿瘤细胞凋亡、抑制肿瘤转移、减少血管生成和调节免疫反应等机制来发挥抗肿瘤效应。

1. HDAC 抑制剂的适应证

(1) 肿瘤类

难治性的皮肤和外周 T 细胞淋巴瘤是 HDAC 抑制剂类药物被批准应用的最早肿瘤类型。伏立诺他和罗米地辛被先后批准用于这两种肿瘤治疗。2014 年国产新药西达本胺获批用于治疗外周 T 细胞淋巴瘤,这也是国产创新药物的里程碑事件。

针对多发性骨髓瘤,临床前 HDAC 抑制剂表现出较好的抗多发性骨髓瘤细胞活性,而且诺华公司研发生产的帕比司他(Panobinostat)与蛋白酶体抑制剂的联合应用在多发性骨髓瘤的临床试验中表现出显著的协同抗癌作用,从而于 2015 年被美国 FDA 批准上市。多发性骨髓瘤对这种联合治疗的特殊敏感性可能来自恶性浆细胞需要适当表达和折叠大量免疫球蛋白。

乳腺癌是 HDAC 抑制剂在实体肿瘤临床治疗方面极有可能突破的一类适应证。国产新药西达本胺在 2015 年即开始在国内联合依西美坦治疗激素受体阳性晚期乳腺癌的Ⅲ期临床试验(CTR20150456、CDM301、NCT02482753),2018 年该药完成多中心、随机双盲的Ⅲ期临床试验,并抵达主要研究终点。目前已在中国提交治疗乳腺癌的上市申请,被 NMPA 纳入优先审评。另一方面恩替诺特(Entinostat)也处于临床Ⅲ期,用于治疗经非甾体类芳香化酶抑制剂(AI)治疗失败的激素受体(*HR*)阳性(*ER* 阳性、*PR* 阳性或阴性)、人类表皮生长因子受体 2(*HER-2*)阴性局部晚期或转移性乳腺癌。

这些 HDAC 广谱型抑制剂在急性淋巴细胞白血病(Pracinostat,临床Ⅲ期)、肾细胞癌(Abexinostat,临床Ⅲ期)以及霍奇金淋巴瘤等多种肿瘤中表现出了良好的治疗潜力,有望在更多恶性肿瘤治疗方面获得拓展。

(2) 中枢神经系统类疾病

弗里德赖希共济失调:这是一种神经系统疾病,由 HDAC3 介导的突变的 *frataxin*(*FXN*)基因的异常表观遗传沉默引起。用 HDAC3 特异性抑制剂治疗携带 *FXN* 突变的小鼠可以使得疾病进展放缓和小鼠存活率增加;在弗里德赖希共济失调患者的培养细胞中进行测试时,基于苯甲酰胺的 HDAC 抑制剂也逆转了 *frataxin* 介导的沉默。

Rubinstein-Taybi 综合征:CReb 结合蛋白和 *p300*(具有 HAT 功能的基因)的突变导致与 Rubinstein-Taybi 综合征相关的智力迟钝。Rubinstein-Taybi 综合征的小鼠模型表现出了包括海马长时程增强晚期(L-LTP)缺陷在内的多种形式长期记忆受损,可以通过抑制 HDAC 活性来改善 L-LTP 缺陷。已有研究表明 HDAC 抑制剂曲古抑菌素A(TSA)通过其对 CbP 和 CReb92 的作用改善了长期记忆和突触可塑性。

脆性 X 综合征:人 *FMR1* 基因的 5'-uTR 中的 CGG-三联体重复扩增与脆性 X 综合征的发展相关。该突变在富含 CpG 的 5'-侧翼区域内引起广泛的局部甲基化,导致 *FMR1* 转录沉默和其产物 FMRP 蛋白的丧失。HDAC 抑制剂可以产生有效的 *FMR1* 转录再激活效应。

运动神经元疾病:HDAC 抑制剂可以是肌萎缩侧索硬化症和脊髓、延髓肌萎缩的潜在药物,它在 ALS 小鼠模型中表现出了促进运动神经元存活的作用,这一效果部分归因于改善异常的组蛋白低乙酰化和转录失调。

聚谷氨酰胺重复疾病:在亨廷顿病和其他多谷氨酰胺重复疾病的无脊椎动物和小鼠模型中展开的研究已经充分证明了抑制 HDAC 带来的神经保护作用,这可能归因于 HDAC 介导的染色质重塑和转录失调的改善。HDAC 抑制剂还可改善亨廷顿病纹状体细胞中线粒体依赖性的 Ca^{2+} 的处理,但其机制还有待研究。

精神疾病:染色质重塑也可能在与精神疾病和神经退行性疾病相关的认知障碍中发挥核心作用,因此,靶向 HDAC 的抑制剂可能为治疗抑郁症、精神分裂症、药物成瘾和焦虑症等认知障碍提供益处。如 HDAC 抑制剂丁酸钠在小鼠体内发挥抗抑郁样作用。在通过诱导 p25 限制诱导神经元丢失的模型中,用 HDAC 抑制剂治疗的小鼠恢复学习和记忆缺陷,表现出树突的诱导萌发,突触数量增加,使其恢复学习行为和获得长期记忆。

T 细胞介导的自身免疫性疾病:在治疗实体恶性肿瘤的同时,对 HDAC8 的抑制使正常 T 细胞表现出了潜在的影响。虽然机制尚未完全阐明,但 HDAC8 可能与 PLCγ1 相关,后者是一种特异性地与 T 细胞受体相关的信号转导物。因此,在 T 细胞介导的自身免疫性疾病如系统性红斑狼疮和结肠炎中,HDAC 抑制剂也有可能发挥作用。

目前 HDAC 选择性抑制剂对中枢神经系统疾病的治疗大多仍停留在临床前,临床进展并不顺利或仅处于早期阶段,如 EVP-0334 治疗额颞叶型痴呆止步于临床 Ⅱ 期,HDAC6 选择性抑制剂 CKD-504 正在开展治疗亨廷顿氏舞蹈症的临床 Ⅰ 期试验,HDAC8 选择性抑制剂 NBM-BMX 正在开展治疗阿尔茨海默病的临床 Ⅰ 期试验,HDAC2 选择性抑制剂 RDN-929 正在开展治疗阿尔茨海默病以及中枢神经系统紊乱的临床 Ⅰ 期试验。总之,HDAC 家族选择性抑制剂在中枢神经系统疾病中的治疗进展仍有待观察。

2. HDAC 抑制剂敏感人群生物标志物

HDAC 抑制剂临床敏感人群标志物仍不明确。为了寻找 HDAC 抑制剂敏感生物标志物,研究者用 shRNA 构建了 8 000 个基因的全基因组功能缺失筛选,最终,发现部分基因沉默后会抑制 HDAC 抑制剂诱导细胞凋亡。其中,基因 *HR23B* 已被证实是 HDAC 抑制剂诱导细胞凋亡的敏感性决定因素。发现 *HR23B* 表达水平影响肿瘤细胞对 HDAC 抑制剂的反应。由于 HDAC 抑制剂已在皮肤 T 细胞淋巴瘤(CTCL)中应用于临床,研究者评估了 *HR23B* 在 CTCL 细胞中的作用。结果显示,*HR23B* 控制 CTCL 细胞对 HDAC 抑制剂的敏感性。此外,通过分析从 Ⅱ 期临床试验中获得的 CTCL 活检标本进行研究,结果显示 *HR23B* 表达水平与患者对 HDAC 抑制剂的临床反应敏感性之间存在联系。*HR23B* 基因高表达的患者对 HDAC 抑制剂治疗反应良好。另有研究者在 523 例肉瘤和胃肠道间质肿瘤(GIST)患者的临床标本中,采用免疫组织化学方法检测 HR23B 的表达水平,结果显示在某些肉瘤亚型(恶性外周神经鞘瘤、多形性脂肪肉瘤、平滑肌肉瘤、去分化脂肪肉瘤、滑膜肉瘤、血管肉瘤)和胃肠道间质肿瘤(GIST)中,*HR23B* 也是 HDAC 抑制剂敏感性的候选生物标志物。所以在不久的将来,*HR23B* 有望作为 HDAC 抑制剂敏感人群生物标志物。

3. HDAC 抑制剂疗效监控生物标志物

组蛋白脱乙酰化酶(HDACs)作为表观遗传调控机制之一,在调节与癌症发生发展相关的细胞特性中发挥着核心作用。迄今为止,在 HDAC 抑制剂试验中使用最广泛的疗效生物标志物是组蛋白乙酰化,特别是组蛋白 H3 和 H4。最近,越来越多的研究开始关注

HDAC 亚型的表达模式作为癌症生物标志物。临床前和临床研究均表明,测量组蛋白乙酰化水平以及选用组蛋白乙酰化水平作为疗效监控生物标志物有许多原因。首先,组蛋白乙酰化是受 HDAC 直接调控的下游修饰,并且可以在肿瘤组织中检测。另外,组蛋白乙酰化水平也可以在外周血单核细胞(PBMC)中测量,其中,在无法获得活检组织的情况下,这些外周血单核细胞通常被视为肿瘤的替代组织。

研发者在 140 例结肠直肠癌患者中对 I 类 HDAC 的同种型表达模式进行了研究,结果发现 I 类 HDAC 在所研究的相当多的结直肠癌中是高表达的:HDAC1 为 36.4%,HDAC2 为 57.9%,HDAC3 为 72.9%。HDAC 在增殖、去分化的肿瘤中表达水平最高,且与患者生存时间缩短有着密切的关系。在 192 例前列腺癌中对 I 类 HDAC 表达量进行检测后也得出相同的结果,在对这 192 例活检组织进行染色后发现,I 类 HDAC 在大多数病例中呈现高表达状态:HDAC1 为 69.8%,HDAC2 为 74%,HDAC3 为 94.8%。皮肤 T 细胞淋巴瘤(CTCL)已被证明是迄今为止对 HDAC 抑制剂反应最敏感的恶性肿瘤。在 73 例 CTCL 活检组织中检测 HDAC1、HDAC2,II 类酶 HDAC6 以及组蛋白 H4 乙酰化水平,结果显示它们都具有预后指示意义。目前,对于临床而言,由于不同的肿瘤细胞依赖于不同的特定的 HDAC 酶,因此,更全面地分析测量监控各种 HDAC 酶水平对于多种肿瘤的预后疗效也是必要的,能使其成为更为直接的疗效监控生物标志物。

此外,转录激活因子 3(ATF3)的表达缺失是膀胱癌恶化发展的标志之一,且与低生存率相关。研究者在小鼠异种膀胱癌模型中研究发现,与对照组相比,HDAC 抑制剂 Pracinostat 治疗显著减少了肿瘤体积,并伴有非恶性增殖细胞中 ATF3 的再表达、抗血管生成和促凋亡。重要的是,ATF3 表达缺失的细胞在体外对治疗不太敏感,表现出较高的增殖和迁移特性。在体内,与对照组相比,*ATF3* 敲除异种移植瘤模型对治疗敏感性明显降低。因此,在膀胱癌中,激活 ATF3 是决定体外和体内对治疗敏感性的一个重要因素,可以作为潜在的反应敏感标志物,并为 HDAC 抑制剂介导的膀胱癌治疗提供理论依据。

4. HDAC 抑制剂耐受机制

尽管 HDACi 在血液肿瘤中表现出很好的抗肿瘤效应,但其相关的原发以及获得耐药问题也日渐突出,相关的耐药机制也得到越来越多的关注。

肿瘤异质性是药物耐药的根源。研究显示在多发性骨髓瘤中,HDAC 抑制剂的原发耐药与细胞骨架调控以及内质网蛋白调控通路密切相关,通过阻断这些通路的联合用药,显著提升细胞对 HDAC 抑制剂的敏感性。HDAC 抑制剂会诱导多药耐药相关基因如 P-gp 表达,从而诱导肿瘤细胞产生多药耐药;也有相关研究显示 *Bcl-2*、*Trx* 等基因高表达方面与其耐药密切相关。中科院上海药物研究所丁健、耿美玉研究团队发现 HDAC 抑制剂在乳腺癌的耐药方面与其激活 LIFR—JAK1—STAT3 信号通路密切相关,靶向抑制剂 BRD4 或 JAK1 均能显著增强 HDAC 抑制剂抗乳腺癌活性。此外也有其他激酶通路异常激活导致 HDAC 抑制剂耐药报道,包括 IGF—IGFR 信号通路以及 FGR 通路。HDACi 原发耐药相关基因报道较少,目前已报道的主要包括组织型转谷氨酰胺酶 *TG2* 以及转录因子 *GLI1* 高表达。

转录起始位点的组蛋白乙酰化增加与基因表达增加没有相关性,说明组蛋白超级乙酰化并不能驱动基因表达。但其更深层次原因是什么呢?最近有人研究了 HDAC 抑制剂处理细胞后表观遗传组以及转录组层面在短期内的变化情况,结果显示所有已知的赖氨酸乙酰转移酶复合体均显著下调,从而对抗了 HDAC 抑制剂增强乙酰化调控的作用。

5. HDAC 抑制剂联合用药

(1) 与 DNA 损伤诱导剂联合用药

HDAC 抑制剂会诱导 DNA 损伤,抑制 ATM 修复信号通路。研究证明,HDAC 抑制剂联合 DNA 损伤剂治疗,导致 DNA 损伤修复不足,DNA 持续损伤,增加细胞凋亡。此外,PARP 抑制剂奥拉帕尼和伏立诺他联合用药进行了 Ⅰ/Ⅱ 期临床试验(NCT03259503)治疗难治性淋巴瘤。除了组蛋白底物外,HDAC 抑制剂还作用于非组蛋白,组蛋白和非组蛋白的乙酰化在表观遗传学和细胞水平上引起 HDAC 抑制剂的多效性抗肿瘤作用。通过对 ku70 的乙酰化作用,HDAC 抑制剂被证明能使前列腺癌细胞对 DNA 损伤剂敏感,当用 HDAC 抑制剂和 DNA 损伤诱导剂博来霉素、阿霉素和依托泊苷治疗前列腺癌细胞时,前列腺癌细胞的致敏作用更加明显。综上所述,HDAC 抑制剂对癌细胞致敏与诱导 DNA 损伤的治疗相结合,值得进一步的临床研究。

目前放疗仍是肿瘤临床治疗的重要手段,而 HDAC 抑制剂可以减缓细胞修复放疗引起的 DNA 损伤。它与伏立诺他联合放疗可以治疗胃肠道癌(NCT00455351)、非小细胞肺癌(NCT00821951)以及非转移性胰腺癌(NCT00983268)。此外,它与帕比司他联合放疗治疗前列腺癌、食道癌以及头颈肿瘤(NCT00670553)的项目也正在进行。

拓扑异构酶是一种通过过度缠绕或 DNA 螺旋,在复制、转录、重组、DNA 修复和染色质重塑中起着至关重要的作用的酶。研究表明,与单药治疗相比,HDAC 抑制剂和拓扑异构酶Ⅱ抑制剂联合治疗可导致更高的核拓扑异构酶Ⅱ抑制剂积累,增加 DNA 损伤、生长抑制和细胞凋亡。在丙戊酸联合表阿霉素(FEC 方案)的药代动力学和药效学 Ⅰ/Ⅱ 期研究中,64% 的乳腺癌患者在剂量递增后有客观反应,但在安全剂量的范围内,丙戊酸和表阿霉素/FEC 联合使用是安全、可耐受和可行的(NCT010854)。

(2) 与蛋白酶体抑制剂联用

帕比司他已被批准联合蛋白酶体抑制剂硼替佐米与地塞米松治疗多发性骨髓

瘤,主要用于至少已接受 2 个疗程含硼替佐米和一种免疫调节剂标准治疗的患者,此外也正在开展与二代蛋白酶体抑制剂卡非佐米联合治疗复发难治型的多发性骨髓瘤(NCT01496118)。除了多发性骨髓瘤,研究者也在临床开展 HDAC 抑制剂与蛋白酶体抑制剂联合治疗晚期非小细胞肺癌(NCT00798720)、复发难治型的 T 细胞淋巴瘤或者NK/T 细胞淋巴瘤(NCT00901147、NCT01276717)等。

(3) 与激素疗法联合治疗

激素治疗耐药是治疗 ER 阳性乳腺癌的一个具有挑战性的问题,因此,联合 HDAC抑制剂治疗已被越来越多的研究者所关注。在晚期乳腺癌患者中,研究人员进行了第一个结合伏立诺达和他莫昔芬激素治疗耐药的临床试验(NCT0036599)。这项研究结果表明,在他莫昔芬激素受体阳性乳腺癌中加入 HDAC 抑制剂伏立诺达,可导致肿瘤消退或延长疾病稳定期。此外,在前列腺癌中,HDAC 抑制剂虽然作为一种单一治疗药物在临床试验中没有显示出应用前景,但与抗雄激素比卡鲁胺联合使用后,在临床前模型中观察到协同细胞毒性作用。已经有两个完整的试验评估 HDAC 抑制剂和激素联合治疗前列腺癌的效果,结果显示 HDAC 抑制与雄激素去除疗法相结合具有很大的临床应用前景。目前恩替诺特正在开展与依西美坦(exemestane, Aromasin)联合治疗雌激素受体阳性或者晚期乳腺癌患者的临床Ⅲ期实验(NCT02115282、NCT03538171)。国产新药西达本胺联合依西美坦治疗激素受体阳性晚期乳腺癌的 Ⅲ 期临床试验已经结束(CTR20150456、CDM301、NCT02482753),正在上市审批中。

(4) 与酪氨酸激酶途径抑制剂联合用药

酪氨酸激酶受体(RTK)激活可调节多种生物学功能,如细胞生长、器官形态发生、血管新生化以及组织再生和修复。索拉非尼(Bay43-9006)是一种新的多激酶抑制剂,近期的研究表明,伏立诺他和索拉非尼协同可杀死肿瘤细胞。索拉非尼和 HDAC 抑制剂联用可治疗晚期/转移性实体恶性肿瘤和难治性/复发性急性髓细胞白血病(AML)、软组织肉瘤、肺癌、晚期肝癌和肾癌(NCT0159301、NCT00823290、NCT0105797、NCT0107513、NCT00635791)。此外,第一代选择性的可逆 EGFR 酪氨酸激酶抑制剂吉非替尼联合 HDAC 抑制剂后,可协同诱导吉非替尼耐药 NSCLC 细胞的生长抑制和凋亡(NCT02151721)。

(5) 与其他表观遗传修饰剂联合用药

异常 DNA 甲基化是导致肿瘤恶性转化的一种分子途径。去甲基化药物阿扎胞苷和地西他滨是目前美国 FDA 批准用于治疗 AML、慢性骨髓单核细胞白血病和骨髓发育不良综合征(MDSS)的活性抗癌药物。HDAC 抑制剂与 DNA 去甲基化试剂的联合抑制作用是临床研究的热点。最近的体外研究表明,丙戊酸和地西他滨联合使用可协同抑制白血病细胞系 HL-60 和 MOLT4 的生长并诱导细胞凋亡。在随后的 Ⅰ / Ⅱ 期丙戊酸和地西他滨临床试验研究结果表明,这种联合用药是安全的,并导致了异常表观遗传标记物的短暂逆转(NCT00075010)。

(6) 与免疫检查点抑制剂联合用药

免疫检查点抑制剂改变了实体肿瘤和血液恶性肿瘤的治疗方式。尽管免疫检查点阻断治疗取得了很好的效果,但实体肿瘤和血液系统恶性肿瘤往往会避开宿主免疫系统,与其他化疗药物联合治疗是克服这些局限性的一种途径。HDAC 抑制剂已被证明具有免疫调节活性,近年来在体内体外的研究结果中均显示,免疫检查点抑制剂与 HDAC 抑制剂的联合应用有很好的效果。HDAC 抑制剂可增强黑色素瘤细胞的免疫治疗反应,增强PD-1 阻断的免疫治疗,抑制肿瘤内 CD4＋T 细胞的凋亡,上调抗肿瘤免疫反应,抑制肿瘤生长。此外,在乳腺癌患者中,Entitiostat 降低了 MDSC 和 MDSC 上 CD40 表达的调节,并且增加了癌症患者 CD14＋单核细胞的 HLA-DR 表达。这些结果为 HDAC 抑制剂和免疫检查点抑制剂的联合治疗奠定了基础。PD-1 抗体药物帕博利珠单抗(Pembrolizumab)联合伏立诺他治疗晚期肾癌(NCT02619253),联合恩替诺特治疗转移性黑色素瘤(NCT02697630)。纳姆单抗(Nivolumab)联合恩替诺特治疗转移性的非小细胞肺癌(NCT01928576)。此外,恩替诺特也正被用来开展与 IL-2 免疫调节因子联合治疗转移性肾癌的临床研究(NCT01038778)。

(周宇波　邵颖颖　李　佳)

5.1.6　PI3K/mTOR 抑制剂

尽管靶向 PI3K/mTOR 抗肿瘤药物在临床前以及临床研究中显示出令人鼓舞的结果,由于肿瘤的异质性以及基因背景的复杂性,存在疗效个体差异大、单药治疗疗效欠佳的问题。因此,基于生物标志物的个体化治疗和合理联合用药对于 PI3K/mTOR 信号通路抑制剂的应用非常重要。

1. PI3K/mTOR 抑制剂的适应证

(1) Idelalisib

p110δ 是 B 细胞增殖信号中的一个重要组分,介导多种 B 细胞受体的信号,包括 B 细胞受体、细胞因子受体以及黏附分子等,对于血液和免疫细胞增殖发挥重要的调控作用。基于 p110δ 选择性抑制剂 Idelalisib 与利妥昔单抗联用治疗慢性淋巴细胞白血病 III 期临床试验结果,于 2014 年 7 月 23 日获得美国 FDA 批准与利妥昔单抗(Rituxan)联用治疗复发性慢性淋巴细胞白血病(CLL)、作为单药治疗滤泡性淋巴瘤(FL)和小淋巴细胞性淋巴瘤(SLL),推荐初始剂量 150 mg、2 次/日。后两个适应证为美国 FDA 加速批准,治疗对象为至少已接受过两次全身治疗的患者。Idelalisib 的处方伴有黑框警告,包括严重肝脏毒性、严重腹泻或肠炎以及肺炎和肠穿孔等不良反应。其中常见不良反应包括腹泻、发热、疲乏、恶心、咳嗽、肺炎、腹痛、寒战和皮疹等；3 级及以上的不良反应包括中性粒细胞减少、血小板减少、贫血和氨基转移酶升高等。

（2）Copanlisib

Copanlisib 是拜耳医药研发的一款新型的静脉注射型 PI3K 泛抑制剂，能够同时抑制 PI3Kα 和 PI3Kδ 两个激酶亚型，于 2017 年 9 月 14 日被美国 FDA 加速批准上市，用于治疗至少已接受过两种系统治疗的复发性滤泡性淋巴瘤（FL）的成年患者。整体客观缓解率（ORR）为 59.2%（84/142 例），其中完全缓解率（CR）为 12%；中位缓解持续时间（DOR）超过 98 周（687 天）。Copanlisib 的推荐剂量为 60 mg，1 小时静脉滴注，在第 1、8、15 和 28 天给药，治疗周期为间歇性（3 周给药，1 周停药）。患者中常见不良反应包括高血糖症、高血压、腹泻、白细胞减少、中性粒细胞减少、下呼吸道感染和血小板减少等。

（3）Everolimus

Everolimus 商品名为 Afinitor，是雷帕霉素衍生物，由诺华药业研发的一款口服型 mTOR 抑制剂。该药首次于 2009 年 3 月由美国 FDA 批准上市，主要用于舒尼替尼或索拉非尼治疗无效的晚期肾癌患者（renal cell carcinoma, RCC）。此后，美国 FDA 又陆续批准其增加多项临床适应证，包括：用于绝经后女性患者晚期激素受体阳性但 HER2 阴性乳腺癌的治疗（HR+BC）；用于成人晚期胰腺神经内分泌肿瘤（neuroendocrine tumors of pancreatic origin, PNET）；用于成人无需立即手术的肾血管平滑肌脂肪瘤和结节性硬化症（tuberous sclerosis complex, TSC）；用于治疗不宜手术的罕见遗传性疾病脑部良性肿瘤室管膜下巨细胞星形细胞瘤（SEGA）。常见不良反应包括口腔炎、皮疹、疲劳、非感染性肺炎、高血糖等。

（4）Temsirolimus

Temsirolimus 又名 CCI-779，为雷帕霉素衍生物，是由惠氏制药公司研发的静脉滴注 mTOR 抑制剂。该药于 2007 年 5 月被由美国 FDA 批准用于晚期肾细胞癌的治疗。多中心临床Ⅲ期试验结果显示 Temsirolimus 单药治疗中位生存期为 10.9 个月，优于干扰素治疗的 7.3 个月。常见的不良反应包括皮疹、乏力、黏膜炎、恶心、水肿和厌食等。

2. PI3K/mTOR 抑制剂敏感人群生物标志物

与其他分子靶向治疗一样，发现和确证生物标志物以实现个体化治疗对于靶向 PI3K/mTOR 通路的肿瘤治疗非常重要：不仅可以提高治疗效果、降低医疗费用，同时可以减少整个新药研发的周期、降低新药研发的成本。靶向 PI3K/mTOR 抑制剂作为抗肿瘤新药进入临床研究以来,其抗肿瘤作用生物标记物的探寻和确证一直是该类抑制剂开发研究的热点领域,主要包括预测性生物标志物和疗效监控标志物的探寻。

PI3K 突变或扩增、PTEN 或 TSC2 缺失及 AKT 高度磷酸化一度被视为靶向 PI3K/mTOR 个体化治疗疗效预测生物标志物,但是在部分临床试验中,PTEN 缺失或突变、AKT 磷酸化水平较高的肿瘤细胞和/或患者对该类药物并不敏感。抑制 PI3K/mTOR 导致肿瘤细胞周期阻滞及抑制新生血管生成作用主要是通过下调 Cyclin D1、HIF-1α 的表达实现,从而推测 Cyclin D1、HIF-1α 表达高的肿瘤患者和/或可能对其抗肿瘤作用敏感的患者。然而,在 Cyclin D1 表达量较高的细胞中未见相应效应,且 VHL 阳性(HIF-1a 低表达)的肿瘤细胞对雷帕霉素仍较为敏感。此外,Bcl-2、CCND1/CDK4 表达水平及 TGF-β 信号通路活化状态可能与细胞是否对雷帕霉素敏感有关,但其相关性仍需在临床试验中进一步验证。通过对全基因组基因表达水平和雷帕霉素及其类似物 CCI-779 对 NCI 60 株肿瘤细胞的增殖抑制活性进行相关性分析,发现细胞对雷帕霉素类药物的敏感性与细胞 p27/KIP1 基因的表达水平呈显著正相关,并进一步在体内外实验中验证了该相关性。p27/KIP1 的表达同时能够预测 PI3K/mTOR 双重抑制剂对大鼠脑垂体腺瘤和胰腺癌的疗效,揭示了 p27/KIP1 是一个潜在 PI3K/mTOR 抑制剂疗效预测的生物标记物。目前仅有 Idelalisib 和 Copanlisib 两个 PI3K 抑制剂用于慢性淋巴细胞白血病和淋巴瘤的治疗。由于 PI3K 抑制剂不仅通过直接作用于肿瘤细胞,而且通过对肿瘤微环境的调控发挥其抗肿瘤活性,目前对于 PI3K 抑制剂治疗血液肿瘤疗效预测相关的研究进展较为缓慢。PI3Kα 选择性抑制剂已进入临床 III 期研究,主要适应证包括乳腺癌、头颈部肿瘤等,其疗效预测生物标志物也同期开展。现有的临床研究结果显示,患者对 BYL719 的响应呈现出差异性且与 PIK3CA 突变无显著相关性。最近的一项研究通过对 PI3Kα 选择性抑制剂对乳腺癌细胞内信号通路调控的深入研究,发现在抑制 AKT 磷酸化同时通过非经典 PDK1/AKT/mTOR 下游信号通路抑制 ERK 磷酸化,进而发现乳腺癌细胞中受体酪氨酸激酶表达谱决定 PI3K 脂激酶对 ERK 活性的调控,从而决定乳腺癌对 PI3Kα 选择性抑制剂的敏感性。当然,上述预测生物标志物仍需临床试验加以验证。此外,联合应用多个分子作为一组预测性生物标志物来增加预测的准确性是肿瘤生物标志物研发的趋势之一。因此,同时考虑 PDK1/AKT/mTOR 通路上下游多个节点蛋白可能会提高该类抗肿瘤药物临床患者个体化治疗的有效率。

3. PI3K/mTOR 抑制剂疗效监控生物标志物

靶向 PI3K/mTOR 通路抑制剂疗效监控生物标志物是指能够监测药效的指标。应用非侵入方式得到的组织例如皮肤、毛囊、外周血单核细胞通常作为替代组织监测该通路抑制剂的治疗效果,检测指标通常为 PI3K 下游蛋白如 AKT 或 S6K1 的磷酸化。例如,

mTOR 下游蛋白 S6K1、4E-BP1 的磷酸化水平的变化曾作为衡量雷帕霉素抗肿瘤药效的生物标记物。现有的临床试验结果显示,雷帕霉素类似物治疗有效或无效的肿瘤患者,其 mTOR 功能均明显被抑制。因此,肿瘤患者 S6K1、4E-BP1 磷酸化的有效抑制与雷帕霉素治疗有效性的相关性仍有待于进一步考察。通过研究 PI3Kδ 抑制剂对 B 细胞白血病细胞信号通路的影响,发现 PI3Kδ 抑制剂通过靶向 PI3K/AKT/mTOR 通路抑制 PDK/MEK/ERK 通路。PI3Kδ 抑制剂对于 ERK 磷酸化水平的下调与白血病细胞系以及人原代白血病细胞对 PI3Kδ 抑制剂的敏感性高度相关,提示 ERK 磷酸化水平可作为监控 X-370 疗效的生物标志物。由于 PI3K 通路在糖转运和代谢中的重要作用,运用 FDG-PET 成像技术检测肿瘤组织葡萄糖的摄取量,从而推断抑制剂是否抑制肿瘤组织 PI3K 信号通路。研究表明,PI3K 抑制剂能够抑制肿瘤组织血管的渗透性,这一现象可用动态对比增强磁共振成像(dynamic contrast-enhanced magnetic resonance, DCE-MRI)成像技术检测。以上两个成像技术使非侵入检测治疗肿瘤组织 PI3K 通路抑制成为可能,但是肿瘤组织 PI3K 通路抑制与药物疗效之间的相关性还需等待临床试验的验证。

4. PI3K/mTOR 抑制耐受机制

由于 PI3K/mTOR 通路位于承接上游受体酪氨酸激酶等以及下游多个效应分子的关键节点,同时又处于肿瘤细胞庞大的信号网络中,因此肿瘤对 PI3K/mTOR 通路抑制剂耐受的概率较高,包括原发性耐受和获得性耐受。上游受体的激活,平行信号通路的交互作用,PI3K/mTOR 信号通路的反馈机制,以及 PI3K/mTOR 信号通路下游效应物的激活是对该类抑制剂耐受的主要原因。临床研究发现,kRAS 突变与 Everolimus 和 PI3Kα 抑制剂耐受相关。PTEN 作为 PI3K/mTOR 通路重要的负向调控因子,临床研究表明 Everolimus 可能与膀胱癌患者对 Everolimus 耐受相关。然而,另一项 Everolimus 治疗前列腺癌的临床试验发现 PTEN 缺失可能预示患者更好的响应。因此,在不同的肿瘤类型中对 PI3K/mTOR 抑制剂的耐受机制并不一致。目前对 Idelalisib 耐受的临床研究尚未见报道,对肿瘤细胞系和原代肿瘤细胞的研究发现彻底阻断持续激活的 PI3K 信号需要同时抑制 PI3Kα 和 PI3Kδ。

目前临床上对 PI3K/mTOR 抑制剂用药后发生获得性耐受的报道尚不多见,大量的临床前研究对该类抑制剂产生获得性耐受的机制进行了探索。据 Wagle 等报道一位患未分化甲状腺癌患者在 Everolimus 治疗 18 个月后产生耐药,全基因组测序发现耐受肿瘤 mTOR 发生 F2108L 突变,该 mTOR 突变蛋白对雷帕霉素类 mTOR 抑制剂耐受。通过研究持续给药建立的 mTOR 抑制剂耐受细胞株发现 mTORC2、MYC 活化以及糖代谢重编程相关。对 Idelalisib 耐受的不同 WSU-Fccl FL 细胞克隆进行全基因组测序发现,PI3KCA 激活性突变以及 SFK、WNT 通路激活介导了对 Idelalisib 的耐受。虽然 PI3Kα

抑制剂尚未被批准上市,由于其治疗实体肿瘤的良好前景,成为研究的热点之一。长期抑制 PI3Kα 活性在不同细胞中导致表观遗传组、激酶组等的重编程从而引起对 PI3Kα 抑制剂的耐受。

5. PI3K/mTOR 抑制剂联合用药

尽管靶向 PI3K/mTOR 抗肿瘤药物在临床前以及临床研究中显示出令人鼓舞的结果,由于肿瘤的异质性以及基因背景的复杂性,阻断单个靶标或单条信号通路难以达到持续抑制肿瘤的效果。此外,由于肿瘤细胞中肿瘤信号形成巨大的网络,信号通路之间的交互通话,靶标蛋白下游通路的激活,平行通路的激活以及抑制某信号通路而导致的反馈性激活,都可能导致对治疗的耐受。因此,在靶向 PI3K/mTOR 抗肿瘤药物的研发过程中,与其他药物的联合应用是一个重要的研究内容。目前,基于靶向 PI3K/mTOR 通路抗肿瘤药物的联合用药主要有以下四种策略(https://clinicaltrials.gov/):①与细胞毒类药物联合应用,以降低药物毒性,同时抑制细胞毒类药物可能导致的该通路激活,例如与顺铂、紫杉醇类药物的联用;②与交互通路中靶标蛋白抑制剂联合应用,例如与受体酪氨酸激酶抑制剂、MEK 抑制剂联用;③与反馈激活通路抑制剂联合应用,例如与 PIM 抑制剂、CDK 抑制剂联用;④与肿瘤免疫治疗联用,例如与 EGFR、CD20 单抗以及免疫检查点抑制剂联用。

(蒙凌华)

5.1.7 PD-1/PD-L1 抑制剂

PD-1/PD-L1 信号通路主要在肿瘤局部的免疫微环境中发挥免疫抑制作用,所以阻断其信号通路可解除肿瘤局部的免疫抑制,释放免疫细胞的抗肿瘤作用。正是基于这一肿瘤局部微环境的特性,PD-1/PD-L1 抑制剂具有相对较低的不良反应,因而现在大量的临床前和临床研究聚集在这两个靶标上,竞争异常激烈。截至目前,有多个 PD-1 单抗与 3 个 PD-L1 单抗获得批准,用于多种肿瘤类型的治疗。随着临床试验的结束,将会有更多的 PD-1/PD-L1 抑制剂上市,以及更多的肿瘤类型得到治疗。本章将简要介绍现有 PD-1/PD-L1 抑制剂在临床上的使用情况及不良反应、生物标志物、耐药机制及联合用药,为临床应用研究提供参考。

1. PD-1/PD-L1 抑制剂的临床应用现状

近年来,PD-1/PD-L1 抑制剂的研究发展迅速,大量临床试验显示其良好的疗效及可耐受的不良反应,且一些抑制剂获美国 FDA 加速审批,截至目前已有多个 PD-1/PD-L1 抑制剂获批上市,其中大部分在美国 FDA 首先获批。现有 PD-1/PD-L1 抑制剂在临床应用的情况见表 5 - 2。

表 5 - 2　临床使用的 PD-1/PD-L1 抑制剂情况

靶标	药物名称	商品名	其他名称	抗体类型	适应证	批准时间	研发公司
PD-1	Nivolumab	Opdivo	BMS-936558, MDX-1106, ONO-435	fully human IgG4	黑色素瘤*	2014.12	百时美施贵宝, 小野制药
					非小细胞肺癌	2015.03	
					肾细胞癌	2015.11	
					霍奇金淋巴瘤	2016.05	
					头颈部鳞癌	2016.11	
					尿路上皮癌	2017.02	
					dMMR/MSI-H 结肠癌	2017.08	
					肝细胞癌	2017.09	
	Pembrolizumab	Keytruda	MK-3475, lambrolizumab	humanized IgG4	黑色素瘤	2014.09	默沙东
					非小细胞肺癌	2015.10	
					头颈部鳞癌	2016.08	
					霍奇金淋巴瘤	2017.03	
					尿路上皮癌	2017.05	
					dMMR/MSI-H 实体瘤	2017.05	
					胃癌或胃食管交界癌	2017.09	
PD-L1	Atezolizumab	Tecentriq	MPDL3280A, RG7446	Fc-modified human IgG1	尿路上皮癌	2016.05	基因泰克, 罗氏
					非小细胞肺癌	2016.10	
	Avelumab	Bavencio	MSB0010718C	fully human IgG1	胃癌#	2017.01	默克, 辉瑞
					默克尔细胞癌	2017.03	
					尿路上皮癌	2017.05	
	Durvalumab	Imfinzi	MEDI4736	Fc-modified human IgG1	尿路上皮癌	2017.05	阿斯利康
					非小细胞肺癌	2018.02	

注:*表示 2014 年 7 月在日本首获批准上市,#表示由 EMA 批准在欧洲上市。

（1）纳武尤利单抗（Nivolumab）

纳武尤利单抗（Nivolumab）属于百时美施贵宝公司（BMS）与小野制药公司（日本、韩国及中国台湾市场）的 PD-1 抑制剂，是人源的 IgG4 型单克隆抗体，静脉输注用药。Nivolumab 原先由 Medarex 公司的科学家发现，然后 Medarex 与小野制药一起开发，2009 年 BMS 收购 Medarex 后与小野制药共同推进上市，目前可用于多种肿瘤类型的治疗。2014 年 7 月，小野制药公司申请 Nivolumab 在日本上市获批，用于治疗晚期黑色素瘤，同年 12 月在美国由 BMS 公司申请获批上市，用于肿瘤扩散或无法手术切除的晚期黑色素瘤，不限于 BRAF 基因突变与否，其客观响应率为 30%～40%。随后，美国 FDA 批准了 Nivolumab 在黑色素瘤的术后辅助治疗，用于淋巴结受累或转移性黑色素瘤患者在手术切除后的单药辅助治疗。2015 年，Nivolumab 第二个批准的治疗肿瘤类型为转移性非小细胞肺癌，一是针对铂类化疗药物治疗期间或治疗后无法控制的患者，二是用于在接受美国 FDA 批准的靶向药物治疗后但无法控制的患者。对于肾细胞癌，Nivolumab 用于在接受其他治疗方案如新生血管抑制剂后但仍会生长及扩散的晚期患者。2016 年，Nivolumab 被批准分别用于经典霍奇金淋巴瘤及头颈部鳞癌。针对复发或恶化的经典霍奇金淋巴瘤患者，一是进行过自身干细胞移植与 Brentuximab vedotin（靶向 CD30 抗体耦联药物）治疗的患者，二是采用过 3 种不同治疗方案含自身干细胞移植的患者。挑选的头颈鳞癌患者为已用含铂类的化疗方案且在治疗期间恶化或治疗后复发及扩散的患者。

2017 年，美国 FDA 新增批准了 Nivolumab 用于其他 3 种肿瘤类型的患者，包括尿路上皮癌、dMMR/MSI-H 结肠癌及肝细胞癌。尿路上皮癌属膀胱癌的一个亚型，这部分患者为局部晚期或转移性尿路上皮癌并已用含铂类化疗方案仍无法控制的患者，可采用 Nivolumab 进行治疗，其客观响应率为 19.6%。结肠癌患者亚群为存在错配修复缺陷（dMMR）或高频微卫星不稳定（MSI-H），并已用氟尿嘧啶、奥沙利铂及伊立替康治疗无效的转移性结肠癌患者，适用于成人或 12 岁及以上的儿童患者，其客观响应率为 28%。肝细胞癌患者亚群为已接受索拉非尼治疗后的患者，其客观响应率为 14.3%，这部分临床试验仍在开展中。此外，Nivolumab 治疗的肿瘤患者年龄基本为 18 岁及以上的成人。

（2）帕博利珠单抗（Pembrolizumab）

帕博利珠单抗（Pembrolizumab）属美国默沙东公司的 PD-1 抑制剂，是人源化的 IgG4 型单克隆抗体，静脉输注用药。它原先由 Organon 公司的科学家发现，2006 年 Organon 与 LifeArc 公司合作进行抗体的人源化。2007 年美国先灵葆雅公司收购 Organon，2009 年美国默克公司收购先灵葆雅公司改名为默沙东公司，并推进 Pembrolizumab 研发及上市。2014 年 9 月，Pembrolizumab 是首个被美国 FDA 批准的 PD-1 抑制剂，用于不能手术或转移性黑色素瘤患者，包括 Ipilimumab 治疗后或 BRAF 突变接受 Ipilimumab 和 BRAF 抑制剂治疗后的晚期黑色素瘤患者。2015 年 10 月,美国 FDA 批准了 Pembrolizumab 在转移性非小细胞肺癌的治疗,包括:①培美曲塞和卡铂化疗药物一线治疗失败的患者;②作为一线治疗用于肺癌组织 PD-L1 阳性表达且无 *EGFR* 和 *ALK* 基因突变的患者;③肺癌组织 PD-L1 阳性但铂类化疗失败的患者,若 *EGFR* 或 *ALK* 基因突变,则先使用靶向药物,在靶向药物失败的情况下再使用 Pembrolizumab。2016 年,FDA 批准 Pembrolizumab 用于复发或转移性头颈部鳞癌在铂类化疗期间或治疗后恶化的患者,且患者群体无需检测 PD-L1 的表达情况。

2017 年,美国 FDA 共批准了四项 Pembrolizumab 的治疗领域,包括经典霍奇金淋巴瘤、尿道上皮癌、dMMR/MSI-H 实体瘤、胃癌及胃食管交界癌。对于霍奇金淋巴瘤,是针对用过 3 种及以上的治疗方案仍无效或复发的成人或儿童患者。对于尿道上皮癌,是针对铂类化疗期间或治疗后仍无法控制的局部晚期及转移的肿瘤患者。比较有里程碑意义的是美国 FDA 批准了存在 dMMR/MSI-H 的实体瘤治疗,不受限于肿瘤组织的来源,只要存在 dMMR/MSI-H 均可使用,这也是首款依照生物标志物区分癌症治疗的疗法。对于胃癌及胃食管交界癌,是针对局部复发性晚期或转移性的患者,适用于肿瘤细胞 PD-L1 阳性表达的患者,且用 2 种及以上治疗方案后疾病仍无进展,包括氟尿嘧啶及含铂的化疗方案,以及 HER2/neu 靶向药物。但 2017 年 12 月默沙东宣布 Pembrolizumab 作为二线药物,治疗 PD-L1 阳性(CPS≥1)的胃癌/胃食管结合部肿瘤的临床Ⅲ期试验失败,一些后续研究仍在开展。

(3) 阿特珠单抗(Atezolizumab)

阿特珠单抗(Atezolizumab)是美国 FDA 批准的首款 PD-L1 抑制剂,是全人源化的 IgG1 型单抗,属基因泰克/罗氏公司的产品,静脉输注用药。Atezolizumab 在非小细胞肺癌、黑色素瘤、膀胱癌、乳腺癌、肾细胞癌及结肠癌等多种肿瘤中开展临床试验,现已获批在膀胱癌(尿道上皮癌)和非小细胞肺癌中的应用。2016 年 5 月美国 FDA 加速批准了 Atezolizumab 在铂类为基础化疗药无法控制的局部晚期或转移性尿道上皮癌,但 2017 年 5 月临床Ⅲ期确证试验结果显示 Atezolizumab 作为二线治疗的总体生存率未达预期终点。2016 年 10 月,美国 FDA 批准了 Atezolizumab 在非小细胞肺癌的应用,针对含铂化疗方案治疗失败后转移的非小细胞肺癌;若存在 *EGFR* 或 *ALK* 基因异常,则需先使用分子靶向药物,若无法控制,再使用 Atezolizumab。

(4) 阿维鲁单抗(Avelumab)

阿维鲁单抗(Avelumab)属默克公司和辉瑞公司开发的 PD-L1 抑制剂,是全人源的 IgG1 单抗。Avelumab 最早于 2017 年 1 月被欧洲 EMA 批准用于胃癌的治疗,针对胃癌手术局部或整体切除及常规化疗后的患者。随后,2017 年 3 月美国 FDA 加速审批了

Avelumab 针对转移性默克尔细胞癌（Merkel-cell carcinoma），一种侵袭性的皮肤癌的治疗，适用于成人及 12 岁以上的儿童患者，其总体响应率为 33%。2 个月后，FDA 又批准了 Avelumab 在膀胱癌的使用，针对局部晚期及转移性尿道上皮癌类型，在含铂化疗方案治疗期间及治疗后仍恶化的患者群体。

（5）德鲁单抗（Durvalumab）

德鲁单抗（Durvalumab）属阿斯利康公司开发的 PD-L1 抑制剂，是全人源化 IgG1 型单抗，静脉输注用药。2017 年 5 月，美国 FDA 快速批准了 Durvalumab 在膀胱癌患者中的使用，用于含铂化疗方案治疗后出现进展的局部晚期或转移性尿道上皮癌类型患者。2018 年 2 月，FDA 批准了 Durvalumab 在非小细胞肺癌的使用，针对无法手术切除、无法进行铂类化疗及放疗后仍恶化的 III 期非小细胞肺癌患者。此外，Durvalumab 在其他类型肿瘤的临床试验还在开展中。

2. PD-1/PD-L1 抑制剂的不良反应

PD-1/PD-L1 抑制剂的不良反应主要是免疫介导的炎症反应，如免疫相关肺炎、肝炎、结肠炎、皮肤炎症、内分泌器官炎症及感染，以及治疗相关的输注反应等。不同 PD-1/PD-L1 抑制剂的不良反应略有不同，目前报道的不良反应涉及以下几个方面。

肺部问题：咳嗽、胸痛及气短。

肠道问题：腹泻或肠运动活跃、血便或黏液便、腹痛或痉挛，严重可至胃肠穿孔。

肝脏问题：皮肤或眼白变黄、腹部右侧疼痛、易出血、严重恶心或呕吐、嗜睡、深色尿。

内分泌腺体的问题（特别是甲状腺、垂体、肾上腺和胰腺）：头痛、易疲劳、体重改变、眩晕或晕厥、情绪或行为异常、脱发、怕冷、便秘、易渴或多尿。

肾脏问题：尿量减少、血尿、踝关节肿胀、无食欲。

皮肤问题：皮疹、瘙痒、皮肤起泡、口腔或黏膜溃疡。

脑部问题：头痛、发热、疲劳或虚弱、惶惑、记忆障碍、嗜睡、幻视或幻听、惊厥、颈部僵硬。

其他器官：视力改变、严重或持续的肌肉或关节疼痛、严重肌力衰退。

严重输注反应：寒颤或发抖、瘙痒或皮疹、潮红、呼吸困难、昏睡及昏厥。

Nivolumab 最常见的不良反应包括皮疹、皮肤瘙痒、易疲劳、肌肉或骨骼或关节的疼痛、腹泻、气短、虚弱、食欲下降、上呼吸道感染、头痛、恶心、咳嗽、便秘、背痛、发热及胃痛。最严重的不良反应可危及生命甚至导致死亡，可发生于治疗期间及治疗后。患者若发现有不良反应或恶化，应及时告知医护人员，医护人员在治疗期间会检查不良反应，若有需要可使用皮质类固醇或激素类药物进行治疗。若有严重的毒副作用，需延缓或停止治疗。

Pembrolizumab 严重的免疫相关不良反应包括肺炎（含致死病例）、内分泌器官炎症如垂体与甲状腺(可致低或高甲状腺激素血症)及胰腺(可诱发 1 型糖尿病)、肝炎、肠炎及肾炎等。最常见的症状(>10%)为疲劳、皮疹、瘙痒、腹泻、恶心及关节疼痛。其他不良反应(1%～10%)有贫血、食欲下降、头痛、昏睡、味觉异常、干眼、高血压、腹痛、便秘、口干、严重皮肤反应、皮肤干燥、湿疹、肢体疼痛、关节炎、体虚、发热、水肿、寒颤及流感样症状等。

Atezolizumab 最常见的不良反应症状包括疲劳、食欲下降、恶心及感染,其中泌尿道感染是最常见的严重不良反应。Avelumab 最常见严重不良反应为免疫相关的不良反应,包括肺炎、肝炎、结肠炎、肾上腺功能障碍、低或高甲状腺激素血症、糖尿病、肾炎及危及生命的输注反应。最常见的症状为疲劳、肌肉骨骼疼痛、腹泻、恶心、皮疹、食欲下降、水肿。Durvalumab 的不良反应也为免疫介导的相关炎症反应,包括肺炎、肝炎、结肠炎、内分泌腺病变、感染、输注反应及胎儿毒性等。

3. PD-1/PD-L1 抑制剂的生物标志物

肿瘤与免疫系统的相互作用受复杂生物学通路的网络调控,尽管免疫系统具有识别肿瘤为"外源物"来清除它的功能,基于肿瘤特异的突变抗原等特征,然而肿瘤免疫微环境的多种因素会阻止免疫系统对肿瘤细胞的清除,导致肿瘤细胞的免疫逃逸。单用 PD-1/PD-L1 抑制剂仅对少部分患者有效,这与肿瘤微环境的多种免疫抑制因素有关,如 PD-1 抗体在晚期黑色素瘤患者的客观响应率为 31～44%,在非小细胞肺癌的客观响应率约为 20%,在肾细胞癌的客观响应率为 22%～25%。因此,寻找指征 PD-1/PD-L1 抑制剂疗效的生物标志物,选择敏感的患者个体进行合理用药、量体裁衣,对于免疫治疗的成败至关重要。

(1) 肿瘤组织的效应 T 淋巴细胞浸润及 PD-L1 的表达

PD-1/PD-L1 抑制剂的抗肿瘤作用主要通过解除肿瘤周围的免疫抑制微环境,释放杀伤性 T 细胞的抗肿瘤活性,因此肿瘤组织的淋巴细胞浸润对于抗肿瘤作用十分重要。在人的结肠癌样本研究中,发现高比例的 $CD3^+$、$CD8^+$、$CD45RO^+$、$Granzyme^+$ T 细胞即抗原特异的效应 T 细胞的患者,具有更低的复发率及更高的总体生存率。在 PD-1 抑制剂治疗黑色素瘤的患者中,发现肿瘤边缘的 $CD8^+$ T 细胞的浸润密度也与 PD-1 抑制剂的治疗反应密切相关。相比而言,肿瘤组织若无显著免疫细胞浸润"Immune Desert"或"Cold Tumor",则肿瘤对 PD-1/PD-L1 抑制剂的治疗效果很差。

肿瘤细胞 PD-L1 的表达是最早被证实与 PD-1/PD-L1 抑制剂的治疗反应有关的生物标志物。PD-L1 不仅在肿瘤细胞表达,而且在巨噬细胞、活化的淋巴细胞(T、B、NK 细胞),及炎性微环境刺激下的内皮细胞等表达。目前的研究显示肿瘤细胞或浸润免疫细胞表面的 PD-L1 表达均可能与 PD-1/PD-L1 抑制剂的敏感性有关。PD-L1 在淋巴瘤中染色体区段 9p24.1 扩增引起的高表达,对 PD-1/PD-L1 抑制剂具有更高的敏感性。对 15 项在各种实体瘤开展的临床研究报告进行分析,显示 PD-1 抗体的客观响应率平均为 29%,PD-L1 阳性肿瘤的客观响应率为 48%,而 PD-L1 阴性肿瘤的客观响应率为 15%。这些结果也提示 PD-1/PD-L1 抑制剂可作为 PD-L1 阳性肿瘤的反应性更高。然而,PD-L1 阴性的部分肿瘤患者对 PD-1/PD-L1 抑制剂仍有反应,因此肿瘤细胞 PD-L1 阴性不能作为不适用 PD-1/PD-L1 抑制剂的指标。有些高表达 PD-L1 的肿瘤对 PD-1/PD-L1 抑制剂也无反应,在这些病例中高表达 PD-L1 可能是独立于 IFN-γ 介导的适应性反应,因而也有研究提出 IFN-γ 相关的下游基因表达作为预测 PD-1/PD-L1 抑制剂的敏感性,但在临床应用方面还不够成熟。

2015 年 10 月,美国 FDA 批准了两款 PD-L1 免疫组化试剂盒,分别为 pharmDx PDL1 IHC 22C3 与 pharmDx PDL1 IHC 28(Dako, North America)。PDL1 IHC 22C3 可作为 Pembrolizumab 治疗晚期 NSCLC 的伴随诊断产品。这项批准是基于前期 Pembrolizumab 在 NSCLC 的临床试验结果,研究中将肿瘤细胞表面 PD-L1 表达≥50% 设为阳性样本,与 PD-L1 阴性肿瘤患者相比,PD-L1 阳性肿瘤患者对 Pembrolizumab 治疗具有更高的响应率、更久的无疾病进展期及总体生存率。PDL1 IHC 28-8 的批准是基于 Nivolumab 的两项临床Ⅲ期试验,分别在鳞状和非鳞状 NSCLC 中,将肿瘤细胞表面 PD-L1>1% 表达作为阳性样本,结果显示,肿瘤细胞 PD-L1 表达在非鳞状 NSCLC 中与 Nivolumab 提高总体生产率有关,但与鳞状 NSCLC 无关。因此,PDL1 IHC 28-8 作为 Nivolumab 治疗非鳞状 NSCLC 的辅助诊断试剂。随着研究的进展,PD-L1 免疫组化诊断试剂盒也在不断的改进中,然而由于不同来源的 PD-L1 抗体及不同的阳性临界值标准等,都会引起 PD-L1 表达的诊断差异,因此行业组织需将这些检测差异进行标准化,建立客观的评价体系,以利于临床上的诊断。

(2)错配修复缺陷(dMMR)及高频微卫星不稳定性(MSI-H)

DNA 错配修复复合体中的 1 个或多至 6 个编码基因存在缺陷(dMMR)可导致突变数量指数上升,dMMR 可见于散发的多种肿瘤,如结肠癌、胃癌、子宫内膜癌、前列腺癌等。总体而言,dMMR 缺陷肿瘤约占成人实体瘤的 4%。检测微卫星不稳定性(microsatellite instability, MSI)是目前比较常用的判断 dMMR 的方法,微卫星不稳定高(MSI-H)的结肠癌患者对 Pembrolizumab 的客观响应率为 52%,而微卫星稳定(microsatellite stable, MSS)的结肠癌患者对 Pembrolizumab 无响应。其他 MSI-H 肿瘤类型患者对 Pembrolizumab 的客观响应率达 54%,包括子宫内膜癌、胃癌、小肠癌及胆管癌。因此,2017 年美国 FDA 批准 Pembrolizumab 用于存在 MSI-H 的无法手术或转移性实体瘤患者,将 MSI-H 作为 Pembrolizumab 的用药生物标志物。检测 dMMR 的方法目前主要有两种,一是检测其生物标志物即微卫星不稳定性,可采用多重荧光 PCR 的方法对检测位点进行扩增,或使用基因分析仪对扩增产物进行检测;二是通过免疫组化方法直接检测 MMR 复合体的蛋白组分是否存在缺陷,如 MLH1、MSH2、PMS2 及 MSH6。

(3) 基因突变载量及新抗原

肿瘤细胞的基因突变、插入及缺失与染色体重排等可产生编码肿瘤特异的新抗原,通过细胞表面的组织相容性复合体(MHC)递呈,被 T 细胞识别启动免疫反应。对不同类型肿瘤细胞的突变载量进行大数据分析,发现突变载量高的肿瘤类型如黑色素瘤、非小细胞肺癌、头颈癌、膀胱癌及胃癌等对 PD-1/PD-L1 抑制剂的响应率相对较高(>15%)。尤其是黑色素瘤,是突变频率最高的肿瘤类型之一,它的响应率达 30%～40%。与此相比,突变频率低的肿瘤,如胰腺癌和前列腺癌,对 PD-1 通路抑制剂的响应率很低。若对于相同肿瘤类型,肿瘤细胞的突变频率是否影响对免疫治疗的响应率? 在非小细胞肺癌中,分析了吸烟和非吸烟患者对 Pembrolizumab 的响应率,结果发现突变频率高的吸烟患者的响应率更高。然而这突变载量没有明确的临界值,且有一些例外的情况,如突变频率高的患者无反应,突变频率低的患者有反应,所以突变载量与治疗反应的相关度并不是很高,这也提示需要寻找新抗原来预测免疫治疗的疗效可能更具价值。目前采用计算软件预测新抗原的方法有多种,但还不能准确预测出被 T 细胞识别的新抗原,另一种发现新抗原的方法是采用质谱的方法直接检测从肿瘤细胞表面 MHCI 结合的肽段,或从抗原递呈细胞表面 MHCII 分子中结合的肽段。在非小细胞肺癌和黑色素瘤组织中的新抗原负荷越高,其肿瘤组织的免疫细胞浸润越多,对 Pembrolizumab 的治疗反应性更高。下一步,期望能发现大量启动抗肿瘤免疫反应的新抗原,用于研发新的免疫治疗方法。

(4) 其他因素

肿瘤微环境的多种因素影响免疫治疗的效应,包括各种免疫细胞的分布和比例,细胞因子的类型和含量、基质成纤维细胞的比例及纤维组织的密度等,因此有研究人员提出对肿瘤微环境进行免疫评分(immunoscore),主要依据 CD8 细胞的含量、IFN-γ 含量、PD-L1 表达、TGF-β 等指标,来预测对 PD-1/PD-L1 抑制剂的敏感性,但仍处于研究阶段。此外,肠道菌群与抗肿瘤免疫治疗的疗效有关,动物实验研究发现双歧杆菌种类(Bifidobacter species)可增敏 PD-L1 抗体在黑色素瘤模型的抗肿瘤效应。随着更多先进技术的应用研究,如转录组分析、蛋白质组分析、表观遗传组分析及基于质谱流式的细胞分析,将会有更精准的生物标志物预测 PD-1/PD-L1 抑制剂的敏感性,用于指导临床选择合适患者进行个性化药物治疗。

4. PD-1/PD-L1 抑制剂的耐药机制

免疫治疗的耐药可分原发性耐药(primary resistance)、适应性免疫耐药(adaptive

immune resistance)及获得性耐药(acquired resistance)。原发性耐药指肿瘤细胞对免疫治疗无任何反应。适应性免疫耐药指肿瘤细胞可被免疫细胞识别,但采取了自我保护措施来抵抗免疫细胞的攻击。获得性耐药指肿瘤细胞开始对免疫治疗有反应,但治疗一段时间后出现复发或进展。原发性耐药及适应性免疫耐药分细胞内在因素和细胞外部因素。

(1)肿瘤细胞的内在因素

肿瘤细胞的内在因素可导致原发性耐药或适应性免疫耐药,大致分四个方面,包括:①肿瘤相关抗原的缺乏;②肿瘤抗原递呈的缺陷;③肿瘤细胞对 T 细胞的排斥;④肿瘤细胞对 T 细胞的作用不敏感。肿瘤相关抗原的缺乏有多种情况,如突变载量低、缺乏肿瘤特异抗原、缺乏病毒相关肿瘤抗原等。细胞内的抗原递呈缺陷也与多种因素有关,如转运相关蛋白(TAP)的缺失、β2 微球蛋白(B2M)的缺失及 HLA 分子的异常。肿瘤细胞内的信号通路异常可导致肿瘤细胞对 T 细胞的排斥:如 MAPK 通路的活化,导致 VEGF 和 IL-8 的分泌增加,进而抑制 T 细胞的招募和功能;$PTEN$ 缺失或 PI3K 通路的活化,与肿瘤微环境中 IFN-γ 及颗粒酶、CD8$^+$ T 细胞浸润的减少有关;β-catenin 的过度稳定,促进 WNT 信号通路持续活化,进而阻止 CD103$^+$ DC 的进入;肿瘤细胞的上皮间质转化(EMT)及 PD-L1 的表达等。肿瘤细胞对 T 细胞不敏感的因素,主要有肿瘤细胞内 IFN-γ 信号通路的基因发生突变,如 $JAK1/2$, $STATs$ 及 $IFNR$ 等基因突变,导致 IFN-γ 介导的抗肿瘤作用失效。此外,肿瘤细胞的表观遗传改变也可导致耐药,如表观遗传改变影响肿瘤细胞的抗原处理、递呈及免疫逃逸分子的表达。

(2)肿瘤细胞的外部因素

肿瘤细胞的外部因素指肿瘤微环境中除肿瘤细胞外的其他介导免疫治疗耐药的因素,也可导致原发性耐药或适应性免疫耐药,包括:①T 细胞的缺失;②免疫抑制细胞的存在;③其他免疫抑制分子的存在。T 细胞的缺失,主要是 T 细胞无法识别肿瘤细胞的抗原,无肿瘤抗原相关的 T 细胞扩增和浸润,因而导致免疫逃逸。肿瘤微环境中存在多种免疫抑制细胞,如调节性 T 细胞(Treg)、骨髓来源抑制性细胞(MDSC)、M2 型巨噬细胞。Treg 细胞是一类表达转录因子 FoxP3 并在维持免疫耐受中发挥核心作用的 T 细胞。Treg 细胞可通过分泌抑制性细胞因子如 IL-10、IL-35 及 TGF-β 等抑制效应性 T 细胞(Teff),多个研究显示剔除 Treg 细胞可以显著增强抗肿瘤免疫。MDSC 是一类骨髓来源的抑制性细胞,在鼠类的标记分子为 CD11b＋和 Gr-1＋,在人类的标记分子为 C11b＋和 CD33＋,且大部分细胞为 HLA-DR$^-$,肿瘤微环境中 MDSC 的存在可显著降低 PD-1/PD-L1 的抗肿瘤免疫效应。肿瘤相关巨噬细胞(TAM)也与肿瘤免疫治疗密切相关,分M1 型巨噬细胞和 M2 型巨噬细胞,M1 型巨噬细胞促进抗肿瘤免疫,而 M2 型巨噬细胞则有促肿瘤作用。阻断巨噬细胞集落刺激因子受体(CSF-1R)可显著促进干扰素的生成及延缓肿瘤的生长,可克服巨噬细胞的抑制作用。此外,抑制 PI3Kγ 也可显著抑制巨噬细胞,促进 PD-1/PD-L1 抑制剂的抗肿瘤作用。其他免疫抑制分子的存在也可导致耐药,如免疫抑制分子 TIM-3、LAG-3 及 VISTA 的表达,可抑制 T 细胞活性;色氨酸代谢酶即吲哚胺 2,3-双加氧酶(IDO)的高表达,引起 T 细胞的代谢异常,导致效应 T 细胞的功能障碍,也影响抗肿瘤免疫效应;一些细胞因子如 TGF-β、CCL5、CCL7 和 CXCL8 的大量分泌,趋化 MDSC 和 Treg 细胞等免疫抑制细胞进入肿瘤微环境,抑制抗肿瘤免疫反应。此外,一些肿瘤如胰腺癌,存在大量的纤维组织包裹肿瘤,导致 T 细胞无法进入肿瘤组织发挥作用,也可影响抗肿瘤免疫反应。

肿瘤免疫治疗的一个重要特征是具有长期持续的抗肿瘤效应。然而,有一部分患者也会出现获得性耐药,即 PD-1/PD-L1 治疗一段时间后出现复发或进展。转移性黑色素瘤患者在 PD-1 抗体治疗后,有客观反应(CR+PR)的患者有 1/4~1/3 会出现获得性耐药,其可能的机制包括 T 细胞功能的缺陷、受 T 细胞识别的肿瘤细胞特异抗原发生下调、肿瘤细胞的基因突变导致免疫逃逸,如干扰素通路分子(JAK1/2)及 *B2M* 突变等导致 HLA 抗原递呈异常等。此外,其他抑制性免疫检查点的分子(LAG-3、TIGIT、VISTA)代偿性的表达,也可导致获得性耐药。

5. PD-1/PD-L1 抑制剂的联合用药

由于 PD-1/PD-L1 抑制剂仅对部分患者有效,且有多种耐药因素的存在,因此需通过联合用药来提高免疫治疗的有效率及克服耐药。以 PD-1/PD-L1 抑制剂为核心,基于一些耐药机制及其他因素进行联合用药,当前有大量的临床前及临床研究在测试联合用药的效应,主要包括:

① 与免疫治疗药物的联用:免疫检查点抑制剂(anti-CTLA4、anti-TIM3 及 anti-LAG3)、免疫激活因子(anti-41BB、anti-OX40、anti-GITR、anti-ICOS 及 anti-CD40)、免疫代谢调节剂(IDO 抑制剂、A2AR 抑制剂及谷氨酰胺酶抑制剂)、其他免疫调节剂(TGFβ 抑制剂、CXCR4 抑制剂、CCR4 抑制剂、anti-CD27 及 TLR 激动剂)、肿瘤疫苗(DC 疫苗、肽段疫苗及新抗原疫苗)、巨噬细胞(CSF1R 抑制剂)、自然杀伤细胞(anti-KIR)、溶瘤病毒及 CAR-T 细胞治疗等。

② 与分子靶向药物的联用:BRAF 抑制剂(vemurafenib、dabrafenib)、VEGFA 单抗(bevacizumab)、VEGFR 抑制剂(sunitinib、sorafenib)、EGFR 抑制剂(gefitinib、erlotinib、osimertinib)、MEK 抑制剂(trametinib、cobimetinib)、ALK 抑制剂(ceritinib、crizotinib)、PARP 抑制剂(olaparib、veliparib)及 mTOR 抑制剂(everolimus、temsirolimus)。

③ 与化疗药物的联用:紫杉醇、铂类、吉西他滨、氮烯唑胺及培美曲塞等。

④ 与放疗的联用。

美国 FDA 批准的联合用药方案包括 Nivolumab 和 Ipilimumab 在转移性黑色素瘤的联合用药。在一项临床Ⅰ期试验中,招募 53 名晚期黑色素瘤患者同时给予 Nivolumab 和 Ipilimumab 药物,结果显示其客观响应率为 53%,这些有反应的肿瘤体积均缩小 80% 以上,但 3～4 级不良反应的发生率也升高至 53%。在另一项随机双盲的转移性黑色瘤患者中,Nivolumab 和 Ipilimumab 联用对 BRAF 野生型的黑色素瘤的客观响应率达 61%,而 Ipilimumab 的客观响应率仅为 11%,但 3～4 级不良反应发生率在 Nivolumab 和 Ipilimumab 联用组达 54%,在 Ipilimumab 组为 24%。在转移性黑色素瘤的临床Ⅲ期试验中,Nivolumab 和 Ipilimumab 联合用药组、Ipilimumab 治疗组和 Nivolumab 治疗组的中位无疾病进展生存期分别为 11.5 个月、2.9 个月及 6.9 个月;治疗相关的 3～4 级不良反应发生率分别为 55%、27.3% 及 16.3%。这些研究显示 Nivolumab 和 Ipilimumab 联合用药显示更高的有效率,但不良反应的发生率也在显著上升,不良反应明显。随着大量的联合用药临床试验的结束,可以预期在不久的将来会有更多的理性的联合用药方案出现,提高 PD-1/PD-L1 抑制剂的治疗有效率及克服耐药,并尽量降低不良反应的发生率。

(谢作权)

参考文献

[1] SFORZA V, MARTINELLI E, CIARDIELLO F, et al. Mechanisms of resistance to anti-epidermal growth factor receptor inhibitors in metastatic colorectal cancer[J]. World journal of gastroenterology, 2016, 22(28):6345 - 6361.

[2] KE E E, WU Y L. EGFR as a pharmacological target in EGFR-mutant non-small-cell lung cancer: Where do we stand now? [J]. Trends in pharmacological, 2016, 37(11): 887 - 903.

[3] REMON J, PLANCHARD D. AZD9291 in EGFR-mutant advanced non-small-cell lung cancer patients[J]. Future oncology, 2015, 11(22):3069 - 3081.

[4] ERCAN D, CHOI HG, YUN CH, et al. EGFR mutations and resistance to irreversible pyrimidine-based EGFR inhibitors[J]. Clinical cancer research, 2015, 21(17): 3913 - 3923.

[5] PIOTROWSKA Z, NIEDERST M J, KARLOVICH C A, et al. Heterogeneity underlies the emergence of EGFR T790 wild-type clones following treatment of T790M-positive cancers with a third-generation EGFR inhibitor[J]. Cancer discovery, 2015,(7):713 - 722.

［ 6 ］ MATTHEW J, HU H, MULVEY H E, et al. The allelic context of the C797S mutation acquired upon treatment with third-generation EGFR inhibitors impacts sensitivity to subsequent treatment strategies[J]. Clinical cancer research, 2015, 21(17): 3924 - 3933.

［ 7 ］ SONG H N, JUNG K S, YOO K H, et al. Acquired C797S mutation upon treatment with a T790M-specific third-generation EGFR inhibitor(HM61713) in non-small cell lung cancer[J]. Journal of thoracic oncology, 2016, 11(4):e45 - 47.

［ 8 ］ SHI P, OH Y T, ZHANG G, et al. Met gene amplification and protein hyperactivation is a mechanism of resistance to both first and third generation EGFR inhibitors in lung cancer treatment[J]. Cancer letters, 2016, 380(2):494 - 504.

［ 9 ］ PARK J H, CHOI Y J, KIM S Y, et al. Activation of the IGF1R pathway potentially mediates acquired resistance to mutant-selective 3rd-generation EGF receptor tyrosine kinase inhibitors in advanced non-small cell lung cancer[J]. Oncotarget, 2016, 7 (16):22005 - 22015.

［10］ OU S H, AGARWAL N, ALI S M. High MET amplification level as a resistance mechanism to osimertinib(AZD9291) in a patient that symptomatically responded to crizotinib treatment post-osimertinib progression[J]. Lung cancer, 2016, 98:59 - 61.

［11］ EBERLEIN C A, STETSON D, MARKOVETS A A, et al. Acquired resistance to the mutant-selective EGFR inhibitor AZD9291 is associated with increased dependence on RAS signaling in preclinical models[J]. Cancer reseach, 2015, 75 (12):2489 - 2500.

［12］ MIZUUCHI H, SUDA K. MURAKAMI I, et al. Oncogene swap as a novel mechanism of acquired resistance to epidermal growth factor receptor-tyrosine kinase inhibitor in lung cancer[J]. Cancer science, 2016, 107(4):461 - 468.

［13］ KIM T M, SONG A, KIM D W, et al. Mechanisms of acquired resistance to AZD9291: A mutation-selective, irreversible EGFR inhibitor[J]. Journal of thoracic oncology, 2015, 10(12):1736 - 1744.

［14］ JIA Y, YUN C H, PARK E, et al. Overcoming EGFR(T790M) and EGFR(C797S) resistance with mutant-selective allosteric inhibitors[J]. Nature, 2016, 534(7605): 129 - 132.

［15］ KEN UCHIBORI, NAOHIKO INASE, ARAKI M, et al. Brigatinib combined with anti-EGFR antibody overcomes osimertinib resistance in EGFR-mutated non-small-cell lung cancer[J]. Nature communications, 2017, 8:14768

[16] PARK H, JUNG H Y, MAH S, et al. Discovery of EGF receptor inhibitors that are selective for the d746-750/T790M/C797S mutant through structure-based de novo design[J]. Angewandte chemie international ed in English, 2017, 56:7634 - 7638.

[17] GÜNTHER M, JUCHUM M, KELTER G, et al. Lung cancer: EGFR inhibitors with low nanomolar activity against at herapy-resistant L858R/T790M/C797S mutant[J]. Angewandte chemie international ed in English, 2016, 55:10890 - 10894.

[18] GÜNTHER M, LATEGAHN J, JUCHUM M, et al. Trisubstituted pyridinylimid-azoles as potent inhibitors of the clinically resistant L858R/T790M/C797S EGFR mutant: Targeting of both hydrophobic regions and the phosphate binding site[J]. Journal of medicinal chemistry, 2017, 60:5613 - 5637.

[19] ENGEL J, SMITH S, LATEGAHN J, et al. Structure-guided development of covalent and mutant-selective pyrazolopyrimidines to target T790M drug resistance in epidermal growth factor receptor[J]. Journal of medicinal chemistry, 2017, 601181:7725 - 7744.

[20] LU X, YU L, ZHANG Z, et al. Targeting EGFR[L858R/T790M] and EGFR[L858R/T790M/C797S] resistance mutations in NSCLC: Current developments in medicinal chemistry[J]. Medicinal research reviews, 2018, 38(5):1550 - 1581.

[21] LU X Y, ZHANG T, ZHU S J, et al. Discovery of JND3229 as a new EGFR C797S mutant inhibitor with in vivo monodrug efficacy[J]. 2018, 9:1123 - 1127.

[22] ZENG Q, WANG J, CHENG Z, et al. Discovery and evaluation of clinical candidate AZD3759, a potent, oral active, central nervous system-penetrant, epidermal growth factor receptor tyrosine kinase inhibitor[J]. Journal of medicinal chemistry, 2015, 58(20):8200 - 8215.

[23] CHISTIAKOV D A, CHEKHONIN I V, CHEKHONIN V P. The EGFR variant III mutant as a target for immunotherapy of glioblastoma[J]. European journal of pharmacology, 2017, 810:70 - 82.

[24] TONG C W S, WU W K K, LOONG H H F, et al. Drug combination approach to overcome resistance to EGFR tyrosine kinase inhibitors in lung cancer[J]. Cancer letters, 2017, 405:100 - 110.

[25] SUDA K, RIVARD C J, MITSUDOMI T, et al. Overcoming resistance to EGFR tyrosine kinase inhibitors in lung cancer, focusing on non-T790M mechanisms[J].

Expert review of anticancer therapy, 2017, 17(9):779 - 786.

[26] LIAO B C, LIN C C, LEE J H, et al. Optimal management of EGFR-mutant non-small cell lung cancer with disease progression on first-line tyrosine kinase inhibitor therapy[J]. Lung cancer, 2017, 110:7 - 13.

[27] WANG Y Q, WANG P Y, WANG Y T, et al. An update on poly(ADP-ribose)poly-merase-1(PARP-1) inhibitors: Opportunities and challenges in cancer therapy[J]. Journal of medicinal chemistry, 2016, 59(21):9575 - 9598.

[28] HE J X, YANG C H, MIAO Z H. Poly(ADP-ribose) polymerase inhibitors as promising cancer therapeutics[J]. Acta of pharmacological Sinica, 2010, 31(9):1172 - 1180.

[29] DING J, MIAO Z H, MENG L H, et al. Emerging cancer therapeutic opportunities target DNA-repair systems[J]. Trends in pharmacological sciences, 2006, 27(6): 338 - 344.

[30] LORD C J, ASHWORTH A. PARP inhibitors: Synthetic lethality in the clinic[J]. Science, 2017, 355(6330):1152 - 1158.

[31] YANG Z M, LIAO X M, CHEN Y, et al. Combining 53BP1 with BRCA1 as a bio-marker to predict the sensitivity of poly(ADP-ribose) polymerase(PARP) inhibitors [J]. Acta of pharmacological sinica, 2017, 38(7):1038 - 1047.

[32] HE J X, WANG M, HUAN X J, et al. Novel PARP1/2 inhibitor mefuparib hydro-chloride elicits potent in vitro and in vivo anticancer activity, characteristic of high tissue distribution[J]. Oncotarget, 2017, 8(3):4156 - 4168.

[33] YUAN B, YE N, SONG S S, et al. Poly(ADP-ribose) polymerase(PARP) inhibition and anticancer activity of simmiparib, a new inhibitor undergoing clinical trials[J]. Cancer letter, 2017, 386:47 - 56.

[34] WANG Y T, YUAN B, CHEN H D, et al. Acquired resistance of PTEN-deficient glioblastoma cells to PARP inhibitors and cytarabine mediated separately by 53BP1 loss and SAMHD1 overexpression[J]. Cancer science, 2018, 109(3):821 - 831.

[35] PARCHMENT R E, DOROSHOW J H. Pharmacodynamic endpoints as clinical trial objectives to answer important questions in oncology drug development[J]. Seminars in oncology, 2016, 43(4):514 - 525.

[36] KONECNY G E, KRISTELEIT R S. PARP inhibitors for BRCA1/2-mutated and sporadic ovarian cancer: Current practice and future directions[J]. British journal of

cancer, 2016, 115(10):1157 - 1173.

[37] VERGOTE I, BANERJEE S, GERDES A M, et al. Current perspectives on recommendations for BRCA genetic testing in ovarian cancer patients[J]. European journal of cancer, 2016, 69:127 - 134.

[38] DRÉAN A, LORD C J, ASHWORTH A. PARP inhibitor combination therapy[J]. Critical reviews in oncology/Hematology, 2016, 108:73 - 85.

[39] INCORVAIA L, PASSIGLIA F, RIZZO S, et al. "Back to a false normality": New intriguing mechanisms of resistance to PARP inhibitors[J]. Oncotarget, 2017, 8 (14):23891 - 23904.

[40] KIM Y, KIM A, SHARIP A, et al. Reverse the resistance to PARP inhibitors[J]. International journal of biological sciences, 2017, 13(2):198 - 208.

[41] GEORGE A, KRISTELEIT R, RAFII S, et al. Clinical factors of response in patients with advanced ovarian cancer participating in early phase clinical trials[J]. European journal of cancer, 2017, 76:52 - 59.

[42] KANJANAPAN Y, LHEUREUX S, OZA A M. Niraparib for the treatment of ovarian cancer[J]. Expert opinion on pharmacotherapy, 2017, 18(6):631 - 640.

[43] RIMAR K J, TRAN P T, MATULEWICZ R S, et al. The emerging role of homologous recombination repair and PARP inhibitors in genitourinary malignancies[J]. Cancer, 2017, 123(11):1912 - 1924.

[44] CSEH A M, FÁBIÁN Z, SÜMEGI B, et al. Poly(adenosine diphosphate-ribose) polymerase as therapeutic target: Lessons learned from its inhibitors[J]. Oncotarget, 2017, 8(30):50221 - 50239.

[45] GADDUCCI A, GUERRIERI M E. PARP inhibitors alone and in combination with other biological agents in homologous recombination deficient epithelial ovarian cancer: from the basic research to the clinic[J]. Critical reviews in oncology/Hematology, 2017, 114:153 - 165.

[46] GOLAN T, RAITSES-GUREVICH M, KELLEY R K, et al. Overall survival and clinical characteristics of BRCA-associated cholangiocarcinoma: A multicenter retrospective study[J]. Oncologist, 2017, 22(7):804 - 810.

[47] EVANS T, MATULONIS U. PARP inhibitors in ovarian cancer: Evidence, experience and clinical potential[J]. Therapeutic advances in medical oncology, 2017, 9(4):253 - 267.

[48] BALASUBRAMANISM S, KIM G S, MCKEE A E, et al. Regulatory considerations on endpoints in ovarian cancer drug development[J]. Cancer, 2017, 123(14):2604 - 2608.

[49] RAJAWAT J, SHUKLA N, MISHRA D P. Therapeutic targeting of poly(ADP-Ribose) polymerase-1(PARP1) in cancer: Current developments, therapeutic strategies, and future opportunities[J]. Medicinal research reviews, 2017, 37(6):1461 - 1491.

[50] NICKOLOFF J A, JONES D, LEE S H, et al. Drugging the cancers addicted to DNA repair[J]. Journal of the National Cancer Institute, 2017, 109(11).

[51] SABARI J K, LOK B H, LAIRD J H, et al. Unravelling the biology of SCLC: Implications for therapy[J]. Nature reviews clinical oncology, 2017, 14(9):549 - 561.

[52] HOLLIS R L, CHRUCHMAN M, GOURLEY C. Distinct implications of different BRCA mutations: Efficacy of cytotoxic chemotherapy, PARP inhibition and clinical outcome in ovarian cancer[J]. OncoTargets and Therapy, 2017, 10:2539 - 2551.

[53] TEPLY B A, ANTONARAKIS E S. Treatment strategies for DNA repair-deficient prostate cancer[J]. Expert review of clinical pharmacology, 2017, 10(8):889 - 898.

[54] BANKS P, XU W, MURPHY D, et al. Relevance of DNA damage repair in the management of prostate cancer[J]. Current problems in cancer, 2017, 41(4):287 - 301.

[55] ROBSON M, IM S A, SENKUS E, et al. Olaparib for metastatic breast cancer in patients with a germline BRCA mutation[J]. The New England journal of medicine, 2017, 377(6):523 - 533.

[56] VERDAGUER H, SAURÍT, MACARULLA T. Predictive and prognostic biomarkers in personalized gastrointestinal cancer treatment[J]. Journal of gastrointestinal oncology, 2017, 8(3):405 - 417.

[57] LIM J S J, TAN D S P. Understanding resistance mechanisms and expanding the therapeutic utility of PARP inhibitors[J]. Cancers(Basel), 2017, 9(8):109.

[58] HOSKINS P J, GOTLIEB W H. Missed therapeutic and prevention opportunities in women with BRCA-mutated epithelial ovarian cancer and their families due to low referral rates for genetic counseling and BRCA testing: A review of the literature[J]. CA: A cancer journal for clinicians, 2017, 67(6):493 - 506.

[59] HENGEL S R, SPIES M A, SPIES M. Small-molecule inhibitors targeting DNA

repair and DNA repair deficiency in research and cancer therapy[J]. Cell chemical biology, 2017, 24(9):1101 - 1119.

[60] VANDERSTICHELE A, BUSSCHAERT P, OLBRECHT S, et al. Genomic signatures as predictive biomarkers of homologous recombination deficiency in ovarian cancer[J]. European journal of cancer, 2017, 86:5 - 14.

[61] CAPOLUONGO E, ELLISON G, LÓPEZ-GUERRERO J A, et al. Guidance statement on BRCA1/2 tumor testing in ovarian cancer patients[J]. Seminars in oncology, 2017, 44(3):187 - 197.

[62] GUNDERSON C C, MOORE K N. BRAC analysis CDx as a companion diagnostic tool for lynparza[J]. Expert review of molecular diagnostics, 2015, 15(9):1111 - 1116.

[63] REBBECK T R, MITRA N, WAN F, et al. Association of type and location of BRCA1 and BRCA2 mutations with risk of breast and ovarian cancer[J]. The journal of the American Medical Association, 2015, 313(13):1347 - 1361.

[64] SISAY M, EDESSA D. PARP inhibitors as potential therapeutic agents for various cancers: Focus on niraparib and its first global approval for maintenance therapy of gynecologic cancers[J]. Gynecologic oncology research and practice, 2017, 4(1):18.

[65] SCOTT L J. Niraparib: First global approval[J]. Drugs, 2017, 77(9):1029 - 1034.

[66] SHAW A T, YEAP B Y, SOLOMN B J. Impact of crizotinib on survival in patients with advanced, ALK-positive NSCLC compared with historical controls[J]. Journal of clinical oncology, 2011, 29:15.

[67] CAMIDGE D R, BANG Y, KWAK E L, et al. Progression-free survival(PFS) from a phase I study of crizotinib(PF-02341066) in patients with ALK-positive non-small cell lung cancer(NSCLC)[J]. Journal of clinical oncology, 2011, 29:15.

[68] MOSSE Y P, VOSS S D, LIM M S, et al. Targeting ALK with crizotinib in pediatric anaplastic large cell lymphoma and inflammatory myofibroblastic tumor: A children's oncology group study[J]. Journal of clinical oncology, 2017, 35(28):3215 - 3221.

[69] KIM D W, MEHRA R, TAN D S W, et al. Activity and safety of ceritinib in patients with ALK-rearranged non-small-cell lung cancer (ASCEND-1): Updated results from the multicentre, open-label, phase 1 trial[J]. The lancet oncology, 2016, 17(4):452 - 463.

[70] CRINO L, AHU M J, DEMARINS F, et al. Multicenter phase II study of whole-

body and intracranial activity with ceritinib in patients with ALK-rearranged non-small-cell lung cancer previously treated with chemotherapy and crizotinib: Results from ASCEND-2[J]. Journal of clinical oncology, 2016, 34(24):2866 - 2873.

[71] SETO T, KIURA K, NISHIO M, et al. CH5424802(RO5424802) for patients with ALK-rearranged advanced non-small-cell lung cancer(AF-001JP study): A single-arm, open-label, phase 1 - 2 study[J]. The lancet oncology, 2013, 14(7):590 - 598.

[72] GADGEEL S M, GANDHI L, RLELY G, et al. Safety and activity of alectinib against systemic disease and brain metastases in patients with crizotinib-resistant ALK-rearranged non-small-cell lung cancer(AF-002JG): Results from the dose-finding portion of a phase 1/2 study[J]. The lancet oncology, 2014, 15(10):1119 - 1128.

[73] OU SHI, AHN J S, PETRIS L D, et al. Efficacy and safety of the ALK inhibitor alectinib in ALK+ non-small-cell lung cancer(NSCLC) patients who have failed prior crizotinib: An open-label, single-arm, global phase 2 study(NP28673)[J]. Journal of clinical oncology, 2015, 33:15.

[74] GANDHI L, SHAW A, GADGEEL S M, et al. A phase Ⅱ, open-label, multicenter study of the ALK inhibitor alectinib in an ALK + non-small-cell lung cancer (NSCLC): U.S./Canadian population who had progressed on crizotinib(NP28761) [J]. Annals of the New York Academy of Sciences, 2015, 117(7):254 - 270.

[75] GETTINGER S N, BAZHENOVA L A, LANGR C J, et al. Activity and safety of brigatinib in ALK-rearranged non-small-cell lung cancer and other malignancies: A single-arm, open-label, phase 1/2 trial[J]. The lancet oncology, 2016, 17(12):1683 - 1696.

[76] ROSELL R, GETTINGER S N, BAZHENOVA L A, et al. 1330: Brigatinib efficacy and safety in patients(Pts) with anaplastic lymphoma kinase(ALK)-positive(ALK+) non-small cell lung cancer(NSCLC) in a phase 1/2 trial[J]. Journal of Thoracic Oncology Official Publication of the International Association for the Study of Lung Cancer, 2016, 11(4):S114.

[77] KIM D W, TISEO M, AHNM J, et al. Brigatinib in patients with crizotinib-refractory anaplastic lymphoma kinase-positive non-small-cell lung cancer: A randomized, multicenter phase Ⅱ trial[J]. Journal of clinical oncology, 2017, 35(22):2490 - 2498.

[78] SHAW A T, FELIP E, BAUER T M, et al. Lorlatinib in non-small-cell lung cancer

with ALK or ROS1 rearrangement: An international, multicentre, open-label, single-arm first-in-man phase 1 trial[J]. The lancet oncology, 2017, 18(12):1590 – 1599.

[79] BLACKHALL F, ROSS C D, SHAW A T, et al. Final results of the large-scale multinational trial PROFILE 1005: Efficacy and safety of crizotinib in previously treated patients with advanced/metastatic ALK-positive non-small-cell lung cancer [J]. ESMO Open, 2017, 2(3):e000219.

[80] BLACKHALL F, KIM D W, BESSEB B, et al. Patient-reported outcomes and quality of life in PROFILE 1007: A randomized trial of crizotinib compared with chemotherapy in previously treated patients with ALK-positive advanced non-small-cell lung cancer[J]. Journal of thoracic oncology, 2014, 9(11):1625 – 1633.

[81] HALLBERG B, PALMER R H. The role of the ALK receptor in cancer biology[J]. Annals of oncology, 2016, 27(Suppl_3):iii4 – iii15.

[82] SHAW A T, FRIBOUCET L, LESHCHINER I, et al. Resensitization to crizotinib by the lorlatinib ALK resistance mutation L1198F[J]. The New England journal of medicine, 2016, 374(1):54 – 61.

[83] ROSKOSKI R. Anaplastic lymphoma kinase(ALK) structure, oncogenic activation, and pharmacological inhibition[J]. Pharmacol research, 2013, 68(1):68 – 94.

[84] Tibaldi C. Mechanisms of resistance to crizotinib in patients with ALK gene rearranged non-small-cell lung cancer[J]. Pharmacogenomics, 2014, 15(2):133 – 135.

[85] Gainor J F, DARDAEI L, YODA S, et al. Molecular mechanisms of resistance to first- and second-generation ALK inhibitors in ALK-rearranged lung cancer [J]. Cancer discovery, 2016, 6(10):1118 – 1133.

[86] BAYLISS R, CHOI J, FENNELL D A, et al. Molecular mechanisms that underpin EML4-ALK driven cancers and their response to targeted drugs[J]. Cellular and molecular life sciences, 2016, 73(17):1209 – 1224.

[87] HALLBERG B, PALMER R H. Mechanistic insight into ALK receptor tyrosine kinase in human cancer biology[J]. Nature reviews cancer, 2013, 13(10):685 – 700.

[88] KATAYAMA R, SHAW A J, KHAN T M, et al. Mechanisms of acquired crizotinib resistance in ALK-rearranged lung cancers[J]. Science translational medicine, 2012, 4(120):120ra17.

[89] GIRI S P J, PATEL J K, MAHADEVA N, et al. Novel mutations in a patient with ALK-rearranged lung cancer[J]. The New England journal of medicine, 2014, 371

(17):1655 – 1656.

[90] ISOZAKI H, ICHIHARA E, TAKIGAWA N, et al. Non-small cell lung cancer cells acquire resistance to the ALK inhibitor alectinib by activating alternative receptor tyrosine kinases[J]. Cancer research, 2016, 76(6):1506 – 1516.

[91] TANIZAKI J, OKAMOTO I, OKABE T, et al. Activation of HER family signaling as a mechanism of acquired resistance to ALK inhibitors in EML4-ALK-positive non-small cell lung cancer[J]. Clinical cancer research, 2012, 18(22):6219 – 6226.

[92] GU F F, ZHANG Y, LIU Y Y, et al. Lung adenocarcinoma harboring concomitant SPTBN1-ALK fusion, c-Met overexpression, and HER-2 amplification with inherent resistance to crizotinib, chemotherapy, and radiotherapy[J]. Journal of hematology & oncology, 2016, 9(1):66.

[93] CRYSTAL A S, SHAW A T, SEQUIST L V, et al. Patient-derived models of acquired resistance can identify effective drug combinations for cancer[J]. Science, 2014, 346(6216):1480 – 1486.

[94] PETERS S, CAMIDGE D R, SHAW A T, etal. Alectinib versus crizotinib in untreated ALK-positive non-small-cell lung cancer[J]. The New England journal of medicine, 2017, 377(4):829 – 838.

[95] DE GORTER D J, BEULING E A, KERSSEBOOM R, et al. Bruton's tyrosine kinase and phospholipase Cγ2 mediate chemokine-controlled B cell migration and homing[J]. Immunity, 2007, 26(1):93 – 104.

[96] JEFFERIES C A, DOYLE S, BRUNNER C, et al. Bruton's tyrosine kinase is a toll/interleukin-1 receptor domain-binding protein that participates in nuclear factor kappa B activation by Toll-like receptor 4[J]. The journal of biological chemistry, 2003, 278(28):26258 – 26264.

[97] JEFFERIES C A, O'NEILL L A. Bruton's tyrosine kinase(Btk)-the critical tyrosine kinase in LPS signalling[J]. Immunology letters, 2004, 92(1-2):15 – 22.

[98] HORWOOD N J, PAGE T, MCDAID J P, et al. Bruton's tyrosine kinase is required for TLR2 and TLR4-induced TNF, but not IL-6, production[J]. Immunology, 2006, 176(6):3635 – 3641.

[99] HORWOOD N J, MAHONT T, MCDAID J P, et al. Bruton's tyrosine kinase is required for lipopolysaccharide-induced tumor necrosis factor alpha production.[J]. The journal of experimental medicine, 2003, 197(12):1603 – 1611.

[100] JIANG Y, MA W, WAN Y, et al. The G protein G alpha 12 stimulates Bruton's tyrosine kinase and a ras GAP through a conserved PH/BM domain[J]. Nature, 1998, 395(6704):808 - 813.

[101] TSUKADA S, SIMON M I, WITTE O N, et al. Binding of beta gamma subunits of heterotrimeric G proteins to the PH domain of Bruton tyrosine kinase[J]. Proceedings of the National Academy of Sciences of the United States of America 1994, 91(23):11256 - 11260.

[102] LOWRY W E, HUANG X Y. G Protein beta gamma subunits act on the catalytic domain to stimulate Bruton's agammaglobulinemia tyrosine kinase[J]. The journal of biological chemistry, 2002, 277(2):1488 - 1492.

[103] AKINLEYE A, EURGAN M, ADEKUNLE O. Ibrutinib and indolent B-cell lymphomas[J]. Clinical lymphoma myeloma and leukemia, 2014, 14(4):253 - 260.

[104] BYRD J C, FURMAN R R, COUTRE S E, et al. Targeting BTK with ibrutinib in relapsed chronic lymphocytic leukemia[J]. The New England journal of medicine, 2013, 369(1):32 - 42.

[105] WANG M L, RULE S, MARTIN P, et al. Targeting BTK with ibrutinib in relapsed or refractory mantle-cell lymphoma[J]. The New England journal of medicine, 2013, 369(6):507 - 516.

[106] BURGER J A. Bruton's tyrosine kinase(BTK) inhibitors in clinical trials[J]. Current hematologic malignancy reports, 2014, 9(1):44 - 49.

[107] WILSON W. The Bruton's tyrosine kinase(BTK) inhibitor, ibrutinib, has preferential activity in the ABC subtype of relapsed/refractory De Novo diffuse large B-cell lymphoma(DLBCL): Interim results of a multicenter, open-label, phase 2 study [J]. ASH annual meeting abstracts, 2012, 120(21):686.

[108] ADVANI R H, BUGGY J J, SHARMAN J P, et al. Bruton tyrosine kinase inhibitor ibrutinib(PCI-32765) has significant activity in patients with relapsed/refractory B-cell malignancies[J]. Journal of clinical oncology, 2013, 31(1):88 - 94.

[109] TAKAHASHI K, SIVINA M, HOELLENRIEGEL J, et al. CCL3 and CCL4 are biomarkers for B-cell receptor pathway activation and prognostic serum markers in diffuse large B-cell lymphoma[J]. British journal of haematology, 2015, 171(5): 726 - 735.

[110] FAROOQUI M Z, VALDEZ J, MARTYR S, et al. Ibrutinib for previously un-

treated and relapsed or refractory chronic lymphocytic leukaemia with TP53 aberrations: A phase 2, single-arm trial[J]. The lancet, 2015, 16(2):169 – 176.

[111] THOMPSON P A, O'BRIEN S M, WIERDA W G, et al. Complex karyotype is a stronger predictor than del(17p) for an inferior outcome in relapsed or refractory chronic lymphocytic leukemia patients treated with ibrutinib-based regimens[J]. Cancer, 121(20):3612 – 3621.

[112] DREYLING M, FERRERO S. Personalized medicine in lymphoma: Is it worthwhile? The mantle cell lymphoma experience[J]. Haematologica, 2015, 100(6): 706 – 708.

[113] BEA S, VALDES-MAS R, NAVARRO A, et al. Landscape of somatic mutations and clonal evolution in mantle cell lymphoma[J]. Proceedings of the National Academy of Sciences of the United States of America, 2013, 110(45):18250 – 18255.

[114] CAMICIA R, WINKLER H C, HASSA P O. Novel drug targets for personalized precision medicine in relapsed/refractory diffuse large B-cell lymphoma: A comprehensive review[J]. Molecular cancer, 2015, 14(1):207.

[115] MARTIN-SUBERO J I, LOPEZ-OTIN C, CAMPO E. Genetic and epigenetic basis of chronic lymphocytic leukemia[J]. Current opinion in hematology, 20(4):362 – 368.

[116] STREFFORD J C. The genomic landscape of chronic lymphocytic leukaemia: Biological and clinical implications[J]. British journal of haematology, 2015, 169(1): 14 – 31.

[117] BURGER J A, TEDESCHI A, BARR P M, et al. Ibrutinib as initial therapy for patients with chronic lymphocytic leukemia[J]. The New England journal of medicine, 2015, 373(25):2425 – 2437.

[118] WOYACH J A, FURMAN R R, LIU T M, et al. Resistance mechanisms for the Bruton's tyrosine kinase inhibitor ibrutinib[J]. The New England journal of medicine, 2014, 370(24):2286 – 2294.

[119] WILSON W H, YOUNG R M, SCHMITZ R, et al. Targeting B cell receptor signaling with ibrutinib in diffuse large B-cell lymphoma[J]. Nature medicine, 2015, 21(8):922 – 926.

[120] WU R, GUO S, CAI J, et al. Biomarker Predictive Ibrutinib Response Using Profiled ABC-DLBCL Patient Derived Xenografts[J]. Blood, 2015, 126:2759.

[121] KIM J H, KIM W S, RYU K, et al. CD79B limits response of diffuse large B-cell lymphoma to ibrutinib[J]. Leukemia & lymphoma, 2016, 57(6):1413 - 1422.

[122] ZHANG S Q, SMITH S M, ZHANG S Y, et al. Mechanisms of ibrutinib resistance in chronic lymphocytic leukaemia and non-Hodgkin lymphoma[J]. British journal of haematology, 2015, 170(4):445 - 456.

[123] YANG Y, SHAFFER A L, EMRE N C, et al. Exploiting synthetic lethality for the therapy of ABC diffuse large B cell lymphoma[J]. Cancer cell, 2012, 21(6):723 - 737.

[124] FRASER G, CRAMER P, DEMIRKAN F, et al. Ibrutinib(I) plus bendamustine and rituximab(BR) in previously treated chronic lymphocytic leukemia/small lymphocytic lymphoma(CLL/SLL): A 2-year follow-up of the HELIOS study[J]. Journal of clinical oncology, 2016, 34(15):7525.

[125] YOUNES A, THIEBLEMONT C, MORSCHHAUSER F, et al. Combination of ibrutinib with rituximab, cyclophosphamide, doxorubicin, vincristine, and prednisone(R-CHOP) for treatment-naive patients with CD20-positive B-cell non-Hodgkin lymphoma: A non-randomised, phase 1b study[J]. The lancet oncology, 2014, 15(9):1019 - 1026.

[126] WEST A C, JOHNSTONE R W. New and emerging HDAC inhibitors for cancer treatment[J]. Journal of clinical investigation, 2014, 124(1):30 - 39.

[127] HIDESHIMA T, RICHARDSON P G, ANDERSON K C. Mechanism of action of proteasome inhibitors and deacetylase inhibitors and the biological basis of synergy in multiple myeloma[J]. Molecular cancer therapeatics, 2011, 10(11):2034 - 2042.

[128] MARKS P A. The clinical development of histone deacetylase inhibitors as targeted anticancer drugs[J]. Expert Opinion Investig Drugs, 2010, 19(9):1049 - 1066.

[129] HERMAN D, JENSSEN K, BURNETT R, et al. Histone deacetylase inhibitors reverse gene silencing in Friedreich's ataxia[J]. Nature chemical biology, 2006, 2(10):551 - 558.

[130] VECSEY C G, HAWK J D, LATTAL K M, et al. Histone deacetylase inhibitors enhance memory and synaptic plasticity via CREB: CBP-dependent transcriptional activation[J]. Journal of neuroscience, 2007, 27(23):6128 - 6140.

[131] DOLSKIY A A, PUSTYLNYAK V O, YARUSHKIN A A, et al. Inhibitors of histone deacetylases are weak activators of the FMR1 gene in fragile X syndrome cell lines

[J]. Biomed research international, 2017, 2017:3582601.

[132] HAHNEN E, EYUPOGLU I Y, BRICHTA L, et al. In vitro and ex vivo evaluation of second-generation histone deacetylase inhibitors for the treatment of spinal muscular atrophy[J]. Journal of neurochemisty, 2006, 98(1):193 – 202.

[133] HOCKLY E, RICHON V M, WOODMAN B, et al. Suberoylanilide hydroxamic acid, a histone deacetylase inhibitor, ameliorates motor deficits in a mouse model of Huntington's disease[J]. Proc Natl Acad Sci U S A, 2003, 100(4):2041 – 2046.

[134] TSANKOVA N M, BERTON O, RENTHAL W, et al. Sustained hippocampal chromatin regulation in a mouse model of depression and antidepressant action[J]. Nature neuroscience, 2006, 9(4):519 – 525.

[135] BALASUBRAMANIAN S, RAMOS J, LUO W, et al. A novel histone deacetylase 8(HDAC8)-specific inhibitor PCI-34051 induces apoptosis in T-cell lymphomas[J]. Leukemia, 2008, 22(5):1026 – 1034.

[136] STIMSON L, LA THANGUE N B. Biomarkers for predicting clinical responses to HDAC inhibitors[J]. Cancer letters, 2009, 280(2):177 – 183.

[137] KHAN O, FOTHERINGHAM S, WOOD V, et al. HR23B is a biomarker for tumor sensitivity to HDAC inhibitor-based therapy[J]. Proc Natl Acad Sci USA, 2010, 107(14):6532 – 6537.

[138] ANGELIKA I M, MERKELBACH-BRUSE S, HARTMANN W, et al. HR23b expression is a potential predictive biomarker for HDAC inhibitor treatment in mesenchymal tumours and is associated with response to vorinostat[J]. The journal of pathology clinical research, 2016, 2(2):59 – 71.

[139] NEW M, OLZSCHA H, LA THANGUE N B. HDAC inhibitor-based therapies: Can we interpret the code? [J]. Molecular oncology, 2012, 6(6):637 – 656.

[140] MORADZADEH M, TABARRAEI A, SADEGHNIA H R. The role of histone deacetylase(HDAC) as a biomarker in cancer[J]. Journal of molecular biomarkers & diagnosis, 2015, 6(4):240.

[141] WEICHERT W, ROSKE A, NIESPOREK S, et al. Class I histone deacetylase expression has independent prognostic impact in human colorectal cancer: Specific role of class I histone deacetylases in vitro and in vivo[J]. Clinical cancer research, 2008, 14(6):1669 – 1677.

[142] WEICHERT W, ROSKE A, GEKELER V, et al. Histone deacetylases 1, 2 and 3

are highly expressed in prostate cancer and HDAC2 expression is associated with shorter PSA relapse time after radical prostatectomy[J]. British journal of cancer, 2008, 98(3):604-610.

[143] MARQUARD L, GJERDRUM L M, CHRISTENSEN I J, et al. Prognostic significance of the therapeutic targets histone deacetylase 1, 2, 6 and acetylated histone H4 in cutaneous T-cell lymphoma[J]. Histopathology, 2008, 53(3):267-277.

[144] SOORAJ D, XU D, CAIN J E, et al. Activating transcription factor 3 expression as a marker of response to the histone deacetylase inhibitor pracinostat[J]. Molecular cancer therapeatics, 2016, 15(7):1726-1739.

[145] CORNAGO M, GARCIA-ALBERICH C, BLASCO-ANGULO N, et al. Histone deacetylase inhibitors promote glioma cell death by G2 checkpoint abrogation leading to mitotic catastrophe[J]. Cell death and disease, 2014, 5(10):e1435.

[146] ZENG H, QU J, JIN N, et al. Feedback activation of leukemia inhibitory factor receptor limits response to histone deacetylase inhibitors in breast cancer[J]. Cancer cell, 2016, 30(3):459-473.

[147] MIN H Y, LEE S C, WOO J K, et al. Essential role of DNA methyltransferase 1-mediated transcription of insulin-like growth factor 2 in resistance to histone deacetylase inhibitors[J]. Clinical cancer research, 2017, 23(5):1299-1311.

[148] JOOSTEN M, GINZEL S, BLEX C, et al. A novel approach to detect resistance mechanisms reveals FGR as a factor mediating HDAC inhibitor SAHA resistance in B-cell lymphoma[J]. Molecular oncology, 2016, 10(8):1232-1244.

[149] FALKENBERG K J, NEWBOLD A, GOULD C M, et al. A genome scale RNAi screen identifies GLI1 as a novel gene regulating vorinostat sensitivity[J]. Cell death and differentiation, 2016, 23(7):1209-1218.

[150] BREILING A, LYKO F. Epigenetic regulatory functions of DNA modifications: 5-methylcytosine and beyond[J]. Epigenetics and chromatin, 2015, 8(1):24.

[151] THURN K T, THOMAS S, RAHA P, et al. Histone deacetylase regulation of ATM-mediated DNA damage signaling[J]. Molecular cancer therapeutics, 2013, 12(10):2078-2087.

[152] CHEN C S, WANG Y C, YANG H C, et al. Histone deacetylase inhibitors sensitize prostate cancer cells to agents that produce DNA double-strand breaks by targe-

ting Ku70 acetylation[J]. Cancer research, 2007, 67(11):5318 - 5327.

[153] SURAWEERA A, O'BYRNE K J, RICHARD D J. Combination therapy with histone deacetylase inhibitors(HDACi) for the treatment of cancer: Achieving the full therapeutic potential of HDACi[J]. Frontiers in oncology, 2018, 8:92.

[154] MARCHION D C, BICAKU E, TURNER J G, et al. Synergistic interaction between histone deacetylase and topoisomerase Ⅱ inhibitors is mediated through topoisomerase IIbeta[J]. Clinical cancer research, 2005, 11(23):8467 - 8475.

[155] Correction: Combining PCI-24781, a novel histone deacetylase inhibitor, with chemotherapy for the treatment of soft tissue sarcoma[J]. Clinical cancer research, 2015, 21(7):1774 - 1775.

[156] MUNSTER P, MARCHION D, BICAKU E, et al. Clinical and biological effects of valproic acid as a histone deacetylase inhibitor on tumor and surrogate tissues: phase Ⅰ/Ⅱ trial of valproic acid and epirubicin/FEC[J]. Clinical cancer research, 2009, 15(7):2488 - 2496.

[157] MUNSTER P N, THURN K T, THOMAS S, et al. A phase Ⅱ study of the histone deacetylase inhibitor vorinostat combined with tamoxifen for the treatment of patients with hormone therapy-resistant breast cancer[J]. British journal cancer, 2011, 104(12):1828 - 1835.

[158] MOLIFE L R, ATTARD G, FONG P C, et al. Phase Ⅱ, two-stage, single-arm trial of the histone deacetylase inhibitor (HDACi) romidepsin in metastatic castration-resistant prostate cancer(CRPC)[J]. Annals of oncology, 2010, 21(1): 109 - 113.

[159] BRADLEY D, RATHKOPF D, DUNN R, et al. Vorinostat in advanced prostate cancer patients progressing on prior chemotherapy(National Cancer Institute Trial 6862) trial results and interleukin-6 analysis: A study by the Department of Defense Prostate Cancer Clinical Trial Consortium and University of Chicago Phase 2 Consortium[J]. Cancer, 2009, 115(23):5541 - 5549.

[160] MARROCCO D L, TILLEY W D, BIANCO-MIOTTO T, et al. Suberoylanilide hydroxamic acid(vorinostat) represses androgen receptor expression and acts synergistically with an androgen receptor antagonist to inhibit prostate cancer cell proliferation[J]. Molecular cancer therapeutics, 2007, 6(1):51 - 60.

[161] PFEIFFER M J, MULDERS P F, SCHALKEN J A. An in vitro model for preclini-

cal testing of endocrine therapy combinations for prostate cancer[J]. Prostate, 2010, 70(14):1524 – 1532.

[162] ZHANG G, PARK M A, MITCHELL C, et al. Vorinostat and sorafenib synergistically kill tumor cells via FLIP suppression and CD95 activation[J]. Clinical cancer research, 2008, 14(17):5385 – 5399.

[163] WITTA S E, DZIADZIUSZKO R, YOSHIDA K, et al. ErbB-3 expression is associated with E-cadherin and their coexpression restores response to gefitinib in non-small-cell lung cancer(NSCLC)[J]. Annals of oncology, 2009, 20(4):689 – 695.

[164] DERISSEN E J, BEIJNEN J H, SCHELLENS J H. Concise drug review: Azacitidine and decitabine[J]. Oncologist, 2013, 18(5):619 – 624.

[165] KURKJIAN C, KUMMAR S, MURGO A J. DNA methylation: Its role in cancer development and therapy[J]. Current problems in cancer, 2008, 32(5):187 – 235.

[166] YANG H, HOSHINO K, SANCHEZ-GONZALEZ B, et al. Antileukemia activity of the combination of 5-aza-2'-deoxycytidine with valproic acid[J]. Leukemia research, 2005, 29(7):739 – 748.

[167] GARCIA-MANERO G, KANTARJIAN H M, SANCHEZ-GONZALEZ B, et al. Phase 1/2 study of the combination of 5-aza-2'-deoxycytidine with valproic acid in patients with leukemia[J]. Blood, 2006, 108(10):3271 – 3279.

[168] WOODS D M, SODRE A L, VILLAGRA A, et al. HDAC inhibition upregulates PD-1 ligands in melanoma and augments immunotherapy with PD-1 blockade[J]. Cancer immunology research, 2015, 3(12):1375 – 1385.

[169] GOPAL A K, KAHL B S, UOS S D, et al. PI3Kdelta inhibition by idelalisib in patients with relapsed indolent lymphoma[J]. The New England journal of medicine, 2014, 370(11):1008 – 1018.

[170] SHAH A, MANGAONKAR A. Idelalisib: A novel PI3Kdelta inhibitor for chronic lymphocytic leukemia[J]. Annals of pharmacotherapy, 2015, 49(10):1162 – 1170.

[171] LIU N, ROWLEY B R, BULL C O, et al. BAY 80-6946 is a highly selective intravenous PI3K inhibitor with potent p110alpha and p110delta activities in tumor cell lines and xenograft models[J]. Molecular cancer therapeutics, 2013, 12(11):2319 – 2330.

[172] MARKHAM A. Copanlisib: First global approval[J]. Drugs, 2017, 77(18):2057 – 2062.

［173］DAS M. Copanlisib in heavily pretreated indolent lymphoma［J］. The lancet oncology, 2017, 18(11):e650.

［174］Copanlisib produces prolonged responses in lymphoma［J］. Cancer discovery, 2017, 7(12):OF2.

［175］DREYLING M, SANTORO A, MOLLICA L, et al. Phosphatidylinositol 3-Kinase inhibition by copanlisib in relapsed or refractory indolent lymphoma［J］. Journal of clinical oncology, 2017, 35(35):3898 - 3905.

［176］SHAHANI R, KWAN KG, KAPOOR A. Safety and clinical efficacy of everolimus in the treatment of advanced renal cell carcinoma(RCC)［J］. Drug, healthcare and patient safety, 2010, 2(1):85 - 91.

［177］CAMPONE M, BECK J T, GNANT M, et al. Health-related quality of life and disease symptoms in postmenopausal women with HR(+), HER2(-) advanced breast cancer treated with everolimus plus exemestane versus exemestane mono-therapy［J］. Current medical research and opinion, 2013, 29(11):1463 - 1473.

［178］CAPPELLANO A M, SENERCHIA A A, ADOLFO F, et al. Successful everolimus therapy for SEGA in pediatric patients with tuberous sclerosis complex［J］. Childs nervous system, 2013, 29(12):2301 - 2305.

［179］CHEN G, YANG N, WANG X, et al. Identification of p27/KIP1 expression level as a candidate biomarker of response to rapalogs therapy in human cancer［J］. Journal of molecular medicine(Berlin, Germany), 2010, 88(9):941 - 952.

［180］JURIC D, ARGILES G, BURRIS H, et al. Phase Ⅰ study of BYL719, an alpha-specific PI3K inhibitor, in patients with PIK3CA mutant advanced solid tumors: Preliminary efficacy and safety in patients with PIK3CA mutant ER-positive(ER plus) metastatic breast cancer(MBC)［J］. Cancer research, 2012, 72(24 suppl): Abstract nr P6 - 10 - 07.

［181］XU Y C, WANG X, CHEN Y, et al. Integration of receptor tyrosine kinases determines sensitivity to PI3Kalpha-selective inhibitors in breast cancer［J］. Theranostics, 2017, 7(4):974 - 986.

［182］WANG X, ZHANG X, LI B S, et al. Simultaneous targeting of PI3Kdelta and a PI3Kdelta-dependent MEK1/2-Erk1/2 pathway for therapy in pediatric B-cell acute lymphoblastic leukemia［J］. Oncotarget, 2014, 5(21):10732 - 10744.

［183］CEBULLA J, HUUSE E M, PETTERSEN K, et al. MRI reveals the in vivo cellular and vascular response to BEZ235 in ovarian cancer xenografts with different PI3-kinase pathway activity[J]. British journal of cancer, 2015, 112(3):504 – 513.

[184] SERONT E, ROTTEY S, SAUTOTS B, et al. Phase Ⅱ study of everolimus in patients with locally advanced or metastatic transitional cell carcinoma of the urothelial tract: Clinical activity, molecular response, and biomarkers [J]. Annals of oncology, 2012, 23(10):2663 – 2670.

[185] TEMPLETON A J, DUTOIT V, CATHOMAS R, et al. Phase 2 trial of single-agent everolimus in chemotherapy-naive patients with castration-resistant prostate cancer(SAKK 08/08)[J]. European urology, 2013, 64(1):150 – 158.

[186] WAGLE N, GRABINER B C, VAN ALLEN E M, et al. Response and acquired resistance to everolimus in anaplastic thyroid cancer[J]. The New England journal of medicine, 2014, 371(15):1426 – 1433.

[187] CHEAN C Y, FOWLER N H. Idelalisib in the management of lymphoma[J]. Blood, 2016, 128(3):331 – 336.

[188] TOSKA E, OSMANBEYOGLV H U, CASTEL P, et al. PI3K pathway regulates ER-dependent transcription in breast cancer through the epigenetic regulator KMT2D[J]. Science, 2017, 355(6331):1324 – 1330.

[189] SERRA V, EICHHORN P J, GARCIA-GARCIA C, et al. RSK3/4 mediate resistance to PI3K pathway inhibitors in breast cancer[J]. Journal of clinical investigation, 2013, 123(6):2551 – 2563.

[190] National Cancer Institute. About Cancer: Cancer Treatment, Nivolumab[EB/OL]. [2018-03-09]. https://www.cancer.gov/about-cancer/treatment/drugs/nivolumab.

[191] National Cancer Institute. About Cancer: Cancer Treatment, Pembrolizumab[EB/OL].[2018-03-09]. https://www.cancer.gov/about-cancer/treatment/drugs/pembrolizumab.

[192] National Cancer Institute. About Cancer: Cancer Treatment, Atezolizumab[EB/OL].[2018-03-09]. https://www.cancer.gov/about-cancer/treatment/drugs/atezolizumab.

[193] National Cancer Institute. About Cancer: Cancer Treatment, Durvalumab[EB/OL]. [2018-03-09]. https://www.cancer.gov/about-cancer/treatment/drugs/durvalumab.

[194] National Cancer Institute. About Cancer: Cancer Treatment, Avelumab[EB/OL].

[2018-03-09]. https://www.cancer.gov/about-cancer/treatment/drugs/avelumab.

[195] BRAHMER J R, TYKODI S S, CHOW L Q, et al. Safety and activity of anti-PD-L1 antibody in patients with advanced cancer[J]. The New England journal of medicine, 2012, 366(26):2455 – 2465.

[196] HAMID O, ROBERT C, DAUD A, et al. Safety and tumor responses with lambrolizumab(Anti-PD-1) in melanoma[J]. The New England journal of medicine, 2013, 369(2):134 – 144.

[197] TOPALIAN S L, SZNOL M, MCDERMOTT D F, et al. Survival, durable tumor remission, and long-term safety in patients with advanced melanoma receiving nivolumab[J]. Journal of clinical oncology, 2014, 32(10):1020 – 1030.

[198] GARON E B, RIZVI N A, HUI R, et al. Pembrolizumab for the treatment of non-small-cell lung cancer[J]. The New England journal of medicine, 2015, 372(21): 2018 – 2028.

[199] BORGHAEI H, PAZ-ARES L, HORN L, et al. Nivolumab versus docetaxel in advanced nonsquamous non-small-cell lung cancer[J]. The New England journal of medicine, 2015, 373(17):1627 – 1639.

[200] FEHRENBACHER L, SPIRA A, BALLINGER M, et al. Atezolizumab versus docetaxel for patients with previously treated non-small-cell lung cancer(POPLAR): A multicentre, open-label, phase 2 randomised controlled trial[J]. The lancet, 2016, 387(10030):1837 – 1846.

[201] BALAR A V, GALSKY M D, ROSENBERG J E, et al. Atezolizumab as first-line treatment in cisplatin-ineligible patients with locally advanced and metastatic urothelial carcinoma: A single-arm, multicentre, phase 2 trial[J]. The lancet, 2017, 389(10064):67 – 76.

[202] APOLO A B, INFANTE J R, BALMANOUKIAN A, et al. Avelumab, an anti-programmed death-ligand 1 antibody, in patients with refractory metastatic urothelial carcinoma: Results from a multicenter, phase Ib study[J]. Journal of clinical oncology, 2017, 35(19):2117 – 2124.

[203] KAUFMAN H L, RUSSELL J, HAMID O, et al. Avelumab in patients with chemotherapy-refractory metastatic merkel cell carcinoma: A multicentre, single-group, open-label, phase 2 trial[J]. The lancet oncology, 2016, 17(10):1374 – 1385.

[204] POWLES T, O'DONNELL P H, MASSARD C, et al. Efficacy and safety of

durvalumab in locally advanced or metastatic urothelial carcinoma: Updated results from a phase 1/2 open-label study[J]. JAMA oncology, 2017, 3(9):e172411.

[205] KONISHI J, YAMAZAKI K, AZUMA M, et al. B7-H1 Expression on non-small cell lung cancer cells and its relationship with tumor-infiltrating lymphocytes and their PD-1 expression[J]. Clinical cancer research, 2004, 10(15):5094 – 5100.

[206] WOO S R, TURNIS M E, GOLDBERG M V, et al. Immune inhibitory molecules LAG-3 and PD-1 synergistically regulate T-cell function to promote tumoral immune escape[J]. Cancer research, 2012, 72(4):917 – 927.

[207] GUBIN M M, ZHANG X, SCHUSTER H, et al. Checkpoint blockade cancer immuno-therapy targets tumour-specific mutant antigens[J]. Nature, 2014, 515(7528):577 – 581.

[208] SPRANGER S, KOBLISH H K, HORTON B, et al. Mechanism of tumor rejection with doublets of CTLA-4, PD-1/PD-L1, or IDO blockade involves restored IL-2 production and proliferation of $CD8^+$ T cells directly within the tumor microenviron-ment[J]. Journal for immune therapy of cancer, 2014, 2(1):3.

[209] TAUBE J M, KLEIN A, BRAHMER J R, et al. Association of PD-1, PD-1 lig-ands, and other features of the tumor immune microenvironment with response to anti-PD-1 therapy[J]. Clinical cancer research, 2014, 20(19):5064 – 5074.

[210] TUMEH P C, HARVIEW C L, YEARLEY J H, et al. PD-1 blockade induces responses by inhibiting adaptive immune resistance[J]. Nature, 2014, 515(7528):568 – 571.

[211] PATEL S P, KURZROCK R. PD-L1 expression as a predictive biomarker in cancer immunotherapy[J]. Molecular cancer therapeutics, 2015, 14(4):847 – 856.

[212] POSTOW M A, CALLAHAN M K, WOLCHOK J D. Immune checkpoint blockade in cancer therapy[J]. Journal of clinical oncology, 2015, 33(17):1974 – 1982.

[213] RIZVI N A, HELLMANN M D, SNYDER A, et al. Mutational landscape deter-mines sensitivity to PD-1 blockade in non-small cell lung cancer[J]. Science, 2015, 348(6230):124 – 128.

[214] SIVAN A, CORRALES L, HUBERT N, et al. Commensal bifidobacterium promotes antitumor immunity and facilitates anti-PD-L1 efficacy [J]. Science, 2015, 350 (6264):1084 – 1089.

[215] TOPALIAN S L, DRAKE C G, PARDOLL D M. Immune checkpoint blockade: A common denominator approach to cancer therapy[J]. Cancer cell, 2015, 27(4):450 - 461.

[216] ABDEL-RAHMAN O. Immune checkpoints aberrations and gastric cancer: assessment of prognostic value and evaluation of therapeutic potentials[J]. Critical reviews in oncology hematology, 2016, 97(9):65 - 71.

[217] HUGHES P E, CAENEPEEL S, WU L C. Targeted therapy and checkpoint immunotherapy combinations for the treatment of cancer[J]. Trends in immunology, 2016, 37(7):462 - 476.

[218] HUGO W, ZARETSKY J M, SUN L, et al. Genomic and transcriptomic features of response to anti-PD-1 therapy in metastatic melanoma[J]. Cell, 2016, 165(1): 35 - 44.

[219] MCGRANAHAN N, FURNESS A J, ROSENTHAL R, et al. Clonal neoantigens elicit T cell immunoreactivity and sensitivity to immune checkpoint blockade[J]. Science, 2016, 351(6280):1463 - 1469.

[220] RIBAS A, SHIN D S, ZARETSKY J, et al. PD-1 blockade expands intratumoral memory T cells[J]. Cancer immunology research, 2016, 4(3):194 - 203.

[221] TOPALIAN S L, TAUBE J M, ANDERS R A, et al. Mechanism-driven biomarkers to guide immune checkpoint blockade in cancer therapy[J]. Nature reviews cancer, 2016, 16(5):275 - 287.

[222] AYERS M, LUNCEFORD J, NEBOZHYN M, et al. IFN-Gamma-related mRNA profile predicts clinical response to PD-1 blockade[J]. The journal of clinical investigation, 2017, 127(8):2930 - 2940.

[223] SHARMA P, HU-LIESKOVAN S, WARGO J A, et al. Primary, adaptive, and acquired resistance to cancer immunotherapy[J]. Cell, 2017, 168(4):707 - 723.

[224] GODFREY D I, LE NOURS J, ANDREWS D M, et al. Unconventional T cell targets for cancer immunotherapy[J]. Immunity, 2018, 48(3):453 - 473.

[225] KRIEG C, NOWICKA M, GUGLIETTA S, et al. High-dimensional single-cell analysis predicts response to anti-PD-1 immunotherapy[J]. Nature medicine, 2018, 24(2):144 - 153.

[226] PATEL S A, MINN A J. Combination cancer therapy with immune checkpoint blockade: Mechanisms and strategies[J]. Immunity, 2018, 48(3):417 - 433.

[227] SHARPE A H, PAUKEN K E. The diverse functions of the PD-1 inhibitory pathway[J]. Nature reviews immunology, 2018, 18(3):153-167.

[228] SUN C, MEZZADRA R, SCHUMACHER T N. Regulation and function of the PD-L1 checkpoint[J]. Immunity, 2018, 48(3):434-452.

[229] WELLENSTEIN M D, DE VISSER K E. Cancer-cell-intrinsic mechanisms shaping the tumor immune landscape[J]. Immunity, 2018, 48(3):399-416.

5.2 抗糖尿病个性化药物

糖尿病是一种以胰岛素分泌缺陷和/或胰岛素作用不足所致的以高血糖为特征的代谢紊乱综合征。国际糖尿病联合会(IDF)统计,2015 年全球有 4.15 亿人患有糖尿病,中国糖尿病患者人数达到 1.39 亿,位居全球第一。预计,到 2035 年,全球糖尿病患者人数将增至 5.92 亿,中国糖尿病患者人数将达到 1.43 亿。糖尿病死亡率大于艾滋病、结核病和疟疾死亡率的总和。IDF 杂志 Diabetes Atlas(《糖尿病图谱》)预计,全球每年死于糖尿病的人数约为 460 万。2015 年,糖尿病全球医疗花费达 6 730 亿美元,占全球医疗支出的 11%,预计至 2040 年增长至 8 020 亿美元。

2 型糖尿病患者常合并代谢综合征的一个或多个组分的临床表现,如高血压、血脂异常、肥胖症等。伴随着血糖、血压、血脂等水平的升高及体重的增加,2 型糖尿病的并发症及其危害等将显著增加。因而,当前对于 2 型糖尿病的治疗是根据糖尿病患者的临床表现进行相应治疗,包括降糖、降压、调脂、控制体重以及改善生活方式等治疗措施。

5.2.1 降血糖治疗

2 型糖尿病是一种进展性疾病,随着病程的进展,血糖有逐渐升高的趋势,控制血糖的治疗强度也应随之加强,常需要多种手段的联合治疗。生活方式治疗是糖尿病的基础治疗手段,贯穿于糖尿病治疗的始终。当生活方式治疗不能有效控制血糖时,方采用药物治疗。首选药物为二甲双胍,不适合二甲双胍的患者可选择 α-糖苷酶抑制剂或胰岛素促泌剂。若单独二甲双胍治疗血糖水平不能达标,可加用胰岛素促泌剂、α-糖苷酶抑制剂、DPP-4 抑制剂等。2 种口服治疗药物联合治疗仍不能达标者,可采用胰岛素治疗或 3 种口服药物联合治疗。

5.2.2 糖尿病合并肥胖患者的治疗

肥胖是 2 型糖尿病的常见并发症,其与糖尿病发病以及心血管病变的发生风险增加显著相关。因此,糖尿病合并肥胖患者常常在降糖的同时,进行减重治疗。目前常用的减重疗法主要通过控制饮食、运动以及药物治疗,但需注意的是一些降糖药物,诸如磺脲类、格列奈类、噻唑烷二酮类和胰岛素等有增加体重的效果。在一些长期减重及维持血糖控制并不理想时,可考虑进行减重手术治疗,诸如腹腔镜袖状胃切除术、胃旁路术腹腔镜下可调节胃束带术、胆胰旁路术等。

5.2.3 糖尿病合并高脂血患者的治疗

高脂血症可直接参与糖尿病胰岛素抵抗和心血管并发症的发生,因此在糖尿病患者合并高脂血症时,考虑降糖的同时,也要采用降血脂药物调节血脂。研究表明他汀类药物可减少糖尿病血管疾病的发生率和肾功能减退,因此《糖尿病肾病防治专家共识》推荐所有糖尿病患者均应首选口服他汀类药物,以三酰甘油三酯(TG)升高为主时可首选贝特类药物。对于无法达到降脂目标,或对他汀类或贝特类药物无法耐受时,可考虑使用其他种类的调脂药物(如胆固醇吸收抑制剂、胆酸螯合剂、普罗布考和多廿烷醇等)。

5.2.4 糖尿病合并高血压患者的治疗

糖尿病伴高血压患者心血管病发病危险性较高,同时也是加速糖尿病肾病进展的重要因素。在 2 型糖尿病患者中,血压对肾功能的影响更为突出,收缩压超过 140 mmHg 的患者,其肾功能下降的速度为每年 13.5%,而收缩压<140 mmHg 的患者每年肾功能下降的速度是 1%。英国前瞻性糖尿病研究(United Kingdom Prospective Diabetes Study, UKPDS)研究显示,在处于糖尿病早期的糖尿病患者中采用强化的血压控制,不仅可以显著减少糖尿病大血管并发症的风险,还显著减少了微血管并发症的风险。对糖尿病患者血压增高的初始干预方案应视血压水平而定。糖尿病患者的血压水平如果超过 120/80 mmHg 即应开始生活方式干预以降低血压和预防高血压的发生。血压≥140/80 mmHg 者可考虑开始降压治疗。糖尿病患者收缩压≥160 mmHg 时必须启动降压治疗。降压药物选择时应综合考虑疗效、心肾保护作用、安全性和依从性以及对代谢的影响等因素。降压治疗的获益主要与血压控制本身相关。供选择的药物主要有 ACEI、ARB、钙拮抗剂、利尿剂、β 受体阻滞剂等,其中 ACEI 或 ARB 为首选药物。为达到降压目标,通

常需要多种降压药物联合应用。联合用药推荐以 ACEI 或 ARB 为基础的降压药物治疗方案,可以联合使用钙拮抗剂、吲达帕胺类药物、小剂量噻嗪类利尿剂或小剂量选择性 β 受体阻滞剂。

5.2.5　糖尿病患者个性化治疗的需求

虽然目前已有多种不同作用机制的降糖药物,且根据糖尿病病因以及相关的并发症,采用多个药物来控制血糖、降低血脂及血压等,从而延缓糖尿病进展,但仍有 40% 的糖尿病患者得不到有效的治疗,体内糖化血红蛋白水平大于美国糖尿病协会提出的 7% 的标准水平。另据统计,传统降糖药物的临床有效率只有 70% 左右,并且约有 30% 的个体伴有严重肝脏损害等不良反应,有 20%～30% 的患者在应用磺酰脲类、二甲双胍类和噻唑烷二酮类等现有一线抗糖尿病药物 5 年后出现耐药。因此,考虑到糖尿病的病因复杂性,目前亟需治疗效果好、低毒、不易产生耐药的抗糖尿病个性化新药。

个性化药物主要是指利用人类基因、蛋白质和环境信息,根据每个患者的个体特征来量身定制治疗方案,从而使治疗准确、不良反应更少。个性化药物的核心内涵是,在疾病分子分型关联信息的指导下,针对患者人群的个性基因特征,对"敏感人群"进行精准指导式的个性化治疗,实现对"有效患病人群"疗效高、安全性好的治疗目标。癌症是个性化医学、个性化药物研究的主要疾病领域。从美国 FDA 批准的带有基因标签的个性化药物数量来看,肿瘤领域药物约占全部药物的 30%。而在糖尿病领域,目前并无用于糖尿病治疗的个性化药物获批,根据文献报道,目前仅有 13 个与药物靶标有关的 2 型糖尿病基因进行临床或临床前研究阶段(表 5 - 3)。

鉴于此,全球主要国家科研机构、跨国药企纷纷布局糖尿病个性化医学研究与个性化药物研发。2008 年,欧盟与欧洲制药工业协会合作启动了"欧盟创新医药先导计划",其中抗糖尿病个性化药物研发是核心任务之一,总投入超过 4 300 万欧元。2013 年,哈佛大学、麻省理工学院、瑞典隆德大学以及诺华生物医药研究所成立糖尿病遗传学先导联盟,进行 2 型糖尿病遗传决定因素的研究,从而发现糖尿病个性化药物相关的生物标志物,加快糖尿病治疗药物的研发速度。2015 年,中国科学院战略性先导科技专项"个性化药物——基于疾病分子分型的惠普新药研发"正式启动,主要针对"复杂疾病分子机制、患者个性化差异与药物敏感机制、药物分层特征与个性化用药模式"等科学问题,从抗肿瘤药物,糖尿病药物等研究方向,进行个性化新药研发和现有药物个性化等,从而提高疗效,降低不良反应,减少用药的盲目性,实现个性化用药。

表 5-3 处于临床或临床前研究的与药物靶标有关的 2 型糖尿病基因

基 因	变异指数	药物类型	作用方式	临床前研究	临床试验
KCNJ11/ABCC8	rs5215	磺酰脲类	抑制剂	完成	完成
PPARG	rs4135250	噻唑烷二酮	激动剂	完成	完成
GLP1R	rs10305492	GLP-1 类似物	激动剂	完成	完成
GCK	rs4607517	葡萄糖激酶活化剂	激动剂	降低血糖水平	II 期
GCKR	rs780094	GCKR 调节	调节剂	降低血糖水平	II 期
ADRA2A	rs10885122	α_2 肾上腺素能受体拮抗剂	激动剂	改善胰岛素分泌受损	I 期
SLC30A8	rs13266634	锌	底物	减轻胰岛素抵抗和高血糖	I 期
MTNR1B	rs108330963	褪黑素,褪黑素受体激动剂	激动剂	降低胰岛素分泌	III 期
ADIPOQ	rs1501299	AdipoRon	激动剂	多种作用	不明
ADCY5	rs11708067	毛喉素	不明	降低空腹血糖	III 期
FADS1	rs174550	α-亚麻酸,icosapent	配体	改善糖耐量	I 期
MC4R	rs12970134	MC4-激动剂	激动剂	减少食物摄取和降低体重	II 期
PAM	rs35658690	N-α-acetyl-3, 5-diiodoty-rosylglycine	不明	不明	不明

参考文献

[1] IDF. Diabetes Atlas, 7th ed. [J]. Brussels, belgium: International diabetes federation, 2015, 1 - 114.

[2] AQUIREE F, BROWN A, CHO N H, et al. IDF Diabetes Atlas: Sixth edition[J]. International Diabetes Federation, 2013.

[3] PEARSON E R. Personalized medicine in diabetes: The role of "omics" and biomarkers[J]. Diabetic medicine, 2016, 33(6):712 - 717.

[4] SATHANANTHAN A, VELLA A. Personalized pharmacotherapy for Type 2 diabetes mellitus[J]. Perioper med, 2009, 6(4):417 - 422.

[5] 中华医学会糖尿病学分会.中国 2 型糖尿病防治指南(2013 年版)[J].中华内分泌代谢杂志,2014, 30(10):447 - 498.

[6] 中华医学会糖尿病学分会.中国 2 型糖尿病防治指南(2017 年版)[J].中国实用内科杂志,2018, 38(4):292 - 344.

[7] 中国成人血脂异常防治指南修订联合委员会.中国成人血脂异常防治指南(2016 年修订版)[J].中国循环杂志,2016, 31(10):937 - 953.

[8] 中华医学会糖尿病学分会微血管并发症学组. 糖尿病肾病防治专家共识(2014 年版)[J].中华糖尿病杂志,2014, 6(11):792 - 801.

[9] 中国高血压防治指南修订委员会.中国高血压防治指南修订委员会[J].中华高血压杂志,2011, 19(8):711 - 743.

[10] BOZKURT O, DE BOER A, GROBBEE D E, et al. Pharmacogenetics of glucose-lowering drug treatment: A systematic review[J]. Molecular diagnosis & therapy, 2007, 11(5):291 - 302.

[11] KAHN S E, HAFFNER S M, HEISE M A, et al. Glycemic durability of rosiglita-zone, metformin, or glyburide monotherapy[J]. The New England journal of medi-cine, 2006, 355(23):2427 - 2443.

[12] DISTEFANO J K, WATANABE R M. Pharmacogenetics of anti-diabetes drugs[J]. Pharmaceuticals(Basel), 2010, 3(8):2610 - 2646.

[13] MERINO J, FLOREZ J C. Precision medicine in diabetes: An opportunity for clinical translation[J]. Annals of the New York Academy of Sciences, 2018, 1411(1):140 - 152.

[14] HARA K, KADOWAKI T, ODAWARA M. Genes associated with diabetes: Poten-tial for novel therapeutic targets? [J]. Expert opinion on therapeutic targets, 2016, 20(3):255 - 267.

[15] FLANNICK J, JOHANSSON S, NJOLSTAD P R. Common and rare forms of dia-betes mellitus: Towards a continuum of diabetes subtypes[J]. Nature reviews endo-crinology, 2016, 12(7):394 - 406.

[16] ZHOU K, PEDERSEN H K, DAWED A Y, et al. Pharmacogenomics in diabetes mellitus: Insights into drug action and drug discovery[J]. Nature reviews endocrinol-ogy, 2016, 12(6):337 - 346.

[17] FRADKIN J E, HANLON M C, RODGERS G P. NIH precision medicine initiative: Im-plications for diabetes research[J]. Diabetes care, 2016, 39(7):1080 - 1084.

（李　佳　李静雅）

5.3　自身免疫性疾病个性化药物

二十多年来,科学家们针对免疫反应的分子基础进行了大量研究。通过阻断免疫反应及炎症反应过程的特定环节,从而实现"靶向治疗"的策略,在自身免疫性疾病领域的应用日益广泛。这些治疗性药物获得的巨大成功,对疾病机制的阐明,乃至整个制药工业都产生了深远的影响(表5-4)。

表5-4　代表性细胞因子靶标药物典型临床试验概况

生物药	临床试验名称	适应证	临床有效性评价标志物
阿达木单抗 (Adalimumab)	ReAct针对6 610例既往至少一种改善病情用抗风湿药(DMARD)或生物制剂治疗失败的RA患者开展的大规模标签开放性临床试验	类风湿关节炎	—
托珠单抗 (Tocilizumab)	CHARISMA针对359例对MTX治疗无效的活动性RA患者开展的多中心随机双盲安慰剂对照研究	类风湿关节炎	CRP、丙氨酸和天冬氨酸转移酶水平等
贝利单抗 (Belimumab)	BLISS针对自身抗体阳性的SLE患者开展的随机、双盲、平行对照的关键性Ⅲ期临床研究	系统性红斑狼疮	IgG, IgM, IgA, C3, C4, anti-dsDNA, ANA等
尤特克单抗 (Ustekinumab)	PSUMMIT:多中心、双盲、随机、安慰剂对照,不同剂量有效性的Ⅲ期临床试验。对象:615例(PSUMMIT Ⅰ)之前没有接受TNF-α抑制剂治疗的患者和312例(PSUMMIT Ⅱ)之前接受TNF-α抑制剂治疗的患者	银屑病关节炎	CRP
苏金单抗 (Secukinumab)	FUTURE针对此前接受TNF抑制剂治疗的银屑病关节炎患者,随机、安慰剂对照组Ⅲ期试验。FUTURE 1(660例), FUTURE 2(397例)	银屑病关节炎	CRP, Serumβ-defensin 2

可作为自身免疫性疾病潜在治疗靶标的分子数量众多,由于大部分的分子及通路在不同疾病中存在功能共性,如何准确评价针对靶分子治疗药物的有效性及安全性是临床应用过程中至关重要的问题。

以细胞因子为靶标的治疗策略具有突出的优势:①不同于化学药物的非特异性抑制作用,靶向细胞因子仅针对炎症反应过程中特定蛋白产生效应;②采用中和性抗体,在疾病动物模型及转基因动物模型中,获得细胞因子涉及的生理病理过程信息,有利于预测可能发生的体内反应。

另一方面,由于细胞因子自身的特点,也使得靶向细胞因子的治疗策略存在若干不足:①细胞因子的多向性(Pleiotropism),可平行影响与疾病病理相关或无关的多种生理过程;②细胞因子的多元性(Redundancy),阻断特定细胞因子后,与其功能相似或相同的另一因子可启动替代通路,以补偿其免疫效应;③细胞因子调控网络是平衡的系统,改变特定细胞因子的效应可能导致正常免疫反应的进行。例如,抑制促炎因子可削弱免疫系统对感染的防御能力;而抑制调节性因子,则可导致自身免疫反应或组织损伤。

以下将针对具有典型特征的代表性细胞因子靶向治疗药物,围绕其临床有效性评价标志物,以及如何通过联合用药方案,减少其风险因素和不良反应进行介绍。

5.3.1 代表性药物临床有效性及疗效标志物

1. TNF-α:阿达木单抗

阿达木单抗(Adalimumab)为首个成功研发的重组全人源化免疫球蛋白(IgG)单克隆抗体,由美国 Abbott 公司生产。阿达木单抗对可溶性 TNF-α 具有很高的亲和力,通过阻断 TNF-α 与其受体 p55 和 p75 的结合而阻断 TNF-α 的致炎作用,且免疫原性低,半衰期长。迄今为止,美国、欧盟和其他许多国家相继批准了阿达木单抗用于类风湿关节炎、强直性脊柱炎、银屑病和克罗恩病等的治疗。

2007 年报道的 ReAct 研究是针对 RA 患者开展的大规模标签开放性临床试验,针对人群为既往使用过至少一种用于改善病情的抗风湿药(DMARD)或生物制剂治疗失败的 RA 患者。本项研究共纳入 6 610 例 RA 患者,其中 899 例为既往抗 TNF-α 治疗失败者。患者治疗周期为 12 周以上,治疗方案为阿达木单抗 40 mg,每 2 周 1 次,并联合使用标准抗风湿治疗方案。结果显示,阿达木单抗对既往抗 TNF-α 治疗失败的 RA 患者有良好的有效性和耐受性。

尽管阿达木单抗对于类风湿关节炎等的治疗具有很好的疗效,但临床研究过程中仍然出现了一些反应,如真菌感染和结核病复发等。不过 1997 至 2007 年对全球 19 041 例患者开展 36 项临床研究,评估了类风湿关节炎(RA)、强直性脊柱炎(AS)、银屑病(Ps)、银屑病关节炎(PsA)、克罗恩病(CD)和幼年型类风湿关节炎(JIA)等六类患者接受阿达木单抗治疗的安全性,并与一般人群恶性肿瘤发生率等数据进行比较,阿达木单抗治疗后严重不良事件(SAE)发生率并未明显增加。

2. IL-6:托珠单抗

托珠单抗(Tocilizumab)是首个注射用 IL-6 受体特异性人源化单克隆抗体,由 Chugai 和罗氏联合开发,通过抑制 IL-6 与跨膜和可溶性 IL-6 受体的结合,阻断 IL-6 介导的信号转导,从而有效改善 RA 炎症和关节破坏。2005 年首先在日本上市,用于卡斯尔曼病的治疗。随后又于 2008 年 4 月、2009 年 1 月和 2010 年 1 月先后在日本、欧洲和美国获准上市用于治疗 RA。

2004 年,Norihiro Nishimoto 等人报道了一项多中心、随机、双盲、安慰剂对照研究。该研究针对人群为 164 例难治性 RA 患者,患者随机分为 3 组,分别接受 4 或 8 mg/kg 托珠单抗或安慰剂,3 个月后临床反应用 ACR 标准进行测量。结果显示,托珠单抗以剂量依赖性的方式显著降低了疾病的活动程度。安慰剂组、4 或 8 mg/kg 托珠单抗组达到 ACR20 者分别是 11%、57% 和 78%；8 mg/kg 托珠单抗组达到 ACR50 者为 40%、安慰剂组为 1.9%，这表明托珠单抗能大大降低 RA 的严重程度。

3. IL-17：苏金单抗

苏金单抗(Secukinumab，商品名 Cosentyx)是"First-in-class"的靶向 IL-17A 全人源化单克隆抗体。最初被批准用于斑块型银屑病的治疗，2016 年在欧洲及美国批准用于银屑病关节炎的治疗。

针对苏金单抗治疗银屑病关节炎的有效性，进行了两项多中心、随机、双盲、安慰剂组对照的Ⅲ期临床试验(FUTURE 1 和 FUTURE 2)。FUTURE 1 和 FUTURE 2 试验中，受试患者此前均接受过非甾体抗炎药(NSAIDs)，缓解病情抗风湿药(DMARDs)或 TNF-α 抑制剂治疗。在 FUTURE 1 中，606 名患者在 0、2、4 周接受 10 mg/kg 静脉注射苏金单抗，此后每 4 周皮下注射 75 或 150 mg 的苏金单抗，安慰剂组进行相同频率的注射。FUTURE 2 组中，397 名患者分别在 0、1、2、3、4 周以及往后的每 4 周接受皮下注射苏金单抗或者安慰剂。在这两项试验中，随机分组根据是否曾经使用过 TNF-α 抑制剂，29% 的患者在 FUTURE 1 和 35% 的患者在 FUTURE 2 之前接受过肿瘤坏死因子抑制剂的治疗。结果显示，苏金单抗降低了银屑病关节炎患者体内 C-反应蛋白的水平，同时还降低了血清 β-防御素 2(β-defensin 2)的水平(在银屑病患者中，血清 β-防御素 2 的水平显著高于健康人)。

4. IL-23：尤特克单抗

尤特克单抗(Ustekinumab，UST)，是靶向 IL-12 和 IL-23 共享 P40 亚基的全人源单克隆抗体，2009 年被批准用于中至重度斑块型银屑病，2013 年在美国及欧洲批准用于成人活动性银屑病关节炎(PsA)。

在两项大型Ⅲ期临床试验，PSUMMIT Ⅰ、Ⅱ中，皮下注射 40 或 90 mg 剂量的 UST 在包括表皮、关节及放射影像分析方面，显示出显著优于安慰剂组的治疗效果。具体指标包括 PASI≥75%、ACR20/50/70 的比例、附着点炎及趾炎评分、影像学指标及 HAQ-DI 评分。UST 的耐受型良好，整体使用安全性高，仅有偶发的严重感染或心血管事件。

5. BAFF：贝利单抗

贝利单抗(Belimumab)是一种 B 淋巴细胞刺激因子的特异性抑制剂。2011 年 3 月美国 FDA 正式批准上市，用于成年患者中正在接受标准治疗(包括类固醇皮质激素、抗疟药、免疫抑制剂和非甾体抗炎药)的活动性、自身抗体-阳性、全身性红斑狼疮的治疗。这是美国 FDA 56 年来首次批准红斑狼疮药物上市。

2012 年,William Stohl 等报道了两项临床 Ⅲ 期多中心、随机双盲安慰剂对照研究——BLISS-52 和 BLISS-76,这是迄今为止 SLE 相关的最大的临床试验,主要针对自身抗体阳性的 SLE 患者。在 BLISS-52($n=865$)和 BLISS-76($n=819$)两项研究中,患者均被随机分为两组,分别接受 10 mg/kg 贝利单抗或同剂量安慰剂治疗,并辅之以标准 SLE 疗法,实验结束后检测患者体内自身抗体、免疫球蛋白及相关补体的水平。在 BLISS-76 研究中,同时检测患者体内的 T、B 细胞的数量以及实验前疫苗诱导的抗体水平的变化。结果显示,贝利单抗组患者体内 IgG 以及自身抗体数量减少,补体 C3/C4 的水平显著提高。同时,贝利单抗组患者体内 B 细胞和浆细胞数量显著降低,而记忆 B 细胞和 T 细胞数量未发生明显改变,且贝利单抗不会影响预先存在的抗肺炎球菌抗体或抗破伤风杆菌抗体水平。这表明贝利单抗能够有效改善 SLE 患者体内的血清学活性,并显著降低患者体内 BLyS 依赖性 B 细胞亚群的数量,具有较好的疗效。

5.3.2 代表性药物临床联合用药范例及降低感染风险的策略

1. 阿达木单抗

2004 年在美国和加拿大报道的 DE019 研究主要针对人群为 795 例甲氨蝶呤治疗疗效不佳的活动性 RA 患者。研究表明,阿达木单抗(20 mg/week 或 40 mg/week)联合甲氨蝶呤可持续改善患者症状、体征以及实验室炎性活动指标,显著提高 RA 患者的治疗有效率。在第 24 周时,阿达木单抗(40 mg/week)治疗后,达到美国风湿病协会(ACR)疗效评价指标 ACR20(触痛关节数减少≥20%,肿胀关节数减少≥20%)的人数为所有患者的63%,而安慰剂组仅为 30%;当治疗 52 周时,阿达木单抗(40 mg/week)的 ACR20 应答人数为所有患者的 59%,而安慰剂组仅为患者的 20%。此外,与安慰剂组相比,阿达木单抗治疗组的健康评估问卷(HAQ)评估的身体各项功能也有显著改善。

2. 托珠单抗

在单用托珠单抗治疗 RA 取得肯定疗效的基础上,研究者们开展了托珠单抗联合其他药物治疗 RA 的研究,如 MTX 或 DMARD。2006 年 Maini 等人在欧洲开展的 CHARISMA 临床研究,将 359 例对 MTX 治疗无效的活动性 RA 患者随机分为 7 组,分别接受 2、4、8 mg/kg 托珠单抗注射或同剂量托珠单抗联合甲氨蝶呤或甲氨蝶呤联合安慰剂注射治疗。16 周后,与 MTX 联合安慰剂组(ACR20 为 41%)相比,4 mg/kg 和 8 mg/kg 托珠单抗治疗组(达到 ACR20 的比率分别为 61% 和 63%)、4 mg/kg 和 8 mg/kg 托珠单抗联合 MTX 治疗组(达到 ACR20 的比率分别为 63% 和 74%)的疗效更好。而且 8 mg/kg 托珠单抗联合 MTX 治疗组的 28 个关节疾病活动评分显著降低,C 反应蛋白水平/红细胞沉降率趋于正常。

3. 降低抗细胞因子治疗的感染风险

抗细胞因子治疗策略是对抗自身免疫及炎症性疾病的有力手段,然而应用抗细胞因子药物系统性抑制炎症,将削弱患者的抗感染能力。例如,缓解关节炎风湿症状的药物,可能抑制中性粒细胞向肺部的迁移,从而增加肺炎感染的风险。

应对感染风险的方案包括缩短抗细胞因子药物的使用周期,以及增加其作用的靶向性。

① 以 TNF-α 为例,通过应用半衰期较短的小分子化学药物,以缩短应用抗体药物的时间。但该方案的难点在于,如何确定小分子化学药物的靶标。到目前为止,由于细胞选择性低而导致的毒性问题,针对炎症信号通路(如 p38、IKK2 等)的药物研发,尚未有获得成功的报道。

② 增加抗细胞因子药物靶向性有两种可行性方案:一种策略是药物选择性作用于疾病部位特定细胞因子,而非整个免疫系统,尽管针对不同部位的细胞因子产生的效应机制有所不同,但具体的靶分子尚不明确;另一策略则是构建无活性形式的"前细胞因子",以IL-1Ra 为例,嵌合型的 IL-1Ra 到达炎症部位,由中性粒细胞丝氨酸蛋白酶、Caspase-1 或巨噬细胞释放的颗粒酶等,将剪切"前细胞因子"为活性形式,发挥治疗作用,而其他未发生炎症的器官组织则不会受到过量抗细胞因子药物的影响。

参考文献

[1] TERABE K, KOJIMA T, KANEKO A, et al. SAT0138 The effectiveness of adalimumab concomitant with disease-modifying antirheumatic drugs other than methotrexate in rheumatoid arthritis[J]. Annals of the rheumatic diseases, 2013, 71(Suppl 3):518.

[2] BURMESTER G R, MEUSE P, DIJKMANS B A, et al. Adalimumab safety and mortality rates from global clinical trials of six immune-mediated inflammatory diseases[J]. Annals of the rheumatic diseases, 2009, 68(12):1863-1869.

[3] NISHIMOTO N, YOSHIZAKI K, MIYASAKA N, et al. Treatment of rheumatoid arthritis with humanized anti-interleukinreceptor antibody: A multicenter, double-blind, placebo, ontrolled trial[J]. Arthritis & rheumatism, 2004, 50(6):1761-1769.

[4] SHIRLEY M, SCOTT L J. Secukinumab: A review in psoriatic arthritis[J]. Drugs, 2016, 76(11):1135-1145.

[5] CASO F, DEL P A, PELUSO R, et al. Emerging drugs for psoriatic arthritis[J]. Expert opinion on emerging drugs, 2016, 21(1):69-79.

[6] WIGLESWORTH A K, ENNIS K M, KOCKLER D R. Belimumab: aBLyS-specific

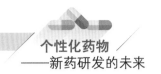
inhibitor for systemic lupus erythematosus[J]. Annpharmacother, 2010, 44(12): 1955-1961.

[7] STOHL W, HIEPE F, LATINIS K M, et al. Belimumab reduces autoantibodies, normalizes low complement, and reduces select B-cell populations in patients with systemic lupus erythematosus[J]. Arthritis & Rheumatology, 2012, 64(7):2328.

[8] KEYSTONE E C, KAVANAUGH A F, SHARP J T, et al. Radiographic, clinical, and functional outcomes of treatment with adalimumab(a human anti-tumor necrosis factor monoclonal antibody) in patients with active rheumatoid arthritis receiving concomitant methotrexate therapy: A randomized, placebo-controlled,[J]. Arthritis & Rheumatology, 2004, 50(5):1400-1411.

[9] MAINI R N, TAYLOR P C, SZECHINSKI J, et al. Double-blind randomized controlled clinical trial of the interleukin-6 receptor antagonist, tocilizumab, in European patients with rheumatoid arthritis who had an incomplete response to methotrexate [J]. Arthritis & Rheumatology, 2006, 54(9):2817-2829.

[10] GENOVESE M C, MCKAY J D, NASONOV E L, et al. Interleukin-6 receptor inhibition with tocilizumab reduces disease activity in rheumatoid arthritis with inadequate response to disease-modifying antirheumatic drugs: The tocilizumab in combination with traditional disease-modifying antirheumatic drug therapy study[M]. Wiley Subscription Services, Inc. A Wiley Company, 2008.

[11] FELDMANN M, STEINMAN L. Design of effective immunotherapy for human autoimmunity[J]. Nature, 2005, 435(7042):612-619.

[12] RIDER P, CARMI Y, COHEN I. Biologics for targeting inflammatory cytokines, clinical uses, and limitations[J]. International journal of biochemistry and cell biology, 2016, 2016:1-11.

（左建平　何世君）

5.4　神经精神类疾病个性化药物

5.4.1　精神类疾病个性化药物

精神类疾病药物的个性化临床应用主要体现在两个方面：①依据用药人群代谢酶的多态性来调整用药剂量；②基于患者的遗传信息预测药物的疗效及毒性，指导临床医生个性化用药。下面以精神分裂症及抑郁症为例分别阐述这两方面的应用。

1. 药物代谢相关的生物标志物

精神分裂症和抑郁症等药物的代谢涉及细胞色素 P450(CYP450)的多种同工酶如 CYP2D6、CYP2C19 等。这些酶的多态性会导致体内血药浓度的变化进而影响药物的药效并带来不良反应。根据酶的基因多态性,可将人群分为强代谢型(UM)、正常代谢型(EM)、慢代谢型(PM)以及中间代谢型(IM)。PM 型患者,CYP450 同工酶活性的降低甚至丧失可能导致药物在体内的蓄积,从而引发不良反应;UM 型患者,由于酶活性较高可能会导致药物的清除率加快,导致血药浓度降低而影响药效。

精神分裂症药物中,阿立哌唑、氯氮平等都经 CYP2D6 代谢,因而对于不同 CYP2D6 突变患者应调整药物剂量,给予个性化治疗。已上市药物中,阿立哌唑、氯氮平、伊潘立酮、匹莫齐特、利培酮、硫利达嗪、Aristada(月桂酰阿立哌唑)和 Rexulti(依匹唑哌)都被美国 FDA 标注基因标签(都是与代谢相关的基因),这些药物被美国 FDA 建议个性化用药。如 CYP3A4 和 CYP2D6 参与阿立哌唑的代谢,CYP3A4 诱导剂(如卡马西平)可以引起阿立哌唑的清除率升高和血药浓度降低。CYP3A4 抑制剂(如酮康唑)或 CYP2D6 抑制剂(如奎尼丁、氟西汀、帕罗西汀)可以抑制阿立哌唑消除,使血药浓度升高。对于 CYP2D6 慢代谢或者已使用 CYP3A4、CYP2D6 抑制剂和 CYP3A4 诱导剂超过 2 周的患者,使用阿立哌唑需调整剂量。

临床药物基因组学实施联盟(CPIC)建议对于三环类抗抑郁药物主要关注 CYP2C19 和 CYP2D6 对药物代谢的影响。CYP2C19 将三环类的三级胺(如阿米替林、丙咪嗪)代谢为二级胺(去甲基阿米替林、去甲基丙咪嗪),去甲基阿米替林和去甲基丙咪嗪属于活性代谢产物,也具有抗抑郁作用,但其抗抑郁作用特点和其原型不同。CYP2D6 将三级胺和二级胺转变成相应的羟基代谢产物,羟基代谢产物属于非活性代谢产物。*CYP2D6* 基因具有非常高的多态性,目前超过 100 个等位基因突变和亚突变被鉴定出来。CYP2D6 超快代谢者其表型为 *CYP2D6 * 1/ * 1xN* 或 *CYP2D6 * 1/ * 2xN*,对于这类抑郁症患者,不推荐使用三环类抗抑郁药物,因为三环类抗抑郁药物往往达不到治疗效果。对于 CYP2D6 强代谢者(*CYP2D6 * 1/ * 1*, * 1/ * 2*, * 2/ * 2*, * 1/ * 41*, * 1/ * 4*, * 2/ * 5* 或 * 10/ * 10*),初始治疗时推荐使用三环类抗抑郁药物。CYP2D6 中等代谢者(*CYP2D6 * 4/ * 10* 或 * 5/ * 41*)使用三环类药物,推荐的治疗剂量为原剂量的 75%。对于 CYP2D6 弱代谢者(*CYP2D6 * 4/ * 4*, * 4/ * 5*, * 5/ * 5* 或 * 4/ * 6*),不推荐使用三环类抗抑郁药物,因为发生毒性不良反应的概率非常大。

基于此类研究,FDA 在 140 余种批准上市药物标签中增加药物基因信息,其中精神疾病相关药物信息见表 5 - 5。

表 5-5　美国 FDA 批准上市的带基因标签的部分精神类药物

药　物	治疗领域	生物标志物	具体突变	标签栏目
阿米替林	抑郁	CYP2D6	CYP2D6 慢代谢	注意事项
阿立哌唑	精神分裂	CYP2D6	CYP2D6 慢代谢	剂量和用法,临床药理
西酞普兰	抑郁	CYP2C19	CYP2C19 慢代谢	临床药理,警告,剂量和用法
氯米帕明	抑郁	CYP2D6	CYP2D6 慢代谢	注意事项
氯氮平	精神分裂	CYP2D6	CYP2D6 慢代谢	剂量和用法,特殊人群应用,临床药理
多虑平	抑郁	CYP2C19	CYP2D6 慢代谢	临床药理
氟西汀	抑郁	CYP2D6	CYP2D6 慢代谢	临床药理,警告及注意事项
氟伏沙明	抑郁	CYP2D6	CYP2D6 慢代谢	药物相互作用
伊潘立酮	精神分裂	CYP2D6	CYP2D6 慢代谢	剂量及用法,警告及注意事项,药物相互作用,临床药理
丙咪嗪	抑郁	CYP2D6	CYP2D6 慢代谢	注意事项
奈法唑酮	抑郁	CYP2D6	CYP2D6 慢代谢	注意事项
去甲替林	抑郁	CYP2D6	CYP2D6 慢代谢	注意事项
帕罗西汀	抑郁	CYP2D6	CYP2D6 强代谢	药物相互作用
奋乃静	精神分裂	CYP2D6	CYP2D6 慢代谢	临床药理,注意事项
匹莫齐特	精神分裂	CYP2D6	CYP2D6 慢代谢	注意事项,剂量和用法
普罗替林	抑郁	CYP2D6	CYP2D6 慢代谢	注意事项
利培酮	精神分裂	CYP2D6	CYP2D6 慢代谢	临床药理
硫利达嗪	精神分裂	CYP2D6	CYP2D6 慢代谢	禁忌证,警告及注意事项
曲米帕明	抑郁	CYP2D6	CYP2D6 慢代谢	注意事项
文拉法辛	抑郁	CYP2D6	CYP2D6 慢代谢	注意事项
沃替西汀	抑郁	CYP2D6	CYP2D6 慢代谢	剂量和用法

2. 药物疗效、毒性相关的生物标志物

药物遗传学的研究可以用于识别患者基因,预测药物对于哪些患者有效或起效更快,哪些患者使用会产生特定不良反应,为精神分裂症和抑郁症患者的临床诊疗提供了便捷途径。虽然精神类疾病的遗传率很高,但是患者对于药物应答反应的遗传信息研究数据相当匮乏。从 20 世纪 90 年代中期,人们逐渐开始关注精神类药物的遗传药理学研究。药物基因组学的研究目的是基于患者的遗传信息预测患者应用药物会出现怎样的药物应答,以期指导临床医生个性化用药,使患者症状得到最好的控制,产生最弱的不良反应。

1960 年代科学家已经认识到多巴胺(Dopamine, DA)系统功能紊乱是产生精神分裂症的主要病因,DA 受体共有 D1~D5 五种亚型,目前 D2~D4 受体研究较多。有些药物作用靶标较多,对 D2、5-HT2A、5-HT2C 等受体均有亲和力。下表中分别总结了近年来研究中基因多态性与精神分裂症药物药效(表 5 - 6)、迟发性运动障碍(tardive dyskinesia，TD)不良反应(表 5 - 7)和体重增加不良反应(表 5 - 8)的相关性。

表 5-6　精神分裂症药物药效与相关基因多态性的相关性研究

基因/多态性	抗精神分裂症药物	不同文献报道的研究结果
D₂ 受体		
-141C Ins/Del (rs1799732)	氯氮平、利培酮、阿立哌唑等。	无相关性。 Del 等位基因型患者药物药效较弱。 Del 等位基因型患者需更长时间起效。
Taq1A (rs1800497)	氟哌啶醇、利培酮等。	A1 基因型患者药物应答更好。 A1/A1 基因型患者药物应答更好。 A2/A2 基因型患者药物应答更好。 在非裔美国人中 A1 等位基因型患者药物应答更好，但在白种人中无相关性。 无相关性。
A-241 G (rs1799978)	利培酮、氯氮平、奥氮平等。	A/A 基因型患者需更长时间起效。 A/A 基因型患者药物应答更好。 A 等位基因型患者药物应答更好。
Ser311Cys	利培酮、氟哌啶醇等。	Ser 等位基因型患者药物应答更好，尤其是阴性症状。 无相关性。
Taq1B	氯氮平、利培酮等。	非裔美国人中 T 等位基因型患者药物应答更好，但在白种人中无相关性。 无相关性。
D₃ 受体		
Ser9Gly(rs6280)	氯氮平、奥氮平等。	Ser/Ser 基因型患者药物应答较差。 Ser 等位基因型患者对于阴性症状药物应答更好。 Ser9 等位基因型患者药物应答较差。 Ser/Gly 杂合基因型患者药物应答更好。 Gly/Gly 基因型患者药物应答较差。 无相关性。
D₄ 受体		
VNTR 48bp	利培酮、氯氮平。	5 个拷贝数等位基因型患者对药物无应答。 7 个拷贝数等位基因型患者对药物应答较弱。 等位基因拷贝数更多的携带者对药物应答率更高。 无相关性。
5-HT₂ₐ受体		
T102C(rs6313)	氯氮平、利培酮、阿立哌唑等。	C/C 基因型患者药物应答较弱。 C/C 基因型患者药物应答较弱，对阴性症状应答更差。 C/C 基因型患者药物应答更好。 T/T 基因型患者药物对阴性症状应答更好。 T/T 基因型患者药物应答较弱。 无相关性。

续表

基因/多态性	抗精神分裂症药物	不同文献报道的研究结果
-1438G/A (rs6311)	氯氮平、利培酮、氟哌啶醇等。	G/G 基因型患者药物应答较弱。 G/G 基因型患者药物应答较弱,对阴性症状应答更差。 A/A 基因型患者药物阴性症状应答更好。 G 等位基因型患者药物应答更好。 无相关性。
His452Tyr	氯氮平、奥氮平。	Tyr/Tyr 基因型患者药物应答较弱。 Tyr 等位基因型患者药物应答较弱。 无相关性。
5-HT$_{2C}$受体		
C759T (rs3813929)	氯丙嗪、利培酮等。	C/C 基因型患者药物应答较好,对阴性症状药效更好。 无相关性。
Cys23Ser (rs6318)	氯氮平、奥氮平。	Ser 等位基因型患者药物应答更好。 无相关性。
5-HT$_6$ 受体		
267-T/C	氯氮平、利培酮等。	T/T 基因型患者药物应答较好。 无相关性。
5-HTT(5-HT 转运体)		
HTTLPR	氯氮平、利培酮等。	短等位基因型患者药物应答较弱。 长等位基因型患者药物应答较好。 无相关性。
COMT		
Val108Met	氯氮平、奥氮平等。	Met/Met 基因型患者药物应答较弱。 Met 基因型患者药物对认知障碍应答更好。 Val/Val 基因型患者药物应答较弱(尤其是对阴性症状),且需较长时间起效。 无相关性。
CYP2D6		
*3A and *4A	氯氮平、氟哌啶醇等。	该基因型患者药物药效较弱,但差异无显著性。 快代谢患者较多,但无显著性差异。 无相关性。
*5 and *10	第一代抗精神分裂症药物;利培酮。	该基因型患者对以 CYP2D6 代谢为主的药物应答较弱。 无相关性。

表 5-7　精神分裂症药物诱发 TD 与相关基因多态性的相关性研究

基因/多态性	抗精神分裂症药物	不同文献报道的研究结果
D₂ 受体		
$Taq1A(rs1800497)$	未明确说明。	$A2/A2$ 基因型患者 TD 发生率更高(尤其是女性)。 无相关性。
$-141C\ Ins/Del$ $(rs1799732)$	未明确说明；利培酮。	Del 等位基因型患者发生 TD 风险更高。 无相关性。
$Ser311Cys$	未明确说明；利培酮。	无相关性。
D₃ 受体		
$Ser9Gly(rs6280)$	未明确说明；利培酮。	Gly/Gly 基因型患者发生 TD 风险更高。 Ser/Gly 基因型患者发生 TD 风险更高。 Ser/Ser 基因型患者发生 TD 风险更高。 Gly 等位基因型患者发生 TD 风险更高。 无相关性。
5-HT_{2A}受体		
$T102C(rs6313)$	未明确说明。	C 等位基因型患者发生 TD 风险更高。 C/C 基因型患者发生 TD 风险更高。 无相关性。
$-1438G/A$	未明确说明。	G 等位基因型患者发生 TD 风险更高。 A 等位基因型患者发生 TD 风险更高。 无相关性。
5-HT_{2C}受体		
$Cys23Ser(rs6318)$	未明确说明。	Ser 等位基因型患者发生 TD 风险更高。 Ser 等位基因型患者发生 TD 风险更低，AIMS 评分更低。 Gly/Gly 基因型老年患者的 AIMS 评分更高。 无相关性。
COMT		
$Val108Met$	未明确说明。	Met 等位基因型患者发生 TD 风险更低。 无相关性。
CYP2D6		
—	未明确说明。	功能性等位基因缺失的男性患者发生 TD 风险更高。 $*10\ C188T$ 基因型患者发生 TD 风险更高(尤其是男性)。 T 等位基因$(C100T\ SNP)$型患者发生 TD 风险更高。 慢代谢患者发生 TD 和 EPS 风险更高。 无相关性。

续表

基因/多态性	抗精神分裂症药物	不同文献报道的研究结果
CYP1A2		
*1F	未明确说明。	C/C 基因型患者的 AIMS 评分更高(尤其是吸烟者)。 C 等位基因型患者发生 TD 风险更高。 无相关性。
CYP2D6(EPS)		
—	未明确说明。	慢代谢患者常发生 EPS。 慢代谢患者 EPS 和 TD 发生率更高。 无相关性。

表 5-8 精神分裂症药物体重增加不良反应与相关基因多态性的相关性研究

基因/多态性	抗精神分裂症药物	不同文献报道的研究结果
5-HT$_{2c}$受体		
C759T(rs3813929)	氯丙嗪、利培酮、氯氮平、氟奋乃静。	C 等位基因患者体重增加风险更高。 C 等位基因患者和 C/C 基因型患者体重增加风险更高(尤其是男性)。 T 等位基因患者体重增加风险较小。 无相关性。
GNB3		
825-C/T	氯氮平、奥氮平。	T/T 基因型患者体重增加风险更高。 T 等位基因患者体重增加风险更高。 无相关性。

5-HT(5-hydroxytryptamine)假说是抑郁症的核心假说,目前上市的抗抑郁药物基本都和 5-HT 有关。5-HT 在体内和 5-HT 受体结合发挥作用,5-HT1A 受体是 5-HT 发挥抗抑郁药效的一个关键受体。5-HT 作用于 5-HT1A 受体发挥作用,同时 5-HT1A 受体又参与调节 5-HT。5-HT1A 受体高表达于前额叶皮质区,前额叶皮质区和认知、情绪都有非常紧密的联系。位于 5-HT1A 受体基因上游调控区内的 C(-1019)G 基因多态性的表达,与抑郁症、焦虑症及其他一些精神性疾病的发病机制有一定的相关性,并且能够在一定程度上影响抗抑郁药物效应应答的个体差异性。DEAF-1 特异性结合此基因位点,从而发挥抑制 5-HT1A 受体基因的表达作用。当此位点的 C 突变为 G 时,DEAF-1 就不能抑制 5-HT1A 受体基因表达,导致 5-HT1A 受体功能的紊乱,这会明显影响患精神疾病的易感性以及抗抑郁药物的疗效。在对 118 名抑郁症患者慢性抗抑郁治疗的临床研究显示:抗抑郁药物对其中 84 例患者有效,对剩余 34 名患者没有药效,在有效的 84 例患者中,G(-1019)G 基因型的患者比例较低;而对于抗抑郁药物不敏感的 34 名患者,其中携

带 $G(-1019)G$ 基因型的患者是 $C(-1019)C$ 基因型数量的两倍。

全基因组关联分析显示抗抑郁药物的治疗响应和个体的基因差异非常相关。虽然定量基因研究显示个体的基因差异因素占抗抑郁药物治疗响应率的 42%，但是在发现特殊基因的多态性方面研究进展较为缓慢。除 5-HT1A 多态性外，研究显示一些其他基因的多态性也影响抗抑郁药物的治疗响应(表 5-9)。

表 5-9　抑郁症患者治疗响应相关的候选基因及基因变异

候选基因	编码蛋白	基因多态性对药物响应的影响
IL1B (白介素-1β)	编码白介素-1 细胞因子蛋白，由巨噬细胞分泌，介导全身和中枢系统的炎症响应。	IL1B 基因中 rs16944 和 rs116343 单核苷酸多态性和儿童时期受到的虐待相互作用，影响抗抑郁药物的治疗作用。
FKBP5 (FK506 结合蛋白 5)	编码的蛋白质涉及免疫调节，可以和免疫抑制蛋白结合，如 FK506 和雷帕霉素。	FKBP5 基因中 rs1360780 突变降低抗抑郁药物的治疗作用。此基因中 rs352428 单核苷酸多态性影响选择性再摄取抑制剂类药物的治疗作用。
CNR1 (大麻受体-1)	编码大麻受体-1。	CNR1 基因多态性 rs806368 和 rs806371 明显影响西酞普兰的临床响应。
NPY (神经肽 Y)	编码涉及多种生理过程的神经肽，包括压力响应和生理周期节律。	NPY 基因 rs16147 变异与抗抑郁药物的起效慢和药效低相关。
ABCB1 (ATP 结合盒亚家族 B1)	ABCB1 基因编码一类 ATP 结合盒转运体蛋白，这类蛋白可以影响药物的血脑屏障透过性，涉及多种药物的抵抗。	抑郁患者中，ABCB1 多态性(rs1045642，rs2032582 和 rs1128503)影响药物的治疗作用，需要改变剂量。
BDNF (脑源性神经营养因子)	编码一类神经生长因子蛋白，促进成人神经生长。BDNF 也涉及压力响应。	BDNF 多态性 G196A 和 rs908867 影响抗抑郁药物的治疗效果。如 G196A 多态性部分决定米那普仑的抗抑郁效果。
GRIK4 (谷氨酸离子型受体红藻氨酸型亚基 4)	编码一类谷氨酸门控通道家族蛋白，在中枢神经系统起兴奋性神经传递作用。	GRIK4 单核苷酸多态性 rs12800734、rs1954787 和抗抑郁药物的治疗效果非常相关。
HTR2A (5-羟色胺受体 2A)	编码 5-HT2A 受体。	抗抑郁药物的治疗效果和 5-HT2A 基因多态性(rs17288723，rs7997012，rs9534505 和 rs7997012)相关。
GNB3 (G 蛋白亚基 β3)	编码鸟苷酸结合蛋白，帮助整合受体和效应蛋白之间的信号。	GNB3 多态性 C825T 影响抗抑郁药物的治疗响应。
HTR1A (5-羟色胺受体 1A)	编码一类 5-羟色胺受体，5-羟色胺是一类神经递质调节人的快乐和幸福感。	双相情感障碍患者携带 5-HT1A * C/C 基因型表现出对抗抑郁药物更好的响应。

候选基因	编码蛋白	基因多态性对药物响应的影响
SLC6A4 (溶质载体家族6成员4)	编码一类转运体,将5-羟色胺从突触间隙转运到突触前神经元,回收5-羟色胺和中断5-羟色胺的作用。	SLC6A4 基因多态性涉及抗抑郁药物的治疗响应,5-HTTLPR 预处理基因型可以帮助预测治疗非响应。携带 5-HTTLPR L/L 或 STin2 12/12 基因型对 SSRI 类药物就有更好的响应。
COMT (儿茶酚甲基转移酶)	编码 COMT 酶蛋白,此蛋白涉及脑内神经递质的代谢,如多巴胺、去甲肾上腺素和肾上腺素。COMT 酶也参与一些药物的代谢。	COMT 基因 Val(108/158)Met 变异的多态性和抗抑郁药物的治疗响应及电休克治疗相关。
MAOA (单胺氧化酶 A)	参与编码线粒体酶,催化胺类的降解,如多巴胺、去甲肾上腺素和5-羟色胺。	MAOA 基因的多态性影响抑郁症患者对抗抑郁药物的响应。

3. 问题及展望

目前用 CYP450 的多态性来指导精神疾病个性化用药尚存在一些不足,主要包括:①通过鉴定患者 CYP450 酶表型,来确定给药剂量,是过去 20 年在个性化医疗领域取得的一个重要成果。但其存在一个显著问题:血药浓度和效能、不良反应没有一个非常明确的关系。②到目前为止,研发制药大企业还是不愿意将基因型数据和治疗响应联系在一起公之于众。③CYP450 酶表型对抗精神疾病药物的影响也不清楚。例如氟西汀和文拉法辛在治疗窗口下的较高血药浓度并没有比较低血药浓度有更好的药效。即使在血药浓度对药效非常重要的条件下,CYP450 酶的表型只是影响血药浓度的一个因素,还有环境因素如饮食,其他药物以及未检测到的基因变异等也影响血药浓度。

药物遗传学的研究是希望基于遗传风险因素进行个体化治疗,最大限度地提高治疗效果,同时减少药物引起的不良反应。过去 20 年的研究发现,有几种基因多态性能够预测药物临床疗效或药物引起的不良反应,这些结果在多个研究、不同种族和不同药物中得到验证。然而,这些生物标志物在应用于临床实践之前,仍有许多问题需要解决:第一,大部分抗精神分裂症药物在临床中都检测到了候选基因中单个基因的单个 SNP 突变,但是同时存在多个基因的多个 SNP 位点突变的检测结果尚未在预测临床疗效中得到验证;第二,真正实现个性化医疗,需要进行大规模的药物—遗传临床试验来验证基于基因检测的药物选择和给药策略。

目前的基因研究可以通过以下途径用于个性化。首先,根据候选基因和基因产物进行治疗和诊断的基因测试。目前已有商业上可用的基因芯片,鉴定患者突变基因的表型,从而指导患者用药。例如，商业药物基因组学测试(GeneSight)可以鉴定患者对 55 种精神疾病药物是慢代谢者还是超快代谢者。其次，对系统基因组学进行整合分析，系统基因组学包括基因组学、表观基因组学、蛋白质组学、代谢物组学和微生物组学，对这些组学数据进行整合分析的目的是为了鉴定和理解潜在复杂的基因特征对生物通路和网络的影响。目前整合分析技术包括多阶分析(multi-staged analysis)和维度元分析(meta-dimensional analysis)。最后，建立模型用于诊断和预测。建立的模型应该考虑到生物学特征、临床症状、社会人口因素和社会心理因素等几个方面的贡献。

随着各种组学技术的进步和完善，使得快速筛选和获得生物标志物成为可能，这对精神疾病领域个性化药物的发展起到了关键的促进作用。此外，神经影像学的发展也会给精神疾病领域个性化药物的发展带来新的希望。

（王　震　沈敬山）

5.4.2　抗阿尔茨海默病个性化药物

1. 阿尔茨海默病现状

阿尔茨海默病(Alzheimer's Disease，AD)，又称早老性痴呆，是一种复杂的、不可逆的中枢神经系统慢性退行性疾病。主要临床表现为记忆力逐渐减退、认知功能障碍、行为异常和社交障碍，最终丧失思考能力、运动能力以及生活不能自理等，在病理学上的主要特征是 β-淀粉样蛋白(Aβ)聚集成老年斑，细胞内 Tau 蛋白异常聚集形成神经元纤维缠结(NFT)甚至神经元死亡。据《世界阿尔茨海默病 2018 年报告》统计，2018 年全球约有 5 000 万人患有痴呆，平均每 3 秒增加一个病例；预计到 2050 年将增至 1.52 亿。据估计，2018 年全球社会用于痴呆相关成本为 1 万亿美元，到 2030 年这一数字将增至 2 万亿美元。随着全球人口老龄化，AD 已给社会和家庭带来了沉重的负担。

尽管基于现有 AD 发病机制的假设已经产生了多个药物用于临床治疗，但实际上迄今为止其治疗效果是令人失望的，只能部分缓解 AD 患者的病理症状，并不能彻底阻断或延缓其病理进程。很多研究认为当前药物失败的原因可能是病情发现、诊断以及药物干预时机过晚所致，但实际上另一个更重要的原因在于 AD 是一种复杂的异质性疾病，每个 AD 患者的发病机制或其致病的风险因素是完全不一样的。当前的临床研究将来自不同发病机制或致病风险因素的患者混在一起治疗，很显然掩盖了部分人群对某种治疗方案潜在的响应性，增加了药物研发的失败率。因此，在 AD 药物研究以及临床治疗中引入个性化研究策略刻不容缓，但遗憾的是目前还缺乏高度敏感性和特异性的早期诊断试剂、方法和生物标志物，这也使得个性化药物的研发严重滞后。

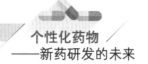

2. AD 发病的主要病理学机制及其药物

尽管人们对 AD 的发病机制进行了广泛的研究,提出了多种疾病假说,如早期的胆碱能神经元假说、Aβ 假说、Tau 蛋白假说、炎症假说、胰岛素假说、自由基损伤假说和基因突变假说等,但遗憾的是迄今为止 AD 真正的病理学机制尚未完全清楚。越来越多的研究发现 AD 可能是由遗传因素和环境因素共同引发的一种复杂性疾病,单一的假说并不能解释 AD 的全部发病特征。

目前临床上用于 AD 的治疗药物仍主要是基于"胆碱能假说"的乙酰胆碱酯酶(ace-tylcholinesterase, AChE)抑制剂,如多奈哌齐、卡巴拉汀、加兰他敏和石杉碱甲,以及非竞争性 N-甲基-D-天冬氨酸(N-methyl-D-aspartic acid, NMDA)受体拮抗剂美金刚(结构式如图 5-2)。这些药物在一定程度上能缓解疾病的症状,但并不能显著延迟或阻止疾病的进展,且存在较为严重的不良反应、安全窗口窄等不足。因此,近十年来人类一直在寻找新机制的抗 AD 药物。

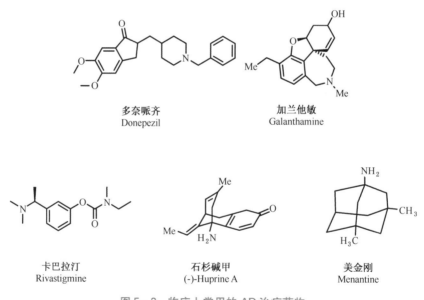

多奈哌齐
Donepezil

加兰他敏
Galanthamine

卡巴拉汀
Rivastigmine

石杉碱甲
(-)-Huprine A

美金刚
Menantine

图 5-2　临床上常用的 AD 治疗药物

越来越多的研究发现,药物体内药效与受体(靶标)的结合亲和力(binding affinity)没有直接的相关性,而是与药物—受体结合的保留时间(residence time)成正比,其解离速率常数(Koff)越小,药物在受体活性部位保留的时间越长,药效就越好。中科院上海药物研究所通过分子动力学模拟研究发现石杉碱甲跟 AChE 结合后具有"慢解离"的特点,在此基础上发现了一类结构新颖的具有"慢解离"特性的抗 AD 候选新药氟诺哌齐,其在小鼠和大鼠体内具有比多奈哌齐更低的起效剂量、更大的安全窗口。目前该候选新药已经进入了临床Ⅰ期研究。

另外,自 Aβ 假说提出以来,很多制药公司和研究机构基于 Aβ 通路,围绕减少 Aβ 蛋白的生成、抑制 Aβ 蛋白的聚集以及加强 Aβ 蛋白从脑内的清除等靶标分别开发了一系列 α-分泌酶激动剂,β-分泌酶或 γ-分泌酶抑制剂,以及 β 淀粉样蛋白聚集抑制剂等,试图阻止疾病的发生、发展。据统计,截至 2017 年 1 月有 105 个药物分别进入Ⅰ~Ⅲ期的临床研究(统计源自 clinicaltrials.gov 网站),其中Ⅰ期临床 25 个、Ⅱ期临床 52 个、Ⅲ期临床研究 28 个。尽管有多个化合物分子相继进入了Ⅲ期临床研究(图 5 - 3),如一些 β-分泌酶抑制剂(Verubecestat、CNP52、Atabecestat、Lanabecestat 和 Elenbecestat)、γ-分泌酶抑制剂 Semagacestat 等,但遗憾的是 AD 领域药物研发的失败率远超其他疾病领域(可高达 97%)。这可能与疾病发病的复杂性、发病机制不明确有很大的关系。曾经一度寄予厚望的几个 β-分泌酶抑制剂相继失败,如 Verubecestat 由于不能获得积极的获益/风险比,于 2018 年 2 月终止了Ⅲ期临床研究;5 月份强生公司也宣布其 β-分泌酶抑制剂 Atabecestat 由于可能存在肝脏安全问题也停止了进一步的研究;6 月礼来公司也宣布全面停止其和阿斯利康公司共同研发的口服 β-分泌酶抑制剂 Lanabecestat 的全球Ⅲ期临床试验,他们研究发现该分子在早期和轻度 AD 临床试验中均不能达到其主要临床终点。另外,多个 Aβ 蛋白免疫抗体药物,如辉瑞公司的 Bapineuzumab、罗氏公司的 Gantenerumab 和礼来公司的 Solanezumab 等也止步于Ⅲ期临床试验,这为 AD 药物的研发蒙上了一层阴影。

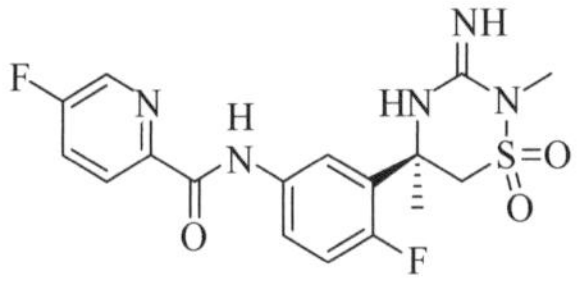

Verubecestat (MK-8931) 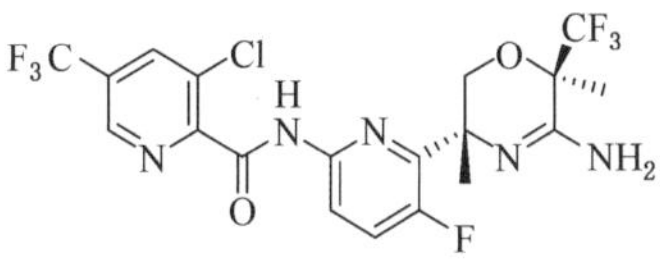   CNP520 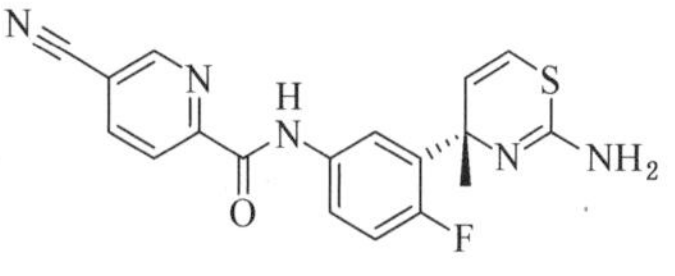   Atabecestat (JNJ-54861911)

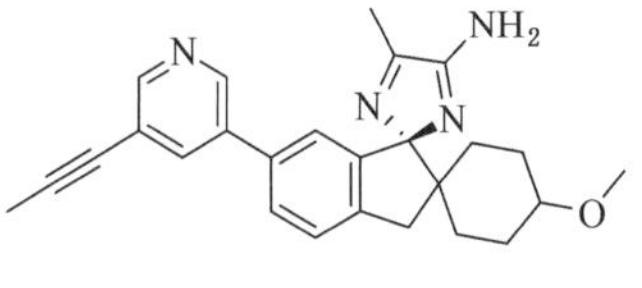

Lanabecestat (AZD-3293, LY-3314814) 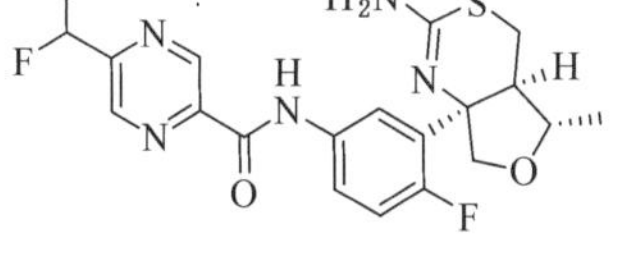   Elenbecestat (E-2609) 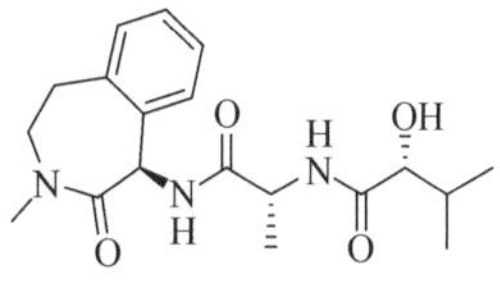   Semagacestat

图 5 - 3　进入Ⅲ期临床研究的 β-分泌酶抑制剂

正如前面所述,越来越多的研究认为 AD 可能是一种由遗传、环境等多重因素相互交叉共同引发的复杂性疾病,单一的假说或靶标并不能充分解释 AD 的全部发病特征,因此靶向或调节多条通路的新型药物也许是治疗 AD 的一种新的选择。中国科学院上海药物研究所、中国海洋大学共同研发的源自海洋天然产物的原创新药甘露寡糖二酸 GV971 具有抑制 β 淀粉样蛋白聚集、调节肠道菌群失衡、降低神经炎症等多靶调节的特性,展现出良好的改善认知的作用。该药物已于 2019 年 11 月获得国家药品监督管理局(NMPA)正式批准中国上市。目前用于治疗轻度至中度阿尔茨海默病,改善患者认知功能。这也成为首个靶向脑-肠轴的阿尔茨海默病治疗新药,为广大阿尔茨海默病患者提供了一种新的治疗方案。

3. AD 基因多态性研究促进个性化临床治疗

目前美国 FDA 已批准四种抗 AD 药物,如多奈哌齐、卡巴拉汀、加兰他敏和美金刚。多奈哌齐作为 AD 临床治疗的一线用药,主要用于治疗轻中度的 AD 患者,但一些临床研究发现不同患者对多奈哌齐治疗的临床响应存在较大的个体化差异,有效治疗范围为20%～60%。大量相关的研究表明,多奈哌齐临床治疗个体化差异可能主要和遗传因素相关。

研究表明多奈哌齐在体内主要经肝脏 CYP2D6 酶代谢,CYP2D6 基因多态性与多奈哌齐临床疗效的个体化差异密切相关。事实上,CYP2D6 存在 90 多种等位基因变异,而中国人 CYP2D6 * 1/ * 1、CYP2D6 * 1/ * 10 和 CYP2D6 * 10/ * 10(rs1065852)是变异频率最大的 3 种基因型。106 例携带 CYP2D6 * 1/ * 1、CYP2D6 * 1/ * 10 和 CYP2D6 * 10/ * 10 等位基因的亚型 AD 患者在给予多奈哌齐治疗后,发现 CYP2D6 * 10/ * 10 基因型患者具有更好的药效。一些研究也表明 CYP3A4 和 CYP3A5 基因多态性也与多奈哌齐疗效相关;一项针对 54 例意大利 AD 患者的研究发现,CYP3A4 和 CYP3A5 的基因多态性尽管不会显著影响多奈哌齐的体内代谢和疗效,但是与携带 CYP3A5 * 1 等位基因和 CYP3A5 * 3/ * 3 基因型的患者相比,后者有更好的临床效果($P=0.519$)。另外,近年来多项研究表明载脂蛋白 E(APOE)的基因多态性与多奈哌齐的临床疗效相关。APOE 存在 3 种等位基因,即 E2、E3 和 E4,其中 E4 被认为是 AD 发病的风险因子,E4 携带的 AD 患者对多奈哌齐的疗效最好,且与非 E4 携带 AD 患者相比,多奈哌齐能显著提高 E4 携带 AD 患者的记忆和认知相关功能。

这些关键的代谢酶和药效相关蛋白的基因多态性使得多奈哌齐在治疗 AD 时存在明显的个体化差异,如果不加以区分,常会导致病情延误和资源浪费。随着基因测序和生物标志物的发现,理应根据患者的遗传标志物进行 AD 药物的个体化给药方案。

4. 问题与展望

近十多年来,人们对 AD 的发病机制及其药物进行了广泛的研究,但是仍没有一款新的药物上市。自 2003 年以来已经有上百个化合物相继进入临床研究,很多化合物在 Ⅱ 期临床有表现较好的治疗效果,但几乎都是由于不良反应或药效未达到临床终点而止步于Ⅲ 期临床试验。当前的临床研究往往缺乏客观的诊断标准和有效的疾病生物标志物用于临床终点和有效性的判断,这也给 AD 药物研发提出了更多的挑战。曾被寄予厚望的以β-淀粉样蛋白(Aβ)为靶标的多个抗体药物,都在Ⅲ期临床试验中以失败而告终,探索其原因,可能是由于干预时机过晚,因此早期诊断和干预变得十分重要。但遗憾的是,目前尚缺乏敏感性和特异性高的早期诊断方法和生物标志物。因此,寻找有效的生物标志物已成为 AD 领域亟待解决的重要问题。

近年来,随着基因组学等新生物技术的兴起和广泛使用,使得快速获得生物标志物成为了可能。尽管基于 AD 的个性化药物研究还处在初级阶段,但是相信随着大量生物标志物的发现、分子成像等技术的快速发展,在未来的 10 年里将会有更多的靶向 AD 个性化机制的创新药物出现,用于 AD 的治疗。

(蒋华良　周　宇　柳　红)

5.4.3　抗癫痫个性化药物

临床上癫痫的治疗主要以药物控制为主,但由于个体化差异及对药物反应性不同,仍有约 30% 的患者对所有抗癫痫药物均不敏感,成为药物难治性癫痫。因癫痫病因复杂,发作类型繁多,使得临床上癫痫的精确诊断和治疗面临各种挑战。随着癫痫遗传学及药物基因组学的发展,聚焦于逆转或避免特定基因突变导致的病理生理效应的药物精确治疗越来越受关注。虽然,针对难治性癫痫的药物精确疗法目前多处于临床前研究和/或处于理论推导阶段,真正进展到临床的应用较少,但癫痫药物遗传学的研究仍促进了其个性化药物的临床应用。

1. 遗传性癫痫的精准治疗

遗传因素被证明是癫痫发病的重要原因,超过一半的癫痫存在遗传学基础。迄今发现与癫痫有关的基因达数百种,单基因或多基因突变可能诱发多种严重的癫痫综合征和癫痫性脑病,甚至导致患者死亡。现有抗癫痫药物对大部分基因源性癫痫疗效不佳。虽然靶向致病基因的治疗策略因受到环境和生活方式等因素的影响可能被证明并不成功,但基于多年临床实践和病例报告的可靠性证据,临床上针对病因明确的少数遗传性癫痫仍建立了相应的精准治疗方法(表 5-10)。

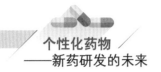

表 5-10　临床上建立的遗传性癫痫的精准治疗方法

癫痫基因	癫痫综合征	治疗策略
SLC2A1(GLUT1)	GLUT1 缺乏综合征	生酮饮食
ALDH7A1	吡哆醇依赖性癫痫	维生素 B$_6$
TSC1、*TSC2*	结节性硬化症	mTOR 抑制剂(依维莫司)
SCN1A	Dravet 综合征	避免使用钠通道阻滞剂 司替戊醇
KCNQ2	癫痫性脑病	钠通道阻滞剂

（1）GLUT1 缺乏综合征

第一个精准治疗案例是生酮饮食——作为经典的 GLUT1 缺乏综合征（glucose transporter 1 deficiency syndrome, GLUT1-DS）的标准治疗方法,已在临床常规使用。GLUT1-DS 是由 *SLC2A1* 基因突变引起的一种遗传代谢性脑病,*SLC2A1* 基因编码葡萄糖转运蛋白 GLUT1,其突变导致 GLUT1 缺乏,使葡萄糖通过血脑屏障的运输受损。GLUT1-DS 表型多样,包括智力、运动障碍和药物难治性癫痫发作等。生酮饮食为大脑提供酮体,作为大脑缺乏葡萄糖时的能量来源,可显著减少严重的儿童癫痫性发作,控制概率为 38%～100%。早期基因诊断和尽早启动生酮饮食治疗相应对癫痫性脑病提供大脑营养和控制癫痫发作至关重要。

（2）吡哆醇依赖性癫痫

另一个精准治疗方法是利用维生素 B$_6$ 精确治疗吡哆醇（维生素 B$_6$）依赖性癫痫（pyridoxine dependent epilepsy, PDE）。PDE 由 *ALDH7A1* 双等位基因突变引起。*ALDH7A1* 可将 α-氨基己二酸半醛脱氢酶转变成 α-氨基己二酸,这是大脑赖氨酸代谢的关键步骤,且参与营养来源维生素 B$_6$ 的代谢。*ALDH7A1* 缺陷可导致新生儿期和婴儿早期即出现药物难以控制的癫痫发作,有时可累及多系统发病。对于精确诊断为 PDE 的患者,需终身服用较高剂量的维生素 B$_6$。此外,磷酸吡哆醇（胺）氧化酶（pyridoxine-5-phosphate oxidase, PNPO）突变也可导致吡哆醇反应性癫痫,表现为新生儿期严重的癫痫性脑病,维生素 B$_6$ 可部分控制此类癫痫发作。

（3）结节性硬化症

mTOR 抑制剂依维莫司对 *TSC1* 和 *TSC2* 突变引起的结节性硬化症（tuberous sclerosis complex, TSC）的治疗也是一种药物精准疗法。研究发现约有 85% 的 TSC 患者有 *TSC1* 或 *TSC2* 基因突变。TSC1 和 TSC2 参与 mTOR 通路的调控,mTOR 通路是涉及细胞生长和复制的一个关键的稳态调控通路。*TSC1* 或 *TSC2* 突变导致 mTOR 过度激活,可引起多器官的 TSC,TSC 的主要临床症状即为多种形式的癫痫发作,包括药物难治性癫痫和相关癫痫性痉挛等。作为 mTOR 抑制剂,依维莫司在临床试验中可显著减少癫痫发作合并 TSC 以及耐药性癫痫的发作。目前,依维莫司已获欧洲药品管理局(EMEA)批准用于 TSC 相关难治性癫痫的治疗。类似的,另一种 mTOR 抑制剂雷帕霉素,在临床前动物试验和临床试验中均对 TSC 表现出显著疗效,但需进一步确证。

（4）离子通道类癫痫综合征

离子通道是癫痫的重要致病基因,已发现的可导致癫痫的离子通道基因近 30 种,而目前在临床上建立精准治疗方法的只有针对钠通道 *SCN1A* 突变和钾通道 *KCNQ2* 突变诱导的癫痫综合征的治疗。

超过 80％的 Dravet 综合征患者存在 *SCN1A* 突变。Dravet 综合征是一种罕见的难治性癫痫综合征,发病率约为 1/15 700。Dravet 综合征治疗手段非常有限,临床研究显示常用的强效抗癫痫药物卡马西平、拉莫三嗪、苯妥英钠等钠通道阻滞剂对其不仅无效反而加重病情,而司替戊醇(一种乳酸脱氢酶抑制剂)作为丙戊酸和氯巴占的添加治疗对 Dravet 综合征尤其有效。目前,司替戊醇作为临床 Dravet 综合征常规使用药物,已经在欧盟、加拿大和日本获得批准,与丙戊酸钠和氯巴占一起治疗 Dravet 综合征患者,且该药于 2018 年 8 月由美国 FDA 批准与氯巴占联合使用,治疗 2 岁以上 Dravet 综合征患者。

KCNQ2 突变可导致良性家族性新生儿癫痫或其他严重的癫痫性脑病。临床观察显示,钠通道阻滞剂如卡马西平、苯妥英钠对其效果显著,因此推荐钠通道阻滞剂作为 KCNQ2 癫痫性脑病的一线治疗药物。另外,靶向 KCNQ 通道开发的抗癫痫药物瑞替加滨也具有治疗 KCNQ2 癫痫性脑病的潜力,该药常被标签外使用治疗因 *KCNQ2* 突变导致的极为罕见的难治性癫痫。虽然瑞替加滨因视网膜色素沉着等不良反应被美国 FDA 黑框警告,并主要因商业原因于 2017 年撤市,但最新消息称加拿大生物技术公司 Xenon Pharmaceuticals 已重拾瑞替加滨的研发并将其快速推进用于儿童 KCNQ2 癫痫性脑病的治疗。

2. 药物基因组学研究促进癫痫个性化临床治疗

抗癫痫药物治疗期望达到的最终目标是在没有任何不良反应的情况下治愈或缓解癫痫发作,因此癫痫的药物精准治疗除了要发挥最大效应外,促进避免不良反应的作用非常重要。许多一线的抗癫痫药物往往具有相似的疗效,药物安全性和耐受性就成为临床医生和患者区分此类药物特性的重要因素。有研究报道称高达 50％的癫痫患者对抗癫痫药物产生严重的不良反应,其中某些不可预测的不良反应可能致残或致死。在药物效应和不良反应中实质性变异的比例可能取决于各种中介效应系统的遗传变异,如通过编码药物代谢酶的基因多态性或抗癫痫药物靶标影响药物的药代动力学和药效学,通过修饰参与药物抵抗或药物不良反应发病机制的酶和其他分子的表达等。因此,对药物效应和严重不良反应进行预测的药物基因组学研究至关重要。目前,部分抗癫痫药物在临床应用的过程中,已发现其药物效应/不良反应受到相关遗传基因多态性的影响,详见表5-11。

表5-11　抗癫痫药物效应/不良反应受到相关遗传基因多态性的影响

抗癫痫药物	基因变异	影响作用	临床研究情况
药动学和药效学			
苯妥英钠	CYP2C9	产生剂量依赖性神经毒性风险	确证
氯巴占	CYP2C19	与 N-氯巴占血清浓度及临床疗效相关	确证#
丙戊酸	CYP2C9,CYP2A6	产生药物毒性风险	初步研究
苯巴比妥	CYP2C19	药物耐受性的种族差异	初步研究
唑尼沙胺	CYP2C19	增加不良反应风险	初步研究
拉莫三嗪	UGT1A1	改变药物的清除	初步研究
卡马西平	EPHX, CYP3A4	影响中国患者药物动力学	初步研究
奥卡西平	SCN1A, ABCC2, UGT2B7	与药物剂量维持相关	初步研究
一线药物	CYP1A1	与印度女性患者疗效差有关	初步研究
不良反应			
卡马西平	HLA-B * 15:02	增加汉族和其他南亚人患者 SJS/TEN 风险	确证#
	HLA-A * 31:01	增加欧洲和日本种群过敏反应的风险	确证#
苯妥英	HLA-B * 15:02	增加汉族和其他南亚人 SJS/TEN 风险	确证#
丙戊酸	NAGS, CPS1, ASS1, OTC, ASL, ABL2	增加高氨血症毒性风险	确证#
	POLG1	增加肝衰竭风险	确证#
	SOD2	提高日本患者的谷氨酰胺转移酶的血清水平	初步研究
	LEPR,ANKK1	汉族患者体重增加风险	初步研究

注:# 表示由美国 FDA 添加了药物使用的基因标签。

(1) 基因相关药动学和药效学研究

A. 药物代谢和药物效应研究

抗癫痫药物主要通过细胞色素 P450(CYP)酶进行代谢,CYP 家族某些基因多态性可能影响抗癫痫药物的血药浓度,或改变药物代谢途径,从而影响药物效应和毒性反应。研究发现,与抗癫痫药物的代谢最为相关的为 *CYP2C9*、*CYP2C19* 和 *CYP3A4* 亚型。目前已证实 *CYP2C9* 和 *CYP2C19* 基因多态性会显著影响抗癫痫药物血药浓度。CYP2C9 约占苯妥英代谢的 90%,其基因突变可导致患者用药后产生剂量依赖的神经毒性。2014年,临床药物遗传学实施联盟(CPIC)发布了基于 CYP2C9 药物遗传学检测的苯妥英应用指南,指南建议中间型代谢的患者至少初始维持剂量减少 25%,而对于慢代谢型患者应至少减少 50% 的剂量,维持剂量的持续调整应基于药物监测和患者反应。另外得到确证的还有 *CYP2C19* 基因对抗癫痫药物氯巴占临床药理作用的影响。*CYP2C19* 基因多态性与氯巴占代谢产物 N-氯巴占血清浓度及临床疗效相关。美国 FDA 已更新氯巴占的基因标签,提醒该药在临床应用中应注意剂量和用法及特殊人群的应用。临床上初步发现的受到药物代谢酶影响的抗癫痫药物还包括丙戊酸、苯巴比妥、拉莫三嗪、唑尼沙胺、奥卡西平和卡马西平等药物。其中,丙戊酸、苯巴比妥和唑尼沙胺受到 *CYP2C9* 或 *CYP2C19* 基因多态性的影响,相关基因变异可能增加药物不良反应的发生。有研究还发现,*CYP1A1* 等位基因影响印度癫痫患者的疗效,特别是 *rs2606345* 变异(导致 *CYP1A1* 表达减少)与印度女性癫痫患者对一线抗癫痫药物反应不良有关。此外,对影响编码抗癫痫药物靶标基因(如电压门控离子通道、GABA-A 受体或突触小泡蛋白)的多态性研究,目前尚未发现与药物反应显著关联。

B. 癫痫耐药性研究

临床上约有 30% 的癫痫患者是耐药的,即使给予最大剂量的抗癫痫药物治疗仍不能很好地控制其癫痫发作。关于癫痫耐药机制的研究多年来仍无定论,研究较广泛的理论为多药耐药基因学说,该学说认为进入脑内的抗癫痫药物受到转运蛋白泵出,从而使得脑内药物浓度水平达不到控制癫痫发作的作用。几种 ATP 依赖性转运蛋白与癫痫耐药性相关,其中研究最多的转运蛋白之一为 P-糖蛋白(P-glycoprotein, P-gp),由转运蛋白 ATP 超家族成员 *ABCB1* 编码,表达在星形胶质细胞、内皮细胞和神经元中。已有研究显示 *ABCB1* 基因变异与癫痫治疗的反应相关。一项 Meta 分析,包括来自 30 项研究的 8 604 名受试者,发现 *ABCB1* 基因 *C3435T* 多态性与耐药癫痫之间存在显著相关性,但这一结果仍需重复性验证。*ABCB1* 基因可能影响苯妥英和卡马西平药物水平,如 *ABCB1* 基因多态性与贝宁黑人种群中苯妥英水平的改变有关,*ABCB1* 基因 *rs1045642 G* 等位基因也被发现与埃及后裔人群中苯妥英耐药相关,但该结果并不能在健康对照组和其他种族中复制,且 *ABCB1* 基因 *rs1045642* 对卡马西平没有影响。迄今 *ABCB1* 并未列入抗癫痫药物的基因标签中,这可能与其缺乏重复性验证有关。虽有报道其他转运蛋白编码基因变异与耐药癫痫有关联,但证据力度仍不及 *ABCB1*。

（2）基因相关不良反应研究

目前，抗癫痫药物不良反应相关基因在临床得到确证的均为一线药丙戊酸、卡马西平等，这可能与此类药物庞大的治疗群体有关。研究证实，人类白细胞抗原 *HLA* 的基因多态性与卡马西平、苯妥英等诱发史—约综合征（Stevens-Johnson syndrome, SJS）和毒性表皮坏死松解症（toxic epidermal necrolysis, TEN）风险相关。对在亚洲人群中进行 *HLA-B*∗*15：02* 等位基因的药物遗传性筛选可防止卡马西平、苯妥英诱导的 SJS/TEN 疾病。在欧洲和日本等种群中，*HLA-A*∗*31：01* 等位基因是卡马西平诱导过敏反应的潜在风险标记。对丙戊酸不良反应的研究发现，在 *POLG1* 突变导致的癫痫患者中使用丙戊酸进行治疗可能使患者产生致命的肝衰竭；存在尿素循环酶（*NAGS*，*CPS1*，*ASS1*，*OTC*，*ASL*，*ABL2*）缺陷的癫痫患者也不推荐使用丙戊酸，以防止患者用药后产生高氨血症甚至发生昏迷或死亡。目前这两项基因信息已由美国 FDA 添加在丙戊酸的药物标签中。研究还发现丙戊酸其他不良反应与基因变异的关系，尚需重复性验证数据支持。比如，一些日本患者经丙戊酸治疗后产生的非酒精性脂肪肝与超氧化物歧化酶（*SOD2*）基因的 *Val16Ala* 多态性相关，在一群汉族癫痫患者中发现丙戊酸导致的体重增加与瘦素受体（LEPR）和锚蛋白重复激酶（*ANKK1*）基因多态性有关。

迄今还有很多影响药物不良反应的基因未被发现，比如氨己烯酸诱发的视野缺损、卡马西平和奥卡西平诱发的低钠血症，及许多抗癫痫药物会产生的精神神经病学不良反应。因此，对影响抗癫痫药物效应和不良反应相关基因的发现、可预测不良反应或识别患者和胚胎风险因子的分子生物学工具的发展，仍是当前研究人员需要解决的技术难题。一旦医学上能准确鉴别并预测药物效应或潜在不良反应，将极大促进癫痫药物的个性化治疗。

3. 结语

近年，基因检测技术有效促进癫痫致病基因的发现和基因诊断的进展，推进了基因相关的药物反应性和不良反应的研究，提高了癫痫治疗的有效性和安全性，但癫痫个性化药物的临床应用仍任重道远。除了目前临床上可用的精准治疗方法如生酮饮食、mTOR 抑制剂等几种外，靶向离子通道致病基因的药物开发展现良好前景。未来，癫痫精准医疗的一个系统性方法应包含如下几方面：①大量具有基因型-表型相关性的癫痫患者；②在病例和对照中确定频率和类型的基因突变的标准化功能特征；③设计良好的、通过功能研究确定的靶向治疗的创新性临床试验的启动。这需要将具有临床、遗传学、药理学和生物学专业知识的研究人员聚集在一起，形成更紧密合作的综合性研究小组。

（高召兵　许海燕）

参考文献

[1] PORCELLI S, FABBRI C, SPINA E, et al. Genetic polymorphisms of cytochrome P450 enzymes and antidepressant metabolism[J]. Expert opinion on drug metabolism & toxicology, 2011, 7(9):1101 – 1115.

[2] ARRANZ M, GALLEGO C, SALAZAR J, et al. Pharmacogenetic studies of drug response in schizophrenia[J]. Expert review of precision medicine and drug development, 2016, 1(1):79 – 91.

[3] LISBETH P, VINCENT H, KRISTOF M, et al. Genotype and co-medication dependent CYP2D6 metabolic activity: Effects on serum concentrations of aripiprazole, haloperidol, risperidone, paliperidone and zuclopenthixol[J]. European journal of clinical pharmacology, 2016, 72(2):175 – 184.

[4] CREWS K R, GAEDIGK A, DUNNENBERGER H M, et al. Clinical Pharmacogenetics Implementation Consortium (CPIC) guidelines for codeine therapy in the context of cytochrome P450 2D6 (CYP2D6) genotype[J]. Clinical pharmacology & therapeutics, 2012, 91(2):321 – 326.

[5] HICKS J K, SWEN J J, THORN C F, et al. Clinical pharmacogenetics implementation consortium guideline for CYP2D6 and CYP2C19 genotypes and dosing of tricyclic antidepressants[J]. Clinical pharmacology & therapeutics, 2013, 93(5):402 – 408.

[6] ZHANG J P, MALHOTRA A K. Pharmacogenetics and antipsychotics: Therapeutic efficacy and side effects prediction[J]. Expert opinion on drug metabolism & toxicology, 2011, 7(1):9 – 37.

[7] FAKHOURY M. Revisiting the serotonin hypothesis: Implications for major depressive disorders[J]. Molecular neurobiology, 2016, 53(5):2778 – 2786.

[8] LEMONDE S, DU L, BAKISH D, et al. Association of the C(−1019)G 5-HT1A functional promoter polymorphism with antidepressant response[J]. The international journal of neuropsychopharmacology, 2004, 7(4):501 – 506.

[9] AMARE A T, SCHUBERT K O, BAUNE B T. Pharmacogenomics in the treatment of mood disorders: Strategies and opportunities for personalized psychiatry[J]. The EPMA journal, 2017, 8(3):211 – 227.

[10] ARRANZ M J, MUNRO J, BIRKETT J, et al. Pharmacogenetic prediction of clozapine response[J]. The lancet, 2000, 355(9215):1615 – 1616.

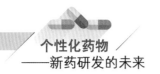

[11] World Alzheimer Report 2018[J]. https://wwwalzcouk/research/WorldAlzheimer-Report2018pdf.

[12] REITZ C. Toward precision medicine in Alzheimer's disease[J]. Annals of translational medicine, 2016, 4(6):107.

[13] 应侠,吴振,雷严,等.阿尔茨海默病的发病机制及治疗药物研究进展[J].中国药房, 2014, 25(33):3152 – 3155.

[14] BACHURIN S O, BOVINA E V, USTYUGOV A A. Drugs in clinical trials for Alzheimer's disease: The major trends[J]. Medicinal research reviews, 2017, 37 (5):1186 – 1225.

[15] HWANG T J, CARPENTER D, LAUFFENBURGER J C, et al. Failure of investigational drugs in late-stage clinical development and publication of trial results[J]. JAMA internal medicine, 2016, 176(12):1826 – 1833.

[16] BERNETTI M, CAVALLI A, MOLLICA L. Protein-ligand (un)binding kinetics as a new paradigm for drug discovery at the crossroad between experiments and modelling[J]. MedChemComm, 2017, 8(3):534 – 550.

[17] PAN A C, BORHANI D W, DROR R O, et al. Molecular determinants of drug—Receptor binding kinetics[J]. Drug discovery today, 2013, 18(13):667 – 673.

[18] COPELAND R A, POMPLIANO D L, MEEK T D. Drug-target residence time and its implications for lead optimization[J]. Nature reviews drug discovery, 2006, 5(9): 730 – 739.

[19] XU Y, SHEN J, LUO X, et al. How does Huperzine A enter and leave the binding gorge of acetylcholinesterase? Steered molecular dynamics simulations[J]. Journal of the American chemical society, 2003, 125(37):11340 – 11349.

[20] BAI F, XU Y, CHEN J, et al. Free energy landscape for the binding process of Huperzine A to acetylcholinesterase [J]. Proceedings of the National Academy of Sciences of the United States of America, 2013, 110(11):4273 – 4278.

[21] CUMMINGS J, LEE G, MORTSDORF T, et al. Alzheimer's disease drug development pipeline: 2017[J]. Alzheimer's & dementia: Translational research & clinical interventions, 2017, 3(3):367 – 384.

[22] MULLARD A. Alzheimer amyloid hypothesis lives on[J]. Nature reviews drug discovery, 2016, 16(1):3 – 5.

[23] 卢进,万丽丽,郭澄.多奈哌齐治疗阿尔茨海默病的疗效相关基因多态性研究进展

[J].中国药业,2016, 25(5):7 - 11.

[24] CASCORBI I. Pharmacogenetics of cytochrome p4502D6: Genetic background and clinical implication[J]. European journal of clinical investigation, 2003, 33(S2): 17 - 22.

[25] SAKUYAMA K, SASAKI T, UJIIE S, et al. Functional Characterization of 17 CYP2D6 Allelic Variants(CYP2D6. 2, 10, 14A-B, 18, 27, 36, 39, 47-51, 53-55, and 57)[J]. Drug metabolism and disposition, 2008, 36(12):2460 - 2467.

[26] ZHONG Y, ZHENG X, MIAO Y, et al. Effect of CYP2D6 * 10 and APOE polymorphisms on the efficacy of donepezil in patients with Alzheimer's disease[J]. The American journal of the medical sciences, 2013, 345(3):222 - 226.

[27] MAGLIULO L, DAHL M L, LOMBARDI G, et al. Do CYP3A and ABCB1 genotypes influence the plasma concentration and clinical outcome of donepezil treatment? [J]. European journal of clinical pharmacology, 2011, 67(1):47 - 54.

[28] CHOI S H, KIM S Y, NA H R, et al. Effect of ApoE genotype on response to donepezil in patients with Alzheimer's disease[J]. Dementia and geriatric cognitive disorders, 2008, 25(5):445 - 450.

[29] HUNG S Y, FU W M. Drug candidates in clinical trials for Alzheimer's disease[J]. Journal of biomedical science, 2017, 24(1):47.

[30] WANG J, LIN Z J, LIU L, et al. Epilepsy-associated genes[J]. Seizure, 2017, 44: 11 - 20.

[31] ORSIN I A, ZARA F, STRIANO P. Recent advances in epilepsy genetics[J]. Neuroscience letters, 2018, 667:4 - 9.

[32] KUO M F, WANG H S. Pyridoxal phosphate-responsive epilepsy with resistance to pyridoxine[J]. Pediatric neurology, 2002, 26(2):146 - 147.

[33] BALESTRINI S, SISODIYA S M. Pharmacogenomics in epilepsy[J]. Neuroscience letters, 2018, 667:27 - 39.

[34] OYRER J, MALJEVIC S, SCHEFFER I E, et al. Ion channels in genetic epilepsy: from genes and mechanisms to disease-targeted therapies [J]. Pharmacological reviews, 2018, 70(1):142 - 173.

[35] WALKER L E, MIRZA N, YIP V L M, et al. Personalized medicine approaches in epilepsy[J]. Journal of internal medicine, 2015, 277(2):218 - 234.

[36] CLARKE W, MCMILLIN G. Application of TDM, pharmacogenomics and biomark-

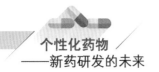
ers for neurological disease pharmacotherapy: Focus on antiepileptic drugs[J]. Personalized medicine, 2006, 3(2):139 – 149.

[37] CAUDLE K E, RETTIE A E, WHIRL-CARRILLO M, et al. Clinical pharmacogenetics implementation consortium guidelines for CYP2C9 and HLA-B genotypes and phenytoin dosing[J]. Clinical pharmacology and therapeutics, 2014, 96(5):542 – 548.

[38] TALWAR P, KANOJIA N, MAHENDRU S, et al. Genetic contribution of CYP1A1 variant on treatment outcome in epilepsy patients: A functional and interethnic perspective[J]. The pharmacogenomics journal, 2017, 17(3):242 – 251.

[39] LI S X, LIU Y Y, WANG Q B. ABCB1 gene C3435T polymorphism and drug resistance in epilepsy: Evidence based on 8604 subjects[J]. Medical science monitor, 2015, 21:861 – 868.

[40] PARKER D, SANDERS E J, BURGHARDT K J. Pharmacogenetics of antiepileptic drugs: A brief review[J]. The mental health clinician, 2016, 6(1):28 – 34.

[41] OGUSU N, SARUWATARI J, NAKASHIMA H, et al. Impact of the superoxide dismutase 2 Val16Ala polymorphism on the relationship between valproic acid exposure and elevation of γ-glutamyltransferase in patients with epilepsy: A population pharmacokinetic-pharmacodynamic analysis[J]. PLoS one, 2014, 9(11):e111066.

[42] LI H, WANG X, ZHOU Y, et al. Association of LEPR and ANKK1 gene polymorphisms with weight gain in epilepsy patients receivingvalproic acid[J]. The international journal of neuropsychopharmacology, 2015, 18(7):pyv021.

第6章

个性化医学的未来

Chapter 6

个性化医学(individualized medicine)一词最早见于1956年美国得克萨斯州大学生化研究所 Roger J. Williams 教授的专著《生物化学个体性》中。Williams 教授提出个体的基因异常会导致某种生理或病理表型的假说,因此在医学实践中应关注个体的差异性。随着人类基因组计划(Human Genome Project)的完成、基因组学及蛋白质组学技术的发展以及分子靶向药物的出现,个性化医学的重要性和必要性被重新认识。个性化医学是以患者为中心的治疗策略,根据个体的包括遗传、环境和生活方式等信息为基础选择和确定治疗方案,使每个患者得到最大健康受益同时降低无效治疗和不良反应。个性化医学的实践已经为千千万万患者带来了福音,是未来医学的必由之路。目前个性化医学主要在肿瘤治疗领域应用较为广泛,随着对疾病发生本质的深入认识,相关技术的发展,个性化医学将贯穿大多数疾病的预防、诊断、治疗以及预后等各个方面。然而,要达到这一目标,我们面临科学、技术、社会等诸多挑战。本文将概述个性化医学的前景、亟需发展的技术以及面临的挑战。

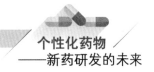
6.1 个性化医学的前景

6.1.1 个性化医学在疾病预防中的应用

目前个性化医学主要集中于疾病治疗,然而疾病的预防和筛查更加重要,不仅能够实现早诊早治减轻患者病痛和负担,而且能够极大降低医疗资源的耗费。个性化预防即精确预防是根据个体的遗传、环境以及生活方式的特征,针对疾病的预防,可将有限的资源用于某些特定的高危人群。例如肝细胞肝癌的发生与乙肝病毒感染密切相关,亚洲人群是肝细胞肝癌的高发人群。最近的数据表明台湾地区在实施全民乙肝疫苗免疫几十年后,肝细胞肝癌的发病率显著下降。家庭健康史收集则是费用低廉的识别个体的工具,以鉴别出患病如乳腺癌、结肠癌高危人群进行早期和更加密集的筛查。基因异常是疾病发生的重要原因之一,个体基因指纹将成为疾病预防的重要依据之一。美国的精准医疗计划中的重要组成部分即是建立超过 100 万人数的志愿者人群的医疗记录、基因图谱、代谢产物、微生物组、环境和生活方式数据库,以发现疾病发生的重要因素。通过整合分析以上数据,建立预测疾病敏感性的模型,根据基因背景、环境污染、职业致危因素以及生活方式等单因素或多因素评估,对人群进行疾病敏感性分层,实现个性化预防。

6.1.2 个性化医学在疾病诊断中的应用

随着对疾病发生发展的深入认识,具有相同表型的疾病其发病机制往往大相径庭。例如传统上把乳腺癌分为 *ER/PR* 阳性、*HER2* 阳性和三阴性三种类型。癌症基因图谱协作网络(The Cancer Genome Atlas Network, TCGA)通过对 825 例乳腺癌患者组织进行全基因组深度测序发现,根据其基因图谱可把乳腺癌分为管腔 A、管腔 B、*HER2* 过表达型、基底样型和正常细胞样型五种类型。由于每种乳腺癌类型的驱动因子不同,应采取相应的治疗手段。因此,精准诊断是个性化治疗的基础。传统的以形态学为基础的组织学观察、免疫组化、透射电镜、免疫电镜等病理诊断技术所提供的信息已经远远满足不了个性化医学的需要。运用组学技术的非侵入性分子诊断技术将是未来疾病诊断的趋势。通过对生物组织、液体样本进行高通量的"组学"技术如基因组、蛋白质组、代谢组、微生物组等快速、高通量分析,检测与疾病发生密切相关的生物标志物,进行精确诊断。其中,循环系统中蛋白质、核酸、代谢物及循环肿瘤细胞/细胞器作为非侵入性诊断生物标志物是目前的研究热点。

此外,在体的分子影像诊断技术则是精确诊断的另一重要领域。分子影像技术可将基因表达、生物信号传递等复杂的过程变成直观的图像,实现分子、细胞水平上在体了解疾病的发生机制及特征,发现疾病早期的分子细胞变异及病理改变过程。分子影像技术作为一种在体探测方法,其优势在于可以连续、快速、远距离、无损伤地获得人体分子细胞的三维图像,揭示病变的早期分子生物学特征,推动疾病的早期精确诊断,是实现个性化医学的重要手段。

6.1.3 个性化医学在疾病治疗中的应用

在个性化医学理念下,疾病的治疗将真正实现"量体裁衣",根据患者个体遗传、环境和生活方式等信息为基础选择和确定治疗方案,使每个患者得到最大健康受益的同时降低无效治疗和不良反应。个性化药物是个性化治疗的核心。目前,得益于对肿瘤发生驱动基因的发现以及分子靶向药物的研发,个性化治疗主要在肿瘤领域得到比较广泛的实践。在美国 FDA 已批准的 137 个有基因标签的药物中,肿瘤领域的药物数量最多。例如甲磺酸伊马替尼(Gleevec)用于治疗费城染色体阳性慢性骨髓性白血病,赫赛汀(Herceptin)治疗 *HER2* 阳性的乳腺癌,易瑞沙(Iressa)和特罗凯(Tarceva)治疗 *EGFR* 突变阳性非小细胞肺癌,克唑替尼(Crizotinib)治疗携带 *ALK* 融合基因的非小细胞肺癌,维罗非尼(Zelboraf)治疗 *BRAFV600E* 突变的黑色素瘤以及西妥昔单抗(Erbitux)治疗 *KRAS* 野生型结直肠癌等。通过基于基因特征的生物标志物对患者进行个性化药物治疗显著提高了治疗效率,减少了无效治疗。同时值得关注的是,即使在生物标志物指导下的个性化治疗,也并非能使所有患者获益,究其原因可能是患者发病机制或对药物代谢的差异。因此,对患者进行药物基因组学筛查并在治疗过程中运用合适的生物标志物监控疗效是实现个性化治疗的重要因素。个性化药物以疗效预测、药物基因组学、疗效监控、预后等一系列生物标志物为特征,其临床应用应在上述生物标志物指导下进行。

1. 疗效预测生物标志物

疗效预测生物标志物(predictive biomarker),用在治疗前预判患者是否对特定的治疗敏感。现有的预测性生物标志物多集中于肿瘤分子靶向药物的应用。非小细胞肺癌细胞中 *EGFR* 19 号外显子的缺失及 21 号外显子 *L858R* 突变导致其高度激活,是该类肿瘤发生的驱动基因。携带上述基因特征的肺癌患者对 EGFR 一代、二代抑制剂如吉非替尼、厄洛替尼及阿法替尼更为敏感。因此以上基因特征已经成为临床上对非细胞肺癌患者进行个性化治疗的重要依据,EGFR 一代、二代抑制剂是大多数带有敏感突变的进展期非小细胞肺癌的首选治疗方案。随着 EGFR 抑制剂在临床上的应用,逐渐产生对这类抑制剂的耐受。*EGFR*20 号外显子 *T790M* 突变是最常见的对一代、二代 EGFR 抑制剂耐受的机制。AZD9291 是针对 *T790M* 突变的第三代 EGFR 抑制剂,已被批准用于 *T790M* 阳性的进展期非小细胞肺癌。因此,*T790M* 突变是第三代 EGFR 抑制剂疗效预测的生物标志物。

随着肿瘤基因组研究的深入,细胞毒类化疗药物疗效预测生物标志物也在积极探寻之中。研究者通过分析 947 个人类肿瘤细胞基因表达、拷贝数以及基因序列与这些肿瘤细胞对不同作用机制抗肿瘤药物的敏感性,发现 *SLFN11* 的表达水平能够预测肿瘤细胞对拓扑异构酶抑制剂如伊立替康的敏感性,当然这一发现还需进一步在临床实践中验证。靶向免疫检查点的肿瘤免疫治疗近年来取得了巨大的成功,然而其总应答率仅为 20%～30%,因此迫切需要能够预测其疗效的生物标志物。最近一项包括 14 项总计 2 857 个非小细胞肺癌患者的统计研究表明,PD-L1 表达阳性的患者对 PD-1 单抗的响应率更高,而且无进展生存期更长。目前 PD-L1 表达水平作为指导 PD-1/PD-L1 抑制剂的临床研究和临床实践,但肿瘤免疫治疗效应是由肿瘤细胞、宿主和微环境共同决定的,现有研究结果也表明 PD-L1 表达水平与治疗效应并不总是正相关。因此,探寻肿瘤免疫治疗疗效预测生物标志物任重道远。

疗效预测生物标志物虽然缘起于肿瘤分子靶向治疗,随着对疾病发生分子机制认识的不断深入,疗效预测生物标志物已经成为诸多疾病个性化药物治疗的重要组成部分。*PCSK9* 基因是家族性高胆固醇血症的第三个易感基因。例如,*PCSK9* 功能获得性突变导致其与 LDLR 的相互作用增强,引起 LDLR 水平降低和 LDL-C 水平明显升高。首个 PCSK9 单抗 Evolocumab 用于治疗杂合子家族性和非家族性原发性高胆固醇血症、混合型高脂血症以及纯合子家族性高胆固醇血症。在 HIV 感染治疗方面,马拉韦罗是一种选择性、可逆的小分子抑制剂,能与细胞膜表面人化学趋化因子受体-5(CCR5)和 HIV-1 gp120 相互作用,抑制 CCR5-tropic HIV-1 病毒进入细胞。如果 HIV 病毒同时利用 CXCR4 和 CCR5 进入细胞,携带这类病毒的患者就不会响应马拉韦罗的治疗。因此在患者用药之前,需要检测病毒 CCR5-Tropism 状态。

2. 药物基因组学标志物

在临床治疗中,具有同样病症的不同患者常会对相同剂量的同一种治疗药物出现不同的药物反应。这种差异不仅反映了不同患者发病的分子机制不同,而且也反映了药物在不同患者体内吸收、代谢等过程的不同。药物基因组学是应用基因组学的信息和研究方法,通过分析患者遗传变异和监测基因表达谱,以阐明药物反应差异的遗传学本质,并以药物效应和安全性为主要目标,研究药物体内过程差异的基因特性,以及基因变异所致的不同患者对药物的不同反应,从而研究开发新的药物和合理用药方法。目前140余种药物的使用说明中标有药物基因组学信息。药物基因组学的研究重点不是疾病的内在分子机制,而是个体遗传差异对药物反应的不同作用,从而产生无效、有效或异常不良反应。药物在人体内经过吸收、转运、代谢和消除四个过程,在这些过程中所涉及的一系列药物靶标、转运蛋白、代谢酶的基因多态性,都是引起药物疗效和毒性个体差异的原因。例如,氯吡格雷是一种全球多达4 000万患者使用的抗血小板药物。它被用于以前经历心血管不良事件的患者,并且降低复发性中风和心肌梗死的风险。该药首先通过CYP2C19转化为其活性代谢物,然后CYP2C19通过与特异性血小板ADP受体(P2RY12)的不可逆结合来抑制腺苷二磷酸(ADP)刺激的血小板活化,防止血小板聚集。CYP2C19代谢不良或一般的患者建议选择替代疗法,从而降低复发性心血管事件和其他不良反应。因此,需要全面了解个性化药物反应表现型差异与基因多态性的相关性,确证其有效性和安全性的基因多态性特征,即药物基因组标志物,针对不同药物反应的患者进行个性化治疗。

3. 疗效监控标志物

疗效监控标志物评价患者是否对特异性治疗应答,应用非侵入方式得到的组织例如皮肤、毛囊、外周血单核细胞通常作为替代组织监测药物的治疗效果。通过检测相关标志物的变化能够在治疗早期监控药效,避免无效治疗。Rucaparib是目前处于临床研究的高效聚(ADP-核糖)聚合酶(PARP)抑制剂。最近的一项研究通过检测患者外周血淋巴细胞(PBL)和肿瘤组织Rucaparib的浓度、PARP活性,发现PBL中的PARP抑制可用作黑素瘤肿瘤组织中PARP抑制的替代标志物。分子影像能够实现无创、实时、动态监控药效,是药效监控分子标志物发现、研究的重要领域。由于PI3K通路在糖转运和代谢中的重要作用,可以运用FDG-PET成像技术检测肿瘤组织葡萄糖的摄取量,从而推断抑制剂是否抑制肿瘤组织PI3K信号通路。

6.1.4　个性化医学在疾病预后中的应用

具有相同症状和体征的不同患者往往有不同的治疗结果,精准的预后生物标志物对于监控治疗后疾病进展具有重要意义。近年来随着基因组测序的进展,通过大规模的回顾性分析,发现了众多与疾病预后相关的生物标志物。然而,这些生物标志物往往并不区分疾病的分子分型、个性化治疗情况,因此精准度不高。在个性化医学框架下,预后生物标志物的发现应建立在疾病分子分型进行个性化治疗的基础上。随着个性化药物的广泛应用,相信在不久的将来能够积累足够的病例进行大规模疾病预后与基因/分子特征的回顾性分析,发现和确证能够精准指示个体预后的生物标志物。同时,随着微量检测和微量DNA测序技术的发展,运用循环体细胞、亚细胞器、分子进行预后生物标志物的检测将成

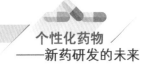
为重要趋势。

参考文献

[1] LOLLINI P L, NICOLETTI G, LANDUZZI L, et al. Vaccines and other immunological approaches for cancer immunoprevention[J]. Current Drug Targets, 2011, 12(13):1957 - 1973.

[2] MEAGHER K M, MCGOWAN M L, SETTERSTEN R A, et al. Precisely where are we going? Charting the new terrain of precision prevention[J]. Annual review of genomics and human genetics, 2017, 18(1):369 - 387.

[3] CANCER GENOME ATLAS. Comprehensive molecular portraits of human breast tumours[J]. Nature, 2012, 490(7418):61 - 70.

[4] HUANG M, SHEN A, DING J, et al. Molecularly targeted cancer therapy: Some lessons from the past decade[J]. Trends in pharmacological sciences, 2014, 35(1): 41 - 50.

[5] LEE D H. Treatments for EGFR-mutant non-small cell lung cancer(NSCLC): The road to a success, paved with failures[J]. Pharmacology and therapeutics, 2017, 174:1 - 21.

[6] SAAD N, POUDEL A, BASNET A, et al. Epidermal growth factor receptor T790M mutation-positive metastatic non-small-cell lung cancer: Focus on osimertinib (AZD9291)[J]. Onco targets and therapy, 2017, 10:1757 - 1766.

[7] BARRETINA J, CAPONIGRO G, STRANSKY N, et al. The cancer cell line encyclopedia enables predictive modelling of anticancer drug sensitivity[J]. Nature, 2012, 483(7391):603 - 607.

[8] AGUIAR P N Jr, DE MELLO R A, HALL P, et al. PD-L1 expression as a predictive biomarker in advanced non-small-cell lung cancer: updated survival data[J]. Immunotherapy, 2017, 9(6):499 - 506.

[9] HIRAYAMA A, HONARPOUR N, YOSHIDA M, et al. Effects of evolocumab (AMG 145), a monoclonal antibody to PCSK9, in hypercholesterolemic, statin-treated Japanese patients at high cardiovascular risk—primary results from the phase 2 YUKAWA study[J]. Circulation journal, 2014, 78(5):1073 - 1082.

[10] WOOLLARD S M, KANMOGNE G D. Maraviroc: A review of its use in HIV infection and beyond[J]. Drug design development and therapy, 2015, 9:5447 - 5468.

[11] EMPEY P E. Pharmacogenomics to achieve precision medicine[J]. American journal of health-system pharmacy, 2016, 73(23):1906 - 1907.

[12] ALESSANDRINI M, CHAUDHRY M, DODGEN T M, et al. Pharmacogenomics and global precision medicine in the context of adverse drug reactions: Top 10 opportunities and challenges for the next decade[J]. OMICS: A journal of integrative biology, 2016, 20(10):593 - 603.

[13] WANG D D, LI C, SUN W, et al. PARP activity in peripheral blood lymphocytes as a predictive biomarker for PARP inhibition in tumor tissues—A population pharmacokinetic/pharmacodynamic analysis of rucaparib[J]. Clinical pharmacology in drug development, 2015, 4(2):89 - 98.

[14] JOSEPHS D H, SARKER D. Pharmacodynamic biomarker development for PI3K pathway therapeutics[J]. Translational oncogenomics, 2015, 7(Suppl 1):33 - 49.

[15] KATTAN M W, HESS K R, AMIN M B, et al. American Joint Committee on Cancer acceptance criteria for inclusion of risk models for individualized prognosis in the practice of precision medicine[J]. CA: A cancer journal for clinicians, 2016, 66(5):370 - 374.

6.2 实施个性化医学亟须发展的技术

虽然个性化医学的概念在半个多世纪以前就已经提出,个性化医学的实施还在起步阶段。个性化医学是一个复杂的系统工程,与其相关的核心技术如生物标志物的发现和确证、组学分析技术、多组学数据的整合和应用、大数据库的建立和应用等亟须得到进一步发展。

6.2.1 生物标志物的发现和确证

个性化医药发展关键在于生物标志物的发现与临床实践。不能及时发现并确证是目前制约个性化医学发展的瓶颈。精准医学和个性化药物目前已成为全球医药发展的趋势。世界各国都非常重视个性化医药的研究,自 2003 年人类基因组计划结束以来,各国或地区就一直在推动精准医学、个性化药物领域的发展,包括发布相关报告、推出并启动相关研究计划、成立相关联盟或平台等。2015 年,美国政府推出"精准医学计划"后,各个国家政府都相继出台了各自的精准医学发展策略,如法国、瑞士、卢森堡、印度、韩国和中国。在这些研究计划中,生物标志物的发现和确证是其中的重要内容。例如发现新的生物标志物、检验和评价各种已有的或新发现的生物标志物以达到更准确的诊断。美国国家癌症研究所在 2016 年财政年度拨款 550 万美元资助建立多家实验室,以便加快研究生物标志物和开发生物标志物测定方法,用于检测乳腺癌、前列腺癌、肺癌、泌尿生殖器官癌以及发病率快速上升的癌症。

生物标志物的发现主要基于两类物质:一是生物体液样本,如血液、尿液等;二是病理组织样本。对于血液样本,由于血液中富含各种细胞和分子,能反映个体的健康状态,同时其取样方便,因此是肿瘤生物标志物研究的理想选择,已成为肿瘤的筛查和早期诊断的重要手段,还可评估患者对药物的反应及监控药效等信息。对血液生物标志物的分析,可应用于肿瘤早期诊断,减少不必要的侵入性诊断及治疗。对血液中潜在的生物标志物种类较多,包括肌体、肿瘤细胞及其微环境产生并进入血液循环的蛋白质、核酸、代谢物及循环肿瘤细胞等。

血液中的蛋白类生物标志物是目前临床上常见的生物标志物,也是今后生物标志物开发的重要方向。其开发技术包括基于质谱的蛋白质组学技术、蛋白芯片及传统的检测方法如 ELISA 等。由于血液样本含有大量的高丰度蛋白如白蛋白和免疫球蛋白等,可以干扰质谱等的检测,因此研究人员通常去除高丰度的血清蛋白,富集低丰度蛋白再进行分析,可以显著提高对血清中的低丰度蛋白分析的准确性。血液中的核酸类生物标志物包括游离的 DNA 及 miRNA 等,可采用特异 PCR 或者测序的方法进行分析,检测血清中是否含有肿瘤细胞释放的游离 DNA 或 miRNA 等,观察 DNA 是否存在基因重排、易位,抑癌基因启动子区 CpG 岛的高甲基化,以及 miRNA 是否存在表达异常。特别是血清中的 miRNA 在近年来发展迅速,有望成为新类型的生物标志物。另外,血液中的代谢物类的生物标志物,可采用质谱和高分辨率磁共振的方法进行检测分析。

循环肿瘤细胞也是血液中重要的一类肿瘤生物标志物。由于肿瘤细胞能从原发灶通过循环系统向远处转移,因此循环肿瘤细胞对肿瘤预后有重要参考意义。但由于血液中的循环肿瘤细胞含量很少,因此对它的分析需要通过捕获技术,利用循环细胞的表面黏附分子(EpCAM)结合其抗体的原理进行捕获,最后通过细胞计数进行分析;还可通过 PCR 方法分析血清中是否存在肿瘤细胞特异的 mRNA(*CK19*)等。单一的黏附分子可能灵敏度不够,后续开发了基于多种标志物的方法,如在乳腺癌中采用三种标志物(CK19,hMAM 及 CeA)来富集血液中的循环肿瘤细胞。尽管循环肿瘤细胞可能对于早期诊断的灵敏度不够,但是在许多研究中报道早期乳腺癌中若存在循环肿瘤细胞,患者的无病进展期会缩短,预后较差,因此仍具有很重要的意义。

病理组织样本因直接含有肿瘤细胞的生物标志物,所以被广泛地加以研究和应用。

目前,许多预测生物标志物是基于临床病理组织样本的检测,特别是与药物敏感性相关的体细胞基因突变和基因扩增分析;但由于组织样本的取样困难,有侵入性,因此应用时受到一定程度的限制。组织样本中的核酸类和蛋白类物质均可以作为肿瘤的生物标志物。组织中的 DNA 常用分析方法有传统的 PCR 技术、FISH 技术、基因芯片技术、测序技术等,研究 DNA 分子的点突变、拷贝数异常、染色体易位等。组织中的 RNA 可用基因表达谱芯片,研究基因的表达量及表达模式。组织中的 miRNA 可用 miRNA 芯片及定量 PCR 技术分析其表达情况。另外,组织中的 DNA、RNA 及 miRNA 这些核酸类物质均可以用第二代测序方法进行分析,包括突变分析、拷贝数异常、表达异常等。组织中蛋白类物质可以用免疫组织化学、基于质谱的蛋白质组学技术(iTRAQ、ICAT)及蛋白芯片技术等进行分析。组织中的代谢物可用有机溶剂进行提取,再用液相色谱-质谱联用仪或气相色谱-质谱联用仪进行分析。由于肿瘤组织中不仅含有肿瘤细胞,也含有大量的血管、基质细胞及炎症细胞等非肿瘤组织,可能会影响肿瘤组织样本的分析,为减少取样误差,可采用激光显微切割技术(LCM),提高肿瘤样本中的肿瘤细胞比例。

6.2.2 组学分析技术的发展

高通量的组学技术包括基因组、蛋白质组和代谢组的应用是目前发现肿瘤生物标志物的重要方法,借助高通量的组学技术及多种标记技术的整合,研究人员可以对成千上万的基因、蛋白质或代谢物进行分析,从中找到可以预测患者预后、对某种治疗是否敏感以及疗效等信息。

1. 基因组学技术

基因组学技术包括基因测序技术和基因芯片技术,不仅能进行序列分析、表达分析及功能研究,而且能对整体和多基因层面的表达模式进行分析,突破了人们原有对核酸物质的认识,促进了生物标志物的发现研究。基因芯片技术可以同时对大量基因甚至整个基因组进行对比分析,用于比较分析对照样本和实验样本的基因表达差异、基因序列多态性差异、基因突变、基因拷贝数差异、基因甲基化修饰差异等。这些技术为生物标志物的发现提供了基础的高通量筛选分析平台,已广泛用于生物标志物的发现。基因测序技术是现代分子生物学研究中最常用的技术,传统的第一代测序经过近年来突破性的进展,已经进入高通量的第二代测序,第三代测序也正在开发中。DNA 测序技术取得重大进展,特别以高通量为特点的第二代测序技术逐步成熟,成本也在逐步降低。其最显著的特征是高通量,一次能对几十万到几百万条 DNA 分子进行测序,使得对一个物种的转录组测序或基因组深度测序变得方便易行。它用于许多重要的领域,包括从头测序、重测序、SNP研究、基因表达谱分析、非编码 RNA 研究及转录调控研究等,是目前基因组学研究最重要的技术平台。基因组学技术发展的方向是精度更高,所需生物样品更少例如单细胞测序,以及对循环肿瘤(体)细胞、亚细胞器以及 DNA 测序技术的发展。

2. 蛋白质组学技术

蛋白质组学技术是对生物样本蛋白质表达、修饰进行高通量分析的技术,包括二维聚丙烯酰胺凝胶电泳、表面增强激光解吸离子化飞行时间质谱技术、基质辅助激光解吸电离飞行时间质谱、多维液相色谱-质谱联用及蛋白芯片等。其中,基于质谱的定量蛋白质组学技术,不仅能检测大量的低丰度蛋白质,还可以通过富集的方法来检测磷酸化蛋白质等翻译后修饰的功能蛋白,为生物体内复杂的蛋白调控网络研究提供基础。蛋白质芯片技术近年来快速发展成为大规模高通量筛选差异蛋白质的重要技术手段。由于其快速、简单及可在同一实验中平行比较成百上千个蛋白质的表达情况,显示其在基础研究、诊断和生物标志物发现等领域的重要应用价值,目前可用于分析细胞、组织与血清样本的蛋白质表达及功能。蛋白质组学技术在检测灵敏度、自动化操作、非标记定量、微量蛋白质检测等方面有待进一步发展。

3. 代谢组学技术

代谢组学是指生物体系因生物刺激、病理生理扰动或遗传信息改变等引起的总体、动态的代谢变化。代谢组学作为系统生物学最下游的“组学”,是整体性研究生命体系功能变化的重要学科分支,广泛应用于疾病的诊断、药效和不良反应的监控。代谢组学技术包括质谱和核磁两大类,常见的生物样本包括体液、细胞和组织。质谱分析主要包括液相色谱-质谱联用分析(LC-MS)和气相色谱-质谱联用(GC-MS),液相色谱又分为超高效液相色谱(UPLC)和高效液相色谱(HPLC)。代谢组学分为靶向性代谢组学和非靶向性代谢组学。靶向性代谢组学主要是分析定量特定的代谢物,关注一种或几种相关的代谢通路,常用于研究药物代谢的药代动力学,衡量某种疗法或基因修饰的效果。靶向性代谢是通过代谢物标准品和样品的液相色谱-质谱联用分析(LC-MS),定量特定的代谢物。非靶向性代谢组学范围宽泛,目标是从生物样本中同时分析尽可能多的代谢物,通过液相色谱-质谱联用分析(LC-MS)或核磁全扫描检测代谢物。近年来逐渐发展了高集成和高通量的微流控芯片与质谱联用的方法;微流控芯片与电喷雾质谱联用技术用于细胞分析及药物动力学的研究。代谢组学技术亟须发展的重点是更加全面地检测代谢指纹谱中的代谢物;更加精准地分析靶标代谢物,特别是低丰度、强极性等难检出化合物的分离分析;分析方法的标准化,以降低不同实验室或不同批次样品检测结果的差异性。

6.2.3　多组学数据的整合和应用

个性化医学是多学科融合的系统工程。近年来随着高通量组学技术的不断发展与完善,获得了海量基于基因组、蛋白质组以及代谢组不同层次和类型的生物组学数据。现有生物标志物的发现一般基于单组学数据,同时在不同层次进行验证。疾病的发生与发展涉及基因变异、表观遗传改变、基因表达异常以及信号通路紊乱等诸多层次的复杂调控机制,利用单一组学数据探寻表征个性化药物的生物标志物的局限性愈发显著。通过对多种层次和来源的高通量组学数据的整合分析,系统地研究发病机制、确定靶标、预测和监控疗效和判断预后已经成为个性化医学研究的重要发展方向,将为新型生物标志物的发现提供新的研究思路。多组学数据整合分析的首要步骤是对不同来源的数据进行标准化处理,然后通过比较建立不同组学数据之间的关联性和差异性,在不同层次对候选相关因子进行筛选过滤,最终目标是对某一生物过程建立定量模型,通过模拟仿真等手段预测候选因子的作用。目前,多组学数据的整合分析研究尚在起步阶段,亟待开发出通用的数据整合和分析方法,以充分利用已产生的多组学数据,加速生物标志物的发现和应用。

6.2.4 大数据库的建立和分析

大数据是指无法在一定时间内用传统信息技术(IT)和软硬件工具进行感知、获取、管理、处理和服务的数据集合。大数据的特征可以归纳为 4V,即数据量巨大(Volume)、类型多(Variety)、速度快(Velocity)及价值大(Value),但价值密度低。在医学领域,我们正处在一个医学信息爆炸的时代。各种组学数据、各种医学图像、电子病历记录和多中心临床药物试验等领域每天产生大量的形式多样的数据,并呈爆炸式增长,使生物医学领域跨入网络化的大数据时代。建立规范统一的大数据库并加以科学有效的利用是个性化医学的重要内容。美国的精准医疗计划中的重要组成部分即是建立 100 万以上志愿者人群的医疗记录、基因图谱、代谢产物、微生物组、环境和生活方式数据库。数据质量和数据管理是大数据分析的关键。美国科学院为基础研究发现和临床医学发展建立起一个共同的生物学信息数据库,通过搜集每例患者的基因组学、表观基因学、蛋白质组学、信号传导学、临床症状和体征及临床实验室检测数据,结合体内微生物学、外环境暴露学、社会学等资讯,建立个体信息港,通过大协作,建立疾病知识共享平台,在大数据的框架下,寻找疾病的分子基础及驱动因素,重新将疾病分类,实现精准的疾病分类及诊断,在此基础上,开展循证医学研究,对有相同病因、共同发病机制的患者亚群实现精准评估、治疗及预后。目前,在精准医学数据挖掘方面,人工神经网络技术、MetaLab、MetaCore 等多种生物信息学技术发挥了重要的挖掘、分析和预测功能。

6.2.5 人工智能的应用

人工智能(artificial intelligence, AI)是计算机科学的分支,其目的是模拟人类的思维过程、学习能力以及知识储备。人工智能在近年取得飞跃的进展,由于其强大的学习能力和记忆储备能力,在疾病诊断、手术机器人、药物研制等医疗健康领域大有作为。2017 年初,发表在《自然》杂志的一项研究表明,依靠 AI 的深度学习(深度神经网络)技术,机器现在已经能够达到人类皮肤病专家的水平。世界著名的 AI 公司高度重视医疗领域的应用,纷纷加快了进军的步伐。其中,谷歌的 DeepMind 于 2016 年 7 月宣布进入医疗领域,与英国国家医疗服务体系 NHS(National Health Service)、摩尔菲尔兹(Moorfields)眼科医院合作,开发眼科疾病机器诊断系统。DeepMind 分享了约一百万幅眼部扫描图、对视网膜的精细扫描数据,精细程度超过身体任何部位,甚至能看到细胞。DeepMind 的深度学习算法,可快速准确识别眼老年黄斑变性、糖尿病视网膜病变等疾病的早期征兆,从而达到提前预防和治疗的目的。由 IBM 沃森开发的癌症诊断机器人已于 2016 年登陆中国,开始为癌症患者提供精准的个性化服务。个性化医学的实施依赖于大数据的支持,AI 技术使得海量的个人大数据和药物大数据的采集、管理、挖掘和利用成为可能。

参考文献

[1] WOOLLARD S M, KANMOGNE G D. Maraviroc: A review of its use in HIV infection and beyond[J]. Drug design development and therapy, 2015, 9:5447-5468.

[2] EMPEY P E. Pharmacogenomics to achieve precision medicine[J]. American journal of health-system pharmacy, 2016, 73(23):1906-1907.

[3] JOSEPHS D H, SARKER D. Pharmacodynamic biomarker development for PI3K pathway therapeutics[J]. Translational oncogenomics, 2015, 7(Suppl 1):33-49.

[4] 张春丽,成彧.大数据分析技术及其在医药领域中的应用[J].标记免疫分析与临床,2016, 23(3):327-333.

[5] Committee on a Framework for Development a New Taxonomy of Disease. Toward precision medicine: Building acknowledge network for biomedical research and a new taxonomy of disease[J]. National academies press. 2011.

[6] KRITTANAWONG C, ZHANG H, WANG Z, et al. Artificial intelligence in precision cardiovascular medicine[J]. Journal of the American College of Cardiology, 2017, 69(21):2657-2664.

[7] ESTEVA A, KUPREL B, NOVOA R A, et al. Dermatologist-level classification of skin cancer with deep neural networks[J]. Nature, 2017, 542(7639):115-118.

6.3　实施个性化医学面临的挑战

个性化医学理念已经深入人心,并且在诸多疾病领域得到一定实践。个性化医学不仅能够为患者提供更加精准有效的治疗,而且能够加快个性化药物的研发。然而,个性化医学的实施目前面临诸多挑战,例如对疾病发生复杂分子机制的深入认识、相关生物标志物的可靠性、组学测试相对昂贵、样本收集和管理的规范化。同时,个性化医学需要与患者相关的多方协调和合作,多种来源的数据的整合和开放,不同利益方需要破除壁垒、合作共赢。个性化医学与个人的健康息息相关,需要对公众进行相关意识的教育、职业人员的培训,同时需要政府制定相关医疗政策包括支付的变革以推动个性化医学的发展。

6.3.1　对疾病本质的深入认识

随着近年来流行病学、组学检测和分析技术的发展,对疾病本质的认识不断深化,推动了疾病的诊断、治疗以及个性化药物的研发。以肺癌为例,肺癌按照组织可分为小细胞肺癌和非小细胞肺癌,小细胞肺癌可进一步分为腺癌和鳞癌。通过分别对肺腺癌和肺鳞癌组织进行全基因组测序发现,二者中发生高频突变的基因谱差异较大,但也有重叠;同为肺腺癌,各个肿瘤组织中的驱动基因各异,多个基因已经成为重要的分子靶向药物靶标,如 *EGFR*、*ALK*、*c-MET* 等,推动了肺癌的个性化治疗,为肺癌患者带来了福音。鳞癌具有其独特的流行病学、临床病理学和分子学特征,如和吸烟密切相关,*EGFR* 和 *KRAS* 突变率低,*ALK* 的重排率低等。Nivolumab 治疗二线肺鳞癌患者的临床试验结果显示,较标准多西他赛单药化疗的中位总生存时间提高了 3.2 个月。Nivolumab 已被批准用于治疗在以经铂为基础化疗期间或化疗后发生疾病进展的转移性鳞性 NSCLC。然而,多数的肺癌患者并不能得到针对其基因突变的有效靶向治疗,主要有以下几方面的原因:①尚无药物能够有效靶向某些突变的驱动基因,如 *k-RAS* 在肺腺癌中高频突变,由于其与 GTP 的高亲和性,尚未发现有效抑制剂;②同一肿瘤组织中存在多个基因突变,仅抑制一个靶标不能取得良好疗效;③多数肺癌中尚未发现驱动基因突变和有效靶标。因此,需要进一步深入认识疾病发生的分子机制,发现更多的未知的疾病潜在驱动基因,为个性化药物的发现提供新的靶标。

6.3.2　生物样本的收集和管理

个性化医学立足于大数据,而大数据的重要来源之一便是生物样本,包括健康和疾病人群的体液、组织等生物样本。高质量的生物样本库对探索新的诊断、预后生物标志物，发现新的治疗靶标，开拓新的诊治手段等具有极其重要的价值。生物样本的规范化收集和保存对于由此产生的大量数据的质量至关重要。目前尚无全国性的生物样本库规范指南，各地生物样本库的生物样本管理标准不同，质量参差不齐，样本使用率低下。因此，建立规范、开放的生物样本库对于个性化医学的开展具有重要意义。为达到该目标，需注意以下四个问题：①临床生物样本的采集必须在相应医疗机构内的伦理学委员会监督下进行，以保证不违反相关法规和伦理原则，保证各方的合法权益特别是患者隐私不受侵害；②建立规范统一的样本采集、分类和储存过程，完善相关组织和患者信息；③对样本进行基因组、蛋白质组等多组学分析，建立格式统一的数据库；④生物样本库开放与合作，各医院、研究机构以及制药公司等均建立了各自的生物样本库，各样本库应实现在线共享，并且在一定条件下可供其他科研人员获取。我国目前生物样本库处于分散、零星的状态，通过发挥我国的地域优势和人口众多的特点，利用我国大量的医学资源，开展多学科、多研究中心的合作和交流，建设标准化、规范化、高质量化的样本库，有效、合理地发挥资源优势，是我国个性化医学发展的重要基础。

6.3.3　数据的整合和开放

疾病的发生、发展同时受基因组、表观遗传学、转录组学和蛋白质组学水平的调控。为了提高对疾病预防、诊断、治疗以及预后的认识，必须加强对相关过程多个水平组学数据之间相互作用的理解。近年来，随着基因、蛋白质、代谢等层次组学的进展，产生了海量的数据。个性化医学得益于以上概念和技术的进步，并且主要基于数据生成和数据建模两个重要方向。高通量组学技术的发展能够获得多层次、全面的生物信息，而计算能力的提高可实现多维数据建模，并且应具有开放性和用户友好性。在此基础上的生物信息学能够实现全面整合多学科和临床数据，以患者为中心，为疾病诊断、生物标志物和药物的发现提供指导。尽管基于大数据的整合和应用具有广阔的前景，将这些技术转化成临床上可操作的工具进程还比较缓慢。目前，机器学习、维度递减等模型已经运用于多组学数据的整合。最近的研究表明，拓扑分析方法可能更为有效。拓扑分析方法基于几何维度转换对数据特征进行分析，通过这一方法已经成功发现其他标准方法未能发现的隐藏特征。在最近的一项研究中，研究者提出了一个新的基于图形的框架，不仅整合了多元数据，而且将它们之间的相互关系整合在一起，以更好地阐明癌症临床结果。为了突出提出框架的有效性，研究者采用 TCGA 的浆液性囊腺癌数据作为试点任务。整合不同基因组特征并结合其相互作用而提出的模型与不考虑相互关系的模型相比，具有显著改善。整合不同级别的数据和它们之间的相互关系可以通过从不同类型的基因组数据收集的许多信息中得出整体结论，从而有助于提取新的生物学知识，最终得到更有效的筛选策略和可供改善的替代疗法。

基于大数据的个性化医学不仅取决于患者和治疗的数据,同时取决于数据处理和分析方法。因此,有必要建立一个具有代表性的开放的参考数据库,用于比较和评价各类分析方法的优劣。此外,数据虽然在科学共同体内进行分享将更有效地使数据转化为造福于人类的医疗手段,但同时也带来法律、伦理以及隐私等方面的问题。

6.3.4 破除壁垒与多方协作

个性化医学是一个多学科参与、融合的系统工程,因此破除学科、行业之间壁垒,实现医疗参与各方的信息共享、通力合作显得尤为重要。对于政策决策方和管理方的政府机构而言,应建立开放的基因组、流行病学、生物标志物等数据库,建立和支持协作组对个性化医学重大问题进行重点公关,对个性化诊断、个性化药物的审批制定新的评审标准等。对于从事基础和临床研究的研究机构而言,应聚焦于对疾病发生机制的深入理解、发展贴近临床的研究课题,同时应承担对大众进行个性化诊断和治疗的科普教育。临床医生是连接个性化医学和患者的重要桥梁,在个性化医学中发挥举足轻重的作用,包括制订基于生物标志物的个性化治疗方案、协助制订生物标志物发现的技术平台和计算模型、促进不同制药公司的合作、帮助患者理解组学数据并转化为治疗方案。制药公司是个性化药物的主要提供者,在药物开发的同时应进行生物标志的分析,并进行患者分层的临床研究。信息技术提供方是基于大数据的个性化药物研发以及个性化医学实施不可或缺的一方,需要获取大量医疗相关数据,进行个性化医学计算模型建立的研究。以上各方虽各有侧重,但是需要各方的协作互动,才能保障个性化医学的顺利实施。

6.3.5 公众意识与人员培训

公众是个性化医学的最大主体,疾病风险、预防、诊治知识的普及,有利于降低疾病发生、早诊早治以及制订个性化方案。政府相关机构在投入基础、应用研究同时,应加强向公众开展健康、疾病知识的普及。我国部分恶性肿瘤的发病具有很强的地域性。例如,广东是全世界鼻咽癌发病率最高的地区,占全国的60%,较其他地区人群的发病率高出20～30倍,这与广东人特殊的生活和饮食习惯相关。通过研究鼻咽癌的发病机制,进行有针对性的疾病预防宣传和教育,是降低鼻咽癌发病率的有效手段。随着对疾病发生分子机制的认识以及基因测序价格的下降,使个人基因组测序成为可能。携带疾病易感基因的人群通过疫苗接种、良好的生活方式或定时随访,能够有效预防或监控疾病的发生。根据美国国家癌症研究所的数据发现,一般人群中12%的女性会患乳腺癌,而55%～65%携带 *BRCA1* 突变的妇女和45%的携带 *BRCA2* 突变的妇女将会在70岁以内患乳腺癌。在卵巢癌方面,一般人群中1.3%的妇女会患卵巢癌,而39%的携带 *BRCA1* 突变的妇女和11%～17%的携带 *BRCA2* 突变的妇女将在70岁以内患卵巢癌。美国预防治疗专家小组在2013年建议如有家族成员患乳腺癌、卵巢癌、输卵管癌或腹膜癌的妇女,应筛查疾病家族史是否与携带 *BRCA1/2* 突变有关,以决定是否进一步进行 *BRCA1/2* 突变基因检测。同时,对疾病预防以及治疗知识的宣传,可使民众寻求可靠的治疗机构,患者依从性更佳。

对医护人员的培训是实施个性化医学的重要条件。医护人员将整合传统病理生理学模型和新兴分子机制,从而更深入、更全面地了解疾病,并提出个性化治疗方案。个性化医学基于患者的个人遗传、环境和生活方式等数据,在如何进行个性化医学治疗的同时保护患者隐私等问题上对医护人员提出了更高的要求。

6.3.6 医疗政策和支付的变革

随着个性化医学的逐步开展,对医疗成本控制日益成为关注的焦点。政策决策者致力于寻求医疗质量、成本控制以及患者—医生决定的自主性三者之间的平衡。美国精准医学计划和21世纪治愈法案中有关医疗支付变革是其中重要的研究内容,即寻求"替代支付模式"(alternative payment models)。事实上,从长远来看实施个性化医学在提高民众健康水平的同时,会节省大量医疗费用。例如结肠癌患者在使用西妥昔单抗前进行 *k-RAS* 的筛查相较于无筛查用药,仅在日本一年就可以节省约5 000千万美元;*k-RAS* 的筛查每年为美国健康系统节省6亿美元用于西妥昔单抗。疾病预防性筛查可以实现疾病早诊早治,同样可以节省大量医疗费用。然而,由于目前个性化药物生物标志物的不确定性,保险公司难以衡量其获益价值,因此,可能拒绝支付相关生物标志物的筛查。在预防性筛查方面,支付方也可能因为在短期内不能预见筛查与疾病风险的关系而拒绝支付。此外,随着药物研发成本的攀升,个性化药物的价格愈发昂贵。如何权衡大众健康需要和医疗成本是医疗参与各方面临的巨大挑战。

6.4 结语

以患者为中心的个性化医学时代已经来临。个性化医学在疾病预防、诊断、治疗、预后以及个性化药物的研发过程中均具有广泛的应用前景。多个国家相继出台了各自的个性化医学发展策略,同时在生物医学研究屡屡取得重大突破,在生物和信息技术不断发展的推动下,个性化医学处于蓬勃发展中。尽管个性化医学的广泛应用还面临科学、技术、社会等诸多挑战,但个性化医学已经踏上了使更多患者受益的征程。

参考文献

[1] HEIST R S, ENGELMAN J A. SnapShot: Non-small cell lung cancer[J]. Cancer cell, 2012, 21(3):448e2.

[2] BORGHAEI H, PAZ-ARES L, HORN L, et al. Nivolumab versus docetaxel in advanced nonsquamous non-small-cell lung cancer[J]. The New England journal of medicine, 2015, 373(17):1627 – 1639.

[3] 丁桂龄,何妙侠,郑建明.临床生物样本库的建立、管理与质量控制[J].临床与实验病理学杂志,2015, 31(11):3.

[4] TEBANI A, AFONSO C, MARRET S, et al. Omics-based strategies in precision medicine: Toward a paradigm shift in inborn errors of metabolism investigations[J]. International journal of molecular sciences, 2016, 17(9):1555

[5] LUM P Y, SINGH G, LEHMAN A, et al. Extracting insights from the shape of complex data using topology[J]. Scientific reports, 2013, 3:1236.

[6] KIM D, SHIN H, SOHN K A, et al. Incorporating inter-relationships between different levels of genomic data into cancer clinical outcome prediction[J]. Methods, 2014, 67(3):344 – 353.

[7] ANTONIOU A, PHAROAH P D, NAROD S, et al. Average risks of breast and ovarian cancer associated with BRCA1 or BRCA2 mutations detected in case Series unselected for family history: A combined analysis of 22 studies[J]. American journal of human genetics, 2003, 72(5):1117 – 1130.

[8] MILLER H D. How to create successful alternative payment models in oncology[J]. American journal of managed care, 2017, 23(5 Spec No.): SP160 – SP3.

[9] MEROPOL N J, SCHULMAN K A. Cost of cancer care: issues and implications[J]. Journal of clinical oncology, 2007, 25(2): 180 – 186.

[10] SHANKARAN V, LUU T H, NONZEE N, et al. Costs and cost effectiveness of a health care provider-directed intervention to promote colorectal cancer screening[J]. Journal of clinical oncology, 2009, 27(32): 5370 – 5375.

（丁　健　蒙凌华）